韩志河临床辨病与用药

HANZHIHE LINCHUANG BIANBING YU YONGYAO

主编 马登斌 韩建斌 王红霞

黑龙江科学技术出版社

图书在版编目（CIP）数据

韩志河临床辨病与用药/马登斌，韩建斌，王红霞
主编. --哈尔滨：黑龙江科学技术出版社，2020.7
　　ISBN 978 - 7 - 5719 - 0625 - 2

　　Ⅰ. ①韩… Ⅱ. ①马… ②韩… ③王… Ⅲ. ①辨证论
治 Ⅳ. ①R241

　　中国版本图书馆 CIP 数据核字（2020）第 140632 号

韩志河临床辨病与用药

作　　者	马登斌　韩建斌　王红霞　主编
责 任 编 辑	赵春雁
封 面 设 计	梁彦英
出　　版	黑龙江科学技术出版社
地　　址	哈尔滨市南岗区公安街 70 - 2 号　邮编：150007
电　　话	（0451）53642106　传真：（0451）53642143
网　　址	www. lkcbs. cn　www. lkpub. cn
发　　行	全国新华书店
印　　刷	北京军迪印刷有限责任公司
开　　本	787mm × 1092mm　　1/16
印　　张	32
字　　数	400 千字
版　　次	2020 年 7 月第 1 版
印　　次	2020 年 7 月第 1 次印刷
书　　号	ISBN 978 - 7 - 5719 - 0625 - 2
定　　价	198.00 元

《韩志河临床辨病与用药》

编委会

主　编

马登斌　韩建斌　王红霞

副主编

张凤云　杨洁文　郭红艳

李国军　刘建平　张　瑜

武　鑫　康振丰　王晓丽

杨俊英　赵　博　刘之玲

杨晓玉　闫笑杰　韩　雪

王鹏宇　韩丽欣

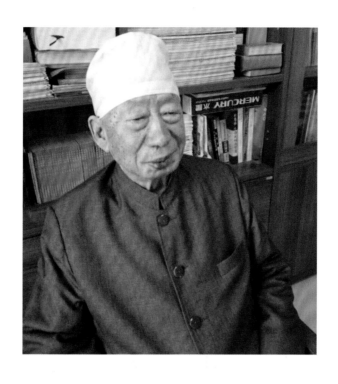

韩志河简介

　　韩志河，河北省鹿泉市人，生于1936年7月16日，于2016年6月19日因病去世，倾毕生精力于中医临床及教学工作。硕士研究生导师、主任中医师、教授。1959年10月毕业于邯郸医学高等专科学校，同年于邯郸市中医院参加工作。跟祖传三代著名老中医范儒琛先生学习中医，在临床实践中博采众长，对内科疑难杂病、心脑血管病、糖尿病、周围血管病、风湿类疾病有独特的见解和经验。先后被评为邯郸市十大名老中医，邯郸市第一、第二届优秀专业技术拔尖人才。业绩被《中国当代中医名人志》和《中国大陆名医大典》等多种辞书刊载。1997年入选为河北省中医药专家学术经验继承工作第一批指导老师，2004年入选为邯郸市第一批优秀中医药临床人才研修项目带教指导老师，2012年入选为第四批全国老中医药专家学术经验继承工作指导老师，2014年入选为河北省第三批全国优秀中医临床人才研修项目指导老师，2014年入选全国名老中医药专家传承工作室建设项目。退休后每周一、周三、周五上午在邯郸市中医院国医堂出诊，至去世的前两天仍坚持门诊，风雨无阻，日门诊量达40～50人次。韩老医术高超、医德高尚，在邯郸及周边地区享有盛誉。

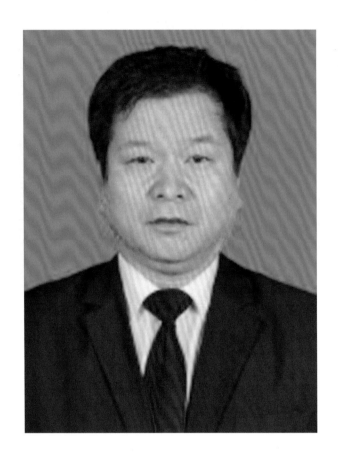

马登斌简介

　　马登斌，男，汉族，1964 年 8 月出生，河北医科大学中医专业本科毕业，清华大学继续教育学院在职研究生。中共党员，主任中医师。现任邯郸市中医院党委书记、院长，华北理工大学中医内科学硕士生导师。兼任中国中医药信息研究会中药材及饮片质量分会副会长，河北省中医药学会第六届理事会常务理事，河北省中医药学会血栓病专业委员会主任委员，河北省中医药学会医院管理委员会副主任委员，河北省中医药学会中西医结合肿瘤防治联盟副主席兼秘书长，河北省中西医结合学会国际交流与合作专业委员会常务委员，邯郸市太极促进会副会长，邯郸市毛泽东思想学会副会长，邯郸市邯山区人大代表。率先推行全成本绩效管理，使邯郸市中医院的各项工作走向正规化、常态化、良性发展的轨道。曾在国家级、省级刊物发表论文 10 余篇，科研成果 6 项。出版《医院管理学》《中药道地药材》等专著 5 部。

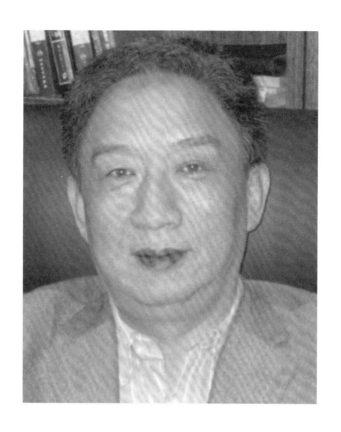

韩建斌简介

 韩建斌，男，1957 年 6 月 28 日生，河北省鹿泉市人，韩志河长子，邯郸市长惠生物科技有限公司法人代表，负责韩志河科研成果的研发生产。2008 年 9 月在《现代中西医结合杂志》发表了"提高缺氧耐受力在三高四病治疗预防中的重要作用"，在北京科学技术出版社出版《新编临床常用西药查》一书中任副主编。

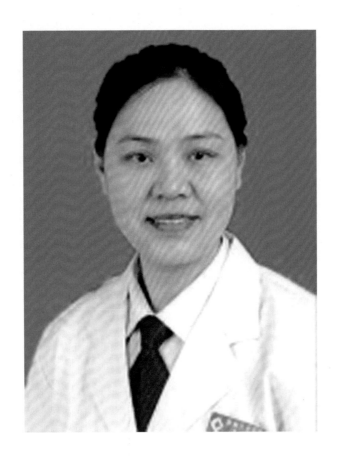

王红霞简介

　　王红霞，女，汉族，1962年12月出生，河北医科大学中医专业本科毕业，主任中医师、河北中医学院硕士生导师，原邯郸市中医院副院长、心肺病科主任。国家名老中医韩志河工作室负责人、世界中医药学会联合会呼吸病专业委员会第三届理事会常务理事、河北省中医药学会第七届理事会理事、首届燕赵名中医、河北省中医药师承培养工作指导老师、河北省中医药学会文化专业委员会主任委员、河北省中医药学会医康养专业委员会副主任委员、邯郸市中医药学会秘书长、邯郸市继续发展学科心内科学科带头人、邯郸市劳动模范、市级甲型流感防控中医专家组专家、副组长；手足口病防治专家、禽流感防治专家等。从事中医内科专业近40年，在中西医结合治疗心血管疾病、呼吸系统疾病等领域形成了自己独特的学术思想。组织开展"冬病夏治三伏贴"及"三九贴"疗法，已连续贴治近30年，疗效显著。潜心研究中医"治未病"、养生、中药膏方等工作。曾在国家级、省级刊物发表论文30余篇，科研成果6项，出版专著5部。

前　言

随着科学的发展，众多的传统医学逐渐衰败，只有中医学以其强大的生命力——完整的理论体系、显著的临床疗效，为人们所信赖。中医学在其发展历程中从未拒绝科学，从未拒绝接纳。

早在公元 4 世纪初，葛洪所著《肘后方》中记载"疗猘犬咬人方"，其用狂犬的大脑敷贴于被狂犬咬伤人的伤口上以防治狂犬病，就是一种现代医学的免疫学理论思想。16 世纪已经成熟的人痘接种法更与现代免疫学思想不谋而合。宋代《洗冤集录》则体现出更多的科学信息。医用膏、丹的制作应用则体现着古代中医对自然科学的认知、自然科学与医学的融合。近代医家张锡纯更是提出"参西"的开放、进步医学思想。现代医学充分利用各领域的科学技术，飞速发展。早在 20 世纪 50 年代章次公就提出："发皇古义，融会新知"，借鉴现代科学和现代医学也是中医发展的必由之路。目前中药药理研究虽然还存在这样或那样的问题需要完善和改进，但也不失为中药现代化发展的有效途径，尤其是有效性研究和安全性研究更是很好地为中药临床应用提供了科学依据。其有效性研究与临床辨病有机结合显著地提高了方剂的治疗效果，为"辨病论治"奠定了基础。

韩志河老师一生致力于临床，熟读经典、重视各家、深研本草、旁通现代医学。晚年对中药药理学尤为重视，将中药药理学与辨病用药相结合用于临床，是其"辨病论治"思想的一个重要体现。他认为"辨病论治"应该是利用现代医学知识和现代科技手段，与望、问、闻、切相结合，收取与疾病相关的各种信息，以辨病为纲、辨证为目、以辨病立法遣方为纲、以中药药理用药为目。《韩志河临床辨病与用药》是对韩老师一生临床辨病与用药的总结，由于韩老师不幸突然谢世没有及时整理成册，而我们编撰能力、水平有限难免错谬，望同道雅正。

张凤云　杨洁文

2019 年 5 月

目 录

— 4 —

二　画

丁　香

Dingxiang

【来源】本品为桃金娘科植物丁香的干燥花蕾。当花蕾由绿色转红时采摘、晒干。栽培和野生于热带地区。原产于非洲摩洛哥，现我国广东也有种植[1]。

【性味与归经】辛，温。归脾、胃、肺、肾经[1]。

【功效】温中降逆，散寒止痛，温肾助阳[3]。

【传统应用】①胃寒呕吐、呃逆；②脘腹冷痛；③阳痿，宫冷[3]。

【主要化学成分】本品含挥发油，油中含丁香酚、丁香烯、齐敦果酸、槲皮素化合物等成分[2]。

【现代中药药理学研究】丁香水浸液能刺激胃酸和胃蛋白分泌；内服能促进胃液分泌，增强消化功能，减轻恶心呕吐，缓解腹部气胀，为芳香健胃剂；丁香酚能拮抗蓖麻油引起的腹泻和 PEG_2 引起的肠腔积液；水提物、乙醇提物具有解热镇痛，抗抑郁，抗氧化，抗肠炎沙门菌、痢疾志贺菌、表皮葡糖球菌等，抗乙肝病毒、单纯疱疹病毒作用；水提物可抑制小鼠应急性胃溃疡和盐酸性胃溃疡，耐缺氧，抗凝血，抗过敏；丁香酚能促进药物透皮吸收；通过嗅觉吸入途径，能改善小鼠学习记忆功能[2,4,5]。丁香降气方能有效改善反流性食管炎大鼠的食管黏膜炎症，其对 IL-23/IL-17 炎症轴的调控可能是其作用机制之一[18]；小叶丁香总皂苷低剂量组能明显升高血清中的 SOD、GSH-Px 和 CAT 活性以及脑组织中的 T-AOC 活性；小叶丁香高剂量组能显著降低小鼠血清及脑组织中的 MDA 水平，升高小鼠血清中的 SOD、GSH-Px、

CAT 和 T－AOC 活性以及脑组织中的 SOD、GSH－Px 和 T－AOC 活性[19]；甲基丁香酚能缓解变应性鼻炎鼻痒、喷嚏及流涕等症状[20]。

【用量】1～3g[1]。

【临床应用】

方名：韩氏打嗝方。

适应证：呃逆。

每剂中药饮片所需量：旋覆花 15g，代赭石 30g，党参 15g，白豆蔻 10g，炮姜 10g，丁香 3g，制香附 20g，柿蒂 12g，厚朴 12g。

服用方法：水煎口服 2 次/日或配方颗粒每次 2.5g，2 次/日。

病因病理学基础：呃逆，俗称打嗝，是由膈肌痉挛所致，属膈肌功能障碍性疾病。系吸气时声门突然闭合产生的一种呃声，这种膈肌异常的收缩运动是由于迷走神经和膈神经受到辛、辣、寒、凉刺激所引起的。

治疗关键靶点：松弛膈肌，促进肠蠕动，消除肠胀气。

药理学依据：方中旋覆花中的绿原酸能增加动物肠蠕动，对组胺引起的气管痉挛有拮抗作用。代赭石水煎液对肠管有兴奋作用，可使肠蠕动亢进。党参水煎液能调节胃肠运动。白豆蔻能促进肠蠕动。炮姜能松弛胃肠平滑肌，有明显的镇静作用。丁香缓解腹部气胀。香附有抑制中枢神经和轻微的麻醉作用。柿蒂有镇静和明显的抗痉挛作用。厚朴对异常肌紧张和震颤有缓和作用，增强胃动力的有效成分是厚朴酚。

丁公藤

Dinggongteng

【来源】本品为旋花科植物丁公藤或光叶丁公藤的干燥藤茎。全年均可采收，切段或片，晒干。产于广东[1]。

【性味与归经】辛，温，有小毒。归肝、脾、胃经[1]。

【功效】祛风湿，消肿止痛[3]。

【传统应用】①风湿痹痛，半身不遂；②跌打损伤[3]。

【主要化学成分】本品含包公藤甲素、包公藤乙素、包公藤丙素、东莨菪素等[2]。

【现代中药药理学研究】丁公藤碱有缩瞳、降眼压作用;丁公藤所含包公藤乙素有明显的抗炎及镇痛作用;包公藤甲素、丙素有显著的缩瞳作用;包公藤甲素具有降低心肌耗氧、减慢心率、强心作用,注射用于止颤;丁公藤对细胞免疫和体液免疫均有促进作用,有强烈的发汗作用。

丁公藤注射液治疗风湿性关节炎效果满意。临床丁公藤复方应用较少。陈谦等报道,用丁公藤、海风藤、宽筋藤、忍冬藤、石楠藤、鸡血藤六种中药组成中成药,具有祛风除湿、舒筋活络、行血通脉、消肿止痛之功效。药理实验证明,本品对急性、亚急性关节肿胀有明显的抑制作用,对提高痛阈、镇痛效果有显著作用,能使细动脉、细静脉的血流速度明显增加[2,4,5]。

【用量】3~6g[1]。

七叶莲

Qiyelian

【来源】本品为双子叶植物药五加科龙爪叶的叶、茎。生于山谷或阴湿的树林中。产于贵州、广东、广西、浙江、台湾等地[1]。

【性味与归经】苦,温。归肺、肾、肝、脾四经[1]。

【功效】舒筋活络,行气祛湿,散寒祛风,祛湿止泻[3]。

【传统应用】①祛风湿止痛,活血消肿;②抑制平滑肌,平喘;③对多种疼痛效果明显;④镇静安眠[3]。

【主要化学成分】本品含甾体皂苷、三萜皂苷、黄酮苷、挥发油等[2]。

【现代中药药理学研究】动物实验注射有镇静、镇痛、抗惊厥,并可阻断乙酰胆碱、组胺、氯化钡对离体回肠的收缩作用。对于各种类型的疼痛,如尿路结石感染、胆道结石感染、骨折、溃疡病、肠蛔虫病、胰腺炎、风湿痛、各种癌肿及手术后的疼痛等均有一定的镇痛效果[2,4,5]。可显著改善关节炎大鼠的关节肿胀度和热痛超敏,降低关节炎指数评分[21];七叶莲总三萜抗炎镇痛效果显著,可明显改善 AA 大鼠各项炎症指标,具有良好的抗 RA 作用,其抗炎机制为对细胞因子网络平衡的调节[22]。

七叶莲对多种疼痛均有较好的效果,尤其对三叉神经痛、坐骨神经痛、神经性疼痛、胃肠痉挛痛、胆绞痛、类风湿关节炎痛、带状疱疹痛疗效显著。

【用量】6～9g。

注:以下【来源】【性味与归经】【功效】【传统应用】【主要化学成分】【用量】【现代中药药理学研究】上的标注及引用均相同。

人　参

Renshen

【来源】本品为五加科植物人参的干燥根和根茎。多于秋季采挖,洗净经晒干或烘干。栽培的俗称"园参";播种在山林野生状态下自然生长的称"林下山参"。产于东北。

【性味与归经】甘、微苦,温、平。归脾、肺、心经。

【功效】大补元气,补脾益肺,生津,安神益智。

【传统应用】①元气虚脱证;②肺脾心肾气虚证;③热病气虚津伤口渴及消渴证。

【主要化学成分】本品含人参皂苷 0.4% ,少量挥发油。油中主要成分为人参烯 0.072% 。据报道从根中分离出皂苷类:人参皂苷 A、人参皂苷 B、人参皂苷 C、人参皂苷 D、人参皂苷 E 和人参皂苷 F 等。

【现代中药药理学研究】人参具有保护神经,抗老年痴呆,抗神经退行性病变,扩张血管,保护心肌细胞,抗缺氧,降血脂,抗动脉硬化,改善血液流变学作用;人参皂苷能兴奋肾上腺皮质功能,促皮质酮升高;抗休克作用,人参注射液对失血性休克和急性中毒性休克患者比其他原因引起的休克效果尤为显著;人参具有保护细胞膜和防治细胞老化的药理学基础;人参皂苷对减少的 IL－2、IL－6 有促进分泌和增强活性的作用;人参皂苷有延缓神经元衰老的药理学基础,能使脑内 MDA 显著降低;人参皂苷能明显增强肾组织抗氧化能力,增强肾近曲小管上皮细胞内 nNOS 活性,降低肾小球和间质中胶原蛋白 IV 表达,提示对急性肾损伤和肾脏有保护作用;人参皂苷可使心搏振幅及心率显著增加,对高级神经活动的兴奋和抑制过程均有增强作用;人参皂苷能增强神经活动过程的灵活性,提高脑力劳动功能;有抗疲劳、增强机体免疫功能、增强性腺功能、促性腺激素样作用;人参总苷、人参多糖降糖有明显的量 – 效关系,抑制肝 G – 6 – P 酶活力,升高葡萄糖激酶,改善胰岛素抵抗,肝糖原升高四周后不增加乳酸含量;人参皂苷能抑制淋巴管生成,抑制淋巴内皮细胞增生,促进淋巴管细胞凋亡,体外可诱导胃癌细胞凋亡。人参皂苷对软骨细胞凋亡有明显抑制作用;能明显减缓动物坐骨神经损伤导致的骨骼肌萎缩,是治疗椎间盘突出的药理学基础。

　　人参皂苷提取物对酒精性肝损伤有一定的保护作用,其机制可能与抑制肝内脂肪堆积、抗氧化作用有关[23];人参煎剂能够扩张血管,提高血流量,增强心脏供血能力,改善心功能,降低血清脑钠肽水平,有效治疗慢性心力衰竭[24];人参皂苷 Rb₁ 和小檗碱均能明显改善糖尿病小鼠的胰岛素抵抗和糖脂代谢紊乱,但两者配伍使用未见显著的增效作用[25];人参总皂苷可明显促进急性心肌梗死大鼠心脏功能恢复和改善心室重构及梗死区心肌血液供应,作用机制与上调心肌组织 VEGF 和 bFGF 基因表达、促进血管新生而增加血液供应有关[26];在脑缺血急性期 GRb₁ 可增加局部脑血流量,并促进神经胶质原纤维酸性蛋白(GFAP)的表达,稳定星形胶质细胞形态,保护缺血半暗带细胞[27];人参总皂苷 Rg₁ 可通过降低磷酸化蛋白(P – tau)表达水平,提高胆碱乙酰基转移酶(ChAT)活性,从而减少神经元纤维缠结的形成,并可能通过调节胆碱能功能的途径发挥抗痴呆的作用[28]。

　　【用量】3 ~ 9g。

　　【临床应用】

　　方名: 韩氏肥胖餐后高血糖方。

　　适应证: 2 型糖尿病肥胖餐后高血糖症。

　　每剂中药饮片所需量:人参 5g,女贞子 15g,紫草 15g,桑叶 15g,山茱萸 9g,麦冬 6g,牛蒡子 12g,黄连 3g,牡蛎 30g。

　　病因病理机制: 2 型糖尿病病因方面主要与饮食过多、活动减少、病毒损

伤 β 细胞相关。病理方面主要是基因缺陷的基础上存在胰岛素抵抗和胰岛素分泌障碍两个环节:①β 细胞功能损伤胰岛素分泌减退或消失。导致胰岛素功能损伤或衰竭的因素有:遗传基因缺陷;β 细胞萎缩;②胰岛素受体异常(少见)和转运载体异常(多见);三酰甘油诱导的神经酰胺或 NO 生长诱导 β 细胞凋亡;长链脂酰辅酶 A 抑制胰岛素分泌;在肿瘤坏死因子作用下三酰甘油沉淀 β 细胞周围抑制胰岛素合成、分泌。

生理方面:主要是胰岛素缺乏或功能障碍导致糖进入减少,糖原合成减少,糖酵解减弱,三羧酸循环减弱。病理情况下糖原分解增多,糖异生增强,肝糖生成增多,糖代谢紊乱等。肥胖餐后血糖高主要是高胰岛素血症和糖酵解异常所致。

临床表现:口渴多饮、多尿、乏力气短、消瘦。

中医治疗关键靶点:改善胰岛素抵抗,促进糖酵解,抑制糖吸收。

中药药理学基础:人参多糖降糖有明显的量－效关系,抑制肝 G－6－P 酶活力,升高葡萄糖激酶,改善胰岛素抵抗;女贞子降餐后血糖,降 α－葡萄糖苷酶,提高胰岛素敏感性;紫草聚糖注射降正常血糖作用明显,对链脲佐菌素诱导的高血糖效果也明显,但机制不明;桑叶能抑制 α－葡萄糖苷酶活性,有效成分生物碱,促进胰岛素释放与抗氧化有关,提高糖耐量,提高胰岛素敏感性,促进糖吸收利用,降低餐后峰值;山茱萸水提物对肾上腺素型高血糖有效,能显著降低 Ⅱ 型糖尿病进食量、饮水量,对餐后血糖无影响,增加胰岛素分泌;麦冬能促进 β 细胞功能恢复,增加肝糖原,抑制糖原分解,改善胰岛素抵抗;牛蒡子提取物降血糖,降低糖原代谢产生,抑制 α－葡萄糖苷酶;黄连(心力衰竭者禁用)改善胰岛素抵抗,抑制 β 细胞凋亡;牡蛎含镁。是治疗 Ⅱ 型糖尿病餐后高血糖的中药药理学基础。

儿 茶

Ercha

【来源】本品为豆科合欢属植物儿茶树的去皮枝、干的干燥煎膏。冬季采收枝、干,除去外皮,砍成大块,加水煎煮、浓缩、干燥。产于云南南部地区,海南岛有栽培。

【性味与归经】苦、涩，微寒。归肺经。

【功效】活血疗伤，止血生肌，收湿敛疮，清肺化痰。

【传统应用】①跌打伤痛、出血；②疮疡，湿疮，牙疳，下疳，痔疮；③肺热咳嗽。

【主要化学成分】本品含儿茶素30%～35%，儿茶鞣酸约24%及槲皮素、儿茶荧光素、棕儿茶碱等。

【现代中药药理学研究】具有收敛、止泻、降压等作用；右旋儿茶精对离体心先抑制后兴奋；能抑制酪氨酸脱羧酶的活性，抑制透明质酸酶、胆碱乙酰化酶，能抑制链激酶对纤维蛋白的溶解作用；体外试验对多种皮肤真菌及金黄色葡萄球菌、多种杆菌等有一定的抑制作用；煎剂在体外能损伤腹腔积液细胞。儿茶素、鞣质均有清除氧自由基抑制黄嘌呤 - 黄嘌呤氧化酶体系产生超氧阴离子的作用，同时能不同程度地抵抗超氧化合物（H_2OH_0）引起的红细胞溶血；儿茶素能抑制肾小球、肾小管、肾间质及血管中固有细胞增生，对降低肾蛋白滤过、改善脂代谢和肾功能、缓解肾脏病理慢性进展有益；儿茶临床应用较少，多数报道为治疗溃疡疾患，如胃溃疡、口腔溃疡和宫颈糜烂。

【用量】1～3g。

刀 豆

Daodou

【来源】本品为豆科植物刀豆的干燥成熟种子、果壳及根。秋季采收成熟果实，剥取种子，晒干。我国长江流域及南方各省均有栽培。产于江苏、湖北、安徽。

【性味与归经】甘，温。归胃、肾经。

【功效】降气止呃，温肾助阳。

【传统应用】①呃逆，呕吐；②肾虚腰痛。

【主要化学成分】刀豆种子含蛋白质28.75%，淀粉37.2%，可溶性糖

7.50%，类脂物1.36%，纤维6.10%及灰分1.90%。还含有刀豆氨酸，刀豆四胺，γ-胍氧基丙胺，氨丙基刀豆四胺和氨丁基刀豆四胺。种子中还含刀豆球蛋白和凝集素等。

【现代中药药理学研究】刀豆中所含伴刀豆球蛋白A与核糖、腺嘌呤协同有促进缺血后心功能不全恢复的作用；伴刀豆球蛋白有抗肿瘤作用；左旋刀豆氨酸可抑制Lee流感病毒的繁殖，在组织培养中抑制作用更强。

【用量】9～15g。

三　画

三　棱

Sanleng

【来源】本品为黑三棱科植物黑三棱的干燥块茎。冬季至次年春采挖,洗净,削去外皮,晒干。产于东北、黄河流域、长江中下游及西藏。

【性味与归经】苦,平。归肝、脾经。

【功效】破血行气,消积止痛。

【传统应用】①瘀血经闭;②胸痹心痛;③食积胀痛。

【主要化学成分】本品含挥发油,其中主要成分为苯乙醇、对苯二酚、棕榈酸,还有去氢木香内酯、3,4-二氢-8-羟基-3-甲基-$1H_2$-苯并吡喃-4-酮、1-羟基-2-乙酰基-4-甲基苯、β榄香烯、2-呋喃醇、2-乙酰基吡咯等。

【现代中药药理学研究】水提物能显著延长凝血酶对人纤维蛋白的凝聚时间;水煎剂能显著抑制血小板聚集,降低全血黏度;能明显延长血浆凝血酶时间和白陶土部分凝血时间;能抗体外血栓形成,并使血栓时间延长,血栓长度缩短,血栓重量减轻,抑制血管形成,镇痛,抗纤维化,改善血液流变学。水煎剂对离体家兔子宫有兴奋作用。

三棱、莪术可通过调节机体免疫,改善炎性微环境,抗肿瘤新生血管的生成,抑制细胞外基质降解和改善血液循环等干预机制,作用于肿瘤微环境以抑制肿瘤进展[29];三棱-莪术有效组分配伍液能明显抑制慢性盆腔炎模型大鼠的盆腔粘连,改善病理状态,其作用机制可能与抑制炎症介质 IL-1β、TNF-α 释放,下调 FGF-2 及 IGF-1 的蛋白表达有关[30];莪术-三棱药对合煎液对大鼠子宫肌瘤有一定的防治作用,其机制可能与下调子宫组织中 TGF-β_3、MMP-11 蛋白表达有关[31]。

【用量】4.5~9g。

【临床应用】

方名：韩氏子宫肌瘤方。

适应证：子宫肌瘤。

每剂中药饮片所需量：柴胡 12g,甘草 9g,牡蛎 30g,大黄 10g,三棱 15g,莪术 10g,紫草 15g,苦参 6g,半枝莲 20g,桃仁 10g,枸杞子 6g,牛膝 6g。

服用方法：水煎口服 2 次/日或配方颗粒每次 2.5g, 2 次/日。

病因病理机制：子宫肌瘤是一种雌激素、孕激素依赖性肿瘤,致炎因子共同参与。

中医治疗关键靶点：抑制、拮抗雌激素,增强雄激素合成分泌,抗炎。

中药药理学基础：柴胡中柴胡皂苷升高血清促肾上腺皮质激素,抑制组胺释放,柴胡抗炎、抗肉芽肿作用与泼尼松相似,抗增生作用比抗渗透作用更强;甘草有皮质激素样作用;牡蛎配柴胡抗抑郁;大黄中大黄素对炎症反应 TNF-α、IL-1、IL-6 有抑制作用,使血小板集聚性增高止血;三棱、莪术抑制血管形成(VEGF 诱导血管形成),镇痛,抗纤维化,改善血液流变学;紫草有抗促性腺激素,止血;苦参中的苦参碱可降低过敏介质的释放,为免疫抑制剂;半枝莲可抑制新生血管生成,抗炎;桃仁可抑制肉芽肿;枸杞子能增加睾酮含量;牛膝对子宫平滑肌有明显兴奋作用,怀牛膝苯提取物有明显抗生育、抗着床及抗早孕作用,是治疗子宫肌瘤的中药药理学基础。

三 七

Sanqi

【来源】本品为五加科植物三七的干燥根。秋季花开前采挖,洗净,分开主根、支根及茎基,干燥。支根习称"筋条",茎基习称"剪口"。产于云南、广西等地。

【性味与归经】甘、微苦，温。归肝、胃经。

【功效】化瘀止血，活血定痛。

【传统应用】①出血证；②跌打损伤，瘀血肿痛。

【主要化学成分】本品含三七皂苷 A、三七皂苷 B，两者水解后分别生成皂苷元 A、皂苷元 B 及一分子葡萄糖。有报道，含有五种三萜皂苷，其苷元为人参二醇及人参三醇等。三七块根除含有皂苷外，尚含有生物碱和黄酮苷等。三七叶含皂苷，水解后其皂苷元以人参二醇较多，可明显检出有齐墩果酸，但人参三醇含量极少。

【现代中药药理学研究】三七总皂苷能够缩短出血和凝血时间，具有抗血小板聚集及溶栓作用；能够促进多功能造血干细胞的增生，具有造血作用；能够降低血压，减慢心率，对各种药物诱发的心律失常均有保护作用；能够降低心肌耗氧量和氧利用率，抗心肌缺血，抗心律失常，扩张脑血管，增强脑血管流量；IL-6、血清 C-反应蛋白和循环免疫复合物水平与动脉硬化呈正相关，给予三七总皂苷灌胃连续 8 周(动物)能使其逆转；三七总皂苷对改善脑水肿使其康复有利，并对神经元损伤有明显的保护作用，但不宜早期使用；能使过低或过高的免疫反应恢复正常；具有镇痛、抗炎、抗衰老等作用；能够明显治疗大鼠胃黏膜的萎缩性病变，抗胃溃疡，并能逆转肠上皮细胞不典型增生和肠上皮化生，具有预防肿瘤的作用。三七总皂苷能促进肿瘤细胞凋亡、诱导癌细胞分化、逆转肿瘤细胞多种药物耐药性、抗肿瘤转移等多靶点治疗；能抗肾纤维化，降血脂降血糖，扩张血管，降葡萄糖性高血糖，促肝糖原合成，促蛋白质合成，促核酸代谢(肝、肾、睾丸 DNA 有促进合成)，抗衰老。

三七总皂苷及其有效成分在治疗缺血性脑卒中能够抑制炎症因子表达、抗自由基毒性损伤、抗血小板聚集及抑制凋亡调控基因、促进周围神经细胞再生等作用[32]；三七总皂苷(PNS)在一定剂量范围内(2.5～250mg/L)无溶血活性，在高浓度(≥500mg/L)时表现出溶血特性[33]；三七皂苷 R1(1.4mg/kg、7.0mg/kg)可减少大鼠脑梗死体积，改善大鼠空间学习记忆障碍，增强大鼠海马齿状回高频刺激(HFS)诱导的 LTP 现象[34]；黄芪、三七及其配伍能明显改善慢性萎缩性胃炎大鼠的胃黏膜病变，其治疗机制可能与激活 Hh 信号通路有关[35]；三七总皂苷在 10～300μg/ml 范围内对巨噬细胞无毒性作用，且可抑制巨噬细胞 NO、TGF－β_1、MMP－9 的分泌,下调 TGF－β_1、MMP－9 mRNA 的表达[36];三七总皂苷对免疫性肝损伤小鼠具有保护作用[37];三七总皂苷能通过促进 p－Akt 的活性从而抑制缺血诱导的心肌细胞凋亡[38];三七总皂苷能够促进兔成骨细胞的增生和分化,并能提高成骨细胞的骨保护素 mRNA 的相对表达量而对其细胞核因子 κB 受体活化因子配体 mRNA 有抑制作用[39];三七总皂苷参与调节线粒体能量代谢、氧化应激、生物合成、凋亡与自噬及膜通道状态等[40];三七总皂苷可能通过抑制内皮细胞的凋亡,保持内皮细胞的完整性,上调 VEGF 表达,促进缺氧条件下血管的新生,这可能是三七总皂苷脑保护的机制之一[41];三七皂苷作为其中主要活性成分,具有改善学习记忆和治疗 AD 方面的良好作用,其作用机制主要涉及调节神经可塑性、调节 β 淀粉样蛋白(Aβ)代谢、抗细胞凋亡、抗氧自由基损伤、抗炎症、改善胆碱能神经系统功能等[42]。

【用量】3～9g。

【临床应用】

方名:韩氏萎缩性胃炎方。

适应证:慢性萎缩性胃炎。

每剂中药饮片所需量:丹参 12g,三七 3g,郁金 6g,炒白术 10g,木香 6g,神曲 15g,浙贝母 10g,白及 6g,山茱萸 12g,黄芩 10g,乳香 5g。

病因病理机制:萎缩性胃炎又称自身免疫性胃炎、A 型胃炎、弥漫性胃体炎、萎缩性全胃炎。胃体萎缩是指胃固有腺体减少,组织学上有两种类型:①化生性萎缩:胃固有腺体被肠化或假幽门化生腺体替代;②非化生性萎缩:胃黏膜层固有腺体被纤维组织或纤维肌性组织代替或炎性细胞浸润引起固有腺体数量减少。与自身免疫和幽门螺杆菌感染相关。胃酸分泌减少或缺乏,腺体减少维生素 B_{12} 吸收减少,容易诱发贫血。实验室诊断基础是:血清 G17 水平严重升高。根除幽门螺杆菌和其他细菌病毒感染是关键。

中医治疗关键靶点:抗菌、保护胃黏膜,促进胃腺体分泌。

中药药理学基础:丹参:抗乙酸型胃溃疡,修复损伤胃黏膜;三七:能够明显治疗大鼠胃黏膜的萎缩性病变,抗胃溃疡,并能逆转肠上皮细胞不典型增生和肠上皮化生,具有预防肿瘤的作用;郁金:口服郁金煎剂使胃酸分泌、血清胃泌素、血清胰泌素水平升高;白术:扶植肠道正常菌群生长,促进肠黏膜修复,显著增强胃排空和肠蠕动;木香:能通过胃肠蠕动加快、促进胃排空,降低胃蛋白酶活性,明显拮抗大鼠急性胃黏膜损伤;神曲:补充维生素 B_{12};浙贝母:抗 6 株幽门螺杆菌;白及:白及煎剂对胃黏膜损伤有明显的保护作用,对胃黏膜保护作用的机制不是通过抑制胃酸分泌,而很可能是刺激胃黏膜合成和释放内源性前列腺素而实现的;山茱萸:有糖皮质激素样作用,能抑制 TNF - α 和 IL - 1 诱导的内皮细胞分泌黏附因子,抑制 T 细胞膜 CD3、CD4、CD8 表达;黄芩:抗 10 株幽门螺杆菌、白色念珠菌等菌群,抗白三烯;乳香:能明显减轻阿司匹林、保泰松、利血平所致的胃黏膜损伤及应激性黏膜损伤,减低幽门结扎性溃疡指数及胃液游离酸度,清除、杀死幽门螺杆菌效果良好,改善胃黏膜损伤明显。

三尖杉

Sanjianshan

【来源】本品为粗榧科粗榧属植物三尖杉以种子和枝、叶入药。种子秋季采摘;枝、叶四季可采。生于杂木林中。产于长江流域以南各地。

【性味与归经】苦、涩,性平。

【功效】①消食积;②驱蛔虫;③抗肿瘤。

【传统应用】抗癌。主治恶性淋巴瘤、白血病、肺癌、胃癌、食管癌、直肠癌等。

【主要化学成分】本品含有多种生物碱,三尖杉碱,表三尖杉碱,左旋及右旋的乙酰三尖杉碱,粗榧碱,高粗榧碱,异粗榧碱,脱氧粗榧碱,11 - 羟基三尖杉碱,去甲基三尖杉碱,桥氧三尖杉碱,三尖杉酮碱等。

【现代中药药理学研究】三尖杉碱能改变 L1210 白细胞核变形,影响染色质凝聚和碎裂,抑制白血病蛋白质合成和激活;抑制上皮细胞增生;水提物能降低尿中肌酸、尿素、尿糖含量,可显著降低饮水量和进食量;双黄酮类化合物能促进胶原蛋白合成,促进骨细胞分化。

【用法用量】内服:煎汤,10 ~ 20g。

三棵针

Sankezhen

【来源】本品为小檗科植物刺黑珠、毛叶小檗、黑石珠等的根皮或茎皮。根皮全年可采。茎皮春、秋季采收，取茎枝刮去外皮，剥取深黄色的内皮。晒干。产于陕西、甘肃、宁夏、青海、山西等地。

【性味与归经】苦，性寒。归肝、胃、大肠经。

【功效】清热燥湿，泻火解毒。

【传统应用】①湿热泻痢、黄疸、湿疹；②痈肿疮毒，咽喉肿痛，目赤肿痛。

【主要化学成分】细叶小檗根含小檗碱 1.16%，小檗胺 2.7%，还含掌叶防己碱，药根碱。刺黑珠根含小檗碱 3.68%，小檗胺 1.82%，还含掌叶防己碱，药根碱。蓝果小檗茎含小檗碱 1.08%，还含掌叶防己碱，药根碱及小檗胺。猫刺小檗根含小檗碱 2.31%，小檗胺 3.84%，还含掌叶防己碱及微量药碱。匙叶小檗根含小檗碱 1.58%，小檗胺 0.81%，还含掌叶防己碱、药根碱等。

【现代中药药理学研究】本品有广谱抗菌作用，如对金黄色葡萄球菌、溶血性链球菌、肺炎球菌、痢疾杆菌、大肠杆菌、绿脓杆菌、变形杆菌以及钩端螺旋体等均有抑制作用。小檗胺有负性肌力作用，大剂量明显抑制心肌电生理传导，抗缺血性心律失常（期前收缩、室颤）效果明显，抗心脑再灌注损伤，减少心脑缺血梗死面积；小檗碱通过减少外周阻力可产生明显的降血压作用；小檗胺可刺激白细胞成熟和释放，对黑色素瘤细胞增生有明显的抑制作用，抗血小板集聚，抗矽肺，抗氧化，增强免疫功能。

【用量】10～30g。

干 姜

Ganjiang

【来源】本品为姜科植物姜的干燥根茎。冬季茎叶枯萎时挖取，去净茎叶、须根、泥沙，晒干或微火烘干。炮制：拣净干姜去杂质，用水浸泡3～6小时，捞出，闷，润后切片或切成小方块，晒干。炮姜：取姜块，置锅内用武火急炒至发泡鼓起，外皮呈焦黄色，内呈黄色，喷淋清水少许，取出，晒干。产于全国各地。

【性味与归经】辛，热。归脾、胃、肾、心、肺经。

【功效】温中散寒，回阳通脉，温肺化饮。

【传统应用】①腹痛，呕吐，泄泻；②亡阳证；③寒饮喘咳。

【主要化学成分】本品含α-姜烯，牻牛儿醇，β-甜没药烯，橙花醇桉叶素，α-松油醇，龙脑，β-水芹烯，芳樟醇，甲基壬基酮，樟烯，柠檬烯，倍半水芹烯，α-姜黄烯及乙酸孟酯等70多种。

【现代中药药理学研究】干姜甲醇或醚提取物有镇静、镇痛、抗炎、止呕及短暂升高血压的作用；干姜醇提取物能明显增加大鼠肝脏胆汁分泌量，维持长达3～4小时；干姜水提物能改善心脏功能，保护心力衰竭，降低血压和减缓心率，抗心律失常，解热，对伤寒、副伤寒、甲乙三联菌苗所致的发热有明显的解热作用，能抗胆碱、抗组胺、抗胃溃疡、松弛胃肠平滑肌；乙醇提取物抗炎，抑制 TNF-α、IL-1β 产生，降低一氧化氮合成酶(iSON)和环氧酶-2 的表达，可促进胃排空，抗胃溃疡。干姜挥发油、干姜醇提物、干姜粉具有良好的抗晕作用[43]；甘草干姜汤能改善变应性鼻炎大鼠的症状，对鼻黏膜有一定的修复作用，其机制可能与调节 IFN-γ 以及 IL-4 水平有关[44]。

【用量】3～10g。

【临床应用】

方名：韩氏助消化方。

适应证：消化不良。

每剂中药饮片所需量：麦芽12g，神曲12g，山楂12g，干姜9g，枳壳10g，白术 9g,丁香 3g,陈皮 15g,大枣 15g。

病因病理机制:消化不良与盐酸分泌减少、胃轻瘫胃动力不足,消化液不足相关,诊断基础是:上腹部疼痛、腹胀、早饱、嗳气、恶心、呕吐等,至少连续 4 周。

中医治疗关键靶点:增加肠蠕动,促进盐酸、消化液分泌。

中药药理学基础:麦芽:能促进胃酸及胃蛋白酶分泌,含胰淀粉酶激活剂;神曲:含有多量酵母菌和复合维生素 B;山楂:含脂肪酸酶能促进脂肪消化,并增加胃消化酶的分泌而促进消化,且对胃肠功能有一定调整作用;干姜:能明显增加大鼠肝脏胆汁分泌量,促进胃排空;枳实:能缓解乙酰胆碱或氯化钡所致的小肠痉挛,可使胃肠收缩节律增加;白术:扶植肠道正常菌群生长,促进肠黏膜修复,显著增强胃排空和肠蠕动;丁香:能刺激胃酸和胃蛋白分泌,增强消化功能,减轻恶心呕吐,缓解腹部气胀;陈皮:能促进消化液分泌和排除肠胀气;大枣:能增加胃肠黏液,纠正胃肠病损。是治疗消化不良的中药药理学基础。

土荆皮

Tujingpi

【来源】本品为松科植物金钱松的树皮或根皮。秋末剥取树皮或根皮、晒干。产于浙江、安徽、江苏等地。

【性味与归经】辛,温,有毒。归肺、脾经。

【功效】杀虫,止痒。

【传统应用】①体癣、手足癣、头癣等多种癣病;②湿疹,皮炎,皮肤瘙痒。

【主要化学成分】本品含土荆皮酸 A、土荆皮酸 B、土荆皮酸 C、土荆皮酸 D、土荆皮酸 E,土荆皮酸 C2,土荆皮酸 A-β-D-葡萄糖苷,土荆皮酸 B-β-D-葡萄糖苷,金钱松呋喃酸,白桦脂酸 β-谷甾醇、β-谷甾醇-β-D-葡萄糖苷。种子含土荆皮内酯 E、土荆皮内酯 H,以及土荆皮内酯 A、土荆皮内酯 B、土荆皮内酯 C、土荆皮内酯 D、土荆皮内酯 I。树轮中含铅、铁、钙、锰、锌五种元素等。

【现代中药药理学研究】土荆皮酊剂体外实验抗奥杜盎小芽孢菌、铁锈色小芽孢菌、红色癣菌、玫瑰色癣菌、紫色癣菌、叠氏癣菌、许兰黄癣菌、絮状表皮癣菌、石膏样癣菌、白色念珠菌；土荆皮酸能抗癌细胞，还能抗早孕，抑制卵子受精；尚可抗中孕，但抗着床作用不明显。其提取物和制成的止血粉，实验均有良好的止血作用。

【用量】本品不宜内服。

土茯苓

Tufuling

【来源】本品为百合科植物土茯苓的根茎。秋末冬初采挖，除去芦头及须根，洗净泥沙，晒干，或切片晒干。生长于山坡、荒山及林边的半阴地。产于安徽、江苏、浙江、福建、广东、广西、江西、湖南、湖北、四川、贵州等地。

【性味与归经】甘、淡，平。归肝、胃经。

【功效】解毒，除湿，通利关节。

【传统应用】①杨梅毒疮，肢体拘挛；②淋浊带下，湿疹瘙痒；③痈肿疮毒。

【主要化学成分】本品含落新妇苷，黄杞苷，3 - O - 咖啡酰莽草酸，莽草酸，阿魏酸，β - 谷甾醇，葡萄糖等。

【现代中药药理学研究】本品所含落新妇苷有明显的利尿、镇痛作用；对大鼠肝癌及移植性肿瘤有一定抑制作用。经动物试验推断：本品可通过影响 T 淋巴细胞释放淋巴因子的炎症过程而选择性地抑制细胞免疫反应；用于梅毒及汞中毒所致肢体拘挛、筋骨疼痛，疥癣；水提物能保护肝、肾，改善肾功能，延缓糖尿病肾病的发展，改善肾脏病理结构，拮抗中毒性肝细胞坏死，降低谷丙转氨酶；赤土茯苓苷能拮抗异丙肾上腺素诱发的心肌缺血，具有 β 受体拮抗作用；水提物能抗炎，抑制 TNF - α、IL - 1 生成，降低脾细胞 IL - 2 水平。临床多用于肾炎、前列腺炎、关节炎、银屑病。

【用量】9～15g。

【临床应用】

方名：韩氏泌尿系感染方。

适应证：泌尿系感染。

每剂中药饮片所需量：威灵仙20g，黄连6g，白茅根30g，败酱草20g，石刁柏15g，土茯苓15g，黄柏10g，紫苏9g，赤小豆15g。

病因病理机制：泌尿系感染又称尿路感染，绝大多数是由单一细菌引起的，是由大肠埃希菌、肺炎杆菌或铜绿假单胞菌感染所致。

中医治疗关键靶点：抗菌，抗炎。

中药药理学基础：威灵仙：抗革兰阴性菌作用较强；黄连：黄连水浸液抗多种革兰阳性菌、革兰阴性菌；白茅根：抗菌作用主要在于缓解肾小球血管痉挛，从而使肾血流量及肾滤过率增加而产生利尿效果，抗炎，止血；败酱草：抗金黄色葡萄球菌、链球菌、大肠杆菌作用较强，抗 HIV 病毒；石刁柏：抗炎，利尿，改善排尿困难；土茯苓：本品可通过影响 T 淋巴细胞释放淋巴因子的炎症过程而选择性地抑制细胞免疫反应；黄柏：抗大肠杆菌、淋球菌，降低血清 IFN－γ 水平，抑制巨噬细胞产生 IL－1β、TNF－α；紫苏：抗肺炎杆菌，抑制肾小球细胞增生，抗炎，抑制 TNF－α 产生；赤小豆：抗尿路感染。是治疗尿路感染的中药药理学基础。

土木香

Tumuxiang

【来源】本品为菊科植物土木香或藏木香的干燥根。秋季采挖，除去泥沙，晒干。产于河北、浙江、四川、河南、山西、陕西、甘肃及新疆等地。

【性味与归经】辛、苦，温。归肝、脾经。

【功效】健脾和胃，调气解郁，止痛安胎。

【传统应用】①胸胁、脘腹胀痛，呕吐泻痢；②胸胁挫伤，岔气作痛；③胎动不安。

【主要化学成分】本品含菊糖达44%左右，含挥发油1%～2%，油中主要成分是土木香内酯、异土木香内酯、二氢异土木香内酯及三萜类成分达玛二烯醇乙酸酯，大牻牛儿烯D内酯及1-脱氧-8-表狭叶依瓦菊素等。

【现代中药药理学研究】土木香内酯有很强的驱虫作用，对痢疾阿米巴、阴道毛滴虫有效；对结核杆菌、须癣毛菌有明显抑制作用；抑制平滑肌兴奋，降低食物性高血糖，保肝。

【用法用量】3～9g，多入丸散服。

土鳖虫

Tubiechong

【来源】本品为鳖蠊科昆虫地鳖或冀地鳖的雌虫干燥体。捕捉后，置沸水中烫死，晒干或烘干。喜生活于阴湿的松土中，怕阳光，昼伏夜出。冬末与早春为冬眠期。夏秋两季繁殖最强。多产于河北、山东、河南。

【性味与归经】咸，寒，有小毒。归肝经。

【功效】破血逐瘀，续筋接骨。

【传统应用】①跌仆损伤，筋伤骨折，瘀肿疼痛；②血瘀经闭，产后瘀滞腹痛，积聚痞块。

【主要化学成分】本品含挥发油和氨基酸。挥发油总量22.19%，主要为萘，另含各种脂肪醛和芳香醛，占24.95%。还含有二氯苯和二甲基二硫醚等其他中药少见的成分。氨基酸总含量约40%，人体必需的氨基酸占氨基酸总量的30%以上，另含β-谷甾醇。又从中分得二十八烷醇、鲨肝醇、尿囊素、尿嘧啶、胆甾醇、棕榈酸5,4-二羟基-7-甲氧基黄酮等。

【现代中药药理学研究】土鳖虫水提液能改善血液流变学，抗血栓，抗凝血，抑制血小板聚集，减少内皮素合成释放，保护内皮细胞。对血浆黏度和纤维蛋白胶原含量无影响；总生物碱可提高心肌和脑对缺血的耐受力，并降低心、脑组织的耗氧量；水煎液具有调脂作用，能延缓动脉粥样硬化的形成；提取物可抑制D-半乳糖所致的肝损害而有保肝作用。

【用量】3~6g。

【临床应用】

方名：韩氏预防脑梗死方。

适应证：缺血性脑梗死、脑栓塞的预防。

每剂中药饮片所需量：黄芪15g，僵蚕12g，川芎10g，熟大黄10g，水蛭6g，地龙10g，土鳖虫6g，淫羊藿20g，桃仁10g，升麻10g，半边莲15g，牛蒡子15g。

病因病理机制：脑梗死是以动脉硬化为主要诱发血栓的病变，脑栓塞是以栓子脱落或不明物栓塞堵死血管导致的局部缺血、缺氧。栓子的形成脱落与斑块、高血脂、高血压、血液黏稠、免疫过度反应、内皮损伤、致炎因子、自由基损伤、环境、饮食、情绪变化等相关。提前预防干预是最佳选择。

中医治疗关键靶点：稳定斑块，降低血压，降低颅内压，溶栓，降低血液黏稠度，降血脂。

中药药理学基础：黄芪：提高 PGI_2 含量，溶解血凝块；僵蚕：有催眠、抗惊厥作用，有较强的抗凝血、抗血栓作用，降低纤溶酶原含量、纤维蛋白原含量；川芎：扩张血管，减少静脉壁白细胞黏附，抑制红细胞聚集，降血脂，抗血小板集聚，降低 IL-6、TNF-α 水平，抑制自由基；熟大黄：拮抗脂多糖刺激腹腔巨噬细胞过度炎症反应产生的 TNF-α，对炎症反应 TNF-α、IL-1、IL-6 有抑制作用，没食子酸能使血小板表面活性增加，使血小板集聚性增高、止血；水蛭：水蛭水煎剂有强抗凝血作用，能显著延长纤维蛋白的凝聚时间；地龙：可显著降低血清血管紧张素酶活性，降低肾醛固酮水平，升高血浆和肾脏6-酮-前列腺素-Fla含量；土鳖虫：土鳖虫水提液能改善血液流变学，抗血栓，抗凝血，抑制血小板聚集，减少内皮素合成释放，保护内皮细胞；淫羊藿：淫羊藿苷保护神经元，抑制脑线粒体肿胀，提高呼吸链复合体酶活性；桃仁：扩张血管，抗凝血酶和 ADP 诱导的血小板聚集，抑制肉芽肿，免疫抑制，干预 ApoE 是稳定斑块的中药药理学基础；升麻：明显抑制 Ox-LDL 诱导内皮细胞 IL-6、TNF-α 分泌，明显抑制 TNF-α 引起的血管平滑肌细胞增生；半边莲：有显著而持久的利尿作用，有显著而持久的降血压作用，降低肾素活性相关，抑制胶原表达，升高 eNOS 浓度，降低内皮细胞内皮素；牛蒡子：钙离子拮抗，抑制 TNF-α、IL-6 诱导 iNOS 表达增强，抑制 IL-β 生成。是治疗脑梗死的中药药理学基础。

大青叶

Daqingye

【来源】本品为马鞭草科植物路边青、蓼科植物蓼蓝、十字花科植物菘蓝、草大青或爵床科植物马蓝等的叶或枝叶。产于湖南、湖北、江西等地。

【性味与归经】苦、寒。归心、胃经。

【功效】清热解毒,凉血消斑。

【传统应用】①热入营血,温毒发斑;②喉痹口疮,痄腮丹毒。

【主要化学成分】本品含靛蓝,菘蓝苷B,靛玉红。还含铁、钛、锰、锌、铜以及钴、镍、硒、铬、砷等无机元素。菘蓝苷水解可变为靛蓝和呋喃木糖甜酸等。

【现代中药药理学研究】大青叶喹唑酮对甲型流感、乙脑、柯莎奇、腮腺炎等病毒有效;大青叶浸出液对葡萄球菌、甲型链球菌、乙型链球菌有明显抑制作用;大青叶提取物抗病毒,抗内毒素,解热,对IL-β诱发的发热有明显的解热作用;水煎剂能促进淋巴细胞分泌IL-2;菘蓝叶对金黄色葡萄球菌、溶血性链球菌均有一定的抑制作用;大青叶对乙肝表面抗原以及流感病毒亚甲型均有抑制作用。靛玉红有显著的抗白血病作用。大青叶水提物有较好的抗甲型流感病毒活性,其作用机制可能与增强机体免疫力相关[45]。

【用量】10~15g。

【临床应用】

方名:韩氏白塞病方。

适应证:白塞病。

每剂中药饮片所需量:大黄10g,大青叶15g,牡丹皮6g,黄芩10g,黄柏12g,蒲公英15g,山茱萸9g,牛蒡子12g,野菊花12g,老鹳草15g,甘草10g。

病因病理机制:基本病理改变是毛细血管、细小静脉,少数为细小动脉的血管炎。管壁及周围组织内以淋巴细胞浸润为主,伴有红细胞外溢和中性粒细胞渗出,在皮肤组织中可见中性粒细胞聚集成脓肿样,但无核破碎现象。与慢性病毒、单纯疱疹、丙肝病毒、链球菌等复合感染相关。多数患者血中免疫复合物偏高,血管壁有 C3 沉积,病变组织以淋巴细胞浸润为主,主要是 CD_4^+ T 细胞,可能与中性粒细胞自发分泌 TNT-α 有关。

中医治疗关键靶点:免疫抑制,抗菌,抗炎。

中药药理学基础:大黄:大黄素对炎症反应 TNF-α、IL-1、IL-6 有抑制作用,抗氧化、抗溃疡,降低 TNF-α、IL-8 表达,升高 IL-10 表达,抑制单纯疱疹病毒繁殖;大青叶:喹唑酮对甲型流感、乙脑、柯莎奇、腮腺炎等病毒有效;大青叶浸出液对葡萄球菌、甲型链球菌、乙型链球菌有明显抑制作用;牡丹皮:降低血清中 IL-1、IL-2、IL-6、TNF-α 水平,抗菌;黄柏:抗菌,降低血清 IFN-γ 水平,抑制巨噬细胞产生 IL-1β、TNF-α,抗单纯疱疹病毒;黄芩:能降低血清 TNF-α 和可溶性细胞黏附分子,黄芩素为强力的白三烯 B_4 生物合成抑制剂;蒲公英:对金黄色葡萄球菌、溶血性链球菌及卡他球菌有较强的抑制作用,甲型链球菌、乙型链球菌、丙型肝炎病毒及钩端螺旋体等也有一定的抑制作用;山茱萸:有糖皮质激素样作用,能抑制 TNF-α 和 IL-1 诱导的内皮细胞分泌黏附因子分泌,抑制 T 细胞膜 CD3、CD4、CD8 表达;牛蒡子:抗菌,抗炎方面,抑制 TNF-α、IL-6 诱导 iNOS 表达增强,抑制 IL-β 生成;有一定的补体活性,影响免疫功能;野菊花:有抗病原微生物作用,对金黄色葡萄球菌、白喉杆菌、痢疾杆菌、流感病毒、疱疹病毒以及钩端螺旋体均有抑制作用,对白色念珠菌有较强的抑制作用,对异性蛋白致炎因子引起的炎症作用较好,野菊花水煎液能抑制腹腔巨噬细胞产生 IL-1,使过低的 IL-2 水平恢复;老鹳草:总鞣质(HGT)有明显的抗炎、抑制免疫和镇痛作用,抗单纯疱疹病毒,抗氧化作用;甘草:皮质激素样作用,增强免疫,抗单纯疱疹病毒,抗菌,能抑制巨噬细胞产生 PGE_2。

大 蒜

Dasuan

【来源】本品为百合科植物大蒜的鳞茎。6 月叶枯时采挖,除去泥沙,通风晾干或烘烤至外皮干燥。多年生草本,具强烈蒜臭气。鳞茎大形,具 6~10 瓣,外包灰白色或淡棕色于膜质鳞被。产于全国各地。

【性味与归经】生辛热,熟甘温。归脾、胃、肺经。

【功效】解毒杀虫,消肿,止痢。

【传统应用】①用于痈肿疔毒,疥癣;②痢疾,泄泻,肺结核,顿咳;③钩虫病,蛲虫病。此外,大蒜还能健脾温胃而用治脘腹冷痛、食欲缺乏或饮食不消。

【主要化学成分】本品:①挥发性成分:大蒜油中有多种含硫挥发性化合物,包括二烯丙基三硫醚俗称大蒜素、二烯丙基硫醚、甲基烯丙基二硫醚等;②硫代亚磺酸酯类,烯丙基硫代亚磺酸-1-丙烯酯,1-丙烯基硫代亚磺酸烯丙酯,烯丙基硫代亚磺酸甲酯,甲基硫代亚碘酸烯丙酯,1-丙烯基硫代亚磺酸甲酯及二甲基硫代亚磺酸酯等;③苷类硫苷:葫蒜素 A_1、葫蒜素 A_2、葫蒜素 A_3、葫蒜素 B_1、葫蒜素 B_2 及葫蒜素 B_3。葫蒜素 A_1 是烯丙基硫化果糖醛酸与葫蒜肽的缩合物。黄酮苷:槲皮素及山奈酚糖苷等;④多糖 D-半乳聚糖,D-聚半乳糖醛酸,L-阿拉伯聚糖,D-葡聚糖及 D-果聚糖等。果聚糖为菊糖型多糖,含果糖94.4%,葡萄糖4.3%等。

【现代中药药理学研究】大蒜中 S-烯丙基半胱氨酸保护神经组织,抑制淀粉样肽纤维化;大蒜素能改善心脑血管功能,对 IL-1α 诱导内皮血管细胞黏附分子有明显的抑制作用,抑制血小板聚集,耐缺氧。降空腹血糖明显,降低 G-6-P 活性,增加体重,减少饮水量、尿量。也有研究大蒜素拮抗胰岛素对糖的代谢,升高肾上腺素和去甲肾上腺素。提高心、脑、脾、肾、肝线粒体活性;口服蒜氨酸可降低黄嘌呤-黄嘌呤氧化酶(X-XOD)诱导的氧化损伤;大蒜有较强的广谱抗菌作用,本品又可抗肿瘤,还有不同程度的抗炎、免疫增加、抗氧化、延缓衰老、降血压、护肝、降血糖、杀精子、兴奋子宫、驱铅等作用。

【用量】5~9g。

大 蓟

Daji

【来源】本品为菊科植物大蓟的全草或根。全草于夏秋两季当花盛开讨采割,除去老茎,晒干,以秋季采者为佳;根于8~10月采挖,除去泥土、残茎,洗净晒干。产于华北地区及山东、江苏、安徽、四川、浙江、福建等地。

【性味与归经】甘、微苦，寒，无毒。归肝、脾经。

【功效】凉血止血，散瘀解毒消痈。

【传统应用】①血热出血证；②热毒痈肿。

【主要化学成分】本品含柳穿鱼苷。地上部分含有 φ-蒲公英甾醇乙酸酯，β-香树脂醇乙酸酯，三十二烷醇，豆甾醇，β-谷甾醇，柳穿鱼素。根含油，内有单紫杉烯，二氢单紫杉烯，四氢单紫杉烯，六氢单紫杉烯，1-十五碳烯，香附子烯，丁香烯，罗汉柏烯，α-雪松烯，顺式的 8，9-环氧-1-十七碳烯-11，13-二炔-10-醇，根中还含蒲公英甾醇乙酸酯，φ-蒲公英甾醇乙酸酯，菊糖等。

【现代中药药理学研究】大蓟水煎剂能显著缩短凝血时间，其水浸剂、乙醇-水浸出液和乙醇浸出液均有降低血压作用，其中根部降低血压效果最明显，乙醇浸剂对人型结核杆菌有抑制作用，水提物对单纯疱疹病毒有明显的抑制作用。大蓟水煎剂灌胃高血压模型小鼠具有显著的降压效应，对心脏和肾脏等内脏器官有较好的保护作用[49]；大蓟组（高、低剂量组）大鼠血压显著降低，而血清 NO、NOS 水平显著升高，血浆中 Ang Ⅱ 的含量降低，差异均有显著性，说明大蓟对肾性高血压有降压作用[50]；在治疗脓毒症休克大鼠的过程中，大蓟主要发挥降压作用，而小蓟主要发挥抗炎作用[51]。

【用量】5~10g。

【临床应用】

方名：韩氏三叉神经痛方。

适应证：三叉神经痛。

每剂中药饮片所需量：川芎 9g，黄芩 10g，甘草 6g，淫羊藿 20g，知母 15g，大蓟 15g，老鹳草 15g，蔓荆子 15g，黄柏 12g，玄参 10g，板蓝根 15g，蜈蚣 3g，全蝎 6g。

病因病理机制：①受外部刺激抽搐样疼痛，与大脑缺血缺氧或其他原因诱导的局部放电有关；②剧烈胀痛刺激加重，与神经受压短路相关，包括牙源性感染导致骨腔病灶，硬膜腔、硬膜带或退行性骨压迫；③剧烈刺痛，与神经血管淤血或阻塞有关；④持续剧烈疼痛，与疱疹病毒、淋菌、柯萨奇病毒等感染相关。

西医治疗：①苯妥英钠 0.1g，日 3 次；②卡马西平（酰胺咪嗪）0.1g，日 2～3 次；③氯苯氨丁酸 10mg/d；④氯硝西泮 1mg/d。

中医治疗关键靶点：①改善大脑缺血缺氧，抑制局部放电诱发痉挛性疼痛；②活血化瘀促进血液循环；③消除局部肿胀和抑制细菌、病毒；④促 GABA 生成、分泌、激活受体抑制组胺。

中药药理学基础：川芎、黄芩：升高 GABA 含量；甘草：抗病毒，抑制 PGE_2；淫羊藿、知母：增强 GABA 受体；大蓟：抗疱疹病毒；老鹳草：老鹳草总鞣质（HGT）有明显的抗炎、抑制免疫和镇痛作用，抗单纯疱疹病毒，抗病毒；蔓荆子：镇痛抗炎；黄柏：抗菌，延长单纯疱疹病毒感染小鼠的生存时间；玄参：水溶性成分对中性粒细胞中花生四烯酸（AA）代谢物白三烯 B_4 产生有较强的抑制作用，能显著改善局灶性脑缺血大鼠的脑血流量，脑神经功能明显改善；板蓝根：抗柯萨奇病毒、抗炎；蜈蚣：降低血黏稠度，并有明显的镇痛、抗炎作用；全蝎：镇痛，抗凝血。是治疗三叉神经痛的中药药理学基础。

大 黄

Dahuang

【来源】本品为蓼科植物掌叶大黄、唐古特大黄或药用大黄的根茎。9～10 月间选择生长 3 年以上的植株，挖取根茎，切除茎叶、枝根，刮去粗皮及顶芽，风干、烘干或切片晒干。产于湖北、四川、云南、贵州等地。

【炮制】①酒大黄：将大黄片用黄酒喷洒拌匀，微润后放锅内稍炒，取出晾干（每 100 斤用黄酒 10 斤）；②大黄炭：将大黄片放锅内，炒至外面黑棕色；③熟大黄：将大黄块用黄酒拌匀，放罐内或其他容器内，封严，置于加水的锅中，蒸至酒被吸尽，取出晾干（每 100 斤用黄酒 30～50 斤）；将大黄切成小方块放罐内或其他容器内，封严，置于加水的锅中蒸透，取出晾干或烘干。

【性味与归经】苦、甘，寒。归胃、大肠、肝经。

【功效】泻下攻积，清热泻火，凉血解毒，逐瘀通经。

【传统应用】①积滞便秘；②血热吐衄，目赤咽肿；③热毒疮疡，烧烫伤；④瘀血证；⑤湿热痢疾、黄疸、淋证。

【主要化学成分】掌叶大黄、大黄及鸡爪大黄的根状茎和根中含有蒽醌类化合物约3%,包括游离和结合状态的大黄酚、大黄酸、芦荟大黄素、大黄素、蜈蚣苔素、大黄素甲醚,其主要的泻下成分为结合性大黄酸蒽酮-番泻苷A、B、C其中番泻苷A为主要的有效成分。此外,尚含鞣质约5%以及游离没食子酸、桂皮酸及其脂类等。叶含槲皮苷,惟掌叶大黄的叶以金丝桃苷含量最多。

【现代中药药理学研究】大黄水煎液能保护肠黏膜,保肝、抗纤维;对脂多糖刺激腹腔巨噬细胞过度炎症反应产生的 TNF-α,大黄素有抑制和促分泌双向调节作用;大黄素对炎症反应 TNF-α、IL-1、IL-6 有抑制作用,对活化淋巴细胞 IL-2 分泌有明显的抑制作用;抑制关节炎模型中 MΦ 释放类性介质 NO;大黄多糖能降血糖,改善胰岛素抵抗,降肾上腺素性高血糖。抗氧化抗溃疡,降低 TNF-α、IL-8 表达,升高 IL-4、IL-10 表达;大黄蒽醌类化合物能调节结肠水通道蛋白表达,增加肠蠕动,抑制肠内水分吸收,促进排便;大黄对多种革兰阳性和阴性细菌均有抑制作用,对多种癣菌、痤疮丙酮酸杆菌作用较强;大黄对急性胰腺炎有多方面的治疗作用;大黄素有明显的利尿消肿作用,与调节 AQP2、AQP4 表达有关;大黄水煎剂能改善血液流变学、血沉、血液黏稠度;没食子酸能使血小板表面活性增加,使血小板集聚性增高止血;酒大黄:泻下之力减弱,活血作用较好。不同浓度的大黄素对体外培养 RA-FLSs 的转移及增生能力具有抑制作用,且具有一定的量-效和时效关系,为进一步研究大黄素在类风湿关节炎的治疗提供一定的实验室依据[46];大黄素可通过作用于转化生长因子-β、结缔组织生长因子、单核细胞趋化蛋白-1、血小板反应蛋白-1 等发挥其抗增生、抗纤维化的作用,从而达到治疗肾脏疾病的目的[47];大黄可下调 AQPs 表达发挥泻下功能,减少脓毒症大鼠细菌移位治疗脓毒症,但中剂量大黄在发挥上述作用时有利用于平衡肠道菌群[48];大黄酚通过提高铅中毒小鼠脑组织抗氧化酶活性同时降低 NOS、iNOS 的活性,抑制脂质过氧化,明显拮抗铅诱导的小鼠学习记忆障碍[102]。

【用量】3~30g。

【临床应用】

　　方名:韩氏抑郁方。

适应证：抑郁症。

每剂中药饮片所需量：大黄10g，山药12g，黄精12g，玄参15g，柴胡12g，石菖蒲9g，马齿苋12g，升麻6g，积雪草15g，白芍15g，知母15g。

病因病理机制：5-HT、去甲肾上腺素浓度下降；多巴胺含量减少；GABA减少；T3减少；神经免疫致炎因子IL-1、IL-2、IL-6、TNF-α、IFN-γ等增多，抗炎性因子IL-10、IL-4减少；神经功能结构发生变化。

中医治疗关键靶点：改善大脑缺血缺氧和氧代谢；增加5-HT、多巴胺、去甲肾上腺素、GABA含量，抑制致炎因子。

中药药理学基础：大黄：对炎症反应TNF-α、IL-1、IL-6有抑制作用，升高IL-4、IL-10表达；山药：含有多巴胺；黄精：促进5-HT合成；玄参：抗抑郁效应与抗抑郁西药氟西汀相当；柴胡、石菖蒲：能增强石菖蒲抗抑郁，柴胡皂苷A可使血清中去甲肾上腺素、多巴胺、5-羟色胺升高；马齿苋：含去甲肾上腺素；升麻：抗惊厥；积雪草：积雪草总苷抗抑郁，降低血清皮质酮，升高脑内5-HT、DA代谢物含量；白芍：白芍水煎液抗抑郁，改善睡眠，上调胆碱受体；知母：上调乙酰胆碱受体，镇静影响GABA受体；是治疗抑郁的中药药理学基础。

大　枣

Dazao

【来源】本品为鼠李科植物枣的成熟果实。秋季果实成熟时采收。拣净杂质，晒干。或烘至皮软，再行晒干。或先用水煮一滚，使果肉柔软而皮未皱缩时即捞起，晒干。产于河北、河南、山东、四川、贵州等地。

【性味与归经】甘，温。归脾、胃经。

【功效】补中益气，养血安神。

【传统应用】①脾虚证；②脏躁及失眠证。

【主要化学成分】本品含生物碱：光千金藤碱，N-去甲基荷叶碱，巴婆碱。又含三萜酸类化合物：白桦脂酮酸，齐墩果酸，白桦脂酸，果肉中还含芸香苷，含量可达3385mg/100g，维生素C 540～972mg/100g以及核黄素、硫胺素、胡萝卜素、大枣苷、烟酸等。

【现代中药药理学研究】大枣能增强肌力，增加体重；能增加胃肠黏液分泌，纠正胃肠病损，保护肝脏；能增加白细胞内 cAMP 含量，大枣提取液可抑制白三烯 D_4 释放，抗变态反应作用；促进 IL-1、TNF-α 分泌增加；促进造血功能；有镇静催眠作用；还有抑制癌细胞增生、抗突变、镇痛及镇咳、祛痰等作用。

【用量】9~15g。

【临床应用】

方名：韩氏妊娠呕吐方。

适应证：妊娠呕吐。

每剂中药饮片所需量：柴胡 10g，生姜 6g，丁香 5g，茯苓 15g，山楂 10g，松花粉 6g，大枣 15g，神曲 6g，紫草 10g，陈皮 15g。

病因病理机制：妊娠呕吐可能与精神紧张、性腺激素增多、胃肠功能紊乱、胃酸减少以及胃动力减弱相关。

中医治疗关键靶点：止呕，增强胃肠蠕动，调节胃肠功能，促进胃酸分泌。

中药药理学基础：柴胡：调节神经递质；生姜：拮抗 5-HT 松弛平滑肌；丁香：能促进胃液分泌，增强消化功能，减轻恶心呕吐，缓解腹部胀气；茯苓：有明显的止吐作用；山楂：所含脂肪酸酶能促进脂肪分解，并增加胃消化酶的分泌而促进消化，且对胃肠功能有一定的调整作用；松花粉：使促黄体生成素、卵泡刺激素、促性腺激素释放显著下降，升高睾酮；大枣：含维生素 C，调节胃肠功能；神曲：含 B 族维生素，调节胃肠功能；紫草：抗促性腺激素，止血；陈皮：促进消化液分泌和排除肠胀气。

大血藤

Daxueteng

【来源】本品为木通科植物大血藤的茎。8~9 月采收，晒干，除去叶片，切段或切片。产于湖北、四川、江西、河南、江苏、浙江、安徽等地。

【性味与归经】平、酸涩，温。归肝、大肠经。

【功效】清热解毒，活血，祛风，止痛。

【传统应用】①肠痈腹痛，热毒疮疡；②跌打损伤，经闭痛经；③风湿痹痛。

【主要化学成分】本品含大黄素，大黄素甲醚，β－谷甾醇，胡萝卜苷，硬脂酸，毛柳苷，右旋丁香树脂酚二葡萄糖苷，右旋二氢愈创木脂酸，大黄酚，香草酸，原儿茶酸以及对香豆酸－对羟基苯乙醇酯和红藤多糖等。

【现代中药药理学研究】本品煎剂对金黄色葡萄球菌及乙型链球菌均有较强的抑制作用，对大肠杆菌、白色葡萄球菌、卡他球菌、甲型链球菌及绿脓杆菌，亦有一定的抑制作用。大血藤水溶性提取物能改善心肌乳酸代谢紊乱；在氯化钾引起的收缩状态下，加入大血藤提取物，则收缩作用不再出现，而且立即使血管松弛，提示对治疗冠脉痉挛有利；对小鼠肠蠕动实验表明 5～10g/kg 的大血藤水提液均能显著抑制小鼠肠蠕动速度。

【用量】9～15g。

大腹皮

Dafupi

【来源】本品为棕榈科植物槟榔的果皮。冬、春二季采收成熟果实，剥下果皮，打松，置水中浸泡，晒干，再打松除去外果皮。产于广东、海南、云南、台湾等地。

【性味与归经】辛，微温，无毒。归脾、胃、大小肠经。

【功效】行气宽中，利水消肿。

【传统应用】①胃肠气滞，脘腹胀闷，大便不爽；②水肿胀满，脚气水肿，小便不利。

【主要化学成分】果实含生物碱，缩合鞣质和槟榔红素。生物碱主要为槟榔碱和槟榔次碱。儿茶素和鞣质等。

【现代中药药理学研究】本品有兴奋胃肠道平滑肌、促胃肠动力作用，并有促进纤维蛋白溶解等作用；对体外纤维蛋白溶解有增强作用；抗凝；抗补体活性。

【用量】5~9g。

山麦冬

Shanmaidong

【来源】本品为百合科植物湖北麦冬或短葶山麦冬的干燥块根。夏初采挖，洗净，反复暴晒、堆置，至近干，除去须根，干燥。产于东北、内蒙古、青海、新疆、西藏等地。

【性味与归经】甘、微苦，微寒。归心、肺、胃经。

【功效】养阴生津，润肺清心。

【传统应用】①肺燥干咳；②阴虚劳嗽；③喉痹咽痛；④津伤口渴，内热消渴；⑤心烦失眠；⑥肠燥便秘。

【主要化学成分】本品主要成分为麦冬皂苷等20多种甾体皂苷。其他成分有熊果酸、香草酸、谷氨酸酚、齐墩果酸、苏氨酸、丝氨酸等。

【现代中药药理学研究】山麦冬提取物能保护神经系统，抗炎，增强免疫力；水煎剂抗心肌缺血耐缺氧，诱导 HL60 细胞分化，降血糖，改善糖耐量和胰岛素抵抗。

参照麦冬。

【用量】9~15g。

山茱萸

Shanzhuyu

【来源】本品为山茱萸科植物山茱萸的果肉。10~11 月间果实成熟变红后采摘，采后除去枝梗和果柄，用文火烘焙，冷后，取下果肉，再晒干或用文火烘干。宜放置阴暗干燥处，以防霉蛀变质。产于浙江、河南、安徽、陕西、山西、四川等地。

【性味与归经】酸，平。归心、肝、肾经。

【功效】补益肝肾，收敛固涩。

【传统应用】①腰膝酸软，头晕耳鸣，阳痿；②遗精滑精，遗尿尿频；③崩漏，月经过多；④大汗不止，体虚欲脱。

【主要化学成分】本品含异河子素、莫罗忍冬苷、马钱子苷、当药苷。还含葡萄糖、果糖、蔗糖、熊果酸、没食子酸、苹果酸、酒石酸及维生素等。果肉及核中均含苏氨酸、缬氨酸、亮氨酸、异亮氨酸、苯丙氨酸、组氨酸、赖氨酸、丝氨酸、谷氨酸、甘氨酸、丙氨酸、酪氨酸、精氨酸、天冬氨酸等 14 种氨基酸，核中还另有蛋氨酸、脯氨酸、胱氨酸。微量元素含铁、铝、铜、锌、硼、磷等 21 种。

【现代中药药理学研究】山茱萸：有糖皮质激素样作用，能抑制 TNF-α 和 IL-1 诱导的内皮细胞分泌黏附因子，抑制 T 细胞膜 CD3、CD4、CD8 表达；水煎剂能升高血清 IgG、IgM 的含量，降低血清 NO、NOS、IL-6 含量；多糖成分能显著升高血清 IL-1、IL-2 水平；总苷抑制淋巴细胞转化 IL-2 产生，熊果酸提高血清 IL-2 水平；水提物对肾上腺素型高血糖有效，对 1 型糖尿病有效，能显著降低 2 型糖尿病进食量、饮水量，对餐后血糖无影响，增加胰岛素分泌，山茱萸有明显的对抗肾上腺素性高血糖的作用；抗休克，抗心律失常，强心，抗氧化，抗衰老，保肝，保护脑神经，抗脑缺血损伤，促进学习记忆，抗血栓。山茱萸总苷对去势后大鼠的骨组织形态学指标有良性调整作用[52]；山茱萸多糖可明显改善自然衰老雌性小鼠的卵巢功能[53]；山茱萸环烯醚萜总苷显著抑制糖基化终末产物(AGEs)诱导的炎症因子 IL-6、IL-10、MCP-1 和 TNF-α 的分泌水平[54]；山茱萸总苷中、高剂量预处理可以抑制缺氧/复氧损伤心肌细胞的钙超载，可能是其抗心肌细胞凋亡、保护心肌的作用机制之一[55]；山茱萸多糖能扶植肠道正常菌群的生长，促进有益菌(双歧杆菌和乳杆菌)的增生，具有调节肠道菌群失调的作用[56]；山茱萸总苷及山茱萸多糖具有改善急性心肌梗死(AMI)大鼠心功能[57]；山茱萸果核提取物可抑制佐剂性关节炎大鼠的炎症反应，与降低 IL-23 和 IL-17 的表达水平有关[58]；山茱萸总苷(TGCO)对免疫性肝损伤具有一定的治疗作用，并且在实验剂量范围内呈显著的剂量依赖性，其保肝机制可能与减少炎性因子的生成、抗氧化、清除自由基能力的提升以及免疫调节有关[59];山茱萸多糖能够改善 AD 大鼠学习记忆能力[60],也能够改善脑痴呆(VD)大鼠的学习记忆能力[61]。

【用量】3~9g。

【临床应用】

方名:韩氏消瘦型糖尿病方。

适应证:消瘦型 2 型糖尿病。

每剂中药饮片所需量:西洋参6g,黄芪12g,玉竹15g,山茱萸12g,桑叶10g,牡丹皮6g,天冬6g,女贞子15g,紫草15g,枸杞子6g,卷柏10g,地黄6g,麦芽15g。

病因病理机制:2 型糖尿病病因方面主要与饮食过多、活动减少、病毒损伤 β 细胞相关。病理方面主要是基因缺陷的基础上存在胰岛素抵抗和胰岛素分泌障碍两个环节:①β 细胞功能损伤胰岛素分泌减退或消失。导致胰岛素功能损伤或衰竭的因素有:遗传基因缺陷;β 细胞萎缩;②胰岛素受体异常(少见)和转运载体异常(多见);三酰甘油诱导的神经酰胺或 NO 生长诱导 β 细胞凋亡;长链脂酰辅酶 A 抑制胰岛素分泌;在肿瘤坏死因子作用下三酰甘油沉淀 β 细胞周围抑制胰岛素合成、分泌。

生理方面:主要是胰岛素缺乏或功能障碍导致糖进入减少,糖原合成减少,糖酵解减弱,三羧酸循环减弱;病理情况下糖原分解增多,糖异生增强,肝糖生成增多,糖代谢紊乱等。消瘦型高血糖主要是胰岛素缺乏、糖异生异常和糖酵解异常所致。

临床表现:口渴多饮、多尿、乏力气短、消瘦。

中医治疗关键靶点:保护 β 细胞,促进胰岛素合成,改善胰岛素抵抗,促进胰岛素利用,抑制 β 氧化。

中药药理学基础:西洋参:干预胰岛素抵抗,促进 β 细胞功能恢复,增加肌糖原含量;黄芪:升高血清胰岛素水平、降低血糖水平显著;玉竹:降低 2 型糖尿病空腹血糖,保护 β 细胞但不改变胰岛素分泌,降低肾上腺素型高血糖,对淀粉引起的高血糖效果更明显;山茱萸:水提物对肾上腺素型高血糖有效,能显著降低 2 型糖尿病进食量、饮水量,对餐后血糖无影响,增加胰岛素分泌;桑叶:能抑制 α - 葡萄糖苷酶活性,有效成分生物碱,促进胰岛素释放与抗氧化有关,提高糖耐量,提高胰岛素敏感性,促进糖吸收利用,降低餐后峰值;牡丹皮:糖粗提物降多种血糖效果显著,也可降低正常血糖;天冬:提取物降血糖,保护β细胞,增加体重,减少饮水量,降低血糖明显;女贞子:降餐后血糖,降α-葡萄糖苷酶,提高胰岛素敏感性;紫草:聚糖注射降正常血糖作用明显,对链脲佐菌素诱导的高血糖效果也明显,但机制不明;枸杞子:降血糖,增加血清胰岛素含量;卷柏:升高胰岛素水平,可促进β细胞修复,保护β细胞不受破坏,促进胰岛细胞修复,促胰岛素生物合成;地黄:地黄多糖能降低肝脏葡萄糖-6-磷酸酶活性;麦芽:降血糖明显持久,机制不详。

山 药

Shanyao

【来源】本品为薯蓣科植物薯蓣的块茎。11~12月采挖,切去根头,洗净泥土,用竹刀刮去外皮,晒干或烘干,即为毛山药。选择粗大的毛山药,用清水浸匀,再加微热,并用棉被盖好,保持湿润闷透,然后放在木板上搓揉成圆柱状,将两头切齐,晒干打光,即为光山药。栽培或野生于山地向阳处。产于河南、山西、河北、陕西等地。

【性味与归经】甘,平。归脾、肺、肾经。

【功效】补脾养胃,生津益肺,补肾涩精。

【传统应用】①脾虚证;②肺虚证;③肾虚证;④消渴气阴两虚证。

【主要化学成分】本品含皂苷、多巴胺、黏液质、尿囊素、胆碱、精氨酸、淀粉酶、蛋白质2.7%、脂肪0.2%、淀粉16%及碘质等。微量元素含钡、铍、铈、钴、铬、铜、镓、镧、锂、锰、铌、镍、磷、锶、钍、钛、钒、钇、镱、锌、锆以及氧化钠、氧化钾、氧化铝、氧化铁、氧化钙、氧化镁等。

【现代中药药理学研究】山药对实验大鼠脾虚模型有预防和治疗作用,对离体肠管运动有双向调节作用,有助消化作用,对小鼠细胞免疫功能和体液免疫有较强的促进作用;水煎液能增强免疫功能,保肝,护肾,抗胃溃疡;抗氧化,抗疲劳,抗衰老;降肾上腺素型糖尿病引起的高血糖,保护β细胞,同时也能对抗外源葡萄糖引起的小鼠血糖升高;山药多糖能极有效地对抗环磷酰胺的抑制免疫作用。

炒山药：增强补脾止泻作用。

【用量】15~30g。

【临床应用】

方名：韩氏失眠方。

适应证：失眠。

每剂中药饮片所需量：酸枣仁15g,黄精12g,夏天无15g,苦参10g,清半夏15g,僵蚕12g,肉豆蔻12g,积雪草10g,白芍15g,龙骨20g,山药12g。

病因病理机制：失眠病因病理机制不详,目前只知与睡眠有关的神经递质与乙酰胆碱、多巴胺、5-羟色胺、肾上腺素、γ-氨基丁酸有关。

中医治疗关键靶点：增加大脑血氧供给,升高乙酰胆碱、多巴胺、5-羟色胺、肾上腺素、γ-氨基丁酸含量或受体。

中药药理学基础：酸枣仁：镇静催眠并能协同巴比妥类药物抑制中枢神经兴奋;黄精：黄精多糖能提高脑内5-HT含量,保护神经元;夏天无：增加DA、5-HT含量,扩张血管,保护大脑缺血损伤;苦参、半夏：镇静、安神;僵蚕：有催眠、抗惊厥作用;肉豆蔻：所含的甲基异丁香酚有抑制中枢神经作用;积雪草：积雪草总苷抗抑郁,降低血清皮质酮,升高脑内5-HT、DA代谢物含量;白芍：白芍水煎液抗抑郁,改善睡眠;龙骨：水煎剂对小鼠的自主活动有明显抑制作用,能明显增加巴比妥钠小鼠的入睡率;山药：含有多巴胺。是治疗失眠的中药药理学基础。

山　楂

Shanzha

【来源】本品为蔷薇科植物山楂或野山楂的果实。秋季果实成熟时采摘。山楂采得后,横切成厚1.5~3mm的薄片,立即晒干。野山楂采得后,晒干即可,或压成饼状后再晒干。商品山楂片称为北山楂;野山楂称为南山楂。产于山东、河北、河南、辽宁等地。

【性味与归经】酸、甘，微温。归肝、脾经。

【功效】消食化积，行气散瘀。

【传统应用】①饮食积滞证；②泻痢腹痛，疝气痛；③瘀阻胸腹痛，痛经。

【主要化学成分】本品含表儿茶精、槲皮素、金丝桃苷、绿原酸、山楂酸、柠檬酸、苦杏仁苷等。

【现代中药药理学研究】所含脂肪酸酶能促进脂肪消化，并增加胃消化酶的分泌而促进消化，且对胃肠功能有一定调整作用；保护心肌缺血缺氧；并可强心，降血压方面山楂三萜酸降压效应最明显，但产生显著降压作用的剂量以黄酮为最低；降血脂，抗动脉粥样硬化，其降低血清胆固醇及三酰甘油。山楂浸膏对垂体后叶素引起的心律失常有一定的抑制作用，三萜烯酸类能增加冠状动脉血流量，提高心肌对强心苷作用的敏感性，增加心排出量，减弱心肌应激性和传导性，具有抗心室颤动、心房颤动和阵发性心律失常等作用；抗菌方面，山楂对志贺痢疾杆菌、福氏痢疾杆菌、宋内痢疾杆菌等有较强的抗菌作用，对金黄色葡萄球菌、乙型链球菌，大肠杆菌、变形杆菌、炭疽杆菌、白喉杆菌、伤寒杆菌、绿脓杆菌等也有抗菌作用；一般对革兰阳性菌作用强于革兰阴性菌。山楂对黄曲霉素致突变作用有显著抑制效果。山楂2.5g/kg腹腔注射能显著延长小鼠戊巴比妥钠睡眠持续时间；山楂有收缩子宫、促进子宫复原、止痛作用。

【用量】3～10g。

【临床应用】

方名：韩氏高胆固醇血症方。

适应证：高胆固醇血症。

每剂中药饮片所需量：石刁柏15g，虎杖20g、女贞子15g，荜茇3g，山楂10g。

病因病理机制：代谢异常所致，与遗传因素关系密切。

中医治疗关键靶点：改善肝功能，抑制胆固醇合成。

中药药理学基础：降低血清胆固醇效果明显，机制不详；虎杖、女贞子：改善肝功能；荜茇：挥发油非皂化物能降低动物外源性及内源性总胆固醇效果明显；山楂：抑制胆固醇合成。

山豆根

Shandougen

【来源】本品为豆科植物越南槐的干燥根及根茎。秋季采挖，除去杂质，洗净，干燥。出于山坡石隙、灌丛林园。产于江西、广西、广东和贵州等地。

【性味与归经】大苦，大寒。归心、肺、大肠经。

【功效】清热解毒，利咽消肿。

【传统应用】①咽喉肿痛；②牙龈肿痛。此外，本品还可用于湿热黄疸、肺热咳嗽、痈肿疮毒等证。

【主要化学成分】本品含生物碱；苦参碱、氧气苦参碱、臭豆碱、甲基野靛碱及黄酮类衍生物；左旋－朝鲜槐素、左旋－朝鲜槐素－葡萄糖苷、金雀异黄素为4，5，7－三羟基异黄酮、槐定素、槐黄素、槐孕色烯、槐环黄素。此外，尚含酚类化合物等。

【现代中药药理学研究】本品有抗癌作用，所含苦参碱、氧化苦参碱对实验性肿瘤均呈抑制作用。有抗溃疡作用，能抑制胃酸分泌、对实验性胃溃疡有明显的修复作用。此外，本品还有升高白细胞、抗心律失常、抗炎及保肝作用。

【用量】3~6g。

【临床应用】

方名：韩氏慢性胃炎方。

适应证：慢性胃炎。

每剂中药饮片所需量：丹参12g，砂仁6g，白及6g，娑罗子10g，山豆根10g，山茱萸12g，乳香5g，木香6g，五灵脂9g，女贞子15g，浙贝母9g。

病因病理机制：胃炎是指各种原因引起的胃黏膜炎症。病因有饮食，如咖啡、浓茶、烈酒等直接损伤胃黏膜；药物，如非甾类抗炎药、抗生素、肾上腺皮质激素等抑制前列腺素合成；过度紧张；细菌感染，如金黄色葡萄糖球菌、沙门菌、幽门螺杆菌等损伤胃黏膜。病理机制与前列腺素合成障碍，胃黏膜受损,氢离子逆扩散刺激肥大细胞释放组胺诱发炎症有关;胃体萎缩与维生素B_{12}缺乏或被阻断导致贫血相关;胃酸分泌受神经、体液调节。组胺、胆碱能和胃泌素激活质子泵将氢离子从壁细胞内转送到胃腔,诱导胃酸分泌。前列腺素能调节胃酸分泌保护胃黏膜,激发抵抗力。胃酸和胃蛋白酶增高引起消化性溃疡,其中胃酸起决定性因素。

中医治疗关键靶点:抗菌、保护胃黏膜、抑制组胺和胆碱合成、增加肠蠕动排空。

中药药理学基础:丹参:抗乙酸模型胃溃疡,修复损伤胃黏膜;砂仁:可显著抑制胃液、胃酸、胃泌素分泌及胃蛋白酶活性;白及:白及煎剂对胃黏膜损伤有明显保护作用,对胃黏膜保护作用的机制不是通过抑制胃酸分泌,而很可能是刺激胃黏膜合成和释放内源性前列腺素而实现的;娑罗子:娑罗子水煎剂可明显抑制胃酸分泌,对胃酸相关性胃黏膜损伤有明显保护作用,抗组胺,抑制胃酸分泌与西咪替丁相当;山豆根:苦参碱抗炎抗组胺,抑制胃酸,修复胃黏膜;山茱萸:有糖皮质激素样作用,能抑制 TNF-α 和 IL-1 诱导的内皮细胞分泌黏附因子,抑制 T 细胞膜 CD3、CD4、CD8 表达,促进益生菌增生;乳香:乳香能明显减轻阿司匹林、保泰松、利血平所致胃黏膜损伤及应激性黏膜损伤,减低幽门结扎性溃疡指数及胃液游离酸度,清除、杀死幽门螺杆菌效果良好,改善胃黏膜损伤明显;木香:能通过胃肠蠕动加快、促进胃排空;能减少胃液分泌,降低胃蛋白酶活性,明显拮抗大鼠急性胃黏膜损伤;五灵脂:保护胃黏膜与促进胃黏膜分泌 PGE_2;女贞子:升高正常小鼠前列腺素(PGE_2、PGE_{2a})水平;浙贝母:抗 6 株幽门螺杆菌;蒲公英:抗幽门螺杆菌,保护胃黏膜,增强胃肠动力。

山慈菇

Shancigu

【来源】本品为兰科植物杜鹃兰、独蒜兰或云南独蒜兰的干燥假鳞茎。前者习称“毛慈菇”,后两者习称“冰球子”。夏、秋二季采挖,除去地上部分及泥沙,分开大小置沸水锅中蒸煮至透心,干燥。产于华东、中南、西南及陕西、甘肃等地。

【性味与归经】甘、微辛，凉。归肝、脾经。

【功效】清热解毒，化痰散结。

【传统应用】①痈肿疔毒；②瘰疬痰核；③淋巴结结核；④蛇虫咬伤。

【主要化学成分】本品中独蒜兰假鳞茎中主要含二氢菲类和联苄类化合物。杜鹃兰假鳞茎中主要为菲类、苷类和芳香类化合物。山慈菇杜鹃兰根茎含黏液质及葡萄糖配甘露醇聚糖。目前没有证据能证明山慈菇含秋水仙碱。

【现代中药药理学研究】山慈菇提取物能抗肿瘤、抗血管生成、降压、抗菌等作用。

【用量】3~9g。

千里光

Qianliguang

【来源】本品为菊科植物千里光的全草。夏、秋采收，扎成小把或切段，晒干。生于路旁及旷野间。产于江苏、浙江、安徽、江西、湖南、四川、贵州、云南、广东、广西等地。

【性味与归经】苦、甘，寒。归肝、肺经。

【功效】清热解毒，清肝明目。

【传统应用】①痈肿疮毒；②目赤肿痛；③湿热泻痢。此外，本品尚能清热利湿、杀虫止痒，用治湿热虫毒所致之头癣湿疮、阴囊湿痒、鹅掌风等，可煎汁浓缩成膏，涂搽患处。

【主要化学成分】本品含大量的毛茛黄素、菊黄质及少量的β-胡萝卜素。还含千里光宁碱，千里光菲灵碱及氢酯，对-羟基苯乙酸，香草酸，水杨酸，焦黏酸。此外，还含挥发油，黄酮苷，鞣质等。

【现代中药药理学研究】本品具有较强的广谱抗菌活性，抗菌作用50%煎剂，对志贺氏痢疾杆菌和金黄色葡萄球菌有较强抗菌作用，有效浓度分别为1:1024和1:512，对伤寒、副伤寒甲、副伤寒乙、痢疾（弗氏、鲍氏、宋内氏）、大肠、变形、蜡样炭疽等杆菌，以及八叠球菌皆有抑制作用。对革兰阳性及阴性菌有明显的抑制作用，其中对福氏痢疾杆菌、志贺氏痢疾杆菌及卡他奈氏球菌尤为敏感。抗螺旋体作用50%煎剂，在体外对黄疸出血型钩端螺旋体的抑制很强。

【用量】15～30g。

千金子

Qianjinzi

【来源】本品为大戟科植物续随子的种子。8～9月间，种子成熟后，割取全草，晒干，打下种子，去净杂质。栽培或野生。产于辽宁、吉林、黑龙江、福建、台湾、湖南、四川、云南、贵州、广西等地。

【性味与归经】辛、温，有毒。归肝、肾、大肠经。

【功效】逐水消肿，破血消癥。

【传统应用】①水肿、臌胀；②癥瘕、经闭。此外，本品还有攻毒杀虫作用，可用治顽癣、恶疮肿毒及毒蛇咬伤等，可内服、外用。

【主要化学成分】本品含脂肪油48%～50%，油中含多种脂肪酸，主要有油酸89.2%，棕榈酸5.5%，亚油酸0.4%，亚麻酸0.3%等，油中还含菜油甾醇、豆甾醇、β-谷甾醇等。

【现代中药药理学研究】种子中的脂肪油，新鲜时无味、无色，但很快变恶臭而有强辛辣味，对胃肠有刺激，可产生峻泻，作用强度为蓖麻油的3倍，致泻成分为千金子甾醇。

【用量】1～2g。

川　芎

Chuanxiong

【来源】本品为伞形科植物川芎的根茎。平原栽培者以小满后4～5天收采为佳，山地栽培者多在8～9月采收。将根茎挖出，除净茎叶及泥沙，洗净，晒干或烘干，再用撞笼撞去须根。产于四川（灌县、崇庆）、贵州、云南一带，多为栽培。云南产者，称作"云芎"。

【性味与归经】辛、微甘，温。归肝、脾、三焦经。

【功效】活血行气，祛风止痛。

【传统应用】①血瘀气滞痛证；②头痛，风湿痹痛。

【主要化学成分】本品含川芎嗪，黑麦草碱或含川哚，藁本内酯，川芎萘呋内酯，3-亚丁基苯酞，3-亚丁基-7-羟基苯酞，丁基苯酞，新川芎内酯，洋川芎内酯，川芎酚，脲嘧啶，盐酸三甲胺，氯化胆碱，棕榈酸，香草醛，亚油酸，二亚油酸棕榈酸甘油酯及蔗糖等。

【现代中药药理学研究】川芎嗪能强心，抗失血性休克，保护心肌缺血，抗心肌再灌注损伤，扩张冠状动脉，增加冠脉血流量，并降低心肌的耗氧量，抗心肌细胞纤维化；阿魏酸能降低 IL-6、TNF-α 水平改善心绞痛；舒张动脉血管，改善脑循环，改善肺循环，改善微循环，并有明显而持久的降压作用；水煎剂对动物中枢神经系统有镇静作用，抗应激性溃疡，抑制平滑肌痉挛和平滑肌增生；减少静脉壁白细胞黏附，抑制红细胞聚集，抑制血管平滑肌增生，保护内皮细胞，降血脂，抗血小板集聚，预防血栓的形成；可加速骨折局部血肿的吸收，促进骨痂形成；有抗维生素 E 缺乏作用；抑制肾小球系膜细胞生长，减轻蛋白尿；川芎嗪能促进 GABA 产生，抑制神经元兴奋，进而抑制癫痫发作；川芎嗪能增强血浆 IL-10 水平，抑制气道炎症，缓解气道痉挛进而抑制哮喘；川芎嗪能改善软骨、滑膜血液循环；有抗组织胺和利胆作用。

【用量】3~9g。

【临床应用】

方名：韩氏肩周炎方。

适应证：肩周炎病。

每剂中药饮片所需量：山茱萸9g，桂枝15g，伸筋草15g，威灵仙12g，当归6g，牡丹皮12g，甘草6g，白芍12g，川芎9g，穿山龙15g，葛根10g，肉豆蔻10g。

病因病理机制：肩周炎又称肩周围关节炎，临床表现为肩部逐渐疼痛，夜间为甚，逐渐加重，肩关节活动受限。病因不详，与受凉或外力扭伤或骨质疏松或风湿、类风湿相关。病理特征为肩关节囊及周围韧带、肌腱和滑膜的特异性炎症，肩周围组织继发性萎缩、粘连。属软组织退行性病变。

中医治疗关键靶点：抗炎止痛为主。

中药药理学基础：山茱萸：有糖皮质激素样作用,能抑制 TNF - α 和 IL - 1 诱导的内皮细胞分泌黏附因子分泌,抑制 T 细胞膜 CD3、CD4、CD8 表达;桂枝、伸筋草:抗炎、止痛;威灵仙:抗炎,抑制 IL - 1、IL - 6、IL - 8、TNF - α、PGE_2,降低佐剂性关节炎炎细胞因子 IL - 1β、IL - 2、TNF - α 含量;当归:抗关节软骨损伤与增加肌肉组织中 SOD 含量,改善肌肉血液循环;牡丹皮:丹皮酚镇痛,抗炎,降低血清中 IL - 1、IL - 2、IL - 6、TNF - α 水平;甘草、芍药:有松弛骨骼肌和镇痛作用;川芎:川芎嗪能改善软骨、滑膜血液循环;穿山龙:皂苷降低关节液 IL - 1、IL - 6、IL - 8、TNF - α 水平;葛根:抗骨质疏松,改善血液流变学,扩张血管,增加血流量,保护神经;肉豆蔻:有抑制中枢神经和麻醉作用。

川楝子

Chuanlianzi

【来源】本品为楝科植物川楝的果实。产于甘肃、河南、湖北、湖南、广西、四川、贵州、云南等地。

【性味与归经】苦、寒,有小毒。归肝、小肠、膀胱经。

【功效】行气止痛,杀虫。

【传统应用】①肝郁化火所致诸痛证;②虫积腹痛。

【主要化学成分】本品含驱蛔有效成分川楝素,以及多种苦味的三萜成分,苦楝子酮、脂苦楝子醇,21 - O - 乙酰川楝子三醇,21 - O - 甲基川楝子五醇等。

【现代中药药理学研究】本品所含川楝素为驱虫有效成分,与山道年相比,作用缓慢而持久,对猪蛔虫、蚯蚓、水蛭等有明显的杀灭作用;川楝子有松弛奥狄氏括约肌,收缩胆囊,促进胆汁排泄的作用;能兴奋肠管平滑肌,使其张力和收缩力增加;川楝子对金黄色葡萄球菌、多种致病性真菌有抑制作用,抗病毒,治指甲癣;尚有抗炎、抗癌作用。

炒川楝子:炒后寒性减低。

【用量】3~9g

【临床应用】

方名:韩氏膀胱结石方。

适应证:膀胱结石。

每剂中药饮片所需量:金钱草30g,车前草20g,泽泻15g,刘寄奴15g,麻黄10g,山茱萸12g,忍冬藤10g,甘草6g,七叶莲9g,川楝子6g,大黄10g。

病因病理机制:肾结石是一些晶体物质(如钙、草酸、尿酸、胱氨酸等)和有机基质(如基质A、酸性黏多糖等)在肾脏的异常聚积所致,为泌尿系统的常见病、多发病,90%含有钙,其中草酸钙结石最常见。40%~75%的肾结石患者有不同程度的腰痛。泌尿系统任何部位均可发生结石但常始发于肾,肾结石形成时多位于肾盂或肾盏,可排入输尿管和膀胱,输尿管结石几乎全部来自肾脏。

中医治疗关键靶点:抗炎、松弛平滑肌,利尿排石。

中药药理学基础:金钱草:能利尿排石,防止尿石形成和促进溶解,有明显的量-效关系;车前草:能增加尿量并使输尿管蠕动频率增强,输尿管上段腔内压力升高,有利于结石排出;泽泻:抗炎,增加尿素与氯化物的排泄,抗肾结石;刘寄奴:有加速血液循环,解除平滑肌痉挛;麻黄:改善肌无力,松弛平滑肌;山茱萸:有糖皮质激素样作用,能抑制TNF-α和IL-1诱导的内皮细胞分泌黏附因子,抑制T细胞膜CD3、CD4、CD8表达;忍冬藤:抗组胺,松弛平滑肌;甘草:抗炎,松弛平滑肌;七叶莲:拮抗乙酰胆碱;川楝子:有松弛奥狄氏括约肌;大黄:抑制巨噬细胞过度炎症反应产生的TNF-α,抑制炎症反应TNF-α、IL-1、IL-6产生。

川贝母

Chuanbeimu

【来源】本品为百合科植物川贝母、暗紫贝母、甘肃贝母或梭砂贝母的干燥鳞茎。前三者按性状不同分别习称"松贝"和"青贝",后者习称"炉贝"。夏、秋二季或积雪融化时采挖,除去须根、粗皮及泥沙,晒干或低温干燥。产于四川、西藏、云南、甘肃、青海等地。

【性味与归经】苦、甘，微寒。归肺、心经。

【功效】清热化痰，润肺止咳，散结消肿。

【传统应用】①虚劳咳嗽，肺热燥咳；②瘰疬、乳痈、肺痈。

【主要化学成分】①暗紫贝母鳞茎含生物碱：松贝辛，松贝甲素。还含蔗糖，硬脂酸，棕榈酸，β-谷甾醇；②卷叶贝母鳞茎含生物碱：川贝碱，西贝素；③棱砂贝母 鳞茎含生物碱：棱砂贝母碱，棱砂贝母酮碱，川贝酮碱，棱砂贝母芬碱，棱砂贝母芬酮碱，贝母辛碱，西贝母碱即是西贝素，川贝碱，炉贝碱等。

【现代中药药理学研究】川贝母总生物碱有抗炎、镇咳、祛痰、平喘作用，能改善过敏性哮喘，抵抗卡巴胆碱引起的气管收缩，对小肠平滑肌有明显的松弛作用。采用小鼠氨水引咳法，发现组织培养川贝和野生川贝均具有显著的镇咳作用，给药后3.0g/kg 30分钟作用较强，止咳率大于50%，在60分钟时两种川贝作用均已下降，但直至2小时药物仍有显著作用。选镇咳作用较强的30分钟，按1.5g/kg及3.0g/kg给药，发现组培川贝和野生川贝一样，止咳效果随剂量加大而增强。

【用量】3~9g。

【临床应用】

方名：韩氏夜咳方。

适应证：夜间咳嗽。

每剂中药饮片所需量：鱼腥草20g，黄芩6g，甘草6g，紫苏叶12g，化橘红10g，柴胡12g，百部6g，玄参12g，忍冬藤15g，川贝母6g。

病因病理机制：病因病理机制不详，可能与病毒感染或过敏相关。

中医治疗关键靶点：抗病毒、抗过敏、镇咳。

中药药理学基础：鱼腥草：增强白细胞吞噬能力，抗过敏介质释放，抗肺炎链球菌，抗流感病毒；黄芩：抗过敏，抗白三烯，抗10株幽门螺杆菌，白色念珠菌，抗甲型流感病毒；甘草：肾上腺皮质激素样作用，镇咳，祛痰，抗病毒；紫苏叶：抗菌、止咳化痰，抗超敏反应，减少支气管分泌；化橘红：抗炎镇咳祛痰；柴胡：抗病毒，抗炎，抗组胺；百部：抗肺炎球菌，抗甲型流感，镇咳祛痰；玄参：水溶性成分对中性粒细胞中花生四烯酸(AA)代谢物白三烯B_4产生有较强的抑制作用;忍冬藤:抗炎,抑制速发型超敏反应,拮抗过敏介质组胺释放,抗菌;川贝母:有显著的镇咳作用,祛痰、抗炎、抗过敏。

川牛膝

Chuanniuxi

【来源】本品为苋科植物川牛膝或头花蒽草的根。川牛膝的根,秋冬均可采挖,栽培品以生长 3~4 年者为好,挖得后,去净泥沙,切去残存的地上茎及须根。烘干或晒至半干时,经发汗后再晒至足干。野生的多系阴干或晒干。产于四川、云南、贵州等地。

【性味与归经】甘、微苦,平。归肝、肾经。

【功效】逐瘀通经,通利关节,利尿通淋。

【传统应用】①闭经癥瘕,胞衣不下;②关节痹痛,跌打损伤,风湿痹痛,足痿痉挛;③尿血血淋。

【主要化学成分】本品含牛膝甾酮,川牛膝多糖,常春藤皂苷,阿魏酸,生物碱等。

【现代中药药理学研究】川牛膝能促进红细胞免疫功能;通过增强红细胞变形能力,改善微循环;川牛膝多糖能增强免疫功能;川牛膝提取物对自发性高血压具有较强的降压作用,促进前列腺环素(PGI_2)合成,高剂量降压与卡托普利无明显差异,并能改善左心室肥厚,降低血黏度;牛膝多糖抗病毒,促进蛋白质形成;补肝肾,强筋骨功效确切;三种苯提取物灌胃有抗生育、抗着床作用。川牛膝在去卵巢大鼠体内能抑制骨量丢失、改善骨生物力学性能,预防骨质疏松的发生[62]。

【用量】6~10g。

【临床应用】

方名:韩氏降压方。

适应证:原发性高血压(收缩压/舒张压都高)。

每剂中药饮片所需量:丹参 12g,川芎 9g,地龙 10g,菊花 10g,泽泻 12g,川牛膝 12g,牛蒡子 12g,半边莲 15g,地骨皮 15g,女贞子 15g,水蛭 6g。

病因病理机制：高血压属基因性病，虽然目前还无法确认是哪个基因异常导致病变，但是与遗传基因有关不用质疑。

高血压分原发性高血压和继发性高血压。原发性高血压主要与外部刺激时交感神经兴奋；钙泵基因动力不足；肾素过度表达；去甲肾上腺素过度表达；钠盐潴留；血管重构增厚弹性降低；TNF-α损伤内皮细胞，内皮功能受损管腔变窄；胰岛素抵抗，内皮素增加前列腺素减少，血管弹性降低；免疫球蛋白异常或增高；肾循环功能降低等相关。但是，肾小球动脉硬化是关键。

继发性高血压主要是由下列因素引起：慢性肾炎，嗜铬细胞瘤，原发性醛固酮增多症，睡眠呼吸暂停综合征，库欣综合征，主动脉狭窄斑块等。

西医治疗：利尿，钙离子拮抗，转换酶抑制剂，肾素受体拮抗剂。

中医治疗关键靶点：抑制肾小球动脉硬化，抑制肾素，钙离子拮抗，拮抗 TNF-α，改善微循环。

中药药理学基础：丹参：能减轻肾损伤，降低血管紧张素转换酶（ACE）表达，促进 ACE_2 合成，抑制 Ang Ⅱ 活性；川芎：舒张动脉血管，改善脑循环，改善肺循环，改善微循环；地龙：可显著降低血清血管紧张素酶活性，降低肾醛固酮水平，升高血浆和肾脏 6-酮-前列腺素-FIa 含量；菊花：扩张血管；泽泻：抗肾炎，可下调肾小球细胞中的内皮素Ⅰ，降低肾型高血压；川牛膝：提取物对自发性高血压具有较强的降压作用，促进前列腺环素（PGI_2）合成；牛蒡子：牛蒡子苷降自发性高血压作用持久，与钙离子拮抗相关；半边莲：降低肾素活性，口服有显著而持久的利尿作用；地骨皮：枸杞环八肽 A 和枸杞环八肽 B 对肾素和血管紧张素转化酶有抑制作用；女贞子：增加 PCE_2 分泌；水蛭：防治肾小球硬化；改善微循环和血液流变性，使毛细管开放增多。

川 乌

Chuanwu

【来源】本品为毛茛科植物乌头的干燥母根。6月下旬至8月上旬采挖，除去子根、须根及泥沙，晒干。主要栽培于四川。产于长江中下游，北至秦岭和山东东部,南至广西北部。

【性味与归经】辛、苦,热,有大毒。归心、肝、肾、脾经。

【功效】祛风湿,温经止痛。

【传统应用】①风寒湿痹;②心腹冷痛,寒疝疼痛;③跌打损伤,麻醉止痛。

【主要化学成分】本品总生物碱含量2.3%,酯1.0%,乌头碱0.3%。主要含乌头碱、中乌头碱、塔技乌头胺、杰斯乌头胺、苯甲酰乌头胺、苯甲酰中乌头胺和苯甲酰下乌头胺等。这类成分的分子结构中,因8位羟基的乙酰化和14位的羟基芳酰化,因而呈现强烈的毒性,是乌头中的主要毒性成分。

【现代中药药理学研究】川乌有明显的抗炎、抗组胺和5-羟色胺引起的炎症镇痛作用,有强心作用,但剂量加大则引起心律失常,终致心脏抑制;乌头碱可引起心律失常和血压升高,还可增强毒毛花苷G对心肌的毒性作用;乌头碱有明显的局部麻醉作用,对小鼠坐骨神经干的阻滞作用相当于可卡因的31倍,豚鼠皮下注射浸润麻醉作用相当于可卡因400倍;乌头多糖有显著降低正常血糖作用,抑制β细胞增生;注射液对胃癌细胞有抑制作用。

制川乌: 减低毒性适用于内服。

制草乌: 作用与川乌同,减低毒性适用于内服。

【用量】1~3g。

广藿香

Guanghuoxiang

【来源】本品为唇形科植物广藿香的干燥地上部分。按产地不同分石牌广藿香及海南广藿香。枝叶茂盛时采割,日晒夜闷,反复至干。产于广东。

【性味与归经】辛,微温。归脾、胃、肺经。

【功效】芳香化湿,和中止呕,发表解暑。

【传统应用】①湿阻中焦,脘痞呕吐;②暑湿表证,湿温初起;③鼻渊头痛。

【主要化学成分】本品茎叶挥发油含广藿香醇31.86%,西车烯9.85%,

α-愈创木烯8.82%，α-布藜烯8.65%，α-广藿香烯8.48%，β-广藿香烯6.91%，广藿香酮3.80%等。黄酮类成分：藿香黄酮醇、商陆黄素、芹菜素、鼠李素等。

【现代中药药理学研究】广藿香水煎剂能抗炎，镇痛，止咳，平喘，化痰，调节胃肠功能，保护胃屏障功能；抑菌作用：广藿香酮对白色念珠菌、新型隐球菌、黑根霉等真菌有明显的抑制作用，对甲型溶血性链球菌等细菌也有一定的抑制作用。抗疟原虫、维虫，抗病毒，抑制螺旋体。

【用量】5~10g。

广 枣

Guangzao

【来源】本品系蒙古族习用药材。为漆树科植物南酸枣的干燥成熟果实。秋季果实成熟时采收，除去杂质，干燥。产于安徽、浙江、江西、贵州、云南、西藏等地。

【性味与归经】甘、酸，平。归心经。

【功效】行气活血，养心安神。

【传统应用】①气滞血瘀；②胸痹作痛；③心悸气短，心神不安。

【主要化学成分】本品含有没食子酸，原儿茶酸，胡萝卜甾醇，β-谷甾醇，水杨酸，鞣花酸、槲皮素，柚皮素，山奈酚-7-O-葡萄糖苷，邻苯二甲酸二(2-乙基己基)酯。多种氨基酸，无机元素硅、钙、钾、钠等化学成分。

【现代中药药理学研究】广枣水提液能显著提高受损神经元的细胞活力，大剂量抗心肌缺血。大枣总黄酮可从蛋白质水平调节改善心肌缺血，抗心律失常，保护心肌功能，抗血小板集聚，改善血液流变学，增强细胞免疫和体液免疫，增加胸腺重量，抗脑、肾缺血再灌注损伤，抗柯萨奇3型病毒，抗氧化方面大枣总黄酮灌胃可显著降低血清中乳酸脱氢酶(LDH)、谷草转氨酶(AST)、肌酸激酶(CK)，升高GSH-Px含量。

【用量】1.5~2.5g。

广金钱草

Guangjinqiancao

【来源】本品为豆科植物广金钱草的干燥地上部分。夏、秋二季采割，除去杂质，晒干。生于山坡草地或丘陵灌丛中。产于福建、湖南、广西、广东等地。

【性味与归经】甘、淡，凉。归肝、肾、膀胱经。

【功效】利湿退黄，利尿通淋。

【传统应用】①黄疸尿赤；②热淋、石淋、小便痛涩；③水肿尿少。

【主要化学成分】本品含黄酮类成分：槲皮素，异槲皮苷，山柰酚，氯化钠，氯化钾，亚硝酸盐，环磷酸腺苷（cAMP），环磷酸鸟苷（cGMP）样物质，多糖和钙、镁、铁、锌、铜、锰、镉、镍、钴 9 种元素。

【现代中药药理学研究】广金钱草水煎液利尿，预防结石形成，抑制草酸钙盐结晶，显著增加胆汁流量；金钱草总黄酮能扩张脑血管，增加心肌营养性血流量，改善急性心肌缺血，增加脑血流量效果明显，减少脑血管阻力，抗炎。

【用量】15～30g。

女贞子

Nǚzhenzi

【来源】本品为木樨科植物女贞的果实。冬季果实成熟时采摘，除去枝叶晒干，或将果实略熏后，晒干；或置热水中烫过后晒干。产于浙江、江苏、湖南、福建、广西、江西及四川等地。

【性味与归经】甘、苦，凉。归肝、肾经。

【功效】滋补肝肾，乌须明目。

【传统应用】①肝肾阴虚证，眩晕耳鸣、腰膝酸软、须发早白、目暗不明；②内热消渴；③骨蒸劳热。

【主要化学成分】本品含齐墩果酸，乙酰齐墩果酸，熊果酸，乙酸熊果酸，对-羟基苯乙醇，3，4-二羟基苯乙醇，β-谷甾醇，甘露醇，槲皮素，女贞苷，10-羟基女贞苷，女贞子苷，橄榄苦苷。并含有钾、钙、镁、钠、锌、铁、锰、铜、镍、铬、银11种微量元素。

【现代中药药理学研究】女贞子水煎液能增强记忆；免疫功能方面女贞子多糖能升高前列腺素和cAMP含量，降低cGMP含量，升高正常小鼠前列腺素（PGE_2、PGE_{2a}）水平，提高NK细胞活性；促进酪氨酸酶活性，促进黑色素合成，对酪氨酸激酶受体蛋白合成有显著的促进作用；降血糖方面，降餐后血糖，降α-葡萄糖苷酶，提高胰岛素敏感性；促进肝细胞再生，增加肾上腺重量；抑制肉芽组织增生，用于口腔溃疡；女贞子总黄酮以15mg/kg、45mg/kg、150mg/kg，给药3天，可显著降低高血脂大鼠TC、TG水平；女贞子总三萜酸45mg/kg、90mg/kg、180mg/kg，给高血脂大鼠灌胃30天，可显著降低TC、TG、LDL-C，改善动脉硬化指数；齐墩果酸可抑制动脉粥样硬化形成，升高HDL-C含量，降低低密度脂蛋白和丙二醛含量；齐墩果酸和女贞子多糖通过改善机体免疫功能抑制肝癌细胞瘤生长；女贞子提取物中的熊果酸在体内和体外试验结果均显示抑制人肝癌细胞生长，并对VEGF，TGF-α表达有明显的抑制作用。女贞子提取物具有抗肿瘤作用，抑制VEGF、TGF-α表达可能是其抗肿瘤 作用机制之一[72]；女贞子对去卵巢大鼠所致的骨质疏松症有良好的治疗效果，其作用机制可能与其能降低高的骨转换率有关[73]；女贞子及其提取物具有降血糖、调血脂、抗肥胖作用，其活性成分主要有齐墩果酸、熊果酸、红景天苷、酪醇、女贞子苷等单体化合物。其通过保护β细胞和刺激胰岛素表达和分泌，以及对抗胰岛素抵抗产生拟胰岛素样作用，从而刺激各种组织细胞利用葡萄糖和脂质，促进骨、骨骼肌和棕色脂肪生长，平衡体内脂质、葡萄糖和能量的代谢，产生降低血糖、调血脂、抗肥胖的药理作用[74]；淫羊藿、女贞子合用地塞米松可以增强激素的抗炎作用，并对内源性糖皮质激素作用途径起到保护作用[75]；女贞子提取物可以调节大鼠心肌中抗氧化酶活性，对心肌有很好的保护作用，防止氧损伤，维护心脏的正常结构和功能，提高运动能力[76]。

【用量】6～12g。

【临床应用】

方名：韩氏胃下垂方。

适应证：胃下垂。

每剂中药饮片所需量：白芍15g,知母15g,苍术9g,女贞子15g,炒山药15g,枳壳10g,升麻10g。

病因病理机制：胃下垂是由于膈肌悬力不足,支撑内脏器官韧带松弛或腹腔内压降低,腹肌松弛,导致站立时胃大弯抵达盆腔,胃小弯弧线最低点降至髂嵴连线以下。病因病理机制不详。

中医治疗关键靶点：增强肠蠕动。

中药药理学基础：白芍、知母：增加乙酰胆碱受体;苍术：对胃平滑肌也有微弱的收缩作用;女贞子：升高正常小鼠前列腺素（PGE_2、PGE_{2a}）水平;山药：含有胆碱;枳壳：可使胃肠平滑肌收缩增强;升麻：明显抑制 $TNF-\alpha$ 引起的血管平滑肌细胞增生。是治疗胃下垂的中药药理学基础。

小茴香

Xiaohuixiang

【来源】本品为伞形科植物茴香的干燥成熟果实;其根、叶和全草也可药用。秋季果实初熟时采割植株,晒干,打下果实,除去杂质。全草和叶夏秋可采,根四季可采,洗去泥土,晒干。产于全国各地。

【性味与归经】辛,温。归肝、肾、脾、胃经。

【功效】散寒止痛,理气和胃。

【传统应用】①寒疝腹痛,睾丸偏坠胀痛,少腹冷痛,痛经;②中焦虚寒气滞证。

【主要化学成分】本品含挥发油约3%～8%,其主要成分为茴香醚50%～60%、右旋小茴香酮18%～20%,右旋及左旋柠檬烯,蒎烯,二戊烯,茴香醛等。叶含黄铜苷茴香苷,山奈醇-3-阿拉伯糖苷,山奈醇-3-葡萄糖醛酸及槲皮素－3－葡萄糖醛酸等。

【现代中药药理学研究】小茴香水提煎液促进肠管功能，抗胃溃疡，促进胆汁分泌，镇痛，抗凝，抗纤溶，增强免疫功能；其挥发油对豚鼠气管平滑肌有松弛作用，并能促进肝组织再生，抗肝纤维化；另有镇痛及己烯雌酚样作用等。对麻痹性肠梗阻、鞘膜积液、象皮肿、慢性炎症有效。

【用量】3～6g。

【临床应用】

方名：韩氏腹痛综合征方。

适应证：腹痛综合征。

每剂中药饮片所需量：吴茱萸5g，醋香附10g，柴胡9g，延胡索12g，小茴香4g，甘草6g，白芍12g，肉桂3g，高良姜12g。

病因病理机制：腹痛综合征是一种以腹痛为主的表现、与胃肠道功能异常无关或关系不大的功能性疾病。病程超过半年，患者常有抑郁、焦虑等心理障碍。病因病理机制：①内脏敏感性增强；②脑肠互动异常；③内分泌功能紊乱；社会心理因素，压力、紧张。

中医治疗关键靶点：镇静止痛，增加肠蠕动。

中药药理学基础：吴茱萸：对乙酰胆碱酯酶有较强的抑制作用，抑制花生四烯酸释放；醋香附：有抑制中枢神经和麻醉作用；柴胡：升高多巴胺、五羟色胺抗抑郁，抗炎，抗组胺；延胡索：延胡索甲素、乙素、丑素、生物碱有显著的镇痛作用；小茴香：胆碱、组胺样作用，促进肠管运动；甘草、白芍：合用解痉、松弛平滑肌是临床治疗腹痛的中药药理学基础；肉桂：桂皮油能促进肠运动，使消化道分泌增加、增强消化功能，排除消化道积气、缓解胃肠痉挛性疼痛；高良姜：高良姜水提物能抑制前列腺素合成酶，抑制毛细血管通透性。

小　蓟

Xiaoji

【来源】本品为菊科植物小蓟的全草或根。夏、秋两季采收，晒干。产于除广东、广西、云南、西藏外的全国各地。

【性味与归经】甘、苦，凉。归心、肝经。

【功效】凉血止血，散瘀解毒消痈。

【传统应用】①血热出血证；②热毒痈肿。

【主要化学成分】带花全草含芸香苷，原儿茶酸，绿原酸，咖啡酸，氯化钾，刺槐素，酪胺，蒲公英甾醇，蒲公英甾醇乙酸酯，β-谷甾醇，豆甾醇等。

【现代中药药理学研究】本品能收缩血管，升高血压，升高血小板数目，促进血小板聚集及增高凝血酶活性，抑制纤溶，从而加速止血。体外实验表明，小蓟煎剂对白喉杆菌、肺炎球菌、溶血性链球菌、金黄色葡萄球菌、绿脓杆菌、变形杆菌、大肠杆菌、伤寒杆菌等有一定的抑制作用。此外，本品尚能降脂、利胆、利尿、强心、升压等，但有报道小蓟升压效果不明显，降血压有效，有拮抗 β_1 受体样作用药理学基础。

【用量】4.5~9g。

【临床应用】

方名：韩氏肾炎方。

适应证：慢性肾小球肾炎。

每剂中药饮片所需量：黄芪12g，山茱萸9g，大青叶15g，泽泻10g，石韦15g，仙鹤草15g，萹蓄15g，大黄10g，牛蒡子12g，半边莲15，甘草10g，鱼腥草20g，小蓟6g。

病因病理机制：肾小球肾炎是由链球菌、伤寒杆菌、病毒、真菌等感染所致，大部分患者为免疫复合物肾炎，即细菌或病毒抗原刺激机体产生相应的抗体，当抗原多于抗体时，形成可溶性循环免疫复合物，沉积肾小球引起一系列炎症反应。

症状体征：尿血、蛋白尿、尿少、水肿、尿血以及肾脏损伤。常见血清C3降低，抗链"O"滴度升高。

中医治疗关键靶点：抗菌，抗炎。

中药药理学基础：黄芪：能促进机体代谢、促进血清和肝脏蛋白质的更新，有明显的利尿作用，能消除实验性肾炎尿蛋白，提高血清IgG、IgM、IgA、C3、C4含量，降低血清IL-4，升高血清IL-6、IFN-γ水平；山茱萸：有糖皮质激素样作用，能抑制TNF-α和IL-1诱导的内皮细胞分泌黏附因子，抑制T细胞膜

CD3、CD4、CD8 表达;大青叶:大青叶浸出液对葡萄球菌、甲型链球菌、乙型链球菌有明显的抑制作用,抗内毒素;泽泻:有利尿作用,能增加尿量,增加尿素与氯化物的排泄,对肾炎患者利尿作用更为明显;石韦:能增强机体吞噬细胞的吞噬活性,抗菌;仙鹤草:调节自身免疫功能和抗氧化清除自由基有关;水煎液能增强免疫功能,对荷瘤小鼠 IL－2、NK 细胞活性增强显著,促进 IFN－γ、IL－1 释放,抗菌,止血;萹蓄:有显著的利尿作用,抗菌;大黄:对脂多糖刺激腹腔巨噬细胞过度炎症反应产生的 TNF－α 有抑制作用,大黄素有抑制和促分泌双向调节作用,大黄素对炎症反应 TNF－α、IL－1、IL－6 有抑制作用,利尿消肿,止血;牛蒡子:抑制 TNF－α、IL－6 诱导 iNOS 表达增强,抑制 IL－β 生成;有一定的补体活性;半边莲:口服均有显著而持久的利尿作用,其尿量、氯化物和钠排出量均显著增加,降低肾素活性;甘草:糖皮质激素样作用、抗炎和抗链球菌感染;鱼腥草:水煎液能降低蛋白尿,消除肌酐,抑制肾小球肥大;小蓟:升高血小板数目,促进血小板聚集及增高凝血酶活性,抑制纤溶,从而加速止血。

马鞭草

Mabiancao

【来源】本品为马鞭草科植物马鞭草的干燥地上部分。6~8 月花开时采割,除去杂质,晒干。产于中南、西南及山西、陕西、甘肃、新疆、福建。

【性味与归经】苦,凉。归肝、脾经。

【功效】活血散瘀,解毒,利水,退黄,截疟。

【传统应用】①癥瘕积聚;②痛经闭经;③喉痹;④痈肿;⑤水肿;⑥黄疸;⑦截疟。

【主要化学成分】本品含马鞭草苷,5－羟基马鞭草苷。另含苦杏仁酶,鞣质。叶又含腺苷、β－胡萝卜素等。

【现代中药药理学研究】水煎液抗微生物,抗寄生虫,抗病毒,抗流感,抗志贺氏痢疾杆菌,抗血吸虫病;用于前列腺等泌尿系感染等;兴奋子宫,抗生育、抗早孕；马鞭草活性成分具有一定的抗绒毛膜癌作用。马鞭草的抗疟作用，只对红细胞内型疟原虫有效，相当于氯喹的作用，也有用于抗复发治疗而取得了较好效果者。马鞭草水煎剂治疗白喉效果显著。

【用量】15～30g。

马　勃

Mabo

【来源】本品为灰包科真菌脱皮马勃、大马勃或紫色马勃的干燥子实体。夏、秋二季子实体成熟时及时采收，除去泥沙，干燥。产于吉林、辽宁、河北、山东、四川等地。

【性味与归经】辛，平。归肺经。

【功效】清热解毒，利咽，止血。

【传统应用】①咽喉肿痛，咳嗽失音；②吐血衄血，外伤出血。

【主要化学成分】本品含马勃菌酸，α-淀粉酶及多种氢基酸，网纹马勃酸，黑色素，脂肪酸，芳香酸，马勃菌酸甲酯，苯甲酸等。

【现代中药药理学研究】脱皮马勃有止血作用，对口腔及鼻出血有明显的止血效果。其煎剂对金黄色葡萄球菌、绿脓杆菌、变形杆菌及肺炎双球菌均有抑制作用，对少数致病真菌也有抑制作用。

【用量】1.5～6g。

马齿苋

Machixian

【来源】本品为马齿苋科植物马齿苋的全草。夏、秋两季当茎叶茂盛时采收，割取全草，洗净泥土，用沸水略烫后晒干。产于全国各地。

【性味与归经】酸，寒。归肝、大肠经。

【功效】清热解毒，凉血止血，止痢。

【传统应用】①热毒血痢；②热毒疮疡；③崩漏，便血。此外，本品还可用于湿热淋证、带下等。

【主要化学成分】本品含大量去甲肾上腺素和多量钾盐（包括硝酸钾、氯化钾、硫酸钾和其他钾盐。还含多巴，多巴胺；甜菜素，异甜菜素；甜菜苷，异甜菜苷；草酸，苹果酸，柠檬酸，谷氨酸，天冬氨酸，丙氨酸以及葡萄糖，果糖，蔗糖等。

【现代中药药理学研究】马齿苋水提物灌胃抗炎镇痛，对痢疾杆菌有显著的抑制作用，对大肠杆菌，沙门氏菌、变形杆菌、志贺氏菌、金黄色葡萄球菌、枯草芽孢杆菌、蜡样芽孢杆菌等抑菌作用也较强，而对藤黄八叠球菌、结核杆菌不抑制，对霉状杆菌抑制作用不明显。马齿苋对一些真菌也有抑制作用，如对总状毛霉、赤霉、交链孢霉、黄曲霉等抑制作用也较强；而对黑根霉、绿色木霉、黑曲霉无抑菌作用，对酵母菌无抑菌作用；OkwuasabaF 等于1987 年报道马齿苋水提取物有独特的使离体和在体骨骼肌舒张的特性，将此水提取物局部用于脊髓损伤所致的骨骼肌强直有效，说明有明显的松弛骨骼肌作用；所含不饱和脂肪酸抗动脉粥样硬化，降低血清三酰甘油和总胆固醇；抗氧化、抗衰老，增强免疫功能，抗缺氧；临床治疗血小板减少性紫癜，鼻出血，脚癣，皮肤瘙痒等有效；降血糖方面，降肾上腺素型高血糖。

【用量】9～15g。

【临床应用】

方名：韩氏鼻衄方。

适应证：鼻衄。

每剂中药饮片所需量：麻黄 10g，地榆 12g，马齿苋 10g，白及 5g，大蒜 6g，槐花 10g，大黄 10g，白茅根 15g，侧柏叶 12g，徐长卿 10g。

病因病理机制：鼻衄主要是有鼻腔血管扩张，血管内皮细胞受损，血小板集聚功能降低所致。病因和病理机制不详。五羟色胺、肾上腺素、AA 代谢物能促进血小板集聚。

中医治疗关键靶点：止血，抗炎，松弛血管平滑肌。

中药药理学基础：麻黄：收缩鼻黏膜血管，消除鼻黏膜充血；地榆：止血，促进伤口愈合；马齿苋：含有去甲肾上腺素；白及：白及煎剂可明显缩短出血和凝血时间,其止血的作用与所含胶质有关;大蒜:升高肾上腺素和去甲肾上腺素;槐花:促进凝血和松弛平滑肌;大黄:大黄素对炎症反应 TNF - α、IL - 1、IL - 6 有抑制作用,使血小板集聚性增高止血;白茅根:能显著缩短出血和凝血时间;侧柏叶:煎剂能明显缩短出血时间及凝血时间,抗毛细血管脆性;徐长卿:丹皮酚抗变态反应效果显著,松弛平滑肌,抗动脉硬化,抗炎。

马兜铃

Madouling

【来源】本品为马兜铃科植物北马兜铃或马兜铃的干燥成熟果实。秋季果实由绿变黄时采收,干燥。生于山沟、溪边或林缘的灌木丛间。产于吉林、黑龙江、甘肃、山东等地。

【性味与归经】苦,微寒。归肺、大肠经。

【功效】清肺化痰,止咳平喘,清肠消痔。

【传统应用】①肺热咳喘;②痔疮肿痛或出血。

【主要化学成分】本品含马兜铃酸,马兜铃次酸,木兰碱,青木香酸等。

【现代中药药理学研究】有明显止咳作用,煎剂有微弱祛痰作用;舒张支气管,缓解支气管痉挛。对多种致病真菌有抑制作用。马兜铃对氢氧化铵喷雾引咳法模型有明显镇咳作用,作用强度与磷酸可待因相当。

【用量】3~9g。

马钱子

Maqianzi

【来源】本品为马钱科植物马钱的干燥成熟种子。冬季采收成熟果实,取出种子,晒干。产于福建、台湾、广东、海南、广西、云南等地。

【性味与归经】苦,温,有大毒。归肝、脾经。

【功效】散结消肿,通络止痛。

【传统应用】①跌打损伤，骨折肿痛；②痈疽疮毒，咽喉肿痛；③风湿顽痹，麻木瘫痪。

【主要化学成分】本品含总生物碱2%～5%，主要为番木鳖碱(士的宁)、马钱子碱各1%～1.4%，微量的番木鳖次碱、伪番木鳖碱、伪马钱子碱、奴伐新碱为N-甲基-另-伪马钱子碱等。此外，尚含番木鳖苷、脂肪油约3%、蛋白质约11%及绿原酸等。

【现代中药药理学研究】所含的士的宁首先兴奋脊髓的反射功能，其次兴奋延髓的呼吸中枢及血管运动中枢，并能提高大脑皮层的感觉中枢功能。马钱子碱有明显的镇痛作用和镇咳祛痰作用，其镇咳祛痰的作用强度超过可待因，但平喘作用较弱。

【用量】0.3～0.6g。

四 画

王不留行

Wangbuliuxing

【来源】本品为石竹科植物麦蓝菜的种子。四五月份麦熟时采收(东北地区在秋季)。割取全草,晒干,使果实自然开裂,然后打下种子,除去杂质,晒干。除华南地区外,其余各地几乎都有分布。

【性味与归经】苦,平。归肝、胃经。

【功效】活血通经,下乳消痈,利尿通淋。

【传统应用】①血瘀经闭,痛经,难产;②产后乳汁不下,乳痈肿痛;③热淋、血淋、石淋。

【主要化学成分】本品含三萜皂苷,称为王不留行皂苷的有 A、B、C、D 四种,均为由棉根皂苷元衍生的多糖苷。王不留行皂苷 B 及 C 的结构已经确定,苷 A 的糖部分有 D - 葡萄糖醛酸,D - 半乳糖,L - 阿拉伯糖,D - 木糖等。

【现代中药药理学研究】水煎剂对小鼠有抗着床、抗早孕作用,对子宫有兴奋作用,并能促进乳汁分泌;王不留行的水提液和乙醚萃取液具有抗肿瘤 HL60 活性作用;水煎剂能收缩血管平滑肌,改善微循环,抑制血管形成。

【用量】6 ~ 10g。

【临床应用】

方名:韩氏下乳方。

适应证:产后缺乳。

每剂中药饮片所需量:黄芪 12g,柴胡 12g,砂仁 6g,王不留行 10g,通草 6g,赤芍 10g,女贞子 15g,淫羊藿 20g,山茱萸 10g,桑葚 15g,神曲 12g。

病因病理机制:产后缺乳与乳腺发育不良或乳腺叶或小叶的导管堵塞,或神经内分泌系统调节失常或饮食不当所致。

中医治疗关键靶点:升高前列腺素、胆碱及受体,疏松、疏通导管。

中药药理学基础:黄芪:提高前列腺环素(PCI_2)和一氧化氮(NO)水平;柴胡:调节神经递质;砂仁:有明显的对抗由胶原和肾上腺素所诱发的内皮细胞损伤;王不留行、通草:促进乳汁分泌;赤芍:上调胆碱受体,降低红细胞膜 Na^+ – K^+ – ATP 酶的活性;女贞子:升高前列腺素(PGE_2、PGE_{2a})水平;淫羊藿:能增强下丘脑 – 垂体 – 性腺轴及肾上腺皮质轴、胸腺轴等内分泌系统的分泌功能;山茱萸:马鞭草苷下乳作用持久有效;桑葚:其降低红细胞膜 Na^+ – K^+ – ATP 酶的活性,促进造血;神曲:含 B 族维生素。

天花粉

Tianhuafen

【来源】本品为葫芦科植物栝楼或双边栝楼的干燥根。秋、冬二季采挖,洗净,除去外皮,切段或纵剖成瓣,干燥。产于河南、广西、山东、江苏、贵州、安徽等地。

【性味与归经】甘、微苦,微寒。归肺、胃经。

【功效】清热泻火,生津止渴,消肿排脓。

【传统应用】①热病烦渴;②肺热燥咳;③内热消渴;④疮疡肿毒。

【主要化学成分】本品从鲜根汁中分离出天花粉蛋白。还得到多种氨基酸:α – 羟甲基丝氨酸、天冬氨酸、瓜氨酸、丝氨酸、谷氨酸、苏氨酸、甘氨酸、缬氨酸、酪氨酸、苯丙氨酸、组氨酸、赖氨酸、精氨酸、鸟氨酸以及肽类,核糖,木糖,阿拉伯糖,葡萄糖,半乳糖等;根含具有降血糖作用的多糖:栝楼根多糖 A、栝楼根多糖 B、栝楼根多糖 C、栝楼根多糖 D、栝楼根多糖 E;根茎含具有抗癌和免疫活性的多糖,系由葡萄糖、半乳糖、果糖、甘露糖、木糖和小量蛋白质组成。

【现代中药药理学研究】皮下或肌内注射天花粉蛋白,有引产和终止妊娠的作用;天花粉水提物的非渗透部位有降低血糖活性,但是多数研究报道天花粉无降糖作用,包括天花粉蛋白 A、天花粉蛋白 B、天花粉蛋白 C、天花粉蛋白 D,相反动物实验能升高肝糖原含量。天花粉煎剂对溶血性链球菌、肺炎双球菌、白喉杆菌有一定的抑制作用;增加 IgG、IgE 生成,抑制 IL - 2 产生,下调 DC 细胞 IL - 12 水平;能诱导多种肿瘤细胞凋亡,胃癌杀伤力73%,天花粉凝集素也能杀伤黑色素瘤细胞,但缺乏抑制细胞蛋白质生物合成能力;在 0.001 ~ 10μg/ml 时对乙型脑炎、柯萨奇 B_2、麻疹、腺病毒 3 型、单纯疱疹病毒 I 型、水泡性口炎病毒及乙型肝炎病毒等均有明显的抑制作用,并且这种抑制作用随天花粉蛋白的浓度增大而提高;天花粉蛋白可抑制艾滋病病毒(HIV)在感染的免疫细胞内的复制,减少免疫细胞中受病毒感染的活细胞数,其有效抑制浓度为 0.05 ~ 10μg/ml。

【用量】9 ~ 15g。

【临床应用】

方名:韩氏胃癌方。

适应证:胃癌。

每剂中药饮片所需量:槲寄生 10g,党参 9g,玉竹 15g,仙鹤草 20g,没药 10g,防己 10g,半枝莲 15g,天花粉 12g,冬凌草 15g,苦楝皮 6g。

病因病理机制:胃癌病因病理机制不详,与胃固有腺体癌变为特征,如:乳头腺状癌、黏液腺癌等。

中医治疗关键靶点:无确切靶点可寻,增加食欲,减少痛苦,以延长生命为目的。目前只能以抑制、栓塞血管或腺体和对癌细胞破坏或被免疫杀伤为参考基础作为治疗研究或尝试。

中药药理学基础:槲寄生:能延长肺癌、肝癌、直肠癌、卵巢癌患者生命,与槲寄生凝集素有明显的抗肿瘤活性相关;党参:增强免疫功能,对活化的淋巴细胞 IL - 2 产生有明显的增强作用,调节体液免疫,促进抗体生成;玉竹:提高巨噬细胞的吞噬百分数和吞噬指数,抑制巨噬细胞 TNF - α、IL - 1 生成;仙鹤草:能增强免疫功能,显著增强 IL - 2、NK 细胞活性,促进 IFN - γ、IL - 1 释放,止血;没药:能诱导肿瘤细胞凋亡或分化,抑制肿瘤新生血管形成,逆转肿瘤多药耐药性;防己:抑制新生血管形成,抑制血清 IL－6、TNF－α 生成,增加抗癌药敏感性,诱导癌细胞凋亡;半枝莲:抑制肿瘤生长,改善厌食腹胀,精神萎靡,消瘦,提高血清 IL－1、TNF－α 含量,抑制血管形成,抗氧化,能使 PC 细胞端粒酶活性降低;天花粉:能诱导多种肿瘤细胞凋亡,胃癌杀伤力 73%;冬凌草:对膀胱癌有明显的抑制作用,抑制端粒酶活性,对肝癌细胞、食管癌细胞有直接杀伤作用;苦楝皮:川楝素抑制胃癌细胞株增生,抑制前列腺癌、肝癌和早幼粒细胞白血病 HL60。

天南星

Tiannanxing

【来源】本品为天南星科植物天南星、异叶天南星或东北天南星的干燥块茎。秋、冬二季茎叶枯萎时采挖,除去须根及外皮,干燥。产于东北、江苏、河南等地。

【性味与归经】苦、辛,温,有毒。归肺、肝、脾经。

【功效】散结消肿,外用蛇虫咬伤。制天南星:燥湿化痰,祛风止痉,散结消肿。

【传统应用】①顽痰咳嗽;②风痰眩晕;③中风痰壅、口眼㖞斜、半身不遂;④癫痫、惊风、破伤风。

【主要化学成分】本品含 β－谷甾醇－D－葡萄糖苷及氨基酸等。

【现代中药药理学研究】天南星醇提口服有明显的镇静作用,对乌头碱诱发的心律失常有明显的拮抗作用;水煎剂有祛痰作用;D－甘露醇结晶有抑制肿瘤活性,对肝癌细胞有显著的抑制增生作用;醇提物对革兰阴性菌、大肠埃希菌、鸡大肠杆菌、革兰阳性菌、金黄色葡萄球菌有一定的抑制作用;虽然含有三萜皂苷和 D－甘露醇,依然对偏瘫中风治疗药理学依据缺乏。

【用量】3～9g。

天竺黄

Tianzhuhuang

【来源】本品为禾本科植物青皮竹或华思劳竹等杆内的分泌液干燥后的块状物。秋、冬二季采收。产于云南、广东、广西等地。

【性味与归经】甘，寒。归心、肝经。

【功效】清热化痰，清心定惊，镇痛局麻。

【传统应用】①小儿惊风，中风癫痫，热病神昏；②痰热咳喘。

【主要化学成分】本品含氢氧化钾、硅质等，竹黄多糖、甘露醇、硬脂酸等。

【现代中药药理学研究】竹红菌乙素具有明显的镇痛抗炎作用，提高痛阈强度要优于吲哚美辛。竹红菌甲素对革兰阳性菌有很好的抑制作用，对培养的人癌细胞和小鼠移植性实体肿瘤有显著的光动力治疗作用。

【用量】3~9g。

天仙子

Tianxianzi

【来源】本品为茄科植物莨菪的干燥成熟种子。夏、秋二季果皮变黄色时，采摘果实，曝晒，打下种子，筛去果皮、枝梗，晒干。产于东北、华北、四川、西藏等地。

【性味与归经】苦、辛，温，有大毒。归心、胃、肝经。

【功效】解痉止渴，平喘安神。

【传统应用】①胃脘痉挛；②咳喘；③癫狂。

【主要化学成分】本品含天仙子胺 0.02%~0.17%，东莨菪碱 0.01%~0.08% 及阿托品等；还含脂肪，其量可达 25%。脂肪酸组成为：肉豆蔻酸

0.3%，棕榈酸6.5%，硬脂酸1.6%，油酸35.2%，亚油酸56.4%。其种子含天仙子胺0.04%，东莨菪碱0.01%等。

【现代中药药理学研究】东莨菪碱抑制唾液腺、汗腺体分泌强于阿托品；注射能增加小鼠营养性心肌血流量，能增加大脑半球血流量；可降低大脑乙酰胆碱含量，降低癫痫样大脑放电频率，为治疗头晕、癫痫提供了科学依据；拮抗吗啡依赖；对金黄色葡萄球菌和大肠杆菌有较强的抑制作用。东莨菪碱可以拮抗肾上腺素引起的收缩作用，但比阿托品弱，同时还能对抗乙酰胆碱所致的血压下降，改善微循环。对腺体及平滑肌的作用：阿托品对腺体分泌有抑制作用，对活动过强或痉挛状态下的平滑肌有明显的弛缓作用。

【用量】0.06～0.6g。

天仙藤

Tianxianteng

【来源】本品为马兜铃科植物马兜铃或北马兜铃的干燥地上部分。秋季采割，除去杂质，晒干。产于浙江、江苏、湖北、江西、河南等地。

【性味与归经】苦，温。归肝、脾、肾经。

【功效】理气，祛湿，活血止痛。

【传统应用】①胃脘痛、疝气痛、产后腹痛；②妊娠水肿；③风湿痹痛；④癥瘕积聚。

【主要化学成分】本品含马兜铃碱，木兰花碱和β－谷甾醇等。

【现代中药药理学研究】马兜铃对氢氧化铵喷雾引咳法模型有明显镇咳作用，作用强度与磷酸可待因相当。马兜铃去乙醇浸液0.5ml(2g/ml)能显著抑制0.5ml组胺(10g/ml)致痉的豚鼠离休气管平滑肌，表明具有一定的平喘作用。鲜北马兜铃叶在试管内对金黄色葡萄球菌有一定的抑制作用；有一定的抗癌作用，马兜铃酸为抗癌活性成分。

【用量】4.5～9g。

天　冬

Tiandong

【来源】本品为百合科植物天门冬的干燥块根。秋、冬二季采挖，洗净，除去茎基和须根，置沸水中煮或蒸至透心，趁热除去外皮，洗净，干燥。产于我国中部、西北、长江流域及南方各地。

【性味与归经】甘、苦，寒。归肺、肾经。

【功效】养阴润燥，清肺生津。

【传统应用】①肺阴虚证；②肾阴虚证；③热病伤津之食欲缺乏、口渴及肠燥便秘等证。

【主要化学成分】本品含多种螺旋甾苷类化合物天冬苷 – Ⅳ ~ Ⅶ；天冬酰胺、瓜氨酸、丝氨酸等近20种氨基酸，以及低聚糖Ⅰ ~ Ⅶ；并含有5 – 甲氧基 – 甲基糠醛等。

【现代中药药理学研究】天冬酰胺有一定平喘镇咳祛痰作用；可使外周血管扩张、血压下降、心收缩力增强、心率减慢和尿量增加；煎剂体外试验对甲型及乙型溶血性链球菌、白喉杆菌、肺炎双球菌、金黄色葡萄球菌等均有不同程度的抑制作用；天冬提取物抗衰老，抗肺癌、前列腺癌、结肠癌、内皮细胞癌、口腔癌、乳腺癌，增强P53表达；天冬总皂苷抗溃疡，抗腹泻，增加脑血流量；治功血单用水提有效；提取物降血糖，保护β细胞，增加体重，减少饮水量，降低血糖明显，但降糖机制不清楚。

【用量】6 ~ 12g。

【临床应用】

方名：韩氏大肠癌方。

适应证：大肠癌。

每剂中药饮片所需量：槲寄生10g，党参9g，玉竹15g，仙鹤草20g，没药10g，防己10g，半枝莲15g，吴茱萸5g，白头翁12g，天冬10g。

病因病理机制：大肠癌是结肠癌、直肠癌等的总称，病因病理机制不详。

中医治疗关键靶点：无确切靶点可寻，增加食欲，减少痛苦，以延长生命为目的。目前只能以抑制、栓塞新生血管和对癌细胞破坏或被动免疫杀伤为参考基础作为治疗研究或尝试。

中药药理学基础：槲寄生：能延长肺癌、肝癌、直肠癌、卵巢癌患者生命，与槲寄生凝集素有明显的抗肿瘤活性相关；党参增强免疫功能，对活化的淋巴细胞 IL-2 产生有明显的增强作用，调节体液免疫，促进抗体生成；玉竹提高巨噬细胞的吞噬百分数和吞噬指数，抑制巨噬细胞 TNF-α、IL-1 生成；仙鹤草能增强免疫功能，显著增强 IL-2、NK 细胞活性，促进 IFN-γ、IL-1 释放，止血；没药能诱导肿瘤细胞凋亡或分化，抑制肿瘤新生血管形成，逆转肿瘤多药耐药性；防己抑制新生血管形成，抑制血清 IL-6、TNF-α 生成，增加抗癌药敏感性，诱导癌细胞凋亡；半枝莲抑制肿瘤生长，改善厌食腹胀，精神萎靡，消瘦，提高血清 IL-1、TNF-α 含量，抑制血管形成，抗氧化，能使 PC 细胞端粒酶活性降低；吴茱萸抑制结肠癌活性；白头翁对大肠癌株 SW1116 和白血病细胞株 K562 有直接杀伤作用；天冬抗肺癌、结肠癌，增强 P53 表达。

天 麻

Tianma

【来源】本品为兰科植物天麻的根茎。冬、春两季采挖，冬采者名"冬麻"，质量优良；春采者名"春麻"，质量不如冬麻好。挖出后，除去地上茎及须根，洗净泥土，用清水泡，及时擦去粗皮，随即放入清水或白矾水浸泡，再水煮或蒸透，至中心无白点时为度，取出晾干，晒干或烘干。主要产于云南、四川、贵州等地。

【性味与归经】甘，平。归肝经。

【功效】息风止痉，平抑肝阳，祛风通络。

【传统应用】①肝风内动，惊痫抽搐；②眩晕，头痛；③肢体麻木，手足不遂，风湿痹痛。

【主要化学成分】本品含量较高的主要成分是天麻苷，也称天麻素，其化

学组成为对 - 羟甲基苯 - β - D - 吡喃葡萄糖苷；另含天麻醚苷，其化学组成为双 - (4 - 羟苄基) - 醚 - 单 - β - D - 吡喃葡萄糖苷等。

【现代中药药理学研究】天麻水、醇提取物及不同制剂，均能使小鼠自发性活动明显减少，且能延长巴比妥钠、环己烯巴比妥钠引起的小鼠睡眠时间，可抑制或缩短实验性癫痫的发作时间；天麻还有降低外周血管、脑血管和冠状血管阻力，并有降压、减慢心率及镇痛抗炎作用；天麻多糖有免疫活性；天麻素能抑制 GABA 降解，抑制 5 - HT 释放，保护神经细胞，抗心肌缺氧，增加冠脉血管流量；天麻蛋白有一定的抗凝、抗栓作用，提高胃黏膜抗氧化能力和增加胃黏膜血流量。

【用量】3～9g。

【临床应用】

方名:韩氏面神经麻痹方。

适应证:面神经麻痹。

每剂中药饮片所需量:制白附子 9g,僵蚕 9g,全蝎 6g,蜈蚣 3g,老鹳草 15g,防风 12g,桃仁 12g,蝉蜕 6g,玄参 10g,皂角刺 12g,天麻 9g,钩藤 12g,川芎 9g。

病因病理机制:面神经局部受凉、受寒刺激,导致神经组织痉挛水肿受压所致,可见 IgG、C3、CH50 升高,单纯疱疹、IgA、IgM 阳性,血象升高,血沉加快。

中医治疗关键靶点:①抑制痉挛;②活血化瘀;③抗菌抗炎;④抑制液体免疫。

中药药理学基础:制白附子:对多种细菌高度敏感,降低肉芽肿;僵蚕:僵蚕水煎液能降低纤溶酶原含量,纤维蛋白原含量,抗菌、抗内毒素损伤;全蝎:抗凝血,抗惊厥;蜈蚣:抗惊厥,抗凝血,抗菌、抗炎;老鹳草:有明显的抗炎、抑制免疫和镇痛作用,抗单纯疱疹病毒,抗氧化作用;防风:镇静,抗惊厥,抗炎,降 PGE_2;抗凝;桃仁:降低肉芽肿,免疫抑制,抗凝;蝉蜕:抗惊厥、镇静;玄参:抗菌、抗炎;皂角刺:皂角刺水煎液能杀灭革兰阳性菌和革兰阴性菌;天麻:天麻素能抑制 GABA 降解,抑制 5 - HT 释放,保护神经细胞,天麻蛋白有一定的抗凝、抗栓作用;钩藤:抗戊四氮惊厥,保护神经元作用,抑制血小板聚集及抗血栓,抗胶原 ADP 诱导的血小板聚集;川芎:抑制平滑肌痉挛和平滑肌增生,扩张血管,减少静脉壁白细胞黏附,抑制红细胞聚集,抗血小板集聚,降低 IL - 6、TNF - α 水平,抑制自由基。

无花果

Wuhuaguo

【来源】本品为桑科植物无花果的果实。现我国各地均有栽培。

【性味与归经】甘、平,无毒。归手足太阴、手阳明经。

【功效】健胃清肠,消肿解毒。

【传统应用】①治疗肠炎、痢疾、便秘、痔疮;②疥癣、痈疮。

【主要化学成分】本品含枸橼酸、延胡索酸、琥珀酸、丙二酸、脯氨酸、草酸、苹果酸、莽草酸、奎尼酸、生物碱、苷类、糖类、无花果朊酶等。

【现代中药药理学研究】无花果多糖明显提高血清素抗体水平,降低高脂血症明显;水提煎液抗单纯疱疹病毒,对肿瘤细胞增生有一定的抑制作用,实验者报道肠癌、胃癌抑癌率约为 40% 左右;水提物能提高抗氧化酶活性,耐缺氧抗疲劳。

【用量】9 ~ 15g。

云 芝

Yunzhi

【来源】本品为多孔菌科真菌彩绒革盖菌的子实体。生于多种阔叶树的枯立木、倒木、枯枝及衰老的活立木上,偶见生于落叶松、黑松等针叶树腐木上。产于全国各地。

【性味与归经】甘、淡、微寒。归肝、脾、肺经。

【功效】健脾利湿,消肿解毒。

【传统应用】①湿热黄疸;②胁痛;③纳差,倦怠乏力。

【主要化学成分】本品含甾体类、三萜类、有机酸类、生物碱类、葡糖醇类、蛋白质类、糖类、糖肽类等 29 个化合物。18 种人体所需的氨基酸和维生

素 B_1、维生素 B_2、维生素 B_6 及铜、铁、钾、锌等 10 多种人体所需的活性微量元素等其他类化合物。

【现代中药药理学研究】云芝多糖抗心肌缺血再灌输损伤，抗动脉硬化方面，云芝多糖能抑制巨噬细胞对 LDL 的氧化，其机制可能与诱导 iNOS 基因表达，降低 Ox – LDL，促 NO 释放有关；云芝有效成分糖肽镇静催眠与安定相当，有明显的量 – 效关系，抗组胺引起的水肿，镇痛；粗多糖降低血清转氨酶，提高 IFN – α、IFN – γ 水平，提高 IL – 1、IL – 2、TNF – α 分泌，云芝糖肽促进 IL – 6 高效表达，增加 IgG 产生；云芝多糖连续灌胃对肺癌抑制率效果明显，且有明显的量 – 效关系，抑制白细胞病 HL60 增生，抑制肿瘤转移有一定的疗效；云芝多糖灌胃抗应激性胃溃疡有效，抗氧化，抗缺氧；有实验报道云芝多糖可使实验性高血糖水平下降，机制不清。

【用量】15 ~ 30g。

木 耳

Muer

【来源】本品为木耳科真菌木耳、毛木耳及皱木耳的子实体。产于全国各地，各地还有人工栽培。

【性味与归经】甘，平。归肺、胃、肝、脾、肾、大肠经。

【功效】补气养血，润肺止咳，降压，抗癌。

【传统应用】①气虚血亏；②肺虚久咳；③止血。

【主要化学成分】本品含木耳多糖，L – 阿拉伯糖，D – 木糖，D – 甘露糖，D – 葡萄糖，葡萄糖醛酸等成分，菌丝体含外多糖等。

【现代中药药理学研究】木耳多糖降低血脂，升高 HDL – C，可控制动脉粥样硬化斑块中胶原纤维增生；木耳水煎剂抗凝血、抗血栓、增强纤溶酶活力有效，抑制胃溃疡形成，降血糖显著，且能降低正常血糖，实验性高血糖无效；木耳多糖抗疲劳，抗衰老。

【用量】3 ~ 10g。

木蝴蝶

Muhudie

【来源】本品为紫葳科植物木蝴蝶的干燥成熟种子。秋、冬二季采收成熟果实,曝晒至果实开裂,取出种子,晒干。产于云南、广西、贵州。

【性味与归经】苦、甘,凉。归肺、肝、胃经。

【功效】清肺利咽,疏肝和胃。

【传统应用】①喉痹音哑,肺热咳嗽;②肝胃气痛。

【主要化学成分】本品含脂肪油20%,其中油酸占80.4%。又含苯甲酸,白杨素,木蝴蝶苷,黄芩苷元,7-二甲氧基黄酮,木蝴蝶素 A,5,6-二羟基-7-甲氧基黄酮,粗毛豚草素,芹菜素,高山黄芩素,白杨素等。

【现代中药药理学研究】本品对大鼠半乳糖性白内障有预防和治疗作用,对其白内障形成过程中的代谢紊乱有阻止和纠正作用;木蝴蝶对离体胃壁黏膜有基因毒性和细胞增生活性作用。

【用量】1.5~3g。

木 贼

Muzei

【来源】本品为木贼科植物木贼的干燥地上部分。夏、秋二季采割,除去杂质,晒干或阴干。产于东北及陕西、湖北等地。

【性味与归经】甘、苦,平。归肺、肝经。

【功效】疏散风热,明目退翳。

【传统应用】①风热目赤,迎风流泪,目生翳障;②出血证。

【主要化学成分】本品含有机酸为琥珀酸,延胡索酸,戊二酸甲酸,对羟基苯甲酸,间羟基苯甲酸,阿魏酸,香草酸,咖啡酸,对甲氧基桂皮酸,间甲氧基桂皮酸，葡萄糖，果糖及磷、硅、鞣质、皂苷等。

【现代中药药理学研究】木贼水煎液降 IL－8、IL－1，保护内皮细胞，抗凝血，抗血栓形成，抗动脉硬化，降血糖有明显量－效关系，注射有效机制不清楚；醇提物有较明显的扩张血管、降压作用，但维持时间短，并能增加冠状动脉血流量，使心率减慢。此外，还有抑制中枢神经、抗炎、收敛及利尿等作用。

【用量】3～9g。

木　香

Muxiang

【来源】本品为菊科植物木香的干燥根。秋、冬二季采挖，除去泥沙及须根，切段，大的再纵剖成瓣，干燥后撞去粗皮。产于我国陕西、甘肃、湖北、湖南、广东、广西、四川、云南、西藏等地。

【性味与归经】辛、苦，温。归脾、胃、大肠、三焦、胆经。

【功效】行气止痛，健脾消食。

【传统应用】①脾胃气滞证；②泻痢里急后重；③腹痛胁痛，黄疸，疝气疼痛；④气滞血瘀之胸痹。

【主要化学成分】本品含去氢木香内酯、木香烯内酯，含量达50%，还含木香匝醛，4β－甲氧基去氢木香内酯，木香内酯，二氢木香内酯，α－环木香烯内酯，β－环木香烯内酯，土木香内酯，异土木香内酯。根还含天冬氨酸，谷氨酸，甘氨酸，天冬酰胺，瓜氨酸，γ－氨基丁酸等 20 种氨基酸。

【现代中药药理学研究】木香对胃肠道有兴奋或抑制的双向调节作用，能促进消化液分泌，木香单味药能通过胃肠蠕动加快、促进胃排空，明显拮抗大鼠急性胃黏膜损伤，溃疡抑制率达100%；有明显的利胆作用，增加胆汁流量；有松弛气管平滑肌作用；并能抑制链球菌、金黄色与白色葡萄球菌的生长，有报道单味治疗类风湿性关节炎效果明显；有利尿及促进纤维蛋白溶解等作用。

【用量】1.5～6g。

【临床应用】

方名:韩氏消化性胃溃疡方。

适应证:消化性胃溃疡。

每剂中药饮片所需量:砂仁5g,丹参12g,白及6g,乳香3g,木香6g,延胡索12g,浙贝母12g,蒲公英20g,海螵蛸15g,山豆根10g。

病因病理机制:消化性胃溃疡是指胃肠道黏膜被胃酸和胃蛋白酶自身消化而发生的消化性溃疡,多发于胃和十二指肠部。胃酸分泌受神经、体液调节。已知组胺和乙酰胆碱和胃泌素结合激活细胞内第二信使,激活质子泵促进胃酸分泌。前列腺素能抑制调和胃酸分泌。

中医治疗关键靶点:抑制胃酸,保护胃黏膜,抗菌。

中药药理学基础:砂仁:可显著抑制胃液、胃酸、胃泌素分泌及胃蛋白酶活性;丹参:抗乙酸模型胃溃疡,修复损伤胃黏膜;白及:白及煎剂对胃黏膜盐酸损伤有明显保护作用;乳香:乳香能明显减轻阿司匹林、保泰松、利血平所致胃黏膜损伤及应激性黏膜损伤,减低幽门结扎性溃疡指数及胃液游离酸度,清除、杀死幽门螺杆菌效果良好,改善胃黏膜损伤明显;木香:能通过胃肠蠕动加快、促进胃排空;能减少胃液分泌,降低胃蛋白酶活性,明显拮抗大鼠急性胃黏膜损伤;延胡索:延胡索甲素、乙素抗胃溃疡,抑制胃酸分泌;浙贝母:抗6株幽门螺杆菌;蒲公英:抗幽门螺杆菌,保护胃黏膜,增强胃肠动力;海螵蛸:所含碳酸钙能中和胃酸,促进胃溃疡愈合,缓解烧心感;山豆根:苦参碱抗炎抗组胺,抑制胃酸,修复胃黏膜。

木　瓜

Mugua

【来源】本品为蔷薇科植物贴梗海棠的干燥近成熟果实。夏、秋二季果实绿黄时采收,置沸水中烫至外皮灰白色,对半纵剖,晒干。产于安徽、浙江、湖北、四川等地。此外,湖南、福建、河南、陕西、江苏亦产。

【性味与归经】酸,温。归肝、脾经。

【功效】舒筋活络,和胃化湿。

【传统应用】①风湿痹证;②脚气水肿;③吐泻转筋。

【主要化学成分】果实含苹果酸,酒石酸,枸橼酸和皂苷,齐墩果酸等。

【现代中药药理学研究】木瓜提取液抗氧化,清除氧离子自由基和羟自由基有效;木瓜混悬液有保肝作用;其提取物对小鼠艾氏腹水癌及腹腔巨噬细胞吞噬功能有抑制作用;抗炎、镇痛与降低血液黏稠度、降低纤维蛋白原含量相关;抗菌药物筛选发现木瓜有较强抗菌作用,木瓜煎剂(1g/ml)对肠道菌和葡萄球菌有较明显的抑菌作用,对肺炎链球菌抑菌作用较差。较敏感细菌有志贺氏痢疾杆菌、福氏痢疾杆菌、宋内痢疾杆菌及其变种、致病性大肠杆菌、普通大肠杆菌、变形杆菌、肠炎杆菌、白色葡萄球菌、金黄色葡萄球菌、绿脓杆菌、甲型溶血性链球菌等。

【用量】6~9g。

【临床应用】

方名:韩氏强直性脊柱炎方。

适应证:强直性脊柱炎。

每剂中药饮片所需量:山茱萸10g,木瓜12g,忍冬藤20g,丹参12g,穿山龙20g,麻黄10g,骨碎补15g,青风藤10g,黄柏15g,甘草10g,桃仁10g。

病因病理机制:强直性脊柱炎简称AS,是一种与人类白细胞抗原B27相关、病因不明的慢性炎症性疾病。古代称之为龟背风、竹节风。与细菌病毒感染液体免疫过度表达相关。

临床表现:脊柱变形,可累及心脏传导阻滞,肺脏纤维化,肾脏淀粉样病变。

实验室检测:IgA、IL-1、TNF-α升高,类风湿因子IgM可阴性也可阳性,血沉增高也可正常。

中医治疗关键靶点:免疫抑制,抑制IgA表达,抗菌抗病毒感染,拮抗软骨组织IL-1、IL-2等致炎因子,促进骨血管循环。

中药药理学基础:山茱萸:有糖皮质激素样作用,能抑制TNF-α和IL-1诱导的内皮细胞分泌黏附因子,抑制T细胞膜CD3、CD4、CD8表达;水煎剂能升高血清IgG、IgM的含量,降低血清NO、NOS、IL-6含量;木瓜:有较强的抗菌作用,抗氧化,清除氧离子自由基和羟自由基有效;忍冬藤:木犀草素抗炎,免疫方面能抑制速发型超敏反应,拮抗过敏介质组胺释放,能直接松弛输精管平滑肌,对细胞免疫和体液免疫都有促进作用;丹参:改善微循环障碍和血液流变学;穿山龙:水煎剂对细胞免疫和体液免疫功能均有抑制作用,而对巨噬细胞吞噬功能有增强作用。穿山龙皂苷降低关节液 IL-1、IL-6、IL-8、TNF-α 水平。麻黄:抗病毒,抗肾衰竭,麻黄碱对骨骼肌有抗疲劳作用,能促进被箭毒所抑制的神经肌肉间的传导;骨碎补:改善软骨细胞,推迟骨细胞的退行性病变;青风藤:免疫方面青风藤碱能显著降低 T 细胞 IFN-γ、TNF-α 致炎因子表达,降低外周血 IL-2 水平,升高 IL-10 含量,具有明显的抑制免疫应答和诱导免疫耐受作用;黄柏抑制迟发型超敏反应,抗原微生物;甘草:皮质激素样作用,增强免疫,抗病毒,抗菌,能抑制巨噬细胞产生 PGE_2;南蛇藤:能减轻关节软骨破坏、滑膜损伤和软组织炎症,并能降低血清中 TNF-α 致炎因子含量,具有明显的抗炎,镇痛作用;桃仁:抗肉芽肿,免疫抑制,降低血液黏稠度。

五味子

Wuweizi

【来源】本品为木兰科植物五味子或华中五味子的干燥成熟果实。前者习称"北五味子",后者习称"南五味子"。秋季果实成熟时采摘,晒干或蒸后晒干,除去果梗及杂质。生于阳坡杂木林中,缠绕在其他植物上。产于东北、华北、湖北、湖南、江西、四川等地。

【性味与归经】酸、甘,温。归肺、心、肾经。

【功效】收敛固涩,益气生津,补肾宁心。

【传统应用】①久咳虚喘;②自汗,盗汗;③遗精,滑精;④久泻不止;⑤津伤口渴,消渴;⑥心悸,失眠,多梦。

【主要化学成分】本品含多种木脂素:戈米辛 A,戈米辛 B 即华中五味子酯 B,戈米辛 C 即华中五味子酯 A,戈米辛 F、G,五味子素即五味子醇等。

【现代中药药理学研究】五味子乙素抗肝损伤,降低血清转氨酶,对肝细胞有保护作用,五味子粉对传染性肝炎有较明显的降低谷丙转氨酶的作用,且奏效较快,无明显不良反应,适用类型较多;五味子有加强和调节心肌细胞和心脏、肾脏小动脉的能量代谢,改善心肌的营养和功能等作用,还能增强各器官线粒体抗氧化能力,保护心、脑神经脑线粒体免受自由基损伤;粗提物抗酒精肝,抑制中性粒细胞呼吸爆发,保护内皮细胞,增强肝脏解毒能力,降脂肪肝,抗多药耐药性;抗应激;五味子酯甲降 IL-6、TNF-α、NO 水平。五味子醇具有镇静安眠,其延长戊巴比妥钠睡眠时间可能在于抑制了肝脏对戊巴比妥的代谢,而不是反映两者对中枢神经系统有协同作用。五味子素有利胆、抑制胃分泌和抗胃溃疡作用。五味子似可诱导 G-6-P 酶活力升高,从而增强组织对糖的代谢作用,五味子醇乙、甲素、醇甲、乙素能明显促进肝糖原的生成,缺乏抑制糖原分解药理学依据;五味子抗过敏机制与抑制组胺释放、对抗化学调节介质和抑制钙移动有关。五味子能通过影响色氨酸代谢、嘌呤代谢、肠内菌代谢、脂肪酸代谢等通路对糖尿病肾病发挥治疗作用,其中嘌呤代谢、肠内菌代谢通路可能是五味子发挥治疗作用的重要途径[68];木质素(SCL)对小鼠酒精性肝损伤具有明显的保护作用,其机制可能与抗氧化有关[69];北五味子多糖对小鼠具有明显的抗疲劳和耐缺氧作用[70];五味子多糖(SCP)可改善高脂血症大鼠脂质代谢紊乱,改善肝功能,减轻肝损伤[71]。

【用量】1.5~6g。

【临床应用】

方名:韩氏保肝方。

适应证:药物性肝病。

每剂中药饮片所需量:丹参12g,女贞子15g,牡丹皮10g,黄芪12g,五味子10g,郁金12g,桃仁12g。

病因病理机制:药物性肝病是指药物或其他代谢产物引起的肝损伤。与免疫反应介导、脂质过氧化,线粒体等细胞核功能被破坏有关。临床表现,γ-谷氨酰转肽酶、碱性磷酸酶或有丙氨酸氨基转移酶、胆红素升高。常见症状有发热、乏力、食欲缺乏等。

中医治疗关键靶点:保肝,抗氧化。

中药药理学基础:丹参能抗肝损伤,促进肝细胞再生;女贞子促进肝细胞再生,降低谷丙转氨酶;牡丹皮抗肝损伤,降低血清中 IL－1、IL－2、IL－6、TNF－α 水平;黄芪能促进机体代谢、促进血清和肝脏蛋白质的更新,增强免疫功能;五味子:五味子乙素抗肝损伤,降低血清丙氨酸转氨酶,对肝细胞有保护作用;郁金有保护肝细胞、促进肝细胞再生、去脂和抑制肝细胞纤维化的作用,能对抗肝脏毒性病变,能使受损的肝细胞线粒体和粗面质网恢复正常,增强肝脏抗脂质过氧化能力;桃仁提取物能改善动物的肝脏表面微循环。

五倍子

Wubeizi

【来源】本品为漆树科植物盐肤木、青麸杨或红麸杨叶上的虫瘿,主要由五倍子蚜寄生而形成。秋季采摘,置沸水中略煮或蒸至表面呈灰色,杀死蚜虫,取出,干燥。按外形不同,分为"肚倍"和"角倍"。产于山西、陕西、甘肃、河南、湖北、四川、云南等地。

【性味与归经】酸、涩,寒。归肺、大肠、肾经。

【功效】敛肺降火、止咳止汗,涩肠止泻,固精止遗,收敛止血,收湿敛疮。

【传统应用】①咳嗽,咯血;②自汗,盗汗;③久泻,久痢;④遗精,滑精;⑤崩漏,便血痔血;⑥湿疮,肿毒。

【主要化学成分】本品含大量五倍子鞣酸及树脂、脂肪、淀粉等。

【现代中药药理学研究】对小肠有收敛作用,可减轻肠道炎症,治止腹泻。浸出液对金黄色葡萄球菌,甲型链球菌,乙型链球菌,大肠埃希菌,肺炎球菌,伤寒、副伤寒、痢疾、炭疽、白喉、绿脓等杆菌均有抑制作用;水煎剂抗瘢痕、抗龋齿,牙周炎,口腔溃疡有效,抗溃疡性结肠炎,对多种肠球菌有效。

【用量】3～6g。

五灵脂

Wulingzhi

【来源】本品为鼯鼠科动物橙足鼯鼠和飞鼠等的干燥粪便。全年可采，但以春、秋为多，春采者品质较壮。采得后，拣净砂石、泥土等杂质，按形状分别为"灵脂块"和"灵脂米"两类。产于东北、内蒙古、河北、山西、新疆等地。

【性味与归经】苦、甘，温。归肝、脾经。

【功效】活血止痛，化瘀止血。

【传统应用】①瘀血阻滞之痛证；②瘀滞出血证。

【主要化学成分】本品含焦性儿茶酚，苯甲酸，3 - 蒈烯 - 9, 10 - 二羧酸，尿嘧啶，五灵脂酸间羟基苯甲酸，原儿茶酸，次黄嘌呤，尿囊素等。

【现代中药药理学研究】五灵脂水提物抗动脉硬化，抑制 ADP 诱导的血小板聚集，降低全血黏度、血浆黏度；降低心肌细胞耗氧量；降低炎症组织 PGE_2 合成释放，抗炎消肿；五灵脂素保护胃黏膜；可提高耐缺氧、耐寒和耐高温能力；能缓解平滑肌痉挛；增强正常机体免疫功能，改善实验性微循环；对多种皮肤真菌有不同程度的抑制作用，并能抑制结核杆菌。

【用量】3~9g。

五加皮

Wujiapi

【来源】本品为五加科植物细柱五加的干燥根皮。夏、秋二季采挖根部，洗净，剥取根皮，晒干。产于中南、西南及山西、浙江、江西、福建等地。

【性味与归经】辛、苦，温。归肝、肾经。

【功效】祛风湿，补肝肾，强筋骨，利水消肿。

【传统应用】①风湿痹证；②筋骨痿软，小儿行迟，体虚乏力；③水肿，脚气。

【主要化学成分】本品含丁香苷，刺五加苷 B_1，即是异春皮定 $-\alpha-D-$葡萄糖苷，右旋芝麻素，$\beta-$谷甾醇，$\beta-$谷甾醇葡萄糖苷，硬脂酸，棕榈酸，亚麻酸及维生素 A、维生素 B_1 等。

【现代中药药理学研究】五加皮有抗炎、镇痛、镇静作用，能提高血清抗体的浓度、促进单核巨噬细胞的吞噬功能，有抗应激作用，能促进核酸的合成；水煎液降低实验性高血糖，机制不明；口服提取液有性激素样作用，并能抗肿瘤、抗诱变、抗溃疡，且有一定的抗排异作用。

【用量】4.5~9g。

太子参

Taizishen

【来源】本品为石竹科植物孩儿参的干燥块根。夏季茎叶大部分枯萎时采挖，洗净，除去须根，置沸水中略烫后晒干或直接晒干。产于江苏、山东、安徽等地。

【性味与归经】甘、微苦，平。归脾、肺经。

【功效】补气健脾，生津润肺。

【传统应用】①脾虚体倦、食欲缺乏、病后虚弱、气阴不足；②自汗口渴；③肺燥干咳。

【主要化学成分】本品含有棕榈酸，亚油酸，1-亚油酸甘油酯，吡咯-2-羧酸-3'-呋喃甲醇酯，2-吡咯甲酸，$\beta-$谷甾醇。另含糖，氨基酸，微量元素锰 13.4μg/g 等。

【现代中药药理学研究】太子参多糖增强记忆力，与改善脑缺血和抗氧化相关；水煎液口服抗心肌梗死，改善心力衰竭；醇提物抗应激，改善老年人耳聋；太子参多糖降低空腹血糖，不影响胰岛素水平，延缓体重下降，太子参中精氨酸能促进胰岛素分泌，增强免疫功能；太子参对淋巴细胞有明显的刺激作用。太子参多糖对糖尿病小鼠具有显著的治疗作用[63]；太子参多糖可显著提高实验性大鼠血清 HDL - C 含量,降低 TG、TC、LDL - C、SCr、BUN 水平,减轻肾脏病理组织学变化[64];从太子参中共分离出 18 株内生真菌,其中有 6 株菌株对肿瘤细胞具有显著的抑制作用(IC50 < 200μg/ml),3 株具有较好的抗氧化活性(IC50 < 100μg/ml)[65];太子参多糖具有显著性降低空腹血糖,改善糖耐量的作用,而且具有降低血脂的功能[66];太子参粗多糖对急性心肌梗死诱发实验性大鼠心肺损伤具有一定的保护作用[67]。

【用量】9~30g。

车前草

Cheqiancao

【来源】本品为车前科植物车前或平车前的干燥全草。夏季采挖,除去泥沙,晒干。产于全国各地。

【性味与归经】甘,寒。归肝、肾、肺、小肠经。

【功效】清热利尿,通淋,祛痰,凉血,解毒。

【传统应用】①热淋涩痛、水肿尿少;②暑湿泄泻;③痰热咳嗽;④吐血衄血;⑤痈肿疮毒。

【主要化学成分】本品含熊果酸,β - 谷甾醇,豆甾醇,β - 谷醇棕榈酸酯,豆甾醇棕榈酸酯,桃叶珊瑚苷,车前草苷 A、车前草苷 B、车前草苷 C、车前草苷 D、车前草苷 E、车前草苷 F,去鼠李糖洋丁香酚苷,异洋丁香酚苷,洋丁香酚苷,天人草苷 A,异角胡麻苷,角胡麻苷等。

【现代中药药理学研究】车前草水提物能增加尿量并使输尿管蠕动频率增强,输尿管上段腔内压力升高,有利于结石排出;镇咳,祛痰,促进气管及支气管黏液的分泌,抑制呼吸中枢;玫红酸能增加血管内皮细胞中血红素加氧酶活性;可明显清除羟自由基;车前草醇提物能抑制金黄色葡萄球菌、大肠杆菌。

【用量】9~30g。

【临床应用】

方名:韩氏前列腺炎方。

适应证:前列腺炎。

每剂中药饮片所需量:桂枝 10g,鱼腥草 20g,败酱草 20g,车前草 25g,石刁柏 20g,桔梗 10g,威灵仙 15g。

病因病理机制:主要是由于继发膀胱炎或泌尿系感染。多见大肠杆菌、金黄色葡萄球菌、革兰阴性菌或变形杆菌感染。

临床表现:尿急、尿频和排尿困难,腰骶部疼痛,急性发作常伴有发热和白细胞增多。

西医治疗:氧氟沙星、四环素或其他抗生素、特拉唑嗪等。

中医治疗关键靶点:抗炎杀菌,松弛平滑肌,改善血液循环。

中药药理学基础:桂枝:桂枝挥发油对金黄色葡萄球菌和大肠杆菌有较强的杀灭作用;鱼腥草:抗菌抗炎,抗组胺,抗病毒;败酱草:水煎液抗金黄色葡萄球菌、链球菌、大肠杆菌作用较强;车前草:水提物能增加尿量并使输尿管蠕动频率增强;石刁柏:抗炎,利尿;桔梗:增强中性粒细胞杀菌能力,提高溶菌酶的活性;威灵仙:抗革兰阴性杆菌。是治疗前列腺炎的中药药理学基础。

车 前 子

Cheqianzi

【来源】本品为车前科植物车前或平车前的干燥成熟种子。夏、秋二季种子成熟时采收果穗,晒干,搓出种子,除去杂质。产于全国各地。

【性味与归经】甘,微寒。归肝、肾、肺、小肠经。

【功效】利尿通淋,渗湿止泻,明目,祛痰。

【传统应用】①淋证,水肿;②泄泻;③目赤肿痛,目暗昏花,翳障;④痰热咳嗽。

【主要化学成分】本品含月桃叶珊瑚苷,车前黏多糖,消旋－车前子苷,车前子酸,琥珀酸,腺嘌呤,胆碱等。

【现代中药药理学研究】本品有显著利尿作用,还能促进呼吸道黏液分泌，稀释痰液，故有祛痰作用；对各种杆菌和葡萄球菌均有抑制作用；车前子提取液有预防肾结石形成的作用；车前子液注射能改善滑膜功能，抑制关节滑膜内 TNF-α、IL-1 的产生；水煎液润肠通便，调节眼压，抗晶状体氧化性损伤，清除氧自由基和羟自由基。车前子多糖对小肠运动障碍小鼠具有促进小肠蠕动的作用[89]。

【用量】9~15g。

火麻仁

Huomaren

【来源】本品为桑科植物大麻的干燥成熟果实。秋季果实成熟时采收，除去杂质，晒干。产于黑龙江、辽宁、吉林、四川、甘肃、云南、江苏、浙江等地。

【性味与归经】甘，平。归脾、胃、大肠经。

【功效】润肠通便。

【传统应用】肠燥便秘。

【主要化学成分】本品含胡芦巴碱，L-右旋异亮氨酸三甲铵乙内酯。含脂肪油约30%，其中亚油酸59.7%~62.9%，亚麻酸14.7%~17.4%，油酸8.4%~14.8%等。

【现代中药药理学研究】有润滑肠通的作用，同时在肠中遇碱性肠液后产生脂肪酸，刺激肠壁，使蠕动增强，从而达到通便作用；本品还能降低血压以及阻止血脂上升。火麻仁提取液可下调大鼠海马组织 APP、Tau、PS1 基因 mRNA 的表达，进而延缓 D-gal 致衰老大鼠的神经退行性病变，改善认知功能[112]；火麻仁油能够缓解便秘状态并减轻肠道炎性损伤，其作用可能与调节 TLRs 信号通路有关[113]；火麻蛋白质具有调节血糖、血脂和血小板水平，促进脑组织发育等作用，并能通过调节体内消脂素水平和肠道菌群平衡，促进排便和减肥作用，它是一种有益健康的优质植物蛋白质资源[142]。

【用量】9~15g。

牛　黄

Niuhuang

【来源】本品为牛科动物牛干燥的胆结石。宰牛时，如发现有牛黄，即滤去胆汁，将牛黄取出，除去外部薄膜，阴干。

【性味与归经】甘，凉。归心、肝经。

【功效】化痰开窍，凉肝息风，清热解毒。

【传统应用】①热病神昏；②小儿惊风，癫痫；③口舌生疮，咽喉肿痛，牙痛，痈疽疔毒。

【主要化学成分】天然牛黄中含有胆红素，胆汁酸，胆汁酸盐，胆甾醇，麦角甾醇，脂肪酸，卵磷脂，维生素 D，无机元素钙、钠、铁、钾、铜、镁、磷等。

【现代中药药理学研究】牛黄有镇静抗惊厥及解热作用，可增强离体蛙心心肌收缩力；牛黄主要成分胆红素有降压及抑制心跳作用；牛黄酸对四氯化碳引起的急性及慢性大鼠肝损害有显著的保护作用；家兔静脉滴注牛黄，可使红细胞显著增加；牛黄能显著延长戊巴比妥钠引起的小鼠睡眠时间；能延长小鼠由安钠咖引起的惊厥潜伏时间；牛黄还有抗炎、止血、降血脂等作用。

【用量】0. 15 ~ 0. 3g。

牛蒡子

Niubangzi

【来源】本品为菊科植物牛蒡的干燥成熟果实。秋季果实成熟时采收果序，晒干，打下果实，除去杂质，再晒干。以东北产量较大，浙江所产品质较优。

【性味与归经】辛、苦，寒。归肺、胃经。

【功效】疏散风热，宣肺祛痰，利咽透疹，解毒消肿。

【传统应用】①风热感冒，温病初起；②麻疹不透，风疹瘙痒；③痈肿疮毒，丹毒，痄腮喉痹。

【主要化学成分】本品含牛蒡苷，水解生成牛蒡苷元及葡萄糖。又含罗汉松脂酚，络石苷元，倍半木质素。种子含牛蒡苷，牛蒡酚。又含脂肪油，其中脂肪酸成分有：花生酸，硬脂酸，棕榈酸和亚油酸等。

【现代中药药理学研究】牛蒡子煎剂对肺炎双球菌有显著抗菌作用；水浸剂抑制金黄色葡萄球菌、肺炎球菌、乙型链球菌、伤寒杆菌，对多种致病性皮肤真菌也有不同程度的抑制作用；牛蒡子有解热、利尿、抗肿瘤作用，对子宫颈癌细胞 JTC26 的抑制率 90% 以上；牛蒡子苷降自发性高血压作用持久，与钙离子拮抗相关；水提液抗凝血，抑制平滑肌和骨骼肌收缩，抗肾病变，改善糖尿病症状疗效可靠，改善肾小球肾炎效果明显；抗炎方面，抑制 TNF-α、IL-6 诱导 iNOS 表达增强，抑制 IL-β 生成；有一定的补体活性，影响免疫功能；提取物降血糖，降低糖原代谢产生，抑制 α-葡萄糖苷酶；降血脂，降低蛋白尿，抗诱变，抗微生物，与多酚含量密切相关。牛蒡子苷对糖尿病肾病（DN）大鼠具有一定的肾脏保护作用，其作用机制可能与调控肾小球滤过屏障中相关蛋白的表达有关[77]；牛蒡子粉对糖尿病肾病患者具有改善临床症状、减少尿蛋白及微量清蛋白的作用[78]；服用牛蒡子提取物可以升高血清睾酮的含量，从而增加了肌糖原的储备，延长大鼠的运动至力竭的时间，具有抗疲劳作用，能提高运动能力[79]；牛蒡子甘元（ARG）通过下调裸鼠 VEGFmRNA 及蛋白的表达，抑制裸鼠 SMMC-7721 细胞肺转移瘤的血管生成[80]；牛蒡子提取物具有降低血脂和防治脂肪肝的作用，其机制可能与上调 SOD 活性，减少 MDA 的产生，而发挥抗氧化作用有关[81]；牛蒡子苷元可明显促进体外培养关节软骨细胞的增生和 Ⅱ 型胶原的表达，较好地维持软骨细胞表型，从而可有效用于骨关节炎的治疗[82]；牛蒡子苷组哮喘小鼠中细胞总数、嗜酸性粒细胞数、中性粒细胞和巨噬细胞数明显降低，小鼠肺组织病理变化明显减轻[83]。

炒牛蒡子：可降低其苦寒及滑肠之性。

【用量】6～12g。

【临床应用】

方名:韩氏 IgA 肾病方。

适应证: IgA 肾病。

每剂中药饮片所需量:黄芪 12g,白术 10g,党参 9g,麻黄 10g,水蛭 6g,泽泻 12g,山茱萸 12g,大黄 10g,牛蒡子 12g,青风藤 10g,鱼腥草 20g,丹参 12g,徐长卿 12g,女贞子 15g。

病因病理机制:IgA 肾病是以 IgA 和 C3 沉积,上呼吸道感染、胃肠道感染、乙肝病毒感染、酒精加重病情,临床表现与肾小球肾炎相同。病因病理机制可能与副流感嗜血杆菌相关,肿瘤坏死因子、血管内皮生长因子、IL－15、IL－1 参与。

中医治疗关键靶点:免疫抑制,抗菌,抗病毒,抗炎。

中药药理学基础:黄芪能促进机体代谢、促进血清和肝脏蛋白质的更新,有明显的利尿作用,能消除实验性肾炎尿蛋白,提高血清 IgG、IgM、IgA、C3、C4 含量,降低血清 IL－4,升高血清 IL－6、IFN－γ 水平;白术提高 IL－2 分泌水平,下调黏附分子－1 及诱导性 iNOS 表达;党参增强免疫功能,对活化的淋巴细胞 IL－2 产生有明显的增强作用,调节体液免疫,促进抗体生成;麻黄具有利尿,抗肾衰竭,抗凝血,麻黄挥发油对流感嗜血杆菌、大肠杆菌、白色念珠菌均有不同程度的抑菌作用;水蛭降低血液黏稠度,抑制蛋白尿,防治肾小球硬化;泽泻降血脂,抗脂肪肝,抗动脉硬化,抗过敏,抗炎,抗肾炎,可下调肾小球细胞中的内皮素 I,降低肾型高血压,利尿;山茱萸有糖皮质激素样作用,能抑制 TNF－α 和 IL－1 诱导的内皮细胞分泌黏附因子,抑制 T 细胞膜 CD3、CD4、CD8 表达;大黄对脂多糖刺激腹腔巨噬细胞过度炎症反应产生的 TNF－α 有抑制作用,大黄素对炎症反应 TNF－α、IL－1、IL－6 有抑制作用,降低 TNF－α、IL－8 表达,升高 IL－10 表达,没食子酸能使血小板表面活性增加,使血小板集聚性增高止血;牛蒡子降自发性高血压作用持久,抑制 TNF－α、IL－6 诱导 iNOS 表达增强,抑制 IL－β 生成;有一定的补体活性,降低蛋白尿;青风藤:免疫方面青风藤碱能显著降低 T 细胞 IFN－γ、TNF－α 致炎因子表达,降低外周血 IL－2 水平,升高 IL－10 含量,具有明显的抑制免疫应答和诱导免疫耐受作用;鱼腥草抗菌,抗炎,抗病毒,降低蛋白尿,消除肌酐,抑制肾小球肥大;丹参能减轻肾损伤,降低血管紧张素转换酶(ACE)表达,促进 ACE$_2$ 合成,抑制 Ang II 活性,减少肾组织结晶沉淀物,减少肾小管、肾小球损伤;徐长卿水提物抗肉芽肿,抗病毒;抗变态反应,实验证明丹皮酚对 II、III、IV 型变态反应均有显著抑制作用;女贞子能升高前列腺素和 cAMP 含量,降低 cGMP 含量,升高正常小鼠前列腺素(PGE$_2$、PGE$_{2a}$)水平,降血脂。是治 IgA 肾炎的中药药理学基础

治疗难点:查明感染源对症用药,若找不到感染源很难取得好的疗效。

牛 膝

Niuxi

【来源】本品为苋科植物牛膝的干燥根。冬季茎叶枯萎时采挖,除去须根及泥沙,捆成小把,晒至干皱后,将顶端切齐,晒干。主要产于河南。

【性味与归经】苦、酸,平。归肝、肾经。

【功效】逐瘀通经,补肝肾,强筋骨,利尿通淋。

【传统应用】①瘀血阻滞之经闭、痛经、经行腹痛、胞衣不下及跌仆伤痛;②腰膝酸痛、下肢痿软;③淋证、水肿、小便不利;④火热上炎,阴虚火旺之头痛、眩晕、齿痛、口舌生疮、吐血、衄血。

【主要化学成分】本品含三萜皂苷:齐墩果酸。又含多种多糖:一种是从根的水浸液中用丙酮沉出的具有抗肿瘤活性的多糖;一种是由 6 个葡萄糖残基和 3 个甘露糖残基构成的水溶性寡糖 AbS,有显著的增强免疫功能的活性;另一种是具有免疫活性的肽多糖 ABAB,系由葡萄糖醛酸、半乳精、半乳糖醛酸、阿拉伯糖和鼠李糖按摩尔比 12∶2∶1∶1∶1 所组成,肽的含量为 24.7%,主要由甘氨酸、谷氨酸、天冬氨酸和丝氨酸组成,相对分子质量为 23 000。还含蜕皮甾酮,牛膝甾酮,红苋甾酮以及精氨酸,甘氨酸,丝氨酸,天冬氨酸,谷氨酸,苏氨酸,脯氨酸,酪氨酸,色氨酸,缬氨酸,苯丙氨酸,亮氨酸和生物碱类及香豆精类化合物等。

【现代中药药理学研究】牛膝总皂苷舒张血管,抑制去甲肾上腺素引起的血管收缩,促进成骨样细胞增生,增强单核细胞抗原递呈功能;牛膝多糖降低血脂,升高 HDL – C;促脱皮甾醇降血糖,增加体重,降糖尿病尿素氮和尿蛋白,升高胰岛素,抑制肾皮质 TGF – β 表达;牛膝醇提取物降低关节炎指

数,改善滑膜病理学,能有效抑制滑膜增生;牛膝甾酮显著增加体重,能促进肝脏、肾脏蛋白质合成能力;免疫方面,牛膝多糖抑制 IL – 4 分泌,促进 IL – 2 生成;牛膝总皂苷对子宫平滑肌有明显兴奋作用,怀牛膝苯提取物有明显抗生育、抗着床及抗早孕作用,抗生育有效成分为脱皮甾醇。牛膝总皂苷可降低高血压大鼠血压,改善高血压脑卒中后的神经症状,延长卒中后存活时间,降低脑系数,降低脑卒中后大鼠死亡率,保护海马区神经元[84];牛膝中三萜皂苷类成分可有效抑制破骨细胞形成,提示其可能作为骨吸收抑制剂用于防治骨质疏松症[85];怀牛膝能显著改善肾脏功能,明显降低肾组织细胞凋亡,且可下调 p53 基因表达、上调 mdm2 基因表达[86];牛膝总皂苷可升高骨质疏松大鼠血钙含量,升高碱性磷酸酶活性和血清骨钙素水平,降低尿中羟脯氨酸水平[87];牛膝总皂苷具有抗急性痛风作用[88];牛膝含药血清能阻断骨关节炎软骨细胞 P38 丝裂原活化蛋白激酶信号转导通路,进而保护软骨细胞,其效果与 SB203580 相当[90];牛膝总皂苷(ABS)的舒血管作用与 NO 介导途径有关,同时与钾离子通道的开放及血管平滑肌细胞上受体依赖性钙通道和电压依赖性钙通道有关[91];牛膝总皂苷(TSA)能抑制细胞因子 IL – 1β 的表达,提高转化生长因子 TGF – $β_1$ 的表达,具有保护软骨组织缓解软骨蜕变的作用[92]。

【用量】4.5~9g。

【临床应用】

方名:韩氏舒张压高方。

适应证:原发性舒张性高血压。

每剂中药饮片所需量:丹参 12g,地龙 10g,水蛭 6g,沙苑子 15g,怀牛膝6g,半边莲 15g,地骨皮 15g,麦冬 6g,女贞子 15g。

病因病理机制:舒张性高血压主要是致炎因子导致内皮细胞损伤增厚导致微循环障碍相关。与肾素、血管紧张素 Ⅱ、去甲肾上腺素、肿瘤坏死因子等诱发相关。肾小球动脉硬化是关键。

中医治疗关键靶点:抑制肾小球动脉硬化,抑制肾素、改善微循环。

中药药理学基础:丹参能减轻肾损伤,降低血管紧张素转换酶(ACE)表达,促进 ACE_2 合成,抑制 AngⅡ 活性;地龙可显著降低血清血管紧张素酶活性,降低肾醛固酮水平,升高血浆和肾脏 6 – 酮 – 前列腺素 – FIa 含量;沙苑子减慢心率,增加血流量,降低舒张压;水蛭防治肾小球硬化;改善微循环和血液流变性,使毛细血管开放增多;牛膝:牛膝总皂苷舒张血管,抑制去甲肾上腺素引起的血管收缩;地骨皮:枸杞环八肽 A 和枸杞环八肽 B 对肾素和血管紧张素转化酶有抑制作用;毛冬青改善肾脏血流量;女贞子增加 PCE$_2$ 分泌;是降舒张性血压的中药药理学基础。

毛冬青

Maodongqing

【来源】本品为冬青科植物毛冬青的根。夏、秋采,切片晒干。产于广东、广西、安徽、福建、浙江、江西、台湾等地。

【性味与归经】苦、涩,寒。归肺、肝、大肠经。

【功效】活血利尿,消肿止痛,清热解毒。

【传统应用】①刀枪打伤;②肺热咳嗽;③外感风热。

【主要化学成分】本品含有效成分为黄酮苷。还含酚类、甾醇、鞣质、三萜、氨基酸、糖类等。

【现代中药药理学研究】毛冬青甲素可促进心肌细胞跨膜钙离子内流,改善心肌收缩性能,延长房室结传导,降低舒张压,改善脑循环,增加脑血流量,能抑制动脉手术后再狭窄,改善肾循环,减少蛋白尿,降低肌酐,增加尿量,减轻肾脏病理改变;水煎液可明显改善大鼠急性心肌缺血心电图 S－T 段上移和增高,耐缺氧;部分病例经 6～12 个月的随访观察,发现毛冬青对心绞痛的随访有效率较近期疗效略低,而对心电图改变及心律失常的有效率则较近期略高;毛冬清口服液有明显的抗炎镇痛效果;抑制金黄色葡萄球菌,奈氏球菌,肺炎球菌,伤寒杆菌,大肠杆菌,Ⅰ型、Ⅱ型疱疹病毒。初步抑菌试验表明,金黄色葡萄球菌对毛冬青极度敏感;变形、痢疾(弗氏)、绿脓杆菌亦属敏感;毛冬青酸能明显抑制 ADP、胶原诱导的血小板集聚,升高血小板 cAMP 含量,抑制动静脉血栓形成。毛冬青可改善慢性心力衰竭大鼠的心脏射血功能和心脏结构,具有抗心室重构的作用,改善程度与剂量有一定的相关性[93];毛冬青总提取物能抑制体内血栓的形成,改善微循环,保护微循环可能是其作用机制之一[94];毛冬青总黄酮可显著改善小鼠急性脑缺血模型和短暂脑缺血再灌注模型的脑缺血状况,具有脑保护作用[95];毛冬青甲素可通过降低 $\alpha-SMA$、$MCP-1$,抑制单核/巨噬细胞浸润和和系膜细胞增生,减轻肾小球纤维化[96];毛冬青总黄酮提高脑缺血耐受的作用与上调神经营养因子(BDNF)、血管内皮生长因子(VEGF)内源性保护蛋白的表达有关[97];毛冬青总黄酮可显著提高脑匀浆 Na^+-K^+-ATP、$Mg^{2+}-ATP$、$Ca^{2+}-ATP$ 和 $Ca^{2+}-Mg^{2+}-ATP$ 酶活力($P<0.01$,$P<0.05$),明显降低 LD 含量($P<0.05$),显著减少 MDA 的含量($P<0.01$),显著减轻缺血所致的脑组织损伤[98];毛冬青高、低剂量组 CHF 大鼠血清 $IL-1\beta$、$NF-\kappa B$ 水平明显低于模型组,差异有统计学意义($P<0.05$)。提示毛冬青可以改善慢性心力衰竭的炎症状态和心功能[99];毛冬青能改善腹主动脉缩窄大鼠血管内皮功能,并且呈一定的量-效关系[100];毛冬青外用对糖尿病溃疡具有较显著的修复作用,其作用可能与创面组织中 PCNA 和 $FⅧ-RAg$ 的表达增加,从而促进表皮细胞增生和新生血管的形成有关[101]。

【临床应用】治疗血栓闭塞性脉管炎。据 319 例分析,有效率为 80.2%,其中治愈率占 28.8%,显著好转占 18.8%。根据初步观察,毛冬青除有扩张血管、促进血液循环的作用外,对已感染的创面尚有一定的抗菌消炎作用。治疗后局部炎症得到控制,分泌物减少,红肿减轻。

【用量】10~30g。

【临床应用】

方名:韩氏静脉炎方。

适应证:血栓性浅静脉炎。

每剂中药饮片所需量:黄芪 12g,丹参 12g,川芎 9g,牡丹皮 9g,水蛭 6g,升麻 6g,大黄 6g,毛冬青 30g,玄参 12g,桃仁 9g,僵蚕 10g,桔梗 10g,忍冬藤 30g,桂枝 10g。

病因病理机制:血栓性浅静脉炎主要病理机制与白细胞分泌 $TNF-\alpha$ 和 $IL-1$ 促使纤维蛋白沉积,损伤静脉壁;血清组胺致使静脉收缩,凝血酶积聚致使静脉血流缓慢;血小板黏附性增高等密切相关。单纯静脉发炎少见,浅静脉炎与网状青斑病理机制不同。

中医治疗关键靶点:溶栓抗炎,降低血液黏稠度。

中药药理学基础:黄芪有明显的溶解血凝块作用,并能抑制血小板聚集,提高前列腺环素(PCI_2)和一氧化氮(NO)水平;丹参在有炎症情况下丹参酮ⅡA 刺激 IL-10 含量增加,丹参促进胶原降解;川芎减少静脉壁白细胞黏附,抑制红细胞聚集,抑制血管平滑肌增生,保护内皮细胞,抗血小板集聚,川芎嗪能增强血浆 IL-10 水平;牡丹皮降低血清中 IL-1、IL-2、IL-6、TNF-α 水平,抗菌;水蛭:水蛭水煎剂有强抗凝血作用,能显著延长纤维蛋白的凝聚时间,水蛭提取物、水蛭素对血小板聚集有明显的抑制作用;升麻明显抑制 Ox-LDL 诱导内皮细胞 IL-6、TNF-α 分泌,明显抑制 TNF-α 引起的血管平滑肌细胞增生;大黄对脂多糖刺激腹腔巨噬细胞过度炎症反应产生的 TNF-α 有抑制作用,大黄素对炎症反应 TNF-α、IL-1、IL-6 有抑制作用,降低 TNF-α、IL-8 表达,升高 IL-10 表达;毛冬青:金黄色葡萄球菌对毛冬青极度敏感,毛冬青酸能明显抑制 ADP、胶原诱导的血小板集聚,升高血小板 cAMP 含量;玄参的水溶性成分对中性粒细胞中花生四烯酸(AA)代谢物白三烯 B_4 产生有较强的抑制作用,抗菌,抗血小板聚集,增加血流量;桃仁水提物抗凝血酶和 ADP 诱导的血小板聚集,抑制肉芽肿,免疫抑制;僵蚕水煎液能降低纤溶酶原含量,纤维蛋白原含量;桔梗增强中性粒细胞杀菌能力,提高溶菌酶的活性;忍冬藤抗组胺、抗菌、抗炎;桂枝抗菌,挥发油降低 TNF-α、IL-1β、iNOS、COX-2 生成,抑制 IgE 所致的肥大细胞脱颗粒释放介质,同时能抑制补体活性

升 麻

Shengma

【来源】本品为毛茛科植物大三叶升麻、兴安升麻或升麻的干燥根茎。秋季采挖,除去泥沙,晒至须根干时,燎去或除去须根,晒干。产于辽宁、吉林、黑龙江等地。

【性味与归经】辛、微甘,微寒。归肺、脾、胃、大肠经。

【功效】解表透疹，清热解毒，升举阳气。

【传统应用】①外感表证；②麻疹不透；③齿痛口疮，咽喉肿痛，温毒发斑；④气虚下陷，脏器脱垂，崩漏下血。

【主要化学成分】本品含阿魏酸，异阿魏酸，咖啡酸，升麻精，齿阿米素，去甲齿阿米素，齿阿米醇，北升麻萜，β-谷甾醇，升麻环氧醇，升麻环氧醇木糖苷，兴安升麻醇为苷元的糖苷，还含有升麻苷、升麻新醇木糖苷等。

【现代中药药理学研究】升麻甲醇提取物解毒镇静，抗炎抗肝损伤；升麻苷抗动脉粥样硬化，明显抑制 Ox-LDL 诱导内皮细胞 IL-6、TNF-α 分泌，明显抑制 TNF-α 引起的血管平滑肌细胞增生；升麻提取物抗骨质疏松，能抑制破骨细胞活性，抗皮肤变态反应，抑制 IL-8 产生，抑制 IgE 皮肤被动过敏反应，更年期综合征有效；总皂苷可明显抑制 J180 移植瘤，对 HepG2 细胞有细胞毒作用，抗艾滋病病毒；升麻对结核杆菌、金黄色葡萄球菌和卡他球菌有中度抗菌作用；北升麻提取物具有解热、抗炎、镇痛、抗惊厥、升高白细胞、抑制血小板聚集及释放等作用。

【用量】3～9g。

【临床应用】

方名：韩氏动脉炎方。

适应证：血栓闭塞性脉管炎。

每剂中药饮片所需量：黄芪 15g，牛蒡子 12g，甘草 10g，大青叶 12g，升麻 6g，露蜂房 9g，川芎 9g，桃仁 15g，丹参 12g，陈皮 15g，徐长卿 12g，女贞子 15g，水蛭 6g，玄参 12g。

病因病理机制：血栓闭塞性脉管炎病因、病理机制不明确，与吸烟、慢性砷中毒、内分泌紊乱、遗传等因素相关。伴有动脉萎缩硬化和血管内腔栓塞，周围组织有非特异性肉芽肿，有淋巴细胞、中性粒细胞、组织细胞和巨噬细胞浸润、脓肿。可能与补体降低有关。

中医治疗关键靶点：增强免疫力，免疫抑制，抗炎，溶栓，降低血液黏稠度。

中药药理学基础：黄芪有明显的溶解血凝块作用，并能抑制血小板聚集，提高前列腺环素（PCI$_2$）和一氧化氮（NO）水平，提高血清 IgG、IgM、IgA、C3、C4

含量;牛蒡子抗菌,抗炎方面,抑制 TNF－α、IL－6 诱导 iNOS 表达增强,抑制 IL－β 生成,有一定的补体活性;甘草有皮质激素样作用,增强免疫,抗病毒,抗菌,能抑制巨噬细胞产生 PGE_2;大青叶浸出液对葡萄球菌、甲型链球菌、乙型链球菌有明显的抑制作用,能促淋巴细胞分泌 IL－2;升麻有明显抑制 Ox－LDL 诱导内皮细胞 IL－6、TNF－α 分泌,明显抑制 TNF－α 引起的血管平滑肌细胞增生,抑制 IL－8 产生;露蜂房水提液注射 5.0g/kg 抗炎与氢化可的松 50mg/kg 左右相仿,能增加 T 细胞总数并调节 T 细胞亚群紊乱;川芎减少静脉壁白细胞黏附,抑制红细胞聚集,抑制血管平滑肌增生,保护内皮细胞,抗血小板集聚,川芎嗪能增强血浆 IL－10 水平;桃仁水提物抗凝血酶和 ADP 诱导的血小板聚集,抑制肉芽肿,免疫抑制;丹参在有炎症情况下丹参酮ⅡA 刺激 IL－10 含量增加,促进胶原降解;陈皮增强巨噬细胞吞噬功能,提高溶菌酶的活性;徐长卿水提物抗肉芽肿,抗病毒;抗变态反应,实验证明丹皮酚对Ⅱ、Ⅲ、Ⅳ型变态反应均有显著抑制作用;女贞子能升高前列腺素和 cAMP 含量,降低 cGMP 含量;升高正常小鼠前列腺素(PGE_2、PGE_{2a})水平,抑制肉芽肿,抗溃疡,降血脂;水蛭水煎剂有强抗凝血作用,能显著延长纤维蛋白的凝聚时间,水蛭提取物、水蛭素对血小板聚集有明显的抑制作用,降低中性粒细胞浸润;玄参水溶性成分对中性粒细胞中花生四烯酸(AA)代谢物白三烯 B_4 产生有较强的抑制作用,抗菌,抗血小板聚集,增加血流量,抑制肉芽肿。

化橘红

Huajuhong

【来源】本品为芸香科植物化州柚或柚的未成熟或近成熟的干燥外层果皮。前者习称"毛橘红",后者习称"光七爪""光五爪"。夏季果实未成熟时采收,置沸水中略烫后,将果皮割成 5 或 7 瓣,除去果瓤及部分中果皮,压制成形,干燥。产于广东化州、廉江、遂溪、徐闻,广西南宁及博白等地。

【性味与归经】辛、苦,温。归肺、脾经。

【功效】理气宽中,燥湿化痰。

【传统应用】①咳嗽痰多；②食积伤酒；③呕恶痞闷。

【主要化学成分】本品含挥发油，主成分为柠檬醛，牻牛儿醇，芳樟醇，邻氨基本甲酸甲酯。另据报道，挥发油中主含柠檬烯等。又含蛋白质，脂肪，糖类，胡萝卜素，维生素 B_1，维生素 B_2，维生素 C，烟酸，钙，磷等。

【现代中药药理学研究】化橘红黄酮苷抗炎，抑制组胺、5－HF 引起的血管通透性，抑制 ADP 转化成 ATP，平喘、镇咳、祛痰。

【用量】3~6g。

【临床应用】

方名：韩氏喉源性咳嗽方。

适应证：喉源性咳嗽。

每剂中药饮片所需量：蝉蜕 6g，北沙参 10g，牛蒡子 9g，百部 9g，桔梗 9g，紫苏子 9g，陈皮 10g，蒲公英 15g，甘草 6g，玄参 12g，化橘红 10g。

病因病理机制：喉源性咳嗽属哮喘性咳嗽，病因病理机制不详，有嗜酸性粒细胞浸润特征，可能是过敏和细菌或病毒感染并存有关，感冒、冷空气、灰尘、油烟等容易诱发，临床哮喘症状较轻或无。

中医治疗关键靶点：抗过敏，抗病毒，抗菌，抗炎。

中药药理学基础：蝉蜕镇咳，祛痰，平喘，使哮喘因子 IL－2、IL－5 含量明显降低，抗迟发型超敏反应；北沙参增强免疫功能，镇咳祛痰；牛蒡子水浸剂抑制金黄色葡萄球菌、肺炎球菌、乙型链球菌，抗炎，增强补体活性；百部抗肺炎球菌，镇咳祛痰；桔梗可增强巨噬细胞吞噬功能，增强中性粒细胞杀菌能力，提高溶菌酶的活性，祛痰；紫苏子抗组胺，抑制白三烯，镇咳祛痰；陈皮显著提高豚鼠血清溶菌酶含量，减少嗜酸性粒细胞；蒲公英抗金黄色葡萄球菌，抗甲型链球菌，抗乙型链球菌，抗炎；甘草有肾上腺皮质激素样作用，镇咳，祛痰，抗病毒；玄参水溶性成分对中性粒细胞中花生四烯酸（AA）代谢物白三烯 B_4 产生有较强的抑制作用；化橘红抗炎镇咳祛痰。

月见草子

Yuejiancaozi

【来源】本品为柳叶菜科植物月见草的根。产于东北、华北及贵州等地。

【性味与归经】甘、苦，性温。

【功效】强筋骨，祛风湿。

【传统应用】①风湿痹证；②筋骨疼痛。

【主要化学成分】本品含多种脂肪酸，主要包括亚油酸、γ－亚麻酸、油酸、棕榈酸、硬脂酸等。

【现代中药药理学研究】月见草子油降血脂效果明显，无量－效关系；口服月见草油降血糖，改善胰岛素抵抗，与增加胰岛素促进糖酵解相关；减肥与改善肠吸收有关；防止胃黏膜损伤，降低胃酸排出量；月见草油 0.8g/kg，每日灌胃 1 次，连续 90 天可使慢性肾衰竭大鼠的尿蛋白量减少，尿蛋白选择性改善，血肌酐水平上升减慢，病理变化较轻；抑制 PGE 释放及 PGE、组胺致炎，抑制缓激肽释放，稳定溶酶体膜。显著降低脂肪肝中三酰甘油含量，抑制脂肪肝发生。

【用量】5～15g。

丹　参

Danshen

【来源】本品为唇形科植物丹参的干燥根及根茎。春、秋二季采挖，除去泥沙，干燥。产于安徽、山东、山西、河北、四川、江苏等地。

【性味与归经】苦，微寒。归心、肝经。

【功效】活血调经，祛瘀止痛，凉血消痈，除烦安神。

【传统应用】①月经不调，闭经痛经，产后瘀滞腹痛；②血瘀心痛、脘腹疼痛、癥瘕积聚、跌仆损伤及风湿痹证；③疮痈肿毒；④热病烦躁神昏及心悸失眠。

【主要化学成分】本品含丹参酮Ⅰ、ⅡA、ⅡB、异丹参酮Ⅰ、ⅡA、隐丹参酮、异隐丹参酮、甲基丹参酮、羟基丹参酮、丹参酸A又称丹参素等。

【现代中药药理学研究】丹参能改善血液流变学，抑制凝血，抗纤溶，抑制血小板聚集，稳定红细胞膜；丹参酮ⅡA诱导白细胞分化白血病细胞，其作用与全反式维A酸相当；改善微循环，能扩张冠脉，增加冠脉血流量，改善心肌缺血，促进心肌缺血或损伤的恢复，缩小心肌梗死范围；能提高缺氧耐受能力，对缺氧心肌有保护作用，抗心、脑缺血损伤，抗失血性休克，抗心律失常，抗肾、肺、肝损伤；对肝脏能促进肝细胞再生，抗肝纤维化，提高肝内免疫，对肝癌有较好的抑制作用，使肝癌细胞凋亡率明显升高；能减轻肾损伤，降低血管紧张素转换酶(ACE)表达，促进ACE_2合成，抑制AngⅡ活性，减少肾组织结晶沉淀物，减少肾小管、肾小球损伤；抑制中枢神经兴奋；抗肿瘤，抗胃溃疡，修复胃黏膜，抗胰腺炎；促进创面愈合，丹参酮ⅡA对瘢痕成纤维细胞增生有显著的抑制作用，促进骨折愈合；抗HIV-1病毒和乙肝病毒；丹酚酸对三磷腺苷酶活性有调节作用；丹参能降血压，机制与抑制心脏收缩、增加肾动脉血流量、舒张肺动脉及调节平滑肌细胞膜钙通道活动有关；抗菌，水煎液对金黄色葡萄球菌、大肠杆菌、变形杆菌、福氏痢疾杆菌、伤寒杆菌、结核杆菌、革兰阳性菌有抑制作用，为治疗痤疮提供了科学依据；在有炎症情况下丹参酮ⅡA刺激IL-10含量增加，与浓度成正相关；丹参酮对甲醛所致亚急性关节肿有明显的抑制作用；丹参酮ⅡA磺酸钠可能是一种钙拮抗剂；丹参促进胶原降解可能是通过增加胶原酶的产生或增强胶原酶的活性而实现的；丹参活血化瘀作用可促进组织修复和再生，如加快骨折和皮肤创伤的愈合都可能与它的改善微循环障碍和血液流变学等作用有关，致使局部血流供应增多和营养增加，促进组织的修复和再生，还可能通过内在调节机制而影响机体的反应性。丹参可以明显改善大鼠微循环障碍及减轻肺部急性损伤，显著减少ET-1、P-Selection、VEGF的含量[103]；丹参酮ⅡA能够减弱高盐喂食导致的PVN区氧化应激增强，修复炎性细胞因子与抗炎性细胞因子的失平衡，进而抑制交感神经兴奋，降低平均动脉压[104]；丹参及其所含有的多种化学成分均有雌激素样作用，可通过调节雌激素受体(ER)、促进细胞凋亡等方式抑制乳腺增生、乳腺癌等妇科疾病的发生发展[105]；丹参酮ⅡA可能通过抑制ATP介导的P2X7R

活化炎症介质释放和自由基累积,进而减少细胞凋亡和脑水肿,起到保护放射性脑损伤所致的神经损害作用[106];丹参多酚酸对缺血性脑血管病有神经保护作用,其保护作用机制可能与升高缺血后脑组织 IL-10 的含量,同时降低 TNF-α 含量来发挥抗炎作用有关[107]。

【用量】9~15g。

【临床应用】

方名:韩氏食管反流性胃炎。

适应证:食管反流性胃炎。

每剂中药饮片所需量:砂仁6g,娑罗子10g,炒白术10g,射干12g,山豆根12g,海螵蛸6g,白及6g,浙贝母12g,木香6g,丹参12g,蒲公英15g。

病因病理机制:反流性食管炎,病毒或细菌感染或精神因素、饮酒、药物等导致食管下括约肌松弛,胃排空延迟,腹内压增高,胆囊收缩,损伤食管黏膜的物质是:胃酸、胃蛋白酶、胆汁等。

西医治疗:抑酸(质子泵抑制剂:奥美拉唑、兰索拉唑等),保护胃黏膜(氢氧化铝),促动力药(潘立酮)。

中医治疗关键靶点:抗菌,抗病毒,抑制胃酸,修复胃黏膜。

中药药理学基础:砂仁:可显著抑制胃液、胃酸、胃泌素分泌及胃蛋白酶活性;娑罗子:水煎剂可明显抑制胃酸分泌,对胃酸相关性胃黏膜损伤有明显保护作用,抑制胃酸分泌与西咪替丁相当;炒白术:扶植肠道正常菌群生长,促进肠黏膜修复,显著增强胃排空和肠蠕动;射干:水煎液抗流感病毒、白色念珠菌、热带念珠菌、克柔念珠菌;山豆根:苦参碱抗炎抗组胺,抑制胃酸,修复胃黏膜;海螵蛸:所含碳酸钙能中和胃酸,促进胃溃疡愈合,缓解烧心感;白及:煎剂对胃黏膜损伤有明显保护作用,对胃黏膜保护作用的机制不是通过抑制胃酸分泌,而很可能是刺激胃黏膜合成和释放内源性前列腺素而实现的;浙贝母:抗6株幽门螺杆菌;蒲公英抗幽门螺杆菌,保护胃黏膜,增强胃肠动力。是治疗慢性胃炎的中药药理学基础。

乌　药

Wuyao

【来源】本品为樟科植物乌药的干燥块根。全年均可采挖，除去细根，洗净，趁鲜切片，晒干，或直接晒干。产于安徽、江苏、浙江、江西、湖北、湖南、陕西等地。

【性味与归经】辛，温。归肺、脾、肾、膀胱经。

【功效】行气止痛，温肾散寒。

【传统应用】①寒凝气滞之胸腹诸痛证；②尿频，遗尿。

【主要化学成分】本品含钓樟醇、倍半萜成分：钓樟环氧内酯、钓樟内酯、异钓樟内酯、新钓樟内酯等。

【现代中药药理学研究】乌药对胃肠道平滑肌有兴奋和抑制的双向调节作用，能促进消化液的分泌；其挥发油内服能兴奋大脑皮质，促进呼吸，兴奋心肌，加速血液循环，升高血压及发汗；外涂能使局部血管扩张，血液循环加速，缓和肌肉痉挛疼痛；本品对小鼠肉瘤 S180 有抑制作用；乌药醇提物灌胃抗炎，镇痛，抑制 IL-1，抗柯萨奇病毒，抗疲劳，多用于痛经、结肠炎、慢性前列腺炎。乌药可明显减少小鼠扭体次数，明显降低大鼠肉芽肿、明显降低小鼠耳郭肿胀率、明显降低大鼠足肿胀度[108]；乌药醇提取物可提高急性酒精中毒性肝组织的 SOD 活性，增加抗氧化能力，并可降低肝细胞炎症因子，可能对酒精性肝损伤具有保护作用[109]；乌药总生物碱有缓解 p-二甲苯致小鼠耳郭肿胀及角叉菜胶致后足跖肿胀效果，能减少小鼠在热板上舔后足的次数和减少乙酸致小鼠扭体的次数，镇痛效果显著[110]；乌药提取物各剂量组能降低模型大鼠血清 ALT、AST 且呈剂量依赖性；高剂量组还能显著升高模型大鼠血清 SOD、GSH-Px 活性，降低 MDA、CRP、PCT 含量[111]。

【用量】3~9g。

乌梢蛇

Wushaoshe

【来源】本品为游蛇科动物乌梢蛇的干燥体。多于夏、秋二季捕捉，剖开蛇腹或先剥去蛇皮留头尾，除去内脏，盘成圆盘状，干燥。产于广东。

【性味与归经】甘，平。归肝经。

【功效】祛风，通络，止痉。

【传统应用】①风湿顽痹，中风，半身不遂；②小儿惊风，破伤风；③麻风，疥癣。此外，本品又可治瘰疬、恶疮。

【主要化学成分】本品含赖氨酸、亮氨酸、谷氨酸、丙氨酸、原肌球蛋白等。

【现代中药药理学研究】乌梢蛇水煎液和醇提取液有抗炎、镇静、镇痛作用。其血清有对抗五步蛇毒作用。

【用量】9～12g。

乌 梅

Wumei

【来源】本品为蔷薇科植物梅的干燥近成熟果实。夏季果实近成熟时采收，低温烘干后闷至色变黑。全国各地均有栽培。

【性味与归经】酸、涩，平。归肝、脾、肺、大肠经。

【功效】敛肺止咳，涩肠止泻，安蛔止痛，生津止渴。

【传统应用】①肺虚久咳；②久泻，久痢；③蛔厥腹痛，呕吐；④虚热消渴。此外，本品炒炭后，涩重于酸，收敛力强，能固冲止漏，可用于崩漏不止、便血等；外敷能消疮毒，可治胬肉外突、头疮等。

【主要化学成分】本品含枸橼酸、苹果酸、草酸、琥珀酸和延胡索酸总酸量约4%～5.5%，以前两种有机酸的含量较多。

【现代中药药理学研究】本品水煎剂在体外对多种致病性细菌及皮肤真菌有抑制作用，能增强机体免疫功能；水煎液对平滑肌双向调节，低抑制，高松弛；水煎液抗沙门菌，绿脓杆菌，抗过敏，抗生育，杀精子。

【用量】6～12g。

巴戟天

Bajitian

【来源】本品为茜草科植物巴戟天的干燥根。全年均可采挖，洗净，除去须根，晒至六、七成干，轻轻捶扁，晒干。产于广东、广西、福建等地。

【性味与归经】甘、辛，微温。归肾、肝经。

【功效】补肾助阳，祛风除湿。

【传统应用】①肾阳虚阳痿、宫冷不孕、小便频数；②风湿腰膝疼痛及肾虚腰膝酸软无力。

【主要化学成分】本品含蒽醌类成分：甲基异茜草素、大黄素甲醚（physcion），2－羟基羟甲基蒽醌、1－羟基蒽醌；又含葡萄糖，甘露糖，棕榈酸，维生素 C，根皮含锌、锰、铁、铬等23种元素。

【现代中药药理学研究】能显著增加小鼠体重，延长小鼠游泳时间；乙醇提取物及水煎剂有明显的促肾上腺皮质激素样作用，按 Diamondstone 方法测定血中皮质酮量，口服给予巴戟天水提取物（1g/kg），结果糖皮质激素酶标记酶肝 AIP 活性显著上升；水提物抗抑郁，保护心肌细胞，促进骨生长，促心肌血管形成；抗炎，镇痛，显著降低肝血清中丙氨酸转氨酶和天冬氨酸转氨酶水平；水煎液对精子膜结构和功能具有保护作用。小便失禁配肉苁蓉、补骨脂、芡实、黄精等有效。

【用量】3～9g。

【临床应用】

方名：韩氏男子不育方。

适应证:男子不育。

每剂中药饮片所需量:人参5g,黄芪12g,黄精15g,鹿茸2g,女贞子15g,巴戟天9g,枸杞子6g,菟丝子15g,淫羊藿20g,山茱萸10g,威灵仙12g,甘草6g,忍冬藤20g。

病因病理机制:男子不孕与性功能障碍,精子活力下降,睾丸生精功能异常,输精管梗阻,生殖道感染,精子结构异常。

中医治疗关键靶点:提高精子质量,提高性功能。

中药药理学基础:人参能增强性腺功能,有促性腺激素样作用,提高雄激素;黄芪溶栓,提高前列腺环素(PCI_2);黄精提高精子质量;鹿茸对精子异常不育症有明显的治疗作用;女贞子促进前列腺素合成;巴戟天对精子膜结构和功能具有保护作用;枸杞子促进睾酮合成;菟丝子保护精子,促雄性生殖器官附睾重量增加;淫羊藿促性器官发育,有雌激素样作用,提高睾酮含量,保护精子;山茱萸有糖皮质激素样作用,能抑制 TNF-α 和 IL-1 诱导的内皮细胞分泌黏附因子,抑制 T 细胞膜 CD3、CD4、CD8 表达;威灵仙抗革兰阴性杆菌;甘草拮抗乙酰胆碱、组胺、去甲肾上腺导致输精管收缩;忍冬藤能直接松弛输精管平滑肌。

巴　豆

Badou

【来源】本品为大戟科植物巴豆的干燥成熟果实,根及叶亦供药用。秋季果实成熟时采收,堆置2～3天,摊开,干燥。根、叶全年可采,根切片,叶晒干备用。产于四川、湖北、云南、贵州、台湾、浙江等。

【性味与归经】种子:辛,热,有大毒。根、叶:辛,温,有毒。归胃、大肠经。

【功效】峻下冷积,逐水退肿,祛痰利咽。外用蚀疮。

【传统应用】①寒积便秘;②腹水臌胀;③喉痹痰阻;④痈肿未溃、疥癣恶疮。

【主要化学成分】本品含巴豆油34%～57%，蛋白质约18%。巴豆油中含巴豆油酸、巴豆酸、由棕榈酸、硬脂酸、油酸、巴豆油酸、巴豆酸等。

【现代中药药理学研究】巴豆油促进胃肠蠕动，能诱导 HL‑60 细胞向巨噬细胞分化；抑制细胞增生，促使细胞发生恶性转化，抑制肿瘤，肝癌、胃癌明显；胆道疾病，用巴豆散加茵陈大柴胡汤效果明显，肠梗阻巴豆一粒连服三粒，隔一小时有效；巴豆油外用，对皮肤有强烈刺激作用。巴豆油有镇痛及促血小板凝集作用；巴豆提取物对小鼠腹水型与艾氏腹水癌有明显抑制作用；巴豆油、巴豆树脂和巴豆醇脂类有弱性致癌活性。此外巴豆油酸给动物灌胃可促进肠蠕动，使肠黏膜出血，甚至引起肠坏疽。巴豆有杀灭钉螺的作用，以种仁效力最强。

【用量】0.1～0.3g。

水　芹

Shuiqin

【来源】本品为伞形科植物水芹的全草。9～10月采割地上部分，晒干。产于河南、江苏、浙江、台湾等地。

【性味与归经】辛、微甘，凉。归肾经。

【功效】清热解毒，利水渗湿，止血。

【传统应用】①暴热烦渴；②咽喉肿痛；③水肿，淋病。

【主要化学成分】本品含挥发油，油中含具芹菜香气的 3‑异亚丁基‑3α, 4‑二氢夫内酯、3‑异戊叉基‑3α, 4‑二氢夫内酯、3‑异亚丁基夫内酯、3‑异戊叉基夫内酯，以及顺式和反式氧化苎烯、二氢香芹酮、α‑紫罗酮、二氢香芹醇、瑟丹内酯等。此外，尚含香柑内酯、东莨菪素、绿原酸、咖啡酸、芸香苷、维生素、多种氨基酸及糖类等。

【现代中药药理学研究】水芹提取物促进学习，抗心肌缺血，抗心律失常可能与其影响细胞膜对钾、钠、钙的通透性有关；降低小鼠血清胆红素，抗脂肪肝，降血糖，保护胰脏，升高血清胰岛素，对胰岛损伤有明显的保护作用；

对乙肝病毒有显著的抑制作用；轻微降血压作用经动物实验说明，其降压作用主要是通过颈动脉体化学感受器的反射；长久食用可能导致阳痿；水芹煎液12g生药/kg灌胃对α-萘异氰酸酯所致大鼠肝炎有明显退黄作用，降低血清胆管上皮变性坏死病理改变可明显减轻。

【用量】10～30g。

水　蛭

Shuizhi

【来源】本品为水蛭科动物蚂蟥、水蛭或柳叶蚂蟥的干燥体。夏、秋二季捕捉，用沸水烫死，晒干或低温干燥。产于全国各地。

【性味与归经】咸、苦，平，有小毒。归肝经。

【功效】破血通经，逐瘀消癥。

【传统应用】①血瘀经闭，癥瘕积聚；②跌仆损伤，心腹疼痛。

【主要化学成分】本品主要含蛋白质、肝素、抗凝血酶，新鲜水蛭唾液中含有一种抗凝血物质名水蛭素。另外，水蛭还含有人体必需常量元素钠、钾、钙、镁等，并且含量较高。还含有铁、锰、锌、硅、铝等28种微量元素。

【现代中药药理学研究】水蛭水煎剂有强抗凝血作用，能显著延长纤维蛋白的凝聚时间，水蛭提取物、水蛭素对血小板聚集有明显的抑制作用；抑制大鼠体内血栓形成，对弥散性血管内凝血有很好的治疗作用。研究结果表明，水蛭素是迄今为止，世界上最强的凝血酶特效抑制剂；水蛭素不仅能阻止纤维蛋白原凝固，也能阻止凝血酶催化的进一步的血瘀反应。如凝血因子Ⅴ、Ⅶ、Ⅷ的活化及凝血酶诱导的血小板反应等，均能被水蛭素抑制。其抑制率取决于水蛭素的浓度，血液凝固被推延或完全被阻止；水蛭素抗脑水肿，抑制凝血酶活性，降低中性粒细胞浸润，减少脑缺血损伤，保护神经细胞，保护血管损伤；水煎液防治心动脉术后再狭窄，且不增加出血倾向，防治肾小球硬化；水蛭素抗肝纤维化，纠正肾糖尿病过滤，抗肺纤维化，改善微循环和血液流变性，使毛细管开放增多。常用于心绞痛、脑硬化、缺血性脑卒中、脑出血、糖尿病并发症、慢性肾衰竭、前列腺增生、卵巢囊肿、血栓性静脉炎。水蛭素对肿瘤细胞也有抑制作用。

在抗栓治疗中，与肝素相比，水蛭素的另一个显著优点，是不增加抗凝血酶 - Ⅲ(AT - Ⅲ)的消耗，肝素与水蛭素都能抑制凝血酶对纤维蛋白原与血小板的作用，但水蛭素与辅因子无关。抗栓的有效剂量和血浓度也不一样。用大鼠做实验，比较水蛭素治疗各种血栓的有效浓度，静脉血栓和弥散性血管内凝血(DIC)所需的水蛭素血浆浓度最低，且均比肝素低。水蛭素治疗静脉血栓所需的血浓度是肝素的 1/20，而治疗 DIC 仅是肝素的 1/50。因为在静脉血栓形成过程中，主要的血浆凝固因子被活化，导致凝血酶的形成，而水蛭素是最强的凝血酶抑制剂。治疗动脉血栓则要求较高的血浆浓度。B. Kaiser 和 F. Markwardt 在大鼠实验中发现，按 $40 \mathrm{AT} - \mu/(\mathrm{kg} \cdot \mathrm{min})$ 的速度，由静脉滴入水蛭素，血浆浓度达到 $4.3 \mathrm{AT} - \mu/\mathrm{ml}$，则完全抑制静脉血栓的形成。而要完全抑制动脉血栓的形成，则需要按照 $200 \mathrm{AT} - \mu/(\mathrm{kg} \cdot \mathrm{min})$ 给药 60 分钟。抑制动脉血栓比抑制静脉血栓，水蛭素的剂量要高出 5 倍。与肝素相比，水蛭素抑制血栓形成的浓度，远远小于其引起出血的浓度。水蛭可能通过升高 NO、PGF - 1 - α，抑制 TXB2、ET - 1 及炎症反应来保护动脉内皮[114]；水蛭粉可通过减少体内脂质沉积、调节机体代谢紊乱、减轻氧化损伤、抑制炎症反应等环节，干预动脉粥样硬化的形成[115]。

【用量】$1.5 \sim 3\mathrm{g}$。

【临床应用】

方名：韩氏消斑块方。

适应证：高血压、高血脂、动脉粥样硬化病。

每剂中药饮片所需量：黄芪 12g，薤白 15g，桃仁 12g，玉竹 15g，女贞子 15g，姜黄 6g，川芎 9g，牛蒡子 12g，半边莲 15g，赤芍 12g，蒺藜 15g，三棱 12g，地龙 10g，水蛭 6g。

病因病理机制：动脉粥样硬化是指动脉管壁增厚变硬，失去弹性和管腔缩小。动脉硬化的特点是，病变从动脉内膜开始，先后有脂质和复合糖类积聚、出血和血栓形成，纤维组织增生和钙质沉着，并有动脉中层的逐渐蜕变和钙化。动脉硬化常见病因：①血脂异常；②高血压；③糖尿病；④吸烟；⑤超重和肥胖;⑥不平衡膳食;⑦缺乏锻炼;⑧年龄;⑨遗传;⑩社会心理;⑪促血栓形成状态。发病机制:主要表现在内皮损伤、脂质堆积和纤维粥样斑块形成。血纤维蛋白原和纤维溶酶原激活物抑制剂增多可促进血栓形成,血栓愈合过程可促进斑块形成生长。低密度脂蛋白、自由基、巨噬细胞、肿瘤坏死因子、IL－1、血小板生长因子、纤维细胞生长因子、内皮素、黏附因子、新生血管共同参与动脉粥样硬化形成。前列腺素能增强血管弹性。

中医治疗关键靶点:降血脂,降血压,抑制血小板集聚,抑制致炎因子和自由基,增强纤维蛋白酶活性,抑制新生血管生成,促进前列腺素生成。

中药药理学基础:黄芪有明显的溶栓作用,提高前列腺环素(PCI_2)和一氧化氮(NO)水平;薤白能明显降低血清过氧化脂质,抗血小板凝集,抑制ADP诱导的血小板集聚,改善血液流变学,提高PGI_1含量;桃仁扩张血管,抗凝血酶和ADP诱导的血小板聚集,促进创口愈合,抑制肉芽肿,免疫抑制,干预ApoE是稳定斑帽的中药药理学基础;玉竹增强巨噬细胞吞噬功能,抑制巨噬细胞分泌TNF－α,是稳定斑块的药理学基础;女贞子降血脂,升高正常小鼠前列腺素(PGE_2、PGE_{2a})水平;姜黄降血脂,使主动脉壁基质金属蛋白9(MMP－9)和核转录因子－KB的表达率明显下降,同时eNOS活性也明显升高;川芎扩张血管,减少静脉壁白细胞黏附,抑制红细胞聚集,降血脂,抗血小板集聚,降低IL－6、TNF－α水平;牛蒡子:钙离子拮抗,抑制TNF－α、IL－6诱导iNOS表达增强,抑制IL－β生成;半边莲利尿,降低肾素活性相关,抑制胶原表达,升高eNOS浓度,降低内皮细胞内皮素;赤芍总苷抗血栓形成,抗血小板聚集,升高血小板cAMP,降低外源性凝血因子,抑制ADP,抗凝血酶活性,激活纤溶酶原活性,降低纤维蛋白原含量和红细胞集聚指数,增加冠脉流量,降低肺动脉压,抑制巨噬细胞分泌IL－1;蒺藜降血脂,降低肾上腺素诱发的血液黏稠,抗血小板聚集,降低血清C蛋白水平;三棱溶栓,抑制血管形成;地龙抗血栓,抗凝,改善血液流变学,降低纤维细胞数和胶原纤维数显著,水煎液降压,可显著降低血清血管紧张素酶活性,降低肾醛固酮水平,升高血浆和肾脏6－酮－前列腺素－FIa含量;水蛭水煎剂有强抗凝血作用,能显著延长纤维蛋白的凝聚时间,抑制大鼠体内血栓形成。

水牛角

Shuiniujiao

【来源】本品为牛科动物水牛的角。取角后，水煮，除去角塞，干燥。全国大部分地区均饲养，以南方水稻田地区为多。

【性味与归经】苦，寒。归心、肝经。

【功效】清热凉血，解毒，定惊。

【传统应用】①温病高热，神昏谵语，惊风，癫狂；②血热妄行斑疹、吐衄；③痈肿疮疡，咽喉肿痛。

【主要化学成分】水牛角可作为犀角的代用品，因其成分与犀角大同小异：①甾醇类：均含胆甾醇；②氨基酸：均含丙氨酸、精氨酸、天冬氨酸、胱氨酸、亮氨酸、脯氨酸、酪氨酸、组氨酸、缬氨酸；③肽类：碱性肽类水解，两者都产生精氨酸、赖氨酸、组氨酸、甘氨酸、丙氨酸、脯氨酸、缬氨酸、亮氨酸，但犀角还有天冬氨酸；④胍基衍生物：均有精氨酸及胍、蛋白质等。

【现代中药药理学研究】本品提取物及水煎剂有强心作用；其注射液有降血压作用，且是先降后升；本品有增加血小板计数、缩短凝血时间、降低毛细血管通透性、抗炎等作用；其煎剂有镇惊、解热作用。

【用量】10～30g。

水飞蓟

Shuifeiji

【来源】本品为菊科水飞蓟属植物水飞蓟，以瘦果入药。水飞蓟自5月初至7月初陆续开花，一个头状花序从开花至果熟需25～30天，当苞片枯黄向内卷曲成筒、顶部冠毛微张开时，标志种子已经成熟，应及时采收。用剪刀将果序剪下。现华北、西北地区有引种栽培。原产南欧至北非。

【性味与归经】苦、凉。归肝、胆经。

【功效】清热解毒，疏肝利胆。

【传统应用】肝胆湿热、胁痛、黄疸。

【主要化学成分】本品含有黄酮类及延胡索酸；种子含水飞蓟宾、异水飞蓟宾、脱氢水飞蓟宾、水飞蓟宁、水飞蓟亭、水飞蓟宾聚合物及肉桂酸、肉豆蔻酸、棕榈烯酸、花生酸等。

【现代中药药理学研究】水飞蓟宾保护心肌，降低血压，抑制血管重构，抑制血小板聚集，保护大脑，保肝，调节血脂，促进肝细胞再生，抑制白三烯；水飞蓟素降低糖尿病肾病蛋白尿，糖原升高，胰岛素敏感性改善，抑制糖基化，抗肾纤维化；水飞蓟宾抑制去甲肾上腺素、KCl、$CaCl_2$引起的高血压，其血管扩张作用与Ca^{2+}拮抗有关；水飞蓟宾对脑缺血有保护作用。

【用量】6～15g。

五　画

玉　竹

Yuzhu

【来源】本品为百合科植物玉竹的干燥根茎。秋季采挖，除去须根，洗净，晒至柔软后，反复揉搓、晾晒至无硬心，晒干；或蒸透后，揉至半透明，晒干。产于东北、华北、华东及陕西、广东等地。

【性味与归经】甘，微寒。归肺、胃经。

【功效】养阴润燥，生津止渴。

【传统应用】①肺阴虚证；②胃阴虚证；③燥热咳嗽；④内热消渴。

【主要化学成分】本品含玉竹黏多糖，由 D - 果糖，D - 甘露糖，D - 葡萄糖及半乳糖醛酸所组成，摩尔比为 6∶3∶1∶1.5；玉竹果聚糖，糖的组成为果糖∶葡萄糖，氮杂环丁烷 - 2 - 羧酸。还含黄精螺甾醇、黄精螺甾醇苷、黄精呋甾醇苷、黄精呋甾醇苷等甾族化合物等。

【现代中药药理学研究】本品具有促进实验动物抗体生成，提高巨噬细胞的吞噬百分数和吞噬指数，促进干扰素合成，抑制结核杆菌生长，降血脂，缓解动脉粥样斑块形成，使外周血管和冠脉扩张，延长耐缺氧时间，强心，抗氧化，抗衰老等作用；玉竹提取物增强记忆，免疫方面升高血清 IL - 4、IL - 10 水平，升高 CD8 T 淋巴细胞含量，降低血清 IFN - γ 水平，抑制巨噬细胞 TNF - α、IL - 1 生成；水煎液降低 Ⅰ 型糖尿病血糖，降低 Ⅱ 型糖尿病空腹血糖，保护 β 细胞但不改变胰岛素分泌，降低肾上腺素型高血糖，对淀粉引起的高血糖效果更明显，有明显的量 - 效关系，降低血糖化血红蛋白，抗肝损伤，抗内毒素。

【用量】6～12g。

【临床应用】

方名：韩氏肥胖型空腹高血糖方。

适应证：2型糖尿病肥胖空腹高血糖症。

每剂中药饮片所需量：人参5g，玉竹15g，麦冬8g，紫草15g，麦芽10g，枇杷叶6g，银杏叶9g，黄连3g。

病因病理机制：2型糖尿病病因方面主要与饮食过多，活动减少，病毒损伤β细胞相关。病理方面主要是基因缺陷的基础上存在胰岛素抵抗和胰岛素分泌障碍两个环节：①β细胞功能损伤胰岛素分泌减退或消失。导致胰岛素功能损伤或衰竭的因素有：遗传基因缺陷；β细胞萎缩；②胰岛素受体异常（少见）和转运载体异常（多见）；三酰甘油诱导的神经酰胺或NO生长诱导β细胞凋亡；长链脂酰辅酶A抑制胰岛素分泌；在肿瘤坏死因子作用下三酰甘油沉淀β细胞周围抑制胰岛素合成、分泌。

生理方面：主要是胰岛素缺乏或功能障碍导致糖进入减少，糖原合成减少，糖酵解减弱，三羧酸循环减弱；病理情况下糖原分解增多，糖异生增强，肝糖生成增多，糖代谢紊乱等。肥胖型糖尿病重点是高胰岛素和糖异生异常症所致。

临床表现：口渴多饮、多尿、乏力气短、消瘦。

中医治疗关键靶点：改善胰岛素抵抗，抑制糖异生。

中药药理学基础：人参多糖降糖有明显的量－效关系，抑制肝G－6－P酶活力，升高葡萄糖激酶，改善胰岛素抵抗；玉竹降低Ⅱ型糖尿病空腹血糖，保护β细胞但不改变胰岛素分泌，降低肾上腺素型高血糖，对淀粉引起的高血糖效果更明显；麦冬能促进β细胞功能恢复，增加肝糖原，抑制糖原分解，改善胰岛素抵抗；紫草降正常血糖作用明显，对链脲佐菌素诱导的高血糖效果也明显，但机制不明；麦芽降血糖明显持久，机制不详；枇杷叶降低肾上腺素型高血糖；银杏叶改善胰岛素抵抗，增加胰岛素敏感性，保护β细胞；黄连（心力衰竭者禁用）改善胰岛素抵抗，抑制β细胞凋亡。是治疗2型糖尿肥胖病空腹高血糖的中药药理学基础。

甘　草

Gancao

【来源】本品为豆科植物甘草、胀果甘草或光果甘草的干燥根。春、秋二季采挖，除去须根，晒干。产于东北、华北及陕西、甘肃、青海、新疆、山东等地。

【性味与归经】甘，平。归心、肺、脾、胃经。

【功效】补脾益气，祛痰止咳，缓急止痛，清热解毒，调和诸药。

【传统应用】①心气不足，脉结代、心动悸；②脾气虚证；③咳喘；④脘腹、四肢挛急疼痛；⑤热毒疮疡、咽喉肿痛及药物、食物中毒；⑥调和药性。

【主要化学成分】本品含有甘草酸，即甘草酸 6% ~ 14%，为甘草的甜味成分，是一种三萜皂苷。甘草酸水解产生一分子甘草次酸即及二分子葡萄糖醛酸。并含少量甘草黄苷，其苷元名甘草素和甘草苦苷、异甘草黄苷、二羟基甘草次酸即、甘草西定、甘草醇、5 - 0 - 甲基甘草醇、异甘草醇。此外，尚含有甘露醇、葡萄糖 3.8%、蔗糖 2.4% ~ 6.5%、苹果酸、桦木酸、天冬酰胺、菸酸、生活素 296μg/g、微量挥发油为甘草特有臭气的来源及淀粉等。

【现代中药药理学研究】甘草酸有肾上腺皮质激素样作用，甘草还具有保泰松或氢化可的松样抗炎作用，其抗炎成分为甘草酸和甘草次酸，甘草酸和甘草次酸，对炎症反应的Ⅰ、Ⅱ、Ⅲ期都有抑制作用；抑制排尿、排钠、增加排钾，抑制乙酰胆碱酯酶、氯化钡和组胺引起的肠痉挛；甘草水提液抗 HIV 病毒，抗流感病毒，抑制革兰阳性菌、金黄色葡萄球菌、甲型链球菌、乙型链球菌、变异链球菌、乳酸杆菌；能保护发炎的咽喉和气管黏膜；对某些毒物有类似葡萄糖醛酸的解毒作用；免疫方面，甘草酸有抑制 TNF - α 介导的细胞毒作用，促进淋巴细胞产生 IK - 2、IFN - γ，抑制 IL - 4、IL - 10 生成，抑制补体活化，能显著抑制细胞病变的发生，使组织培养的细胞得到保护，能抑制巨噬细胞产生 PGE_2。升高淋巴细胞百分比，抗输卵管炎症明显改善输卵管通畅率；提高 Th1 细胞因子水平，抑制 Th2 细胞因子水平，从而纠正哮喘，减少气道炎症；甘草水提物抗肿瘤,乳腺癌,子宫内膜癌,埃希腹水癌;甘草酸保肝;抑制酪氨酸酶活性;拮抗乙酰胆碱、组胺、去甲肾上腺导致输精管收缩;甘草提取物对帕金森、风湿性疾病、类风湿关节炎、系统性红斑狼疮、抑郁症、癫痫症、皮肤褪色、过敏性紫癜有一定的疗效;甘草有抗心律失常、减慢心率作用,抗心房纤颤明显;有抗胃溃疡,抑制胃酸分泌,缓解胃肠平滑肌痉挛及镇痛作用;甘草与芍药有松弛骨骼肌和镇痛作用;能促进胰液分泌;有明显的镇咳作用,祛痰作用也较显著,还有一定平喘作用。甘草多糖具有明显的抗水泡性口炎病毒、腺病毒 3 型、单纯疱疹病毒 1 型、牛痘病毒等活性;甘草次酸与血管紧张素Ⅱ受体有较好的结合作用,又能增加血管平滑肌对去甲肾上腺素的反应性,引起血压升高。

炙甘草:蜜炙药性微温,并可增强补益心脾之气和润肺止咳作用。

【用量】1.5~9g。

【临床应用】

方名:韩氏狼疮性肾炎方。

适应证:系统性红斑狼疮性肾损害。

每剂中药饮片所需量:黄芪 12g,白术 10g,党参 9g,徐长卿 12g,山茱萸 10g,牡丹皮 9g,甘草 6g,牛蒡子 12g,苍耳子 20g,鱼腥草 20g,泽泻 12g,郁金 10g,赤芍 12g,水蛭 6g。

病因病理机制:系统性红斑狼疮是一种病因不明的慢性炎症性疾病。临床主要表现为全身性红斑狼疮,同时伴有尿蛋白、血尿和肾损伤。病因病理机制主要与遗传因素和免疫系统反应异常,补体 C3 亲和力降低,致炎因子损伤累及动静脉血管硬化。

中医治疗关键靶点:增强免疫功能,抗炎,软化血管。

中药药理学基础:黄芪能促进机体代谢、促进血清和肝脏蛋白质的更新,有明显的利尿作用,能消除实验性肾炎尿蛋白,提高血清 IgG、IgM、IgA、C3、C4 含量,降低血清 IL-4,升高血清 IL-6、IFN-γ 水平;白术提高 IL-2 分泌水平,下调黏附分子-1 及诱导性 iNOS 表达;党参增强免疫功能,对活化的淋巴细胞 IL-2 产生有明显的增强作用,调节体液免疫,促进抗体生成;徐长卿抗变态反应,实验证明丹皮酚对Ⅱ、Ⅲ、Ⅳ型变态反应均有显著的抑制作用;山茱萸有糖皮质激素样作用,能抑制 TNF-α 和 IL-1 诱导的内皮细胞分泌黏附因子,抑制 T 细胞膜 CD3、CD4、CD8 表达;牡丹皮抗菌,丹皮酚解热降温,镇痛,抗炎,降低血清中 IL－1、IL－2、IL－6、TNF－α 水平,降低血液黏稠度,抗动脉硬化;甘草糖皮质激素样作用,抗炎,增强免疫;牛蒡子降自发性高血压作用持久,抑制 TNF－α、IL－6 诱导 iNOS 表达增强,抑制 IL－β 生成;有一定的补体活性,降低蛋白尿;苍耳子抑制 IL－1β、IL－6 激活人肾小球系膜细胞增生,减少 IL－1β、TNF－α 生成;鱼腥草抗菌,抗炎,抗病毒,降低蛋白尿,消除肌酐,抑制肾小球肥大;泽泻抗动脉硬化,抗过敏,抗炎,抗肾炎,可下调肾小球细胞中的内皮素 I;郁金对免体液免疫和细胞免疫均有抑制作用,姜黄素抗过敏对肥大细胞中组胺有很强的抑制作用;赤芍总苷抗血栓形成,抗血小板聚集,升高血小板 cAMP,降低外源性凝血因子,抑制 ADP,抗凝血酶活性,激活纤溶酶原活性,降低纤维蛋白原含量和红细胞集聚指数;水蛭抑制凝血酶活性,降低中性粒细胞浸润,抑制肾小球动脉硬化。

甘　松

Gansong

【来源】本品为败酱科植物甘松、或匙叶甘松的干燥根及根茎。春、秋二季采挖,除去泥沙及杂质,晒干或阴干。产于四川、甘肃、青海等地。

【性味与归经】辛、甘,温。归脾、胃经。

【功效】行气止痛,开郁醒脾。

【传统应用】①脘腹闷胀,疼痛;②思虑伤脾,不思饮食;③湿脚气。

【主要化学成分】本品含多种倍半萜类成分,缬草萜酮,甘松新酮,9－马兜铃烯－2－酮,甘松酮,9－马兜铃烯醇,青木香酮,广藿香醇,β－广藿香烯,甘松香醇,β－橄榄烯,甘松环氧化物,甘松香酮等。

【现代中药药理学研究】甘松提取物镇静,抗惊厥,明显改善大脑皮层脑电图,减轻癫痫发作,具有拮抗组胺、5－羟色胺、乙酰胆碱的作用,能对抗氯化钡引起的大肠、小肠、子宫、支气管痉挛,耐缺氧,抗心肌缺血,抗心律失常,抗期前收缩。甘松不同提取成分组合给药对预防急性胃炎及抑制胃溃疡有明显的作用[116]。

【用量】3～6g。

甘　遂
Gansui

【来源】本品为大戟科植物甘遂的干燥块根。春季开花前或秋末茎叶枯萎后采挖，撞去外皮，晒干。产于陕西、山东、甘肃、河南等地。

【性味与归经】苦，寒，有毒。归肺、肾、大肠经。

【功效】泄水逐饮，消肿散结。

【传统应用】①水肿，臌胀，胸胁停饮；②风痰癫痫；③疮痈肿毒。

【主要化学成分】本品含大戟醇，甘遂酸，巨大戟萜醇。尚含棕榈酸，枸橼酸，草酸，鞣质，树脂，葡萄糖，蔗糖，淀粉，维生素 B_1 等。

【现代中药药理学研究】甘遂能刺激肠管，增加肠蠕动，造成峻泻；生甘遂作用较强，毒性亦较大，醋制后其泻下作用和毒性均有减轻；甘遂萜酯 A、甘遂萜酯 B 有镇痛作用。所含甘遂素 A、甘遂素 B 有抗白血病的作用；甘遂提取物对皮肤癌有促进作用，对肝癌有抑制作用，刺激肠黏膜，增加肠蠕动，抑制 SR-BC 诱导的迟发型超敏反应。能使前列腺素合成释放增加，从而引起子宫平滑肌收缩导致流产；改善胰腺微循环，下调 $TNF-\alpha$、$IL-6$ 含量，为治疗胰腺炎提供了科学依据。

【用量】0.5～1g。

艾　叶
Aiye

【来源】本品为菊科植物艾的干燥叶。春、夏二季，花未开、叶茂盛时采摘，晒干或阴干。全国大部分地区多有生产。

【性味与归经】辛、苦，温，有小毒。归肝、脾、肾经。

【功效】温经止血，散寒调经，安胎。

【传统应用】①出血证；②月经不调、痛经；③胎动不安。

【主要化学成分】本品含挥发油,油中主要为 8 - 桉叶精、α - 侧柏酮、α - 水芹烯 β - 丁香烯、莰烯、樟脑、藏茴香酮、反式苇醇。以及镍、钴、铝、铬、硒、铜、锌、铁、锰、钙、镁等。

【现代中药药理学研究】艾叶水提液解热镇痛,抗金黄色葡萄球菌、大肠埃希菌、肺炎双球菌、白色念珠菌等 5 种妇科常见致病菌,对甲乙链球菌、肺炎双球菌、革兰阴性菌均有抑制作用,对毛线真菌、红色表皮癣菌、同心性癣菌、许兰黄癣菌等皮肤真菌有抑制作用;外用烟熏抗病毒、抗支原体;内服艾叶水提液抑制纤溶而缩短凝血时间,促进血液凝固,对 ADP、胶原、肾上腺素所致的血小板有抑制作用,具有活血和凝血双重作用,与中医理论止血不留瘀相一致,碳炒止血明显;明显抑制 IgE 介导的速发型皮肤过敏反应,对速发型变态反应有很强的抑制作用,增加血清中 IgG 含量;艾叶油具有平喘、镇咳、祛痰、抗过敏,改善睡眠,保肝利胆,清除自由基,抗肝癌、宫颈癌等功能。

【用量】3 ~ 9g。

石决明

Shijueming

【来源】本品为鲍科动物九孔鲍或盘大鲍等的贝壳。夏秋捕捉。捕得后,将肉剥除,取壳,洗净,除去杂质,晒干。药材以九孔鲍的贝壳称为"光底海决";盘大鲍的贝壳称为"毛底海决"。产于浙江(南部)、福建、台湾、广东、海南、广西等地。

【性味与归经】咸,寒。归肝经。

【功效】平肝潜阳,清肝明目。

【传统应用】①肝阳上亢,头晕目眩；②目赤,翳障,视物昏花。煅石决明还有收敛、制酸、止痛、止血等作用。

【主要化学成分】本品含碳酸钙90%以上,含少量的镁、钠、锶、铁、硅、铝,微量的钛、锰、钡、铜、铬、磷、钒、锌等18种元素。水解液含17种氨基酸，有天冬氨酸、苏氨酸、丝氨酸、谷氨酸等。

【现代中药药理学研究】石决明有清热、镇静、降血压、拟交感神经的作用；九孔鲍提取液有抑菌作用，其贝壳内层水解液经小鼠抗四氯化碳急性中毒实验表明，有保肝作用；其酸性提取液对家兔体内外的凝血实验表明，有显著的抗凝作用；九孔鲍提取液的抗菌实验（杯碟法）表明，对金黄色葡萄球菌、大肠杆菌、绿脓杆菌的抑菌效力最强。

【用量】3～15g。

石 韦

Shiwei

【来源】本品为水龙骨科植物石韦，庐山石韦、毡毛石韦、有柄石韦、北京石韦或西南石韦的叶。春、夏、秋均可采收，除去根茎及须根，晒干。产于安徽、江苏、浙江、福建、台湾、云南等地。

【性味与归经】甘、苦，微寒。归肺、膀胱经。

【功效】利尿通淋，清肺止咳，凉血止血。

【传统应用】①淋证；②肺热咳喘；③血热出血。

【主要化学成分】本品含里白烯，杧果苷，异杧果苷，绿原酸。又从叶中分离得到：山柰酚，槲皮素，异槲皮素，三叶豆，绿原酸，β-谷甾醇，蔗糖等。

【现代中药药理学研究】石韦水煎液镇咳祛痰，平喘，抗金黄色葡萄球菌、变形杆菌、大肠杆菌、普通变形杆菌，枯草芽孢杆菌，阻止病毒在细胞内复制；增加尿草酸钙结晶排泄，抑制肾结石形成疗效确切；降餐后血糖，提高糖尿病患者对糖的耐受能力；石韦能增强机体巨噬细胞的吞噬活性；对前列腺素生物合成的抑制率为42%。据报道，单味石韦对肾盂肾炎有效，一般服药2～3天后，尿量即增多，水肿逐渐消退。对于慢性肾小球肾炎，一般以3个月左右为1个疗程痊愈，急性肾小球肾炎疗程为10天左右痊愈。

【用量】6～12g。

【临床应用】

方名：韩氏肾结石方。

适应证:肾结石。

每剂中药饮片所需量:金钱草30g,茜草15g,泽泻15g,石韦15g,通草6g,车前草30g,女贞子15g,石刁柏20g,半边莲15g,茯苓12g,山茱萸12g,大黄10g。

病因病理机制:肾结石是一些晶体物质(如钙、草酸、尿酸、胱氨酸等)和有机基质(如基质A、酸性黏多糖等)在肾脏的异常聚积所致,为泌尿系统的常见病、多发病,90%含有钙,其中草酸钙结石最常见。40%~75%的肾结石患者有不同程度的腰痛。泌尿系统任何部位均可发生结石但常始发于肾,肾结石形成时多位于肾盂或肾盏,可排入输尿管和膀胱,输尿管结石几乎全部来自肾脏。

中医治疗关键靶点:抗炎、松弛平滑肌,利尿排尿酸、排石。

中药药理学基础:金钱草能利尿排石,防止尿石形成和促进溶解,有明显的量-效关系;茜草对碳酸钙结石的形成也有抑制作用,解热,镇痛,抗炎,降低血清IL-1、IL-2、IL-6、TNF-α含量;泽泻抗炎,增加尿素与氯化物的排泄,抗肾结石;石韦增加尿草酸钙结晶排泄,抑制肾结石形成疗效确切;通草含半乳糖醛酸;车前草能增加尿量并使输尿管蠕动频率增强,输尿管上段腔内压力升高,有利于结石排出;女贞子升高正常小鼠前列腺素(PGE_2、PGE_{2a})水平;石刁柏降低胆固醇,利尿,抗炎;半边莲有显著而持久的利尿作用,其尿量、氯化物和钠排出量均显著增加;茯苓拮抗肾结石生成;山茱萸有糖皮质激素样作用,能抑制TNF-α和IL-1诱导的内皮细胞分泌黏附因子,抑制T细胞膜CD3、CD4、CD8表达;大黄抑制巨噬细胞过度炎症反应产生的TNF-α,抑制炎症反应TNF-α、IL-1、IL-6产生。

石　蒜

Shisuan

【来源】本品为石蒜科石蒜属植物石蒜的鳞茎。秋季挖出鳞茎,选大者洗净晒干入药,小者做种。野生品四季均可采挖,鲜用或洗净晒干备用。产于河南、陕西及华东、华南、西南各地。

【性味与归经】辛、甘,温,有毒。归肺、胃、肝经。

【功效】祛痰，利尿，解毒，催吐，消肿。

【传统应用】①喉风水肿；②痈疽肿毒；③小便不利；④咳嗽痰喘；⑤食物中毒。

【主要化学成分】本品含果糖，葡萄糖，蔗糖，伪石蒜碱，去甲雨石蒜碱，去甲高石蒜碱，石蒜碱，高石蒜碱，雨石蒜碱，石蒜伦碱，石蒜西定等。

【现代中药药理学研究】石蒜碱降压与利血平效果相当，对肾性高血压效果明显，与阻断 α - 肾上腺素受体相关，减慢心率，镇静催眠，解热、镇痛、抗炎，抑制红细乙酰胆碱酯酶活性，抑制丘脑内胆碱酯酶活性，提高动物脑中乙酰胆碱含量，促进胆碱能神经功能，为抗脑痴呆提供了科学依据；兴奋平滑肌增加肠蠕动引起腹泻；对脊髓灰质炎等引起的瘫痪、重症肌无力等的治疗效果，均比新斯的明好，而且毒性也低。临床改善偏瘫、重症肌无力也有效；证明石蒜碱有刺激肾上腺皮质功能的作用，此作用是通过垂体实现的。抗病毒作用：石蒜碱 $2.5\mu g/ml$、$10\mu g/ml$、$25\mu g/ml$ 可抑制脊髓灰质炎、疱疹病毒和柯萨奇病毒生长，作用机制是由于阻断了病毒蛋白质的合成。

【用量】1.5~3g。

石菖蒲

Shichangpu

【来源】本品为天南星科植物石菖蒲的干燥根茎。秋、冬二季采挖，除去须根及泥沙，晒干。产于四川、浙江、江苏等地。

【性味与归经】辛、苦，温。归心、胃经。

【功效】开窍醒神，化湿和胃，宁神益志。

【传统应用】①痰蒙清窍，神志昏迷；②湿阻中焦，脘腹痞满，胀闷疼痛；③噤口痢；④健忘，失眠，耳鸣，耳聋。

【主要化学成分】本品含挥发油（0.11%~0.42%），其主要成分是 β - 细辛醚 63.2%~81.2%，细辛醚 8.8%~13.7%；其次为石竹烯、α - 葎草烯、石菖醚、氨基酸、有机酸和糖类。

【现代中药药理学研究】石菖蒲水提液镇静、抗惊厥、延长睡眠时间，阻断神经中枢 5－HT 等单胺类递质重新摄取，抑制谷氨酸、天门冬氨酸和 GA-BA 异常升高，抗抑郁，具有较强的安定镇静作用；水提液、挥发油能促进学习记忆，抗脑缺血损伤，改善心肌缺血，降血脂，抗凝、黏，溶解纤维蛋白，抗运动性疲劳，抑制吗啡依赖戒断症，拮抗组胺、乙酰胆碱引起的支气管哮喘；煎剂可促进消化液分泌，制止胃肠的异常发酵；高浓度浸出液对常见致病性皮肤真菌有抑制作用；细辛醚能部分地对抗震颤素引起的大鼠实验性帕金森综合征的肌肉震颤，但作用不及阿托品；内服能促进消化液的分泌及制止胃肠异常发酵，并有弛缓肠管平滑肌痉挛的作用。

【用量】3～9g。

【临床应用】

方名：韩氏遗精方。

适应证：遗精。

每剂中药饮片所需量：黄芪 12g，柴胡 10g，石菖蒲 10g，玄参 12g，女贞子 15g，枳壳 12g，鸡内金 10g，知母 15g，白芍 12g，淫羊藿 20g。

病因病理机制：遗精分生理性遗精和病理性遗精，病理性遗精与生殖器、性腺炎症，前列腺素缺乏相关。

中医治疗关键靶点：抗抑郁，增强射精管张力。

中药药理学基础：黄芪溶栓，提高前列腺环素（PCI_2）；柴胡、石菖蒲、玄参抗抑郁；女贞子升高前列腺素（PGE_2、PGE_{2a}）水平；枳壳增强括约肌张力；鸡内金收缩括约肌；知母、白芍上调乙酰胆碱；淫羊藿能增强下丘脑－垂体－性腺轴及肾上腺皮质轴、胸腺轴等内分泌系统的分泌功能，提高睾酮含量。是治疗遗精的中药药理学基础。

石榴皮

Shiliupi

【来源】本品为石榴科植物石榴的果皮。秋季果实成熟，顶端开裂时采摘，除去种子及瓜瓤，切瓣晒干，或微火烘干。产于我国大部分地区。

【性味与归经】酸、涩，温。归大肠经。

【功效】涩肠止泻，杀虫，收敛止血。

【传统应用】①久泻，久痢；②虫积腹痛；③崩漏，便血。本品尚有涩精、止带作用。

【主要化学成分】本品含鞣质10.4%，蜡0.8%，树脂肪4.5%，甘露醇1.8%，黏液质0.6%，没食子酸4.0%，苹果酸、果胶和草酸钙4.0%，树胶3.2%，菊糖1.0%，非结晶糖2.7%。从鞣质中分得：石榴皮苦素、石榴皮鞣质等。

【现代中药药理学研究】石榴皮所含鞣质，具有收敛作用；石榴皮提取物抗寄生虫，抗各种皮肤真菌、癣菌、单纯疱疹病毒，对幽门螺杆菌、甲硝唑耐药株有良好的抑制作用，对阴道滴虫有较强的杀伤作用，抗阿米巴痢疾、细菌性痢疾；石榴皮提取物抗前列腺增生、前列腺炎，降低尿毒素，抗生育，抗胃溃疡，可促进血液凝固。

【用量】3~9g。

石　斛

Shihu

【来源】本品为兰科植物环草石斛、马鞭石斛、黄草石斛、铁皮石斛或金钗石斛的新鲜或干燥茎。全年均可采收，鲜用者除去根及泥沙；干用者采收后，除去杂质，用开水略烫或烘软，再边搓边烘晒，至叶鞘搓净，干燥。铁皮石斛剪去部分须根后，边炒边扭成螺旋形或弹簧状，烘干，习称"耳环石斛"。产于安徽、浙江、陕西、广西、云南、贵州等地。

【性味与归经】甘，微寒。归胃、肾经。

【功效】益胃生津，滋阴清热。

【传统应用】①胃阴虚及热病伤津证；②肾阴虚证。

【主要化学成分】本品含生物碱0.3%，已分离得到：石斛碱、石斛酮碱、6-羟基石斛碱、石斛醚碱等。

【现代中药药理学研究】石斛生物总碱改善学习记忆；免疫方面，石斛水煎液减少TNF-α、NO合成，降低iNOS活性，抑制iNOS、TNF-α基因表达；降血糖机制不清，抗糖尿病、白内障；石斛能促进胃液的分泌而助消化，使其蠕动亢进而通便；但若用量增大，反使肠肌麻痹；有一定镇痛解热作用。

【用量】15～30g。

石　膏

Shigao

【来源】本品为硫酸盐类矿物石膏的矿石。一般于冬季采挖，挖出后，去净泥土及杂石。产于湖北、安徽、云南、新疆等地。

【性味与归经】甘、辛，大寒。归肺、胃经。

【功效】生用：清热泻火，除烦止渴。

【传统应用】①温热病气分实热证；②肺热喘咳证；③胃火牙痛、头痛、消渴证；④溃疡不敛、湿疹瘙痒、水火烫伤、外伤出血。

【主要化学成分】本品主要为含水硫酸钙（$CaSO_4 \cdot 2H_2O$）。其中 Ca 32.57%，SO_3 46.50%，H_2O 20.93%，尚夹有砂粒、黏土、有机物、硫化物等杂质。煅石膏为无水硫酸钙（$CaSO_4$）。

【现代中药药理学研究】生石膏2g/kg灌胃，对大肠杆菌内毒素引起的家兔发热有解热作用，对正常兔体温无影响；石膏内服经胃酸作用，一部分变成可溶性钙盐，至肠吸收入血能增加血清钙离子浓度，可抑制神经应激能力（包括中枢神经的体温调节功能），减低骨骼肌的兴奋性，缓解肌肉痉挛、又能减少血管渗透性，故有解毒、镇痉、消炎的作用；对烧伤大鼠，石膏煎剂尚可使T淋巴细胞数增加，淋转率也增高，并使腹腔巨噬细胞吞噬功能增强；在体外试验，煎剂无抑菌作用；鸡胚试验初步证明，麻杏石甘汤对流感病毒的抑制作用主要来自麻黄，与石膏无关。

【用量】15～60g。

布渣叶

Buzhaye

【来源】本品为椴树科破布叶属植物破布树的叶。夏秋采叶，晒干。主要产于广东、广西、海南、云南、福建等地。

【性味与归经】酸，凉。归脾、胃经。

【功效】消食化滞，清热利湿。

【传统应用】①饮食积滞；②感冒发热；③湿热黄疸。

【主要化学成分】本品主要含布渣叶碱，山奈黄素，异鼠李黄素，挥发油，酚类和鞣质等。

【现代中药药理学研究】布渣叶水提物解热镇痛，降血脂，耐缺氧，降低血压与脑血管阻力，增加脑血流量，促进小肠排进作用，改善胃肠蠕动，降低血清胆红素、天冬酸转氨酶、丙氨酸转氨酶、碱性磷脂酶，有良好的退黄作用和改善肝功能，抗衰老防止皮肤老化。布渣叶具有较好的抗内毒素作用，在临床常规剂量下使用是安全、毒性极小的[117]。布渣叶水煎液对非酒精性脂肪肝大鼠血脂及血液流变学指标有改善作用[118]。

【用量】15～30g。

龙眼肉

Longyanrou

【来源】本品为无患子科龙眼属植物龙眼的假种皮。夏、秋二季采收成熟果实，干燥，除去壳、核，晒至干爽不黏。产于福建、台湾、广东、广西、云南、贵州、四川等地。

【性味与归经】甘，温。归心、脾经。

【功效】补益心脾，养血安神。

【传统应用】用于思虑过度，劳伤心脾，而致惊悸怔忡，失眠健忘，食少体倦，以及脾虚气弱，便血崩漏等。

【主要化学成分】本品含可溶性部分79.77%，不溶性物质19.39%，灰分3.36%。其可溶性部分含葡萄糖26.91%，蔗糖0.22%，酸类（以酒石酸计）1.26%，腺嘌呤和胆碱等，含氮物质6.309%等。此外，尚含蛋白质5.6%和脂肪杂质及残留的核壳。

【现代中药药理学研究】龙眼肉甲醇提取物抗焦虑，增强免疫功能，影响垂体-性腺轴分泌功能，降低催乳素、雌二醇和睾酮，对卵泡刺激素和黄体酮有增加作用，抗自由基；龙眼肉和蛤蚧提取液可促进生长，增强体质；可明显延长小鼠常压耐缺氧存活时间，减少低温下死亡率。

【用量】9～15g。

【临床应用】

方名：韩氏前列腺肥大方。

适应证：前列腺肥大。

每剂中药饮片所需量：龙眼肉 10g，桂枝 9g，黄芩 10g，牛膝 6g，海金沙 12g，知母 15g，七叶莲 9g，三棱 12g，女贞子 15g，水蛭 6g，大黄 10g，莪术 10g。

病因病理机制：前列腺肥大又称结节性前列腺增生或前列腺肥大，与雌激素激活二氢睾酮过渡表达有关，与细菌感染也有关系。同时可能伴有膀胱结石。

临床表现：排尿困难或痛或血尿，淋漓不尽，尿频，夜尿增多。

西医治疗：以拮抗二氢睾酮转变为主。药物有：非那雄胺片（保列治）每天一次，5mg。α_1-受体拮抗剂，松弛平滑肌。主要药物：多沙唑嗪，每天一次，1mg。

中医治疗关键靶点：拮抗 α_1-受体，抑制睾酮还原酶，松弛平滑肌，改善血液循环。

中药药理学基础：龙眼肉影响垂体-性腺轴分泌功能，降低雌二醇和睾酮；桂枝抗组胺，抗炎；黄芩、牛膝拮抗 α_1-受体；海金沙抑制睾酮与还原酶活性；知母：知母皂苷对睾酮 5α-还原酶有显著的抑制作用，上调乙酰胆碱受体；七叶莲阻断乙酰胆碱；莪术、三棱抗炎，抑制血管形成；女贞子升高正常小鼠前列腺素（PGE_2、PGE_{2a}）水平；水蛭抑制凝血酶活性，降低中性粒细胞浸润；大黄对脂多糖刺激腹腔巨噬细胞过度炎症反应产生的 $TNF-\alpha$ 有抑制作用，大黄素对炎症反应 $TNF-\alpha$、$IL-1$、$IL-6$ 有抑制作用，抑制肉芽肿，利尿消肿。

龙 胆

Longdan

【来源】本品为龙胆科植物龙胆或三花龙胆的根及根茎。春、秋均可采收，以秋季采收质量为佳。采挖后，除去茎叶，洗净，晒干。产于黑龙江、辽宁、吉林、江苏、浙江等地。以东北产量最大，习称为"关龙胆"。

【性味与归经】苦，寒。归肝、胆经。

【功效】清热燥湿，泻肝胆火。

【传统应用】①湿热黄疸、阴肿阴痒、带下、湿疹瘙痒；②肝火头痛、目赤耳聋、胁痛口苦；③惊风抽搐。

【主要化学成分】本品含龙胆苦苷、獐牙菜苦苷、龙月二糖、龙胆灿酮和龙胆酸等。

【现代中药药理学研究】龙胆苦苷可直接促进胃液分泌和使游离酸增加；龙胆或龙胆苦苷能促进胃液和胃酸分泌，用龙胆苦苷给予造成胃瘘管的狗口服，能促进胃液分泌，并可使游离盐酸增加，食欲增进；试管法证明龙胆煎剂对绿脓杆菌、变形杆菌、伤寒杆菌、痢疾杆菌、金黄色葡萄球菌等有不同程度的抑制作用；所含龙胆苦苷有抗炎、保肝及抗疟原虫作用；龙胆碱有镇静、肌松作用，大剂量龙胆碱有降压作用，并能抑制心脏、减缓心率；龙胆苦抗炎，镇痛，增强免疫功能，保肝利胆，抗寄生虫，龙胆泻肝汤用于中耳炎，急性睾丸炎和前列腺炎，慢性宫颈炎，坐骨神经痛，癫痫有效。

【用量】3～6g。

龙 骨

Longgu

【来源】本品为古代哺乳动物如象类、犀牛类、三趾马等的骨骼的化石。挖出后，除去泥土及杂质。五花龙骨质酥脆，出土后，露置空气中极易破碎，常用毛边纸粘贴。产于河南、河北、山西、广西、青海等地。

【性味与归经】甘、涩，平。归心、肝、肾、大肠经。

【功效】镇惊安神，平肝潜阳，收敛固涩。

【传统应用】①心神不宁，心悸失眠，惊痫癫狂；②肝阳眩晕；③滑脱诸证；④湿疮痒疹，疮疡久溃不敛。

【主要化学成分】本品主要含有碳酸钙（$CaCO_3$）及磷酸钙[$Ca_3(PO_4)_2$]，尚含铁、钾、钠、氯、硫酸根等。

【现代中药药理学研究】龙骨水煎剂对小鼠的自主活动有明显抑制作用，能明显增加巴比妥钠小鼠的入睡率；具有抗惊厥作用，其抗惊厥作用与铜、锰元素含量有关；所含钙离子，能促进血液凝固，降低血管壁通透性。

煅龙骨：长于收敛固涩。

【用量】9～30g。

【临床应用】

方名：韩氏早泄方。

适应证：早泄。

每剂中药饮片所需量：黄芪12g，女贞子15g，山药15g，鸡内金10g，枳壳12g，五味子6g，淫羊藿20g，龙骨30g，知母15g，菟丝子20g。

病因病理机制：早泄病因病理机制不详，可能与精神因素、雄激素缺乏或射精管萎缩前列腺缺乏有关。

中医治疗关键靶点：增强输精管收缩功能。

中药药理学基础：黄芪提高前列腺环素（PCI_2）；女贞子升高前列腺素（PGE_2、PGE_{2a}）水平；山药含多巴胺；鸡内金收缩括约肌；枳壳增强括约肌张力；五味子对中枢神经系统有协同作用；淫羊藿能增强下丘脑－垂体－性腺轴及肾上腺皮质轴、胸腺轴等内分泌系统的分泌功能；龙骨对小鼠的自主活动有明显抑制作用；知母上调胆碱受体；菟丝子促雄性生殖器官附睾重量增加。

北豆根

Beidougen

【来源】本品为防己科植物蝙蝠葛的干燥根茎。春、秋二季采挖，除去须根及泥沙，干燥。产于东北、华北、华东及陕西、宁夏、甘肃、山东等地。

【性味与归经】苦，寒，有小毒。归肺、胃、大肠经。

【功效】清热解毒，祛风止痛。

【传统应用】①咽喉肿痛；②热毒泻痢；③风湿痹痛。

【主要化学成分】本品含山豆根碱，6－去甲山豆根碱，木兰花碱，青藤碱，蝙蝠葛任碱，尖防己碱，蝙蝠葛辛，蝙蝠葛定，蝙蝠葛宁，碎叶紫堇碱，光千金藤碱，光千金藤定碱，蝙蝠葛波芬碱，山豆根波芬诺灵碱等。

【现代中药药理学研究】北豆根水煎剂解热，镇痛，免疫抑制，抗心肌缺血，抗心律失常，缩小心肌梗死范围，降低血液黏稠度，保护脑细胞再灌注损伤，抑制血清皮质酮含量，诱导肿瘤细胞凋亡。

【用量】3～9g。

北沙参

Beishashen

【来源】本品为伞形科植物珊瑚菜的干燥根。夏、秋二季采挖，除去须根，洗净，稍晾，置沸水中烫后，除去外皮，干燥。或洗净直接干燥。产于山东、河北、辽宁、江苏等地。

【性味与归经】甘、微苦，微寒。归肺、胃经。

【功效】养阴清肺，益胃生津。

【传统应用】①肺阴虚证；②胃阴虚证。

【主要化学成分】本品含多种香豆精类化合物：补骨脂素，香柑内酯，花椒毒素，异欧前胡内酯，欧前胡内酯，香柑素，花椒毒酚，别异欧前胡内酯，东莨菪素等。还含北沙参多糖，磷脂140～150mg/100g，其中卵磷脂约占51%，脑磷脂18%。

【现代中药药理学研究】北沙参水煎剂解热，镇痛，镇静，安眠，抗氧化，增强细胞免疫和体液免疫功能，镇咳、祛痰，抑制肝癌、肺癌、胃癌细胞株，抑制络氨酸酶活性、为治疗黑斑病及雀斑提供可科学依据，对顽固性头痛、慢性咽炎及喉源性咳嗽有效；北沙参水浸液在低浓度时，能加强离体蟾蜍心脏收缩，浓度增高，则出现抑制直至心室停跳，但可以恢复；静脉注射北沙参可使麻醉兔的血压略升，呼吸加强；北沙参多糖对细胞免疫功能和T细胞、B细胞的增生均有抑制作用，抑制B细胞免疫。临床治疗顽固性头痛、慢性咽炎及喉源性咳嗽有效。

【用量】5～10g。

四季青

Sijiqing

【来源】本品为冬植物冬青的叶。秋、冬季采收，晒干。产于我国长江以南各地。

【性味与归经】苦，寒。归肺、心经。

【功效】清热解毒，凉血止血，敛疮。

【传统应用】①水火烫伤，湿疹，疮疡；②肺热咳嗽，咽喉肿痛，热淋，泻痢；③外伤出血。本品有收敛止血之效。

【主要化学成分】本品主要成分为冬青三萜苷 A。此外，还含原儿茶酸、原儿茶醛、熊果酸、鞣质、黄酮苷和糖类等。

【现代中药药理学研究】四季青煎剂、注射液、四季青钠及分离出的原儿茶酸、原儿茶醛等均具有广谱抗革兰阳性菌、阴性菌作用。四季青相当于生药 0.0125g/ml 的稀释水溶液对绿脓杆菌、大肠杆菌、伤寒杆菌、福氏痢疾杆菌、产碱杆菌、枯草杆菌、金黄色葡萄球菌均有抑制作用。当水溶液稀释至相当于生药 0.0031g/ml 时，对金黄色葡萄球菌仍有抑制作用；本品尚具有显著的抗炎及抗肿瘤作用；四季青数间也解热镇痛抗风湿，扩张冠状动脉血管，抗心肌耗氧，耐缺氧，显著缩小心肌梗死面积，抗血小板聚集，抑制 ADP、AA、PAF 释放；促进烫伤愈合，四季青药水（含鞣质量 1.6%）给予大鼠Ⅱ度实验性烫伤创面涂布后，即与创面的渗液结成较牢固的保护性痂膜。3 天后给药组大鼠肢体肿胀完全或大部分消退，消肿速度明显比对照组为快。

【用量】15～30g。

生　姜

Shengjiang

【来源】本品为姜科植物姜的新鲜根茎。秋、冬二季采挖，除去须根及泥沙。产于我国大部分地区。

【性味与归经】辛，微温。归肺、脾、胃经。

【功效】解表散寒，温中止呕，温肺止咳。

【传统应用】①风寒感冒；②脾胃寒证；③胃寒呕吐；④肺寒咳嗽。此外，生姜对生半夏、生南星等药物之毒，以及鱼蟹等食物中毒，均有一定的解毒作用。

【主要化学成分】本品含挥发性成分：α－姜烯，β－檀香萜醇，β－水芹烯，β－甜没药烯，α－姜黄烯，姜醇，月桂烯，β－蒎烯，2－龙脑，柠檬醛，7－孟烯，异小茴香醇；辛辣成分：6－姜辣醇，3－姜辣醇，4－姜辣醇，5－姜辣醇，8－姜辣醇，10－姜辣醇，12－姜辣醇，6－姜辣二醇，4－姜辣二醇，8－姜辣二醇，10－姜辣二醇等。

【现代中药药理学研究】生姜提取物抗氧化，减轻脑缺血损伤，升高谷胱甘肽过氧化物酶，保护红细胞免受过氧化氢损伤，减轻脑组织代谢性酸中毒，改善脂代谢，降低血脂生姜提取物能使动脉壁斑块面积由 39.8% 下降至 13.5%，升高 HDL－C，改善心血管功能，增强心脏收缩强度；对血压三相反效应，即先降、后升、再降反应；抗炎，阻断 5－HT 受体，抗金黄色葡萄球菌、白色葡萄球菌、伤寒杆菌、降低肝脏乙肝 HBsAg，抑制结核杆菌，抑制多种癣菌，增强免疫功能，抗肿瘤，升高 IgE 含量，保护胃黏膜，抗胃溃疡，松弛平滑肌与拮抗 5－HT 相关，保肝利胆。

【用量】3~9g。

仙 茅

Xianmao

【来源】本品为石蒜科植物仙茅的根茎。2~4 月发芽前或 7~9 月苗枯萎时挖取根茎，洗净，除去须根和根头，晒干。或蒸后晒干。产于四川、云南、贵州。

【性味与归经】辛，热，有毒。归肾、肝、脾经。

【功效】温肾壮阳，祛寒除湿。

【传统应用】①肾阳不足，命门火衰之阳痿精冷、小便频数；②腰膝冷痛，筋骨痿软无力。此外，本品培补肝肾，用治肝肾亏虚，须发早白，目昏目暗。

【主要化学成分】本品含仙茅苷 A、仙茅苷 B，地衣二醇葡萄糖苷，地衣二醇 – 3 – 木糖葡萄糖苷，仙茅皂苷 A、仙茅皂苷 B、仙茅皂苷 C、仙茅皂苷 D、仙茅皂苷 E、仙茅皂苷 F、仙茅皂苷 K、仙茅皂苷 L、仙茅皂苷 M，仙茅素 A、仙茅素 B、仙茅素 C，仙茅皂苷元 A、仙茅皂苷元 B、仙茅皂苷元 C，仙茅萜醇，丝兰苷元等。另外含鞣质 4%，脂肪 1% 及树脂、淀粉。

【现代中药药理学研究】仙茅醇浸剂可明显提高小鼠腹腔巨噬细胞吞噬百分数和吞噬指数；仙茅水煎液可明显增加大鼠垂体前叶、卵巢和子宫重量，卵巢 HCG/LH 受体特异结合力明显提高，增加性器官重量，多用于不射精症，幼小子宫，乳腺增生；仙茅醇浸剂可明显延长小鼠睡眠时间，对抗印防己毒素所致小鼠惊厥，具镇定、抗惊厥作用；定向诱导骨髓间质干细胞向神经细胞分化。

【用量】3 ~ 9g。

仙鹤草

Xianhecao

【来源】本品为蔷薇科植物龙牙草的干燥地上部分。夏、秋二季茎叶茂盛时采割，除去杂质，干燥。我国大部分地区均产。

【性味与归经】苦、涩，平。归心、肝经。

【功效】收敛止血，止痢，截疟，补虚。

【传统应用】①出血证；②腹泻、痢疾；③疟疾寒热；④脱力劳伤。

【主要化学成分】本品含仙鹤草素、仙鹤草内酯、鞣质（为焦性儿茶酚鞣质、没食子鞣质等）、甾醇、有机酸、酚性成分、皂苷等。根含鞣质 8.9%，茎含鞣质 6.5%，叶含鞣质 16.4%。茎、叶还含木犀草素 – 7 – β – 葡萄糖苷和芹菜素 – 7 – β – 葡萄糖苷等。

【现代中药药理学研究】仙鹤草提取物抗心律失常，高剂量降低心率、降低血压；仙鹤草及由仙鹤草的茎、叶所提取的仙鹤草素，其止血作用已为临床所证实，并早已制成各种剂型广泛应用于各种出血病症。近年来又将仙鹤草制成止血粉,用于外伤出血、内脏手术时出血或渗血(包括颅内手术、胸腹部手术),据20例的临床观察,均在1～2分钟内止血。保护胰岛β细胞,促进胰岛素分泌,改善胰岛素分泌缺陷;仙鹤草水提物抗肿瘤,能调控癌细胞分裂周期,抵制、诱导细胞凋亡,调节自身免疫功能和抗氧化清除自由基有关;水煎液能增强免疫功能,促进 IFN－γ、IL－1、IL－2 释放,抗枯草杆菌、金黄色葡萄球菌、大肠杆菌、绿脓杆菌、福氏痢疾、伤寒杆菌、"哥伦比亚"株病毒,抗血吸虫,抗疟原虫,抗滴虫治疗滴虫性阴道炎,外用3个疗程的治愈率达92.5%;鹤草酚杀绦虫的原理可能是它显著和持久地抑制虫体细胞代谢,切断维持生命的能量供给所致;另据报道鹤草酚对牛羊肝片血吸虫亦有较强的杀灭作用,对牛羊肝血吸虫病有较好的治疗作用;鹤草酚对肝癌腹水癌动物有明显延长生命的作用。仙鹤草30g与补骨脂20g、黄柏15g等配伍,治疗过敏性紫癜,对梅尼埃综合征、眩晕效果明显。仙鹤草有一定的抗疲劳作用,其作用机制可能与其提高抗氧化能力、减少自由基代谢产物有关[199];仙鹤草水提物也可能通过活化外源凝血途径并增加血液黏度而具有促凝作用[120];仙鹤草可通过增加胰岛素分泌发挥降糖作用[121]。

【用量】6～12g。

【临床应用】

方名:韩氏肾病综合征低血压方。

适应证:低血压肾病综合征。

每剂中药饮片所需量:黄芪12g,炒白术10g,党参9g,水蛭6g,大黄10g,青风藤10g,山茱萸12g,丹参12g,赤芍15g,仙鹤草20g,女贞子15g,鱼腥草15g,毛冬青15g。

病因病理机制:肾病综合征是由感染等各种不明原因引起肾小球滤过膜通透性增高引起。与肾脏正常抗原改变,诱导自身免疫,导致免疫复合物沉积肾脏,包括裂解素和纤维蛋白原沉积相关。

中医治疗关键靶点:增强免疫,抗炎。

中药药理学基础:黄芪能促进机体代谢、促进血清和肝脏蛋白质的更新,有明显的利尿作用,能消除实验性肾炎尿蛋白,提高血清 IgG、IgM、IgA、C3、C4 含量,降低血清 IL－4,升高血清 IL－6、IFN－γ 水平;白术提高 IL－2 分泌水平,下调黏附分子 - 1 及诱导性 iNOS 表达;党参增强免疫功能,对活化的淋巴细胞 IL - 2 产生有明显的增强作用,调节体液免疫,促进抗体生成;水蛭降低血液黏稠度,抑制蛋白尿,防治肾小球硬化;大黄对脂多糖刺激腹腔巨噬细胞过度炎症反应产生的 TNF - α 有抑制作用,大黄素对炎症反应 TNF - α、IL - 1、IL - 6 有抑制作用,降低 TNF - α、IL - 8 表达,升高 IL - 10 表达,没食子酸能使血小板表面活性增加,使血小板集聚性增高止血;青风藤免疫方面青风藤碱能显著降低 T 细胞 IFN - γ、TNF - α 致炎因子表达,降低外周血 IL - 2 水平,升高 IL - 10 含量,具有明显的抑制免疫应答和诱导免疫耐受作用;山茱萸有糖皮质激素样作用,能抑制 TNF - α 和 IL - 1 诱导的内皮细胞分泌黏附因子,抑制 T 细胞膜 CD3、CD4、CD8 表达;丹参能减轻肾损伤,降低血管紧张素转换酶(ACE)表达,促进 ACE$_2$ 合成,抑制 Ang II 活性,减少肾组织结晶沉淀物,减少肾小管、肾小球损伤;赤芍总苷抗血栓形成,抗血小板聚集,升高血小板 cAMP,降低外源性凝血因子,抑制 ADP,抗凝血酶活性,激活纤溶酶原活性,降低纤维蛋白原含量和红细胞集聚指数;仙鹤草能提高血小板黏附性、聚集性,促进伪足伸展,从而达到止血目的,显著增强 IL - 2、NK 细胞活性,促进 IFN - γ、IL - 1、释放;女贞子能升高前列腺素和 cAMP 含量,降低 cGMP 含量,升高正常小鼠前列腺素(PGE$_2$、PGE$_{2a}$)水平,降血脂;鱼腥草抗菌,抗炎,抗病毒,降低蛋白尿,消除肌酐,抑制肾小球肥大;毛冬青能改善肾循环,减少蛋白尿,降低肌酐,增加尿量,减轻肾脏病理改变。

白 芷

Baizhi

【来源】本品为伞形科植物兴安白芷、川白芷、杭白芷或云南牛防风的根。秋播种植的,次年 7~9 月间茎叶枯黄时采挖。春播种植的,当年 10 月采挖。产于黑龙江、吉林、辽宁、浙江等地。

【性味与归经】辛,温。归胃、大肠、肺经。

【功效】解表散寒,祛风止痛,通鼻窍,燥湿止带,消肿排脓。

【传统应用】①风寒感冒;②头痛,牙痛,痹痛等多种疼痛证;③鼻渊;④带下证;⑤疮痈肿毒。此外本品祛风止痒,可用治皮肤风湿瘙痒。

【主要化学成分】本品含异欧前胡素、欧前胡素、佛手柑内酯、珊瑚菜素、氧化前胡素等。还含谷甾醇,棕榈酸及钙、铜、铁、锌、锰、钠、磷、镍、镁、钴、铬、钼等多种元素而钠、镁、钙、铁、磷的含量较高。

【现代中药药理学研究】白芷香豆素、挥发油镇痛,降低去甲肾上腺素,升高 5 – HT 含量,多巴胺含量,降低 5 – 羟吲哚乙酸含量,解热,抑制白三烯,解痉;抗炎方面,白芷水提物中醋酸乙酯具有抑制 NO、PGE_2、TNF – α、COX – 2、iNOS、NF – KB 等多种炎症介质生成释放;白芷多糖促进细胞生长;水煎液降低细胞色素 C 还原酶活性和 P450 含量,抑制酪氨酸酶,抗银屑病,抗白内障,抗过敏,抗黑色素瘤,抗多种杆菌、癣菌有效;白芷挥发油有良好的抗过敏作用;白芷所含呋喃香豆素类物质,能抑制胰岛素诱导的由葡萄糖合成三酰甘油的作用,可发挥促进脂肪分解和抑制脂肪合成的作用;小量白芷毒素有兴奋中枢神经、升高血压作用,并能引起流涎呕吐;大量能引起强直性痉挛,继以全身麻痹;白芷能对抗蛇毒所致的中枢神经系统抑制;本品所含的佛手柑内酯、花椒毒素、异欧前胡素乙对兔回肠具有明显的解痉作用;白芷煎剂对大肠杆菌、痢疾杆菌、变形杆菌、伤寒杆菌、副伤寒杆菌、绿脓杆菌、霍乱弧菌、人型结核杆菌等均有抑制作用。

【用量】3～9g。

白花蛇舌草

Baihuasheshecao

【来源】本品为茜草种植物白花蛇舌草的带根全草。夏、秋采收,晒干或鲜用。产于云南、广东、广西、福建、浙江、江苏、安徽等地。

【性味与归经】甘、淡,凉。归胃、大肠、小肠经。

【功效】清热解毒,利湿通淋。

【传统应用】①痈肿疮毒,咽喉肿痛,毒蛇咬伤;②热淋涩痛。此外,本品既能清热又兼利湿，尚可用于湿热黄疸。

【主要化学成分】本品含车叶草苷，车叶草苷酸，去乙酸基车叶草苷酸，都桷子苷酸，鸡屎藤次苷，鸡屎藤次苷甲酯，6-0-对-羟基桂皮酰鸡屎藤次苷甲酯，6-0-对-甲氧基桂皮酰鸡屎藤次苷甲酯等。以及熊果酸，β-谷甾醇，豆甾醇，齐墩果酸等。

【现代中药药理学研究】白花蛇舌草水煎提取物促 IgG、IL-2 生成，抗肿瘤，肝癌、肺癌、胃癌有效；对慢性盆腔炎、尿路感染、小儿支原体肺炎、痤疮有效，本品在体外对金黄色葡萄球菌和痢疾杆菌有微弱的抑制作用；在体内能刺激网状内皮系统增生，促进抗体形成，使网状细胞、白细胞的吞噬能力增强，从而达到抗菌、抗炎的目的。治疗各种类型阑尾炎(包括急性、亚急性及阑尾穿孔并发腹膜炎)50 余例，一般服药 2~3 天临床症状消失，1 周痊愈出院。其中以急性阑尾炎的疗效最好。煎剂疗效优于针剂。特别对单纯性附睾郁积症效果更为明显。

【用量】15~30g。

白　蔹

Bailian

【来源】本品为葡萄科植物白蔹的根。春、秋采挖，除去茎及细须根，洗净，多纵切成两瓣、四瓣或斜片后晒干。产于华北、东北、华东、中南及陕西、宁夏、四川等地。

【性味与归经】苦，微寒。归心、胃经。

【功效】清热解毒，消痈散结，敛疮生肌。

【传统应用】①疮痈肿毒，瘰疬痰核；②水火烫伤，手足皲裂。此外，本品尚具清热凉血、收敛止血作用。

【主要化学成分】本品块根含黏质和淀粉，酒石酸，β-谷甾醇，延胡索酸，胡萝卜苷。叶含没食子酸，1，2，6-三-0-没食子酰基-β-D-吡喃葡萄糖苷，1，2，3，6-四-0-没食子酰基-β-D-吡喃葡萄糖苷等。

【现代中药药理学研究】白蔹有很强的抑菌作用，并有很强的抗真菌效果。所含多种多酚化合物具有较强的抗肝毒素作用及很强的抗脂质过氧化活性；焦炒白蔹抗金黄色葡萄球菌、绿脓杆菌、大肠杆菌效果好，增强免疫功能。白蔹 500g 研细末，麻油 100g，蒸馏水 300ml，搅拌成糊状，经高压消毒，制成白蔹膏治疗烫伤有特效。

【用量】4.5~9g。

白　薇

Baiwei

【来源】本品为萝藦科植物白薇。或蔓生白薇的干燥根及根茎。春、秋二季采挖，洗净，干燥。切段，生用。产于全国各地。

【性味与归经】苦、咸，寒。归胃、肝、肾经。

【功效】清热凉血，利尿通淋，解毒疗疮。

【传统应用】①阴虚发热，产后虚热；②热淋，血淋；③疮痈肿毒，毒蛇咬伤，咽喉肿痛；④阴虚外感。

【主要化学成分】本品含挥发油、强心苷等。其中强心苷中主要为甾体多糖苷，挥发油的主要成分为白薇素等。

【现代中药药理学研究】本品所含白薇苷有加强心肌收缩的作用，可使心率减慢。对肺炎球菌有抑制作用，并有解热、利尿等作用。

【用量】4.5~9g。

白　芍

Baishao

【来源】本品为毛茛科植物芍药的干燥根。夏、秋二季采挖，洗净，除去头尾及细根，置沸水中煮后除去外皮或去皮后再煮，晒干。产于浙江、安徽、四川、河南、山东、河北等地。

【性味与归经】苦、酸，微寒。归肝、脾经。

【功效】养血敛阴，柔肝止痛，平抑肝阳。

【传统应用】①肝血亏虚及血虚月经不调；②肝脾不和之胸胁脘腹疼痛或四肢挛急疼痛；③肝阳上亢之头痛眩晕。此外，本品敛阴，有止汗之功。

【主要化学成分】本品含芍药苷、牡丹酚、芍药花苷，苯甲酸约 1.07%、挥发油、脂肪油、树脂、鞣质、糖、淀粉、黏液质、蛋白质、β-谷甾醇和三萜类。另四川产者含一种酸性物质，对金黄色葡萄球菌有抑制作用。

【现代中药药理学研究】白芍水煎液抗抑郁，改善睡眠，镇痛，抗关节炎，降低滑膜 TNF-α、IL-1 分泌；降低淋巴细胞 IL-2、IL-1 生成，使血清 TNF-α 降低、IL-10 升高，降低血清 IL-6、IL-7、IL-23 水平；对 IL-1、IL-2 双向调节与剂量相关，大剂量降低 IL-2 生成；白芍总苷抗心肌缺血，保肝，抗脂肪肝，抗肝纤维化；白芍总苷升高 IL-2 降低 IL-4，为治疗皮炎、湿疹、荨麻疹提供了科学依据；抗血小板减少导致的紫癜有特效；总苷的镇痛作用可能有高级中枢参与，但不受纳洛酮的影响、耐缺氧、降温、保肝；白芍在体内和体外均能促进巨噬细胞的吞噬功能，对细胞免疫和体液免疫均有增强作用；白芍总苷可明显增强乙酰胆碱引起的离体豚鼠回肠标本收缩反应，可能与能兴奋空肠的 M_1 和 M_2 胆碱受体，拮抗阿托品对空肠的抑制作用相关；白芍和芍药苷有扩张血管，增加器官血流量的作用；在试管内对金黄色葡萄球菌、溶血性链球菌、草绿色链球菌、肺炎链球菌、伤寒杆菌、乙型副伤寒杆菌、痢疾杆菌、大肠杆菌、绿脓杆菌、变形杆菌、百日咳杆菌、霍乱弧菌等有不同程度的抑制作用。白芍在体外对堇色毛癣菌、同心性毛癣菌、许兰黄癣菌、奥杜盎小芽孢癣菌、铁锈色小芽孢癣菌、羊毛状小芽孢癣菌、腹股沟表皮癣菌、红色表皮癣菌和星形奴卡菌等皮肤真菌也有不同程度的抑制作用；芍药提取物 25mg/ml 对化合物 48/80 诱导的肥大细胞组胺释放有明显抑制作用。白芍总苷在 200mg/kg 时具有较好的镇痛作用，并对小鼠腹膜炎的白细胞渗出有一定抑制作用，对慢性盆腔炎大鼠的子宫粘连与扩张有较好的治疗作用[122]；白芍总苷可以降低尿蛋白含量和血清抗 dsDNA 抗体、ANA 水平，明显改善肾组织病理损害，对 MRL/lpr 小鼠狼疮性肾炎具有一定疗效[123]。

【用量】6~15g。

【临床应用】

方名：韩氏银屑病关节炎方。

适应证：银屑病关节炎。

每剂中药饮片所需量：黄连 5g，虎杖 20g，桂枝 20g，大青叶 15g，黄柏 12g，威灵仙 15g，甘草 10g，娑罗子 12g，山茱萸 12g，牛膝 6g，白芍 15g，骨碎补 15g。

病因病理机制：是一种发生在银屑病患者的血清阴性脊柱关节病。与家族遗传密切相关，与细菌感染，免疫超敏，IgA 表达增多，致炎因子 IL－1、IL－6、TNF－α 表达增强。

西医治疗：非甾体类抗炎药，甲氨蝶呤，柳氮磺吡啶，来氟米特，糖皮质激素，致炎因子拮抗剂依那西普等。

中医治疗关键靶点：抗菌抗炎，免疫抑制。

中药药理学基础：黄连提取液对 TNF－α 刺激的人角质形成的细胞株 colo－16 细胞增生有抑制作用；虎杖抗链球菌，抗癣菌；桂枝抗金黄色葡萄球菌，镇痛、抗炎；大青叶对葡萄球菌、甲型链球菌、乙型链球菌有明显作用；黄柏抗菌、抗炎，抑制迟发型超敏反应；威灵仙抗炎，抑制 IL－1、IL－6、IL－8、TNF－α、PGE$_2$，降低佐剂性关节炎炎细胞因子 IL－1β、IL－2、TNF－α 含量；甘草、娑罗子糖皮质激素样作用；山茱萸有糖皮质激素样作用，能抑制 TNF－α 和 IL－1 诱导的内皮细胞分泌黏附因子分泌，抑制 T 细胞膜 CD3、CD4、CD8 表达；牛膝中的牛膝总皂苷舒张血管，促进成骨样细胞增生，改善滑膜病理学，能有效抑制滑膜增生，减少炎性渗出物中 PGE$_2$ 的含量；白芍镇痛，抗关节炎，降低滑膜 TNF－α、IL－1 分泌；骨碎补改善软骨细胞，促进骨关节干细胞增生和 Ⅱ 型胶原表达，推迟骨细胞的退行性病变。

白茅根

Baimaogen

【来源】本品为禾本科植物白茅的干燥根茎。春、秋二季采挖，洗净，晒干，除去须根及膜质叶鞘，捆成小把。全国大部分地区均产。

【性味与归经】甘，寒。归肺、胃、膀胱经。

【功效】凉血止血，清热利尿，清肺胃热。

【传统应用】①血热出血证;②水肿、热淋、黄疸;③胃热呕吐、肺热咳喘。

【主要化学成分】本品含多量蔗糖,葡萄糖,少量果糖,木糖及柠檬酸、草酸、苹果酸、白头翁素等。

【现代中药药理学研究】本品能显著缩短出血和凝血时间,其水煎剂和水浸剂有利尿作用,以给药5~10天时作用明显;对肺炎球菌、卡他球菌、流感杆菌、金黄色葡萄球菌及福氏、宋氏痢疾杆菌等有抑制作用,有一定抗HBV病毒能力;有人推测白茅根的作用主要在于缓解肾小球血管痉挛,从而使肾血流量及肾滤过率增加而产生利尿效果;同时肾缺血改善,肾素产生减少,使血压恢复正常。故对急性肾炎疗效良好,慢性肾炎疗效较差,而对肝源性及心源性的水肿几乎不奏效。白茅根及其复方汤对IgA肾病大鼠模型均可明显减少血尿、蛋白尿、减轻病理改变,改善肾功能。其机制可能是白茅根通过刺激机体分泌IL-2,抑制肾脏TGF-β_1分泌与表达等而发挥作用[124];白茅根多糖可改善IgA肾病大鼠肾功能、降低IgA在系膜区的沉积,降低血清IL-2和IL-6水平可能是其作用机制之一[125]。

【用量】9~30g。

【临床应用】

方名:韩氏急性肾炎方。

适应证:急性肾小球肾炎。

每剂中药饮片所需量:黄芪12g,泽泻15g,山茱萸9g,大青叶15g,小蓟6g,甘草9g,石韦15g,石刁柏15g,白茅根20g,半边莲15g,鱼腥草15g。

病因病理机制:本病为β溶血性链球菌所致。常有呼吸道感染和皮肤感染。本病以血尿、蛋白尿、高血压、水肿为发病特征。

中医治疗关键靶点:抗菌,抗炎。

中药药理学基础:黄芪能促进机体代谢、促进血清和肝脏蛋白质的更新,有明显的利尿作用,能消除实验性肾炎尿蛋白,提高血清IgG、IgM、IgA、C3、C4含量,降低血清IL-4,升高血清IL-6、IFN-γ水平;泽泻有利尿作用,能增加尿量,增加尿素与氯化物的排泄,对肾炎患者利尿作用更为明显;山茱萸有糖皮质激素样作用,能抑制TNF-α和IL-1诱导的内皮细胞分泌黏附因子,抑制T细胞膜CD3、CD4、CD8表达;大青叶浸出液对葡萄球菌、甲型链球菌、乙型链球菌有明显的抑制作用,抗内毒素;小蓟升高血小板数目,促进血小板聚集及增高凝血酶活性,抑制纤溶,从而加速止血;甘草糖皮质激素样作用、抗炎和抗链球菌感染;石韦能增强机体吞噬细胞的吞噬活性,抗菌;石刁柏抗炎,利尿,改善排尿困难;白茅根抗菌作用主要在于缓解肾小球血管痉挛,从而使肾血流量及肾滤过率增加而产生利尿效果,抗炎,止血;半边莲口服均有显著而持久的利尿作用,其尿量、氯化物和钠排出量均显著增加,降低肾素活性;鱼腥草抗菌,抗炎,抗病毒,降低蛋白尿,消除肌酐,抑制肾小球肥大。

白松塔

Baisongta

【来源】本品为松科植物白皮松的球果。春、秋采收,晒干。产于山西、陕西、甘肃、河南、四川等地。

【性味与归经】苦,性温。

【功效】镇咳祛痰,消炎,平喘。

【传统应用】咳嗽气短,吐白沫痰。

【主要化学成分】本品含挥发油、皂苷、酚类等。挥发油的含量随采集季节和贮放方法及时间长短而有较大差异,新采松塔中挥发油的含量约为1%,干后可降低到0.2%。挥发油中含柠檬烯等。

【现代中药药理学研究】白松塔煎剂灌胃镇咳、祛痰、平喘,镇静,抗炎,抗肺炎球菌、甲型链球菌、卡他球菌,耐缺氧。

【用量】30～60g。

白 术

Baizhu

【来源】本品为菊科植物白术的干燥根茎。冬季下部叶枯黄、上部叶变脆时采挖,除去泥沙,烘干或晒干,再除去须根。现各地多有栽培,以浙江栽培的数量最大。

【性味与归经】苦、甘，温。归脾、胃经。

【功效】健脾益气，燥湿利尿，止汗，安胎。

【传统应用】①脾气虚证；②气虚自汗；③脾虚胎动不安。

【主要化学成分】本品含挥发油，内有 α－ 及 β－葎草烯，β－榄香醇，α－姜黄烯，苍术酮，3β－乙酰氧基苍术酮，芹子二烯酮，桉叶醇，棕榈酸，茅术醇，β－芹子烯等。还含倍半萜内酯化合物：苍术内酯。另含东莨菪素，果糖，菊糖，具免疫活性的甘露聚糖，以及天冬氨酸，丝氨酸，谷氨酸，丙氨酸，甘氨酸，缬氨酸，异亮氨酸，亮氨酸，酪氨酸，苯丙氨酸，赖氨酸，组氨酸，精氨酸，脯氨酸等。

【现代中药药理学研究】白术水煎液提高 IL－2 分泌水平，抗脑缺血损伤，下调黏附分子－1 及诱导性 iNOS 表达，增强心肌收缩力；非常显著增强胃排空和肠蠕动；抑制子宫平滑肌收缩，且有量－效关系，抑制有催产素、乙酰胆碱、益母草介导的子宫痉挛，为证明白术安胎提供了科学依据；利尿，抗衰老；扶植肠道正常菌群生长，促进肠黏膜修复，白术对肠管活动有双向调节作用，当肠管兴奋时呈抑制作用，而肠管抑制时则呈兴奋作用；有防治实验性胃溃疡的作用；有强壮作用；能促进小鼠体重增加；能明显促进小肠蛋白质的合成；能促进细胞免疫功能；有一定提升白细胞作用；还能保肝、利胆、利尿、降血糖、抗血凝、抗菌、抗肿瘤；白术挥发油有镇静作用；白术煎剂灌胃 1mol 或 6g/kg，能促进小鼠体重增加和增强游泳耐力，白术能增强网状内皮系统的吞噬功能，对小鼠网状内皮系统呈活化作用，促进小鼠腹腔巨噬细胞的吞噬功能，使巨噬细胞的吞噬百分率、吞噬指数及其溶酶体消化平均较对照组显著增加。白术还能提高淋巴细胞转化率和自然玫瑰花形成率，促进细胞免疫功能，且明显增高IgG。多用于脑梗死、高血压、脊柱性疾病和胃肠道疾病。大剂量生白术水煎剂可以更明显的促进动物小肠推进功能[126]；白术可通过下调 IL－6、IL－17水平的表达来实现抑制炎症细胞的分化增生、炎症介质的释放与聚集，从而实现抑制炎症的浸润与结构组织的破坏[127]；白术水提物能纠正二硝基氯苯致敏联合醋酸灌肠法造成的大鼠免疫紊乱，其机制可能与其调节炎性因子 IL－2、IL－17 的作用有关[128]。

【用量】6～12g。

【临床应用】

方名：韩氏高血压肾病综合征方一。

适应证：高血压肾病综合征。

每剂中药饮片所需量：黄芪 15g，白术 10g，党参 9g，山茱萸 12g，桃仁 10g，水蛭 6g，毛冬青 15g，泽泻 12g，半边莲 15g，牛蒡子 12g，女贞子 15g，野菊花 15g，丹参 12g，紫苏叶 10g，升麻 9g，鱼腥草 15g。

病因病理机制：肾病综合征是由感染等各种不明原因引起肾小球滤过膜通透性增高引起。与肾脏正常抗原改变，诱导自身免疫，导致免疫复合物沉积肾脏，包括裂解素和纤维蛋白原沉积相关。

诊断要点：大量蛋白尿，潜血，低蛋白血症，水肿，高血脂。

1. 大量蛋白尿　是肾小球滤过膜通透性增高引起大量蛋白质渗出，超过肾小管重吸收量，形成大量蛋白尿。

2. 低蛋白血症　大量白蛋白从尿中丢失，刺激肝脏合成蛋白质增加，但蛋白质丢失超过肝脏的代偿能力，出现低蛋白血症。

3. 水肿　由于低蛋白血症造成血浆胶体渗透压下降，使水分从血管漏出，引起水肿。此外，肾小管对钠、水重吸收增加也可引起水肿。

4. 高脂血症　由于低蛋白血症使肝脏合成脂蛋白增加，脂蛋白分解减少，使血脂增高。

中医治疗关键靶点：增强免疫力，抗菌，抗炎，免疫抑制。

中药药理学基础：黄芪能促进机体代谢、促进血清和肝脏蛋白质的更新，有明显的利尿作用，能消除实验性肾炎尿蛋白，提高血清 IgG、IgM、IgA、C3、C4 含量，降低血清 IL-4，升高血清 IL-6、IFN-γ 水平；白术提高 IL-2 分泌水平，下调黏附分子-1 及诱导性 iNOS 表达；党参增强免疫功能，对活化的淋巴细胞 IL-2 产生有明显的增强作用，调节体液免疫，促进抗体生成；山茱萸有糖皮质激素样作用，能抑制 TNF-α 和 IL-1 诱导的内皮细胞分泌黏附因子，抑制 T 细胞膜 CD3、CD4、CD8 表达；桃仁提取物能改善肝脏表面微循环，增加毛细血管开放，能改善肾小管上皮细胞转分化，进而减缓肾间质纤维化病程进展；水蛭降低血液黏稠度，抑制蛋白尿，防治肾小球硬化；毛冬青改善肾循环，减轻肾小球纤维化,减少蛋白尿,降低肌酐,减轻肾脏病理改变;泽泻降血脂,抗脂肪肝,抗动脉硬化,抗过敏,抗炎,抗肾炎,可下调肾小球细胞中的内皮素Ⅰ,降低肾型高血压,利尿;半边莲口服均有显著而持久的利尿作用,其尿量、氯化物和钠排出量均显著增加,降低肾素活性;牛蒡子降自发性高血压作用持久,抑制 TNF-α、IL-6 诱导 iNOS 表达增强,抑制 IL-β 生成,有一定的补体活性,降低蛋白尿;女贞子能升高前列腺素和 cAMP 含量,降低 cGMP 含量,升高正常小鼠前列腺素(PGE$_2$、PGE$_{2a}$)水平,降血脂;野菊花抗菌,抑制腹腔巨噬细胞产生 IL-1,使过低的 IL-2 水平恢复,降低 TNF-α 表达;丹参能减轻肾损伤,降低血管紧张素转换酶(ACE)表达,促进 ACE$_2$ 合成,抑制 AngⅡ 活性,减少肾组织结晶沉淀物,减少肾小管、肾小球损伤;紫苏叶水煎液能抗凝血,止血,抗炎抑制 TNF-α,抑制肾小球细胞增生;升麻明显抑制 Ox-LDL 诱导内皮细胞 IL-6、TNF-α 分泌,明显抑制 TNF-α 引起的血管平滑肌细胞增生;鱼腥草抗菌,抗炎,抗病毒,降低蛋白尿,消除肌酐,抑制肾小球肥大。

治疗难点:查明感染源对症用药难,增加免疫能力或升高白蛋白改善肝功能容易些,若找不到感染源很难取得好的疗效。

白 矾

Baifan

【来源】本品为硫酸盐类矿物明矾石经加工提炼制成。产于甘肃、河北、安徽、福建、山西、湖北、浙江等地。

【性味与归经】酸、涩,寒。归肺、脾、肝、大肠经。

【功效】外用解毒杀虫,燥湿止痒;内服止血,止泻,化痰。

【传统应用】①外用治湿疹瘙痒,疮疡疥癣;②内服治便血、吐衄、崩漏。

【主要化学成分】本品为碱性硫酸铝钾,其中氧化钾 11.4%,氧化铝 37.0%,三氧化硫 38.6%,水 13.0%。白矾为含水硫酸铝钾等。

【现代中药药理学研究】白矾抗惊厥,镇痛,利胆,抗多种杆菌,抗阴道滴虫,抑制肠道益生菌升高大肠杆菌,有较强的凝固蛋白作用,使血清下沉,血液凝固。临床用又可以消炎、止血、止汗、止泻和用作硬化剂。

【用量】0.6~1.5g。

白 果

Baiguo

【来源】本品为银杏科植物银杏(白果树、公孙树)的干燥成熟种子。秋季种子成熟时采收，除去肉质外种皮，洗净，稍蒸或略煮后，烘干。全国大部分地区均产。

【性味与归经】甘、苦、涩，平，有毒。归肺经。

【功效】敛肺化痰定喘，止带缩尿。

【传统应用】①哮喘咳嗽；②带下，白浊，尿频，遗尿。用于湿热疮毒，黄水淋漓，湿疹，风疹，疥癣疮癞，风湿热痹，黄疸尿赤。

【主要化学成分】本品种子含少量氰苷、赤霉素和动力精样物质。内胚乳中还分离出两种核糖核酸酶。一般组成为：蛋白质6.4%、脂肪2.4%、碳水化合物36%，钙10mg、磷218mg、铁1mg，胡萝卜素320μg、核黄素50μg，以及多种氨基酸等。

【现代中药药理学研究】能抑制结核杆菌的生长，体外对多种细菌及皮肤真菌有不同程度的抑制作用；乙醇提取物有一定的祛痰作用，对气管平滑肌有微弱的松弛作用；白果二酚有短暂降压作用，并引起血管渗透性增加；银杏外种皮水溶性成分能清除机体超氧自由基，具有抗衰老作用，还具有免疫抑制及抗过敏作用；白果提取物耐缺氧，抗疲劳，延缓衰老；降低血清中IgE、IL-4、IL-5、IL-13水平，抗革兰阳性菌、革兰阴性菌；促进组胺释放，增加毛细血管通透性。

【用量】4.5~9g。

白芥子

Baijiezi

【来源】本品为十字花科植物白芥的种子。夏末、秋初果实成熟时割取全株，晒干后，打下种子，除去杂质。以安徽、河南产量为大。

【性味与归经】辛、温。归肺、肝、脾、胃、心包经。

【功效】温肺化痰，利气，散结消肿。

【传统应用】①寒痰喘咳，悬饮；②阴疽流注，肢体麻木，关节肿痛。

【主要化学成分】本品含芥子油苷，内有白芥子苷。还含脂肪油、芥子酶、芥子碱和赖氨酸、精氨酸、组氨酸等氨基酸。

【现代中药药理学研究】小剂量能引起反射性气管分泌增加，而有恶心性祛痰作用，白芥子苷水解后的产物白芥油有较强的刺激作用，可致皮肤充血、发泡。白芥子粉能使唾液分泌，淀粉酶活性增加，小量可刺激胃黏膜，增加胃液胰液的分泌，大量催吐；水浸剂对皮肤真菌有抑制作用；本品所含的异硫氰酸苄酯具有广谱抗菌作用，对酵母菌、20 种真菌及数十种其他菌株均有抗菌作用，对革兰阴性或阳性菌的有效抑菌浓度为 $1:[10(2)-3\times10(2)]$。

【用量】3 ~ 10g。

白鲜皮

Baixianpi

【来源】本品为芸香科植物白鲜的干燥根皮。春、秋二季采挖根部，除去泥沙及粗皮，剥取根皮，干燥。产于辽宁、河北、四川、江苏、浙江、安徽等地。

【性味与归经】苦，寒。归脾、胃、膀胱经。

【功效】清热燥湿，祛风解毒。

【传统应用】①湿热疮毒、湿疹，疥癣；②湿热黄疸，风湿热痹。

【主要化学成分】本品地上部分含补骨脂素，花椒毒素，东莨菪素，槲皮素，异槲皮素，根含白鲜碱，前茵芋碱，茵芋碱，白鲜明碱，胡芦巴碱，胆碱，吴茱萸苦素，秦皮酮，黄柏酮，柠檬苦素，β-谷甾醇，莱油甾醇，皂苷等。

【现代中药药理学研究】白鲜皮提取物抗病毒抗内毒素，抑制 IgM、IgG-PFC 合成，降低 IL-4 水平，提高 IFN-γ、sIL-2R 水平，保护内皮细胞，降低血清内皮素-1，增加 NO；本品水浸剂对堇色毛癣菌、同心性毛癣菌、许兰氏黄癣菌、奥杜氏小芽孢癣菌、铁锈色小芽孢癣菌、羊毛状小芽孢癣菌、腹股沟表皮癣菌、星形奴卡氏菌等多种致病性真菌有不同程度的抑制作用，并有解热作用；白鲜碱对家兔和豚鼠子宫平滑肌有强力的收缩作用，小剂量白鲜碱对离体蛙心有兴奋作用，对离体兔耳血管有明显的收缩作用；本品挥发油在体外有抗癌作用。

【用量】4.5~9g。

白扁豆

Baibiandou

【来源】本品为豆科扁豆属植物扁豆的干燥成熟种子。秋、冬二季采收成熟果实，晒干，取出种子，再晒干。全国各地均有栽培。

【性味与归经】甘，微温。归脾、胃经。

【功效】补脾和中，化湿。

【传统应用】①脾气虚证；②暑湿吐泻。用于脾胃虚弱，食欲缺乏，大便溏泄，白带过多，暑湿吐泻，胸闷腹胀。

【主要化学成分】本品含油 0.62%，内有棕榈酸占 8.33%，亚油酸占 57.95%，反油酸占 15.05%，油酸占 5.65%，硬脂酸占 11.26%，花生酸占 0.58%，山萮酸占 10.40%。又含葫芦巴碱，蛋氨酸，亮氨酸，苏氨酸，维生素 B_1 及维生素 C，胡萝卜素，蔗糖，葡萄糖，水苏糖，麦芽糖，棉子糖。

【现代中药药理学研究】白扁豆水煎剂对痢疾杆菌有抑制作用；其水提物有抗病毒作用，而且对食物中毒引起的呕吐、急性胃炎等有解毒作用；尚有解酒毒、河豚中毒的作用；血球凝集素 B 可溶于水，有抗胰蛋白酶活性；血球凝集素 A 不溶于水，可抑制实验动物生长，甚至引起肝区域性坏死，加热可使其毒性大减。

炒白扁豆：增强健脾止泻作用。

【用量】10～15g。

白　前

Baiqian

【来源】本品为萝藦科植物柳叶白前或芜花叶白前的干燥根茎及根。秋季采挖，洗净，晒干。产于浙江、安徽、江苏、湖北、江西等地。

【性味与归经】辛、苦，微温。归肺经。

【功效】降气化痰。

【传统应用】咳嗽痰多，气喘。

【主要化学成分】本品含三萜皂苷、海罂粟苷元 A、海罂粟苷元 B、海罂粟苷 A 及海罂粟苷元 C－黄花夹竹桃单糖苷等。芜花叶白前含三萜皂苷等。

【现代中药药理学研究】白前水煎剂镇咳，祛痰，对乙酰胆碱和组胺混合液诱发的豚鼠哮喘有明显的预防作用；水提物镇痛，抗炎，抗血栓形成；白前苷 B 降血糖，能显著提高 β 细胞活性；白前煎液抗胃溃疡、腹泻，抗流感，甾体化合物扩张血管，挥发油抗流感病毒。多用于顽固性咳嗽、慢性支气管炎、肺炎。

【用量】3～9g。

白头翁

Baitouweng

【来源】本品为毛茛科植物白头翁的干燥根。春、秋二季采挖，除去泥沙，干燥。产于吉林、辽宁、河北、山东、河南、山西、陕西、黑龙江等地。

【性味与归经】苦，寒。归胃、大肠经。

【功效】清热解毒，凉血止痢。

【传统应用】①热毒血痢；②疮痈肿毒。阴痒带下。此外尚可用于血热出血以及温疟发热烦躁。

【主要化学成分】本品含白头翁皂苷 A、白头翁皂苷 B、白头翁皂苷 C、白头翁皂苷 D，白头翁皂苷 A_3、白头翁皂苷 B_4，皂苷，白头翁素，原白头翁素。朝鲜白头翁根含威灵仙表二糖皂苷，威灵仙二糖皂苷，皂苷Ⅱ及皂苷Ⅲ等。

【现代中药药理学研究】白头翁素抗金黄色葡萄球菌、链球菌、结核杆菌、伤寒杆菌、志贺氏痢疾杆菌、大肠杆菌、副伤寒杆菌、黄曲霉菌等，抗阴道滴虫，抗溃疡型结肠炎；白头翁总苷平喘祛痰，增强免疫功能，促 IL-1、NO 产生分泌；提取物抗肝癌、肺癌，对大肠癌株 SW1116 和白血病细胞株 K562 有直接杀伤作用。白头翁煎剂及其皂苷在体外和体内都能抑制溶组织阿米巴原虫生长，但都需大剂量。白头翁在体外抗阴道滴虫的试验中，60% 的浸膏或水液于 5% 浓度时 5 分钟即可杀灭天滴虫，流浸膏对阴道黏膜刺激很大。有人研究白头翁汤(白头翁、秦皮、黄连、黄柏)各成分间在对痢疾杆菌的体外试验中，既无协同也无拮抗作用。

【用量】9~15g。

【临床应用】

方名：韩氏盆腔炎方。

适应证：盆腔炎。

每剂中药饮片所需量：山茱萸 12g，仙鹤草 15g，黄柏 15g，威灵仙 12g，苦参 9g，白头翁 12g，徐长卿 12g，甘草 10g，黄连 5g，玄参 15g，陈皮 10g，野菊花 15g。

病因病理机制：盆腔炎主要是加德纳杆菌、厌氧菌、衣原体等众多细菌混合感染所致。

中医治疗关键靶点：广泛抗菌，抗炎。

中药药理学基础：山茱萸有糖皮质激素样作用，能抑制 TNF-α 和 IL-1 诱导的内皮细胞分泌黏附因子，抑制 T 细胞膜 CD3、CD4、CD8 表达；仙鹤草能增强免疫功能，对荷瘤小鼠 IL-2、NK 细胞活性增强显著，促进 IFN-γ、IL-1 释放，抗菌，杀虫；黄柏抗加德纳菌、淋球菌、支原体；威灵仙能镇痛，抗炎，抑制 IL－1、IL－6、IL－8、TNF－α、PGE_2，抗革兰阴性菌作用较强；苦参抗菌，免疫抑制；白头翁抗菌、杀虫，抗炎；徐长卿抗变态反应，免疫抑制；甘草皮质激素样作用；黄连抗菌，抗炎；玄参抗菌，中性粒细胞中花生四烯酸（AA）代谢物白三烯 B_4 产生有较强的抑制作用；陈皮增强巨噬细胞吞噬功能，增加血清溶菌酶含量；野菊花抗菌，能抑制腹腔巨噬细胞产生 IL－1，使过低的 IL－2 水平恢复，降低 TNF－α 表达。

白屈菜

Baiqucai

【来源】本品为罂粟科植物白屈菜的带花全草。5～7 月开花时采收地上部分，置通风处干燥。产于东北、华北、西北及江苏、江西、四川等地。

【性味与归经】苦、凉，有毒。肺、心、肾经。

【功效】解痉止痛，止咳平喘。

【传统应用】①胃脘痉挛；②咳嗽气喘；③百日咳。

【主要化学成分】本品地上部分含白屈菜碱，原阿片碱，消旋金罂粟碱，左旋金罂粟碱，别隐品碱，白屈菜玉红碱，血根碱，白屈菜红碱，黄连碱，小聚碱，羟基白屈菜碱，高白屈菜碱等。

【现代中药药理学研究】白屈菜碱镇咳，祛痰，平喘，麻痹血管运动中枢，麻痹感觉神经末梢，明显扩张血管；血根碱镇痛，抗炎，水提取物兴奋子宫，白屈碱则使之松弛；水提物抑制 NO、PGE_2、TNF－α、IL－1β、IL－6 生成，抑制 iNOS、COX－2 蛋白水平表达；白屈菜生物碱抗淋巴细胞瘤；在化学上与罂粟碱同属苯异喹啉类，作用亦相似，能抑制各种平滑肌，有解痉作用，而毒性则较低。

【用量】3～6g。

白附子

Baifuzi

【来源】本品为天南星科植物独角莲的干燥块茎。秋季采挖，除去须根及外皮，晒干。产于北纬42度以南、包括西藏南部在内的广大地区。

【性味与归经】辛，温；有毒。归胃、肝经。

【功效】祛风痰，止痉，止痛。解毒散结。

【传统应用】①中风痰壅，口眼㖞斜、惊风癫痫、破伤风；②痰厥头痛、眩晕；③瘰疬痰核，毒蛇咬伤。

【主要化学成分】本品块茎含 β–谷甾醇，β–谷甾醇–D–葡萄糖苷，内消旋肌醇，胆碱，尿嘧啶，琥珀酸，酪氨酸，缬氨酸，棕榈酸，亚油酸，油酸，三亚油酸甘油酯，二棕榈酸甘油酯。并含白附子凝集素等。

【现代中药药理学研究】白附子水煎成分祛痰，镇静，抗菌，抗破伤风，增加淋巴 IgG、IL–1 活性。白附子提取物通过上调 Bax 蛋白表达水平，使 caspase–3 表达水平增加，激活凋亡通路，对胶质瘤细胞的生长抑制率明显[129]。多用于面神经麻痹，配赤芍、川芎等，破伤风配天麻、天南星等。

【用量】3~6g。

【临床应用】

方名：韩氏疱疹后遗症方。

适应证：疱疹后遗症。

每剂中药饮片所需量：蔓荆子15g，山茱萸12g，制白附子6g，青蒿15g，毛冬青30g，大黄10g，肉桂5g，黄柏15g，水蛭6g，赤芍12g，柴胡12g，甘草10g，砂仁6g，黄芩10g。

病因病理机制：带状疱疹是由疱疹–带状病毒感染引起的疾病。后遗症是治疗后期余留的疼痛症状，往往并发细菌感染，损伤神经血管系统。

中医治疗关键靶点：抗病毒，抗炎。

中药药理学基础：蔓荆子抗缓激肽，抗炎，镇痛；山茱萸有糖皮质激素样作用,能抑制 TNF－α 和 IL－1 诱导的内皮细胞分泌黏附因子,抑制 T 细胞膜 CD3、CD4、CD8 表达;制白附子抗炎,抗菌,镇痛;青蒿抗病毒,抗疱疹病毒效果明显;毛冬青能明显抑制 ADP、胶原诱导的血小板集聚,抗Ⅰ型、Ⅱ型疱疹病毒;大黄中大黄素对炎症反应 TNF－α、IL－1、IL－6 有抑制作用,抗单纯疱疹病毒,抑制其繁殖;肉桂镇痛、抗炎,肉桂油抗柯萨奇病毒;黄柏抗菌、抗炎,延长单纯疱疹病毒感染小鼠的疱疹症状发作时间;水蛭能阻止凝血酶催化的进一步的血瘀反应,降低中性粒细胞浸润,保护神经细胞,保护血管损伤;赤芍抑制 ADP,抗凝血酶活性,激活纤溶酶原活性,降低纤维蛋白原含量和红细胞集聚指数;柴胡抗单纯疱疹病毒,抗炎,抗组胺;甘草多糖对水泡性、单纯疱疹病毒有明显的抑制作用,拮抗 PGE_2,抗炎;砂仁有明显的对抗由胶原、肾上腺素和花生四烯酸所诱发的损伤;黄芩抗白色念珠菌,能降低血清 TNF－α 和可溶性细胞黏附分子,抑制白三烯 B_4 生物合成,保护神经细胞,升高 GABA 含量。

白 及

Baiji

【来源】本品为兰科植物白及的干燥块茎。夏、秋二季采挖,除去须根,洗净,置沸水中煮或蒸至无白心,晒至半干,除去外皮,晒干。产于华东、中南、西南及河北、山西、陕西、甘肃、台湾等地。

【性味与归经】苦、甘、涩,微寒。归肺、肝、胃经。

【功效】收敛止血,消肿生肌。

【传统应用】①出血证;②痈肿疮疡、手足皲裂、水火烫伤。

【主要化学成分】本品含联苄类化合物:3,3'－二羟基－2',6'－双(对－羟苄基)－5－甲氧基联苄、2,6－双(对－羟苄基)－3'、5－二甲氧基－3－羟基联苄、3,3'－二羟基－5－甲氧基－2,5',6－三(对－羟苄基)联苄、5－甲氧基联苄、3,5－二甲基联苄。二氧菲类化合物:4,7－二羟基－1－对－羟苄基－2－甲氧基－9、10－二氢菲、4,7－二羟基－2－甲氧基－9、10－二氢菲、3－(对－羟苄基)－4－甲氧基－9、10－二氢菲－2,7－二醇等。

【现代中药药理学研究】白及煎剂可明显缩短出血和凝血时间,其止血的作用与所含胶质有关;白及煎剂对胃黏膜损伤有明显保护作用,对胃黏膜保护作用的机制不是通过抑制胃酸分泌,而很可能是刺激胃黏膜合成和释放内源性前列腺素而实现的;溃疡抑制率可达 94.8%;白及粉对实验性犬胃及十二指肠穿孔有明显治疗作用,可迅速堵塞穿孔,阻止胃及十二指肠内容物外漏并加大网膜的遮盖;对实验性烫伤、烧伤动物模型能促进肉芽生长,促进疮面愈合;对人型结核杆菌有显著抑制作用,经抗结核药治疗无效或疗效缓慢的各型肺结核,加用白及后能收到较好效果;对白色念珠菌 $ATCC_{1057}$ 和须发癣菌 QM_{248} 均有抑制作用;白及多糖促进骨髓造血功能,增强免疫功能,促进内皮细胞生长。白及多糖对矽肺大鼠机体抗氧化系统和免疫系统具有良好的调节作用,但不能有效抑制肺纤维化[130]。

【用量】6~15g。

【临床应用】

方名:韩氏抗结核方。

适应证:肺结核。

每剂中药饮片所需量:白及 10g,百部 9g,远志 10g,黄芪 12g,牛膝 6g,忍冬藤 15g,玄参 12g,桔梗 12g,陈皮 15g。

病因病理机制:肺结核是由结核分枝杆菌复合群感染引起的慢性肺部感染性疾病。经久不愈可能与 T 细胞功能降低以及体液免疫功能降低相关。

中医治疗关键靶点:抗结核杆菌,增强免疫力。

中药药理学基础:白及有显著的抗人结核杆菌作用;百部抗人结核杆菌;远志对人型结核杆菌有明显的抑制作用;黄芪能增强和调节机体免疫功能,提高血清 IgG、IgM、IgA、C3、C4 含量,降低血清 IL-4,升高血清 IL-6、IFN-γ 水平;牛膝显著增加体重,能促进肝脏、肾脏蛋白质合成能力;忍冬藤抗炎,免疫方面能抑制速发型超敏反应,拮抗过敏介质组胺释放;玄参对中性粒细胞中花生四烯酸(AA)代谢物白三烯 B_4 产生有较强的抑制作用;银耳能增加细胞免疫和体液免疫;银耳能促进肝脏蛋白质合成和核酸合成;桔梗可增强巨噬细胞吞噬功能,增强中性粒细胞杀菌能力,提高溶菌酶的活性;陈皮提高免疫功能,提高豚鼠血清溶菌酶,提高巨噬细胞吞噬功能。

瓜　蒌

Gualou

【来源】本品为葫芦科植物栝楼或双边栝楼的干燥成熟果实。秋季果实成熟时，连果梗剪下，置通风处阴干。产于山东、河南、河北等地。

【功效】清热化痰，宽胸散结，润肠通便。

【传统应用】①痰热咳喘；②胸痹、结胸；③肺痈，肠痈，乳痈；④肠燥便秘。

【性味与归经】甘、微苦，寒。归肺、胃、大肠经。

【主要化学成分】本品含三萜皂苷、氨基酸、糖类、有机酸；种子含油酸、亚油酸及甾醇类化合物等。

【现代中药药理学研究】所含皂苷及皮中总氨基酸有祛痰作用；瓜蒌注射液对豚鼠离体心脏有扩冠作用；对垂体后叶引起的大鼠急性心肌缺血有明显的保护作用；瓜蒌水煎剂降血脂；瓜蒌乙酸乙酯提取物对 α - 葡萄糖苷酶有较强的抑制作用，降血糖作用略强于阿卡波糖；瓜蒌水煎醇沉物增加冠脉流量，减慢心率，改善心肌缺血，抗血小板聚集，扩张微血管；瓜蒌醇提物可明显降低胃酸分泌和胃酸浓度，有明显的量 - 效关系，能对抗 5 - 羟色胺诱发的胃黏膜损伤；抗乳腺增生，多配伍蜈蚣、皂角刺、柴胡、香附。也可用于带状疱疹、糖尿病肾病、肺癌、食管癌。对金黄色葡萄球菌、肺炎双球菌、绿脓杆菌、溶血性链球菌及流感杆菌等有抑制作用。瓜蒌仁有致泻作用。瓜蒌皮水提物组、水煎液组模型大鼠心电图△ST 值、心肌梗死面积、血浆 5 种心肌酶活性明显降低[131]。

【用量】9～15g。

冬虫夏草

Dongchongxiacao

【来源】本品为麦角菌科真菌冬虫夏草菌寄生在蝙蝠蛾科昆虫幼虫上的子座及幼虫尸体的复合体。夏初子座出土、孢子未发散时挖取，晒至六七成干，除去似纤维状的附着物及杂质，晒干或低温干燥。主产于四川、青海、贵州、云南，以四川产量最大。此外，西藏、甘肃等地亦产。

【性味与归经】甘，平。归肺、肾经。

【功效】补肾益肺，止血化痰。

【传统应用】①阳痿遗精、腰膝酸痛；②久咳虚喘、劳嗽痰血。此外，还可用于病后体虚不复或自汗畏寒。

【主要化学成分】本品含水分10.84%，脂肪8.4%，粗蛋白25.32%，粗纤维18.53%，碳水化合物28.90%，灰分4.10%。脂肪含饱和脂肪酸13.00%，不饱和脂肪酸82.2%。此外，还含虫草酸约7%，是奎宁酸的异构物。又含冬虫夏草素，是一种淡黄色结晶粉末，在试管内能抑制链球菌、鼻疽杆菌、炭疽杆菌、猪出血性败血症杆菌及葡萄状球菌的生长。另含维生素 B_{12} 0.29μg/100g 等。

【现代中药药理学研究】免疫方面，冬虫夏草粗提物、虫草多糖增能加 IgM、IgG，升高 CD4，促进 IL-2R 生成和表达，对 IL-2、IFN-2 活性双向调节作用；冬虫夏草显著升高肺癌血清 IL-2、TNF-α 含量，虫草具有显著的促生血作用和抗心肌缺血，升高肺泡 IL-2/IL-4 比值，降低血清 PC-3 和 IgM，减少肝细胞变性坏死；水煎液明显降低肾组织 TGF-1mRNA(胶质细胞瘤因子)，防止肾小管间质细胞化，对急性肾损伤有明显的保护作用；冬虫夏草发酵液镇静催眠，抗衰老，抗应激，促精子生产；虫草醇提液对柯萨奇病毒感染急性心肌炎有明显的保护作用；虫草的水或醇提取物可明显抑制小白鼠肉瘤等肿瘤的成长；免疫药理作用：对免疫器官的影响：虫草、虫草菌浸剂可明显增加小鼠脾重并拮抗强松龙与环磷酰胺引起的脾重减轻，其机制可能是通过促进脾脏 DNA 生物合成，增加核酸与蛋白质含量，促使脾细胞增生；拮抗皮质激素与环磷酰胺引起的脾萎缩是通过虫草多糖增加脾脏营养性血流量作用实现的；虫草脂质体制剂对胞壁二酰肽(MDP)具有强烈的激活作用。对细胞免疫功能的调节作用；虫草或虫草菌能抑制机体细胞免疫功能；虫草醇提液0.1mg/ml、1.0mg/ml 体外处理人外周血单核细胞，可使 NK 杀伤 K562 细胞的活性呈时间依赖性增强。对组胺和乙酰胆碱混合液诱发的整体豚鼠哮喘无明显的平喘作用，翻例潜伏时延长率仅为57.89%；虫草具有一定的雄激素样作用和抗雌激素样作用，对性功能紊乱有调节恢复作用。

【用量】3~9g。

冬凌草

Donglingcao

【来源】本品为唇形科植物碎米桠的全草。全国各地均有栽培。

【性味与归经】苦、甘，微寒。归肺、胃、肝经。

【功效】清热解毒，活血止痛。

【传统应用】①咽喉肿痛；②癥瘕痞块；③蛇虫咬伤。

【主要化学成分】本品茎叶含挥发油0.05%，主要为α-蒎烯，β-蒎烯，柠檬烯，7,8-棕叶素，对-聚伞花素，壬醛，癸醛，β-榄香烯，棕榈酸等。

【现代中药药理学研究】冬凌草甲素对膀胱癌有明显的抑制作用，抑制端粒酶活性，对肝癌细胞、食管癌细胞有直接杀伤作用，抗氧化，可明显清除黄嘌呤/黄嘌呤氧化酶系统产生的超氧自由基和羟自由基；减少去甲肾上腺素分泌降血压，抑制去甲肾上腺素释放，抗突变。

【用量】30~60g。

【临床应用】

方名:韩氏肝癌方。

适应证:肝癌。

每剂中药饮片所需量:槲寄生10g,党参9g,女贞子15g,仙鹤草20g,没药10g,防己10g,半枝莲15g,土茯苓12g,冬凌草15g,西洋参6g,丹参12g,桃仁12g。

病因病理机制：肝癌病因病理机制不详,隐匿性强,癌细胞血管丰富。

中医治疗关键靶点:无确切靶点可寻,增加食欲,减少痛苦,以延长生命为目的。目前只能以抑制、栓塞新生血管和对癌细胞破坏或被免疫杀伤,为参考基础作为治疗研究或尝试。

中药药理学基础:槲寄生能延长肺癌、肝癌、直肠癌、卵巢癌患者生命,与槲寄生凝集素有明显的抗肿瘤活性相关;党参增强免疫功能,对活化的淋巴细胞 IL-2 产生有明显的增强作用,调节体液免疫,促进抗体生成;女贞子促进肝细胞再生,降低谷丙转氨酶;仙鹤草能增强免疫功能,显著增强 IL-2、NK 细胞活性,促进 IFN-γ、IL-1 释放,止血;没药能诱导肿瘤细胞凋亡或分化,抑制肿瘤新生血管形成,逆转肿瘤多药耐药性;防己抑制新生血管形成,抑制血清 IL-6、TNF-α 生成,增加抗癌药敏感性,诱导癌细胞凋亡;半枝莲抑制肿瘤生长,改善厌食腹胀,精神萎靡,消瘦,提高血清 IL-1、TNF-α 含量,抑制血管形成,抗氧化,能使 PC 细胞端粒酶活性降低;土茯苓对大鼠肝癌及移植性肿瘤有一定抑制作用;冬凌草对膀胱癌有明显的抑制作用,抑制端粒酶活性,对肝癌细胞、食管癌细胞有直接杀伤作用;西洋参抗肝癌,具有较强的抗癌作用;丹参对肝脏能促进肝细胞再生,抗肝纤维化,提高肝内免疫,对肝癌有较好的抑制作用,使肝癌细胞凋亡率明显升高;桃仁降低肝硬化患者血清 IgG、IgA、SSIgA 含量,提高 C3、C4 水平。

玄　参

Xuanshen

【来源】本品为玄参科植物玄参的干燥根。冬季茎叶枯萎时采挖。除去根茎、幼芽、须根及泥沙,晒或烘至半干,堆放3~6天,反复数次至干燥。产于东北、华北及山东、江苏、河南等地。

【性味与归经】甘、苦、咸,微寒。归肺、胃、肾经。

【功效】清热凉血,泻火解毒,滋阴。

【传统应用】①温邪入营,内陷心包,温毒发斑;②热病伤阴,津伤便秘,骨蒸劳嗽;③目赤咽痛,瘰疬,白喉,痈肿疮毒。

【主要化学成分】本品含生物碱、哈帕苷、桃叶珊瑚苷、玄参苷、糖类、甾醇、氨基酸、脂肪酸、微量挥发油、胡萝卜素等。

【现代中药药理学研究】玄参醇提取物抗抑郁与氟西汀相当,改善脑血流量;苯丙素苷是玄参抗炎主要成分;梓醇类物质增强 B 细胞功能,促进 IL-2

生成;玄参水煎液降舒张压明显,降肾性高血压;水煎液抗心肌缺血,耐缺氧,抑制 ADP 导致的血小板聚集;玄参叶抗金黄色葡萄球菌、白喉杆菌、伤寒杆菌、乙型溶血链球菌、绿脓杆菌、大肠杆菌、须发癣菌、絮状表面癣菌、羊毛状小芽孢菌和星形奴卡菌,叶明显优于根部;苯丙素苷保护肝脏;玄参水溶性成分对中性粒细胞中花生四烯酸(AA)代谢物白三烯 B_4 产生有较强的抑制作用;玄参提取物 1.5mg/kg、10mg/kg 尾静脉注射,能显著改善局灶性脑缺血大鼠的脑血流量,使脑梗死体积明显减小,脑神经功能能明显改善;玄参多糖抗疲劳。多用于咽喉疾病,声带息肉,咽痛,慢性前列腺炎,甲状腺瘤,高血压。玄参多糖对 2 型糖尿病模型大鼠有降糖作用,且高剂量组降糖效果略强于中剂量组[132]。

【用量】9 ~ 15g。

【临床应用】

方名: 韩氏乳腺炎方。

适应证: 乳腺炎。

每剂中药饮片所需量:山茱萸 12g,玄参 12g,桂枝 12g,毛冬青 30g,蒲公英 15g,陈皮 15g,砂仁 6g,大黄 10g,露蜂房 5g,麦芽 15g。

病因病理机制: 乳腺炎或叫乳痈,是指哺乳期乳汁积聚和金黄色葡萄球菌感染所致的疾病。

中医治疗关键靶点: 抗葡萄球菌,抗炎。

中药药理学基础: 山茱萸有糖皮质激素样作用,能抑制 TNF – α 和 IL – 1 诱导的内皮细胞分泌黏附因子,抑制 T 细胞膜 CD3、CD4、CD8 表达;玄参对中性粒细胞中花生四烯酸(AA)代谢物白三烯 B_4 产生有较强的抑制作用;桂枝抗金黄色葡萄球菌;毛冬青金黄色葡萄球菌对毛冬青极度敏感;蒲公英抗金黄色葡萄球菌,抗链球菌;陈皮提高血清溶菌酶含量;砂仁能明显的对抗由胶原和肾上腺素所诱发的血管损伤;大黄对炎症反应 TNF – α、IL – 1、IL – 6 有抑制作用;蜂房水提液注射 5.0g/kg 抗炎与氢化可的松 50mg/kg 左右相仿,能增加 T 细胞总数并调节 T 细胞亚群紊乱;麦芽回乳。

半枝莲

Banzhilian

【来源】本品为唇形科植物半枝莲的全草。开花时采收，去根，鲜用或晒干。产于华东、华南、西南等地。

【性味与归经】辛、苦，寒。归肺、肝、肾经。

【功效】清热解毒，化瘀利尿。

【传统应用】①疔疮肿毒；②咽喉肿痛；③跌仆伤痛；④水肿；⑤黄疸；⑥蛇咬伤。

【主要化学成分】本品全草含红花素，异红花素，高山黄芩素，高山黄钤苷，β-谷甾醇，硬脂酸，生物碱多糖等。

【现代中药药理学研究】半枝莲水煎液解热抗炎，对醋酸致小鼠腹腔毛细血管通透性增强有抑制作用，能抑制炎症中期白细胞游走，并能抑制大鼠巴豆油性气囊形成，说明对炎症晚期的结缔组织增生有抑制作用；半枝莲总黄酮对黄嘌呤-黄嘌呤氧化酶系统 H_2O_2 引起的红细胞膜脂质过氧化损伤有抑制作用；抑制肿瘤生长，改善厌食腹胀，精神萎靡，消瘦，提高血清 IL-1、TNF-α 含量，抑制血管形成，抗氧化，能使 PC 细胞端粒酶活性降低；本品所含的红花素有较强的抗由组胺引起的平滑肌收缩作用，并有较好的祛痰作用。半枝莲提取物抑制白血病 K562 细胞增生，其作用机制可能与降低 K562 细胞 VEGF 的浓度和下调 VEGF mRNA 的表达有关[133]；半枝莲多糖通过上调抑癌基因 P53 以抑制胃癌细胞 SGC-7901 的生长活性[134]；多用于癌症腹水、慢性前列腺炎。

【用量】15~30g。

【临床应用】

方名：韩氏肺癌方。

适应证：原发性支气管肺癌。

每剂中药饮片所需量:槲寄生 10g,党参 9g,玉竹 15g,仙鹤草 15g,没药 10g,防己 10g,半枝莲 20g,猪苓 15g,珍珠 1.5g,陈皮 20g。

病因病理机制:肺癌起源于支气管上皮、黏液腺和细支气管上皮及肺泡上皮,所以叫支气管肺癌。按生物学行为表现可分为小细胞肺癌和非小细胞肺癌。病因病理机制不详。实验室检测癌胚抗原(CEA)、神经特异性烯醇化酶(NSE)、细胞角蛋白 19 片段(CYFRA21 – 1)、鳞状细胞癌抗原(SCC)等有帮助确诊。

中医治疗关键靶点:无确切靶点可寻,增加食欲,减少痛苦,以延长生命为目的。目前只能以抑制、栓塞新生血管和对癌细胞破坏或被免疫杀伤,为参考基础作为治疗研究或尝试。

中药药理学基础:槲寄生能延长肺癌、肝癌、直肠癌、卵巢癌患者生命,与槲寄生凝集素有明显的抗肿瘤活性相关;党参增强免疫功能,对活化的淋巴细胞 IL – 2 产生有明显的增强作用,调节体液免疫,促进抗体生成;玉竹提高巨噬细胞的吞噬百分数和吞噬指数,抑制巨噬细胞 TNF – α、IL – 1 生成;仙鹤草能增强免疫功能,显著增强 IL – 2、NK 细胞活性,促进 IFN – γ、IL – 1 释放,止血;没药能诱导肿瘤细胞凋亡或分化,抑制肿瘤新生血管形成,逆转肿瘤多药耐药性;防己抑制新生血管形成,抑制血清 IL – 6、TNF – α 生成,增加抗癌药敏感性,诱导癌细胞凋亡;半枝莲抑制肿瘤生长,改善厌食腹胀,精神萎靡,消瘦,提高血清 IL – 1、TNF – α 含量,抑制血管形成,抗氧化,能使 PC 细胞端粒酶活性降低;猪苓能诱导癌细胞凋亡,增加化疗效果,抗肺癌转移,明显提高摄食量,饮水量和血糖量,降低血铜含量;珍珠提取物对小鼠肉瘤细胞、肺癌细胞均有显著的抑制作用;陈皮对肺癌细胞、肾癌细胞有明显的抑制作用。

半边莲

Banbianlian

【来源】本品为桔梗科植物半边莲的带根全草。多于夏季采收,带根拔起,洗净,晒干或阴干。产于安徽、江苏、浙江等地。

【性味与归经】辛，平。归心、小肠、肺经。

【功效】清热解毒，利尿消肿。

【传统应用】①疮痈肿毒，蛇虫咬伤；②腹胀水肿；③湿疮湿疹。

【主要化学成分】口服均有显著而持久的利尿作用，其尿量、氯化物和钠排出量均显著增加；其浸剂静脉注射，对麻醉犬有显著而持久的降血压作用，血压明显下降，与降低肾素活性相关，对缓解血管重塑有一定的作用；半边莲水煎剂兴奋呼吸，大剂量加快心率，抑制胶原表达；半边莲生物碱诱导癌细胞凋亡，抑制胃癌细胞；抗动脉粥样硬化，升高 eNOS 浓度，降低内皮细胞内皮素，可缓解高血脂对血管内皮的持续损伤和抑制动脉平滑肌细胞增生。抗蛇毒。半边莲煎剂具有明显的抑瘤作用，其作用机制可能与上调 P27 和下调 BCL－2 表达有关[135]；半边莲生物碱可显著降低肺动脉压（PAH）模型大鼠右心室肥厚指数（RVHI）和右心室质量指数（RVMI）以及肺小动脉管壁厚度，使管腔内径扩大[136]；半边莲生物碱可明显降低高血压诱导的脑基底动脉血管外膜成纤维细胞的迁移活性，提示在高血压诱发的脑血管重构中可用半边莲生物碱（LCLA）预防和治疗[238]。可用于急性肾小球肾炎、甲沟炎。

【用量】9～15g。

【临床应用】

方名：韩氏阳痿方。

适应证：阳痿。

每剂中药饮片所需量：人参 3g，黄芪 12g，赤芍 10g，海马 9g，淫羊藿 15g，菟丝子 20g，黄精 12g，川芎 9g，半边莲 15g，女贞子 15g，知母 15g。

病因病理机制：阳痿与雄激素缺乏、动脉硬化、血脂异常、前列腺炎、前列腺素、eNOS 缺乏有关。本方适用于功能性、动脉硬化性阳痿。

中医治疗关键靶点：增加雄激素，扩张软化血管。

中药药理学基础：人参能增强性腺功能，有促性腺激素样作用，提高雄激素；黄芪溶栓，提高前列腺环素（PCI₂）；赤芍抑制 ADP，抗凝血酶活性，激活纤溶酶原活性，降低纤维蛋白原含量和红细胞集聚指数，降血脂抗动脉粥样硬化；海马提取液表现雄性激素样作用；淫羊藿能增强下丘脑－垂体－性腺轴及肾上腺皮质轴、胸腺轴等内分泌系统的分泌功能，提高睾酮含量；菟丝子促雄性生殖器官附睾重量增加;黄精增强 5 – HT 含量;川芎减少静脉壁白细胞黏附,抑制红细胞聚集,抑制血管平滑肌增生,保护内皮细胞,抗血小板集聚,川芎嗪能增强血浆 IL – 10 水平;半边莲升高 eNOS 浓度,降低内皮细胞内皮素,可缓解高血脂对血管内皮的持续损伤和抑制动脉平滑肌细胞增生;女贞子升高前列腺素(PGE_2、PGE_{2a})水平;知母上调胆碱受体。

半 夏

Banxia

【来源】本品为天南星科植物半夏的干燥块茎。夏、秋二季采挖,洗净,除去外皮及须根,晒干。产于四川、湖北、安徽、江苏、河南、浙江等地。

【性味与归经】辛,温,有毒。归脾、胃、肺经。

【功效】燥湿化痰,降逆止呕,消痞散结。外用消肿止痛。

【传统应用】①湿痰,寒痰证;②呕吐;③心下痞,结胸,梅核气;④瘿瘤,痰核,痈疽肿毒及毒蛇咬伤。

【主要化学成分】本品块茎含挥发油,内含主成分为 3 – 乙酰氨基 – 5 – 甲基异唑,丁基乙烯基醚,3 – 甲基二十烷,十六碳烯二酸,还有 2 – 氯丙烯酸甲酯,茴香脑,苯甲醛,棕榈酸乙酯,戊醛肟等 60 多种成分。还含左旋麻黄碱,胆碱,β – 谷甾醇,胡萝卜苷,尿黑酸,原儿茶醛,姜辣烯酮,黄芩苷,黄芩苷元等。又含以 α – 及 β – 氨基丁酸,天冬氨酸为主成分的氨基酸和以钙、铁、铝、镁、锰、铊、磷等为主的无机元素等。另含多糖、胰蛋白酶抑制剂。

【现代中药药理学研究】半夏浸剂镇静,催眠;可抑制呕吐中枢而止呕,各种炮制品对实验动物均有明显的止咳作用;半夏的稀醇提取物和水浸液具有较广泛的抗肿瘤作用抗直肠癌、结肠癌、肝癌,诱导 BEL – 7402 细胞凋亡;水浸剂对实验性室性心律失常和室性期前收缩有明显的对抗作用;半夏有显著的抑制胃液分泌作用,水煎醇沉液对多种原因所致的胃溃疡有显著的预防和治疗作用,明显降低胃液中 PGE_2 的含量,促进胆汁分泌;抗早孕和致畸。多用于胃肠功能紊乱、梅核气、冠心病、梅尼埃综合征。镇咳作用:生半夏、姜半夏、姜浸半夏和明矾半夏的煎剂，0.6~1g/kg，对猫碘液注入胸腔或电刺激喉上神经所致的咳嗽有明显的镇咳作用，且可维持5小时以上。0.6g/kg的镇咳作用接近于可待因1mg/kg的作用。半夏胰蛋白酶抑制剂只抑制胰蛋白酶对酰胺、酯、血红蛋白和酪蛋白的水解，不能抑制胰凝乳蛋白酶、舒缓激肽释放酶、枯草杆菌蛋白酶和木瓜蛋白酶对各自底物的水解。半夏研末敷于患部。用药前先洗净患处，消毒后用手术刀削去鸡眼的角化组织，呈一凹面，然后放入半夏末，外贴胶布。经5~7天后，鸡眼坏死脱落，生出新生肉芽组织，再过数日即可痊愈。治疗30余例未见复发。

法半夏：长于燥湿且温性较弱。姜半夏：长于降逆止呕。半夏曲：则有化痰消食之功。

【用量】3~9g。

母　菊

Muju

【来源】本品为菊科植物母菊的花或全草。5~7月采取花朵或全草，晒干备用。产于我国新疆北部和西部。

【性味与归经】辛，微苦，性凉。归肺经。

【功效】祛风镇静，解表止痛，平喘。

【传统应用】①感冒；②风湿痹痛；③哮喘。

【主要化学成分】本品全草和花含挥发油0.46%~0.67%。芹菜素，豆甾醇，胆碱，芹菜素，甾醇，万寿菊苷，万寿菊素，槲皮素，半乳糖，木糖，阿拉伯糖，葡萄糖，鼠李糖等组成，另外花中还含天冬酰胺，α-丙氨酸，L-组氨酸，赖氨酸，亮氨酸，丝氨酸等。

【现代中药药理学研究】母菊挥发油抗炎抗过敏，抗组胺释放，解痉，镇静，抗胃溃疡，增强胃黏膜保护，抗微生物，对白色念珠菌显效。

【用量】10~15g。

六 画

老鹳草

Laoguancao

【来源】本品为牛儿苗科植物牛儿苗或老鹳草的地上部分，夏秋季采收。产于东北、华东及内蒙古等地。

【性味与归经】苦、微辛，平。归肝、肾、大肠经。

【功效】祛风湿，通经络，清热毒，止泻痢。

【传统应用】①风湿痹证；②泄泻痢疾；③疮疡。

【主要化学成分】本品茎叶含挥发油，主成分为左施松樟酮，左旋薄荷酮，胡薄荷酮，α-蒎烯，β-蒎烯，柠檬烯，薄荷醇。此外，尚含熊果酸、β-谷甾醇、棕榈酸、琥珀酸、咖啡酸、阿魏酸、胆碱、维生素C等。

【现代中药药理学研究】老鹳草总鞣质（HGT）有明显的抗炎、抑制免疫和镇痛作用，抗单纯疱疹病毒，抗氧化作用，抗肝损伤，抗诱变及杀伤癌细胞，抗骨质疏松，抗溃疡。野老鹳草根的提取物含有类黄酮、儿茶素、单宁，能抑制多种病毒的复制（如流感、单纯疱疹、牛痘、HIV-Ⅰ）其中抗流感病毒的作用最明显；在体外可降低各种流感病毒菌株的感染性，也可以抑制体外金黄色葡萄球菌和白色念珠菌的生长；老鹳草能抑制肝脏线粒体和微粒体的脂质过氧化，降低血浆胆固醇及GOT/GPT水平，抑制由ADP和抗坏血酸诱发的线粒体脂质过氧化作用。同时也抑制由ADP和NADPH诱发的微粒体脂质过氧化作用，从而保护肝脏的损伤。老鹳草提取物具有明显抗实验性胃溃疡作用，其作用机制可能与其抑制胃酸和胃蛋白酶活性有关[137]；老鹳草素呈浓度依赖性上调成骨细胞骨保护素（OPG）表达[138]；老鹳草素抗骨质疏松症作用的机制可能与老鹳草素明显抑制体外培养破骨细胞(OC)的生成,下调 OC 中 Ⅱ 型碳酸酐酶(CA Ⅱ)蛋白的表达有关[139];老鹳草膏可显著降低 AA 大鼠血清异常升高的 VEGF 水平,提高血清 TGF - β₁ 含量。表明老鹳草可改善大鼠足关节状态,具有免疫调节功能,有助于机体恢复免疫稳定状态[140]。

【用量】9~15g。

【临床应用】

方名:韩氏带状疱疹方。

适应证:疱疹病毒感染。

每剂中药饮片所需量:大黄 10g,大蓟 12g,青蒿 15g,老鹳草 15g,山茱萸 12g,柴胡 10g,当归 6g,甘草 10g,陈皮 15g,黄柏 15g。

病因病理机制:本病是由水痘-带状疱疹病毒感染引起。病毒通过呼吸道黏膜入侵,经过血液扩散,此病毒具有嗜神经性。

中医治疗关键靶点:抗菌,抗炎。

中药药理学基础:大黄中大黄素对炎症反应 TNF - α、IL - 1、IL - 6 有抑制作用,抗单纯疱疹病毒,抑制其繁殖;大蓟对单纯疱疹病毒有明显的抑制作用;青蒿抗病毒,抗疱疹病毒效果明显;老鹳草抗疱疹病毒,能抑制多种病毒的复制;山茱萸有糖皮质激素样作用,能抑制 TNF - α 和 IL - 1 诱导的内皮细胞分泌黏附因子,抑制 T 细胞膜 CD3、CD4、CD8 表达;柴胡抗单纯疱疹病毒,抗炎,抗组胺;当归抗疱疹病毒有效;甘草多糖对水泡性、单纯疱疹病毒有明显的抑制作用,拮抗 PGE₂,抗炎;陈皮增强巨噬细胞吞噬功能,增加血清溶菌酶含量;黄柏抗菌,抗炎,延长单孢疹病毒感染小鼠的疱疹症状发作时间。

地耳草

Diercao

【来源】本品为藤黄科植物地耳草的全草。夏、秋采,洗净,晒干。产于辽宁、山东至长江以南各地。

【性味与归经】气微、味淡、苦甘,凉。归肝、胆经。

【功效】利湿退黄，清热解毒，活血消肿。

【传统应用】①黄疸；②痈肿；③跌打损伤。

【主要化学成分】本品含摁贝素，紫金牛醌，田基黄乙素，三十烷醇及2,5-二羟基3-烷基苯醌类衍生物，还含有三叶豆苷、金丝桃苷、异鼠李素-3-半乳糖苷、芸香苷等。

【现代中药药理学研究】地耳草低浓度流浸膏对肠管有兴奋作用，高浓度呈痉挛收缩。田基黄乙素对金黄色葡萄球菌、猪霍乱杆菌、白喉杆菌、炭疽杆菌、乙型链球菌、诺卡均、蜡样芽孢杆菌有抑制作用，抗疱疹病毒，降低血清中 TNF-α、IL-6、NO 含量，升高 SOD，改善肝细胞病理损伤；水提液有抗肝癌作用，对血清 HBeAg 和 HBsAg 有较好的抑制作用；浸膏降低尿酸抗痛风。临床报道地耳草水煎液对伤寒副伤寒有显效，急性肾炎也有显效。

【用量】3～30g。

地 黄

Dihuang

【来源】本品为玄参科植物地黄的根茎。10～11 月间采挖根茎，除去茎叶、须根，洗净泥土，即为鲜地黄。干地黄（不用水洗）直接置焙床上缓缓烘焙，须经常翻动，至内部逐渐干燥而颜色变黑，全身柔软，外皮变硬时即可取出。亦可用晒干法。产于河南、河北、浙江等地。

【性味与归经】甘、寒。归心、肝、肾经。

【功效】清热凉血，养阴生津。

【传统应用】①热入营血，舌绛烦渴、斑疹吐衄；②阴虚内热，骨蒸劳热；③津伤口渴，内热消渴，肠燥便秘。

【主要化学成分】本品含多种苷类，其中主含环烯酰萜及其苷类，地黄苷，地黄素，筋骨草苷，焦地黄素。又含葡萄糖胺，磷酸。又含葡萄糖胺，磷酸以及锰、铁、铜、镁、铝、硼、锶、锌等10余种无机元素。

【现代中药药理学研究】地黄水煎液保护垂体-肾上腺皮质系统；地黄+

龟板水提液调整 β 肾上腺素受体 – φAMP 系统反应性,为治疗甲亢提供了科学依据;地黄醇浸膏小剂量能强心利尿,增加冠脉流量,升高心肌线粒体酶活力;水煎液抗脑缺血损伤;地黄低聚糖降血糖,降低 G – 6 – P 酶活性,增加糖原含量;免疫方面低聚糖增强免疫,促 IL – 2 分泌;水提液保护肾脏,促进造血功能,改善紫癜,有效保护肾脏线粒体呼吸链产能功能。临床多用于免疫性疾病、骨质疏松、老年性便秘、低热,还有消炎、排石、导水作用,促进肾功能恢复。地黄比熟地黄对链脲佐菌素致糖尿病小鼠降血糖及改善血脂水平更显著[141]。

有报道单味干地黄治疗湿疹、荨麻疹、神经性皮炎等皮肤病有效,其中对湿疹的疗效较明显,25 例中 22 例治愈,3 例显著进步,显效时间最快 1 天,最慢 6 天,疗程最短 5 天,最长 20 天,多数患者于 6 ~ 16 天内治愈。不良反应轻微,个别于服药后第 2 天有轻度腹泻,2 日后自愈,未见其他反应。

【用量】10 ~ 15g。

【临床应用】

方名: 韩氏更年期方。

适应证: 更年期综合征。

每剂中药饮片所需量:地黄 6g,柴胡 12g,石菖蒲 10g,白芍 15g,神曲 15g,升麻 10g,枸杞子 15g,淫羊藿 20g,菟丝子 12g,肉苁蓉 12g。

病因病理机制: 女性更年期综合征是指妇女在绝经期或其后期,因雌激素、黄体酮、雄激素水平下降,促性腺激素升高导致卵巢功能逐渐丧失,以致于引起自主神经功能紊乱及代谢障碍为主的综合征。

中医治疗关键靶点: 促进雌激素分泌,调节神经递质。

中药药理学基础: 地黄镇静,抗焦虑;柴胡、石菖蒲合用升高去甲肾上腺素、多巴胺、5 – 羟色胺,调节神经递质;白芍上调乙酰胆碱受体,抗抑郁,降温;神曲含维生素 B;升麻解热;枸杞子升高雄激素;淫羊藿能增强下丘脑 – 垂体 – 性腺轴及肾上腺皮质轴、胸腺轴等内分泌系统的分泌功能,有雌激素样作用,升高睾酮;菟丝子升高雌激素;肉苁蓉增强雌激素表达。

地　榆

Diyu

【来源】本品为蔷薇科植物地榆或长叶地榆的干燥根。后者习称"绵地榆"。春季将发芽时或秋季植株枯萎后采挖，除去须根，洗净，干燥，或趁鲜切片，干燥。产于全国各地。

【性味与归经】苦、酸、涩，微寒。归肺、肾经。

【功效】凉血止血，解毒敛疮。

【传统应用】①血热出血证；②烫伤、湿疹、疮疡痈肿。

【主要化学成分】本品含鞣质约17%，三萜皂苷2.5%～4.0%。分离出的皂苷有：地榆糖苷Ⅰ，水解后产生坡模醇酸、阿拉伯糖和葡萄糖；地榆糖苷Ⅱ，水解后产生坡模醇酸和阿拉伯糖；地柿皂苷B，初步鉴定是葡萄糖醛酸的三萜皂苷。茎叶含槲皮素和山奈酚的苷，熊果酸等三萜类物质。

【现代中药药理学研究】地榆煎剂可明显缩短出血和凝血时间，生地榆止血作用明显优于地榆炭；地榆制剂对烧伤、烫伤及伤口的愈合有明显的促进作用，防止感染，有利于防止烧烫伤早期休克和减少死亡发生率；地榆水煎液对金黄色葡萄球菌、甲型链球菌、枯草杆菌、变形杆菌、绿脓杆菌有明显的抑制作用，与虎杖合用能力增强；地榆鞣质抗肝癌，水煎液促进造血功能，抗氧化，改善血液流变性，抗肾损伤，改善肾功能，降尿素氮和肌酐，明显抑制NO和iNOS对肾脏损伤，抗紫外线损伤，减轻色素沉着。多用于出血性疾病，皮肤病，溃疡性结肠炎，白细胞减少症，肺癌，子宫肌瘤，特发性血小板减少性紫癜。

【用量】9～15g。

【临床应用】

方名：韩氏低雌激素功血方。

适应证：低雌激素性功能性出血。

每剂中药饮片所需量：淫羊藿20g,枸杞子6g,肉苁蓉10g,柴胡10g,蒲黄

10g,地榆 15g,荆芥炭 15g,补骨脂 12g,仙鹤草 20g。

病因病理机制：正常月经的发生是基于排卵后黄体生命结束,雌激素和孕激素撤退,是子宫内膜功能层皱缩坏死而脱落出血。其有明显的规律性和自限性。功能性出血的发生与紧张、恐惧、忧伤和环境变化等诱发内分泌系统代谢紊乱进而影响丘脑－垂体－卵巢轴功能紊乱,同时凝血功能降低,内膜组织脆性增强,内膜结构异常和内膜剥脱不完整,雄激素缺乏等导致功血。可分为无排卵性低水平雌激素可诱发间断性少量出血;无排卵性高雌激素水平,可引起长时间闭经,因无孕激素参与,内膜无限制增生,却无致密体坚固支持,致突破性出血,量多为显著特点;育龄期性功血,主要是由于卵泡发育不良或下丘脑垂体功能不足,引起排卵后黄体酮功能不足或黄体期短缩或黄体功能不全,导致子宫膜不规则出血。

中医治疗关键靶点：止血,升高雄激素。

中药药理学基础：淫羊藿能增强下丘脑－垂体－性腺轴及肾上腺皮质轴、胸腺轴等内分泌系统的分泌功能,有雌激素样作用;枸杞子可提高血睾酮水平;肉苁蓉促进卵巢孕激素分泌,增强雌激素和孕激素受体表达,有促黄体生成素释放激素样作用;柴胡调节神经递质;蒲黄有促进凝血作用;地榆煎剂可明显缩短出血和凝血时间;荆芥炭能明显缩短出血时间;补骨脂有雌激素样作用,能增强阴道角化,增强子宫重量;仙鹤草提高血小板黏附性、聚集性,促进伪足伸展。

地 龙

Dilong

【来源】本品为巨蚓科动物参环毛蚓、通俗环毛蚓、威廉环毛蚓或栉盲环毛蚓的干燥体。前一种习称"广地龙",后三种习称"沪地龙"。广地龙春季至秋季捕捉,沪地龙夏季捕捉,及时剖开腹部,除去内脏及泥沙,洗净,晒干或低温干燥。

【性味与归经】咸,寒。归肝、脾、膀胱经。

【功效】清热定惊，通络，平喘，利尿。

【传统应用】①高热惊痫，癫狂；②气虚血滞，半身不遂；③痹证；④肺热哮喘；⑤小便不利，尿闭不通。本品有降压作用。

【主要化学成分】参环毛蚓和背暗异唇蚓含溶血成分：蚯蚓素；解热成分：蚯蚓解热碱；有毒成分：蚯蚓毒素等。还含 6 - 羟基嘌呤，黄嘌呤，腺嘌呤，鸟嘌呤，胍，胆碱，以及丙氨酸，缬氨酸，亮氨酸，苯丙氨酸，酪氨酸，赖氨酸等氨基酸等。

【现代中药药理学研究】注射地龙抗组胺平喘，使嗜酸性粒细胞和 IgM 水平显著下降，抗血栓，抗凝，改善血液流变学，降低纤维细胞数和胶原纤维数显著；水煎液降压，可显著降低血清血管紧张素酶活性，降低肾醛固酮水平，升高血浆和肾脏 6 - 酮 - 前列腺素 - FIa 含量，减轻心肌细胞肥大；地龙提取物抗组织纤维化和细胞增生，增强免疫，抗鼻炎癌转移，兴奋子宫平滑肌；蚯蚓水煎液及蚯蚓解热碱有良好的解热作用；热浸液、醇提取物对小鼠和家兔均有镇静、抗惊厥作用。多用于高血压、癫痫、支气管炎、哮喘、肾炎和血栓性疾病，微循环障碍等。

【用量】4.5 ~ 9g。

【临床应用】

方名：韩氏肾小球疾病方。

适应证：高血压引起的肾小球疾病。

每剂中药饮片所需量：黄芪 15g，地龙 10g，半边莲 15g，丹参 12g，白茅根 20g，泽泻 15g，川芎 9g，牛蒡子 12g，山茱萸 12g，女贞子 15g，水蛭 6g，蒺藜 15g。

病因病理机制：高血压肾小球疾病是指有高血压引起的肾小球疾病，以肾小球动脉硬化和免疫系统异常导致的以尿血、尿蛋白、水肿为临床表现，无感染特征或病史。

中医治疗关键靶点：抑制肾素，松弛血管平滑肌，降低血液黏稠度，降血脂。

中药药理学基础：黄芪能促进机体代谢、促进血清和肝脏蛋白质的更新，有明显的利尿作用，能消除实验性肾炎尿蛋白，提高血清 IgG、IgM、IgA、C3、C4 含量，降低血清 IL - 4，升高血清 IL - 6、IFN - γ 水平；地龙降压，可显著降低血清血管紧张素酶活性,降低肾醛固酮水平,升高血浆和肾脏6-酮-前列腺素-FIa含量;半边莲口服均有显著而持久的利尿作用,其尿量、氯化物和钠排出量均显著增加,降低肾素活性;丹参能减轻肾损伤,降低血管紧张素转换酶(ACE)表达,促进 ACE_2 合成,抑制 AngⅡ 活性,减少肾组织结晶沉淀物,减少肾小管、肾小球损伤;白茅根抗菌作用主要在于缓解肾小球血管痉挛,从而使肾血流量及肾滤过率增加而产生利尿效果,抗炎,止血;泽泻有利尿作用,能增加尿量,增加尿素与氯化物的排泄,对肾炎患者利尿作用更为明显;川芎减少静脉壁白细胞黏附,抑制红细胞聚集,抑制血管平滑肌增生,保护内皮细胞,抗血小板集聚,川芎嗪能增强血浆 IL-10 水平;牛蒡子降自发性高血压作用持久,抑制 TNF-α、IL-6 诱导 iNOS 表达增强,抑制 IL-β 生成;有一定的补体活性,降低蛋白尿;山茱萸有糖皮质激素样作用,能抑制 TNF-α 和 IL-1 诱导的内皮细胞分泌黏附因子,抑制 T 细胞膜 CD3、CD4、CD8 表达;女贞子能升高前列腺素和 cAMP 含量,降低 cGMP 含量,升高正常小鼠前列腺素(PGE_2、PGE_{2a})水平,降血脂;水蛭降低血液黏稠度,抑制蛋白尿,防治肾小球硬化;蒺藜能降低肾上腺素诱发的血液黏稠,抗血小板聚集;抗动脉硬化,降低血清 C 蛋白水平,减少主动脉内壁斑块明显,动脉内皮缺损及增厚减轻。

地骨皮

Digupi

【来源】本品为茄科植物枸杞或宁夏枸杞的干燥根皮。春初或秋后采挖根部,洗净,剥取根皮,晒干。产于全国各地。

【性味与归经】甘,寒。归肺、肝、肾经。

【功效】凉血除蒸,清肺降火。

【传统应用】①阴虚发热,盗汗骨蒸;②肺热咳嗽;③血热出血证。此外,本品于清热除蒸泻火之中,而能生津止渴,故与生地黄、天花粉、五味子等同用,可治内热消渴。

【主要化学成分】本品含生物碱:甜菜碱,苦可胺及用于免疫调节剂,杀病毒剂，肿瘤抑制剂等的 1，2，3，4，7，-五羟基-6-氮杂双环辛烷和 1，4，7，8-四羟基-6-氮杂双环辛烷。又含抗肾素作用兼抗血管紧张素Ⅰ转变酶活性作用的枸杞环八肽 A 和 B。还含具抗血管紧张素Ⅰ转变酶活性作用的有机酸。尚含枸杞酰胺，亚油酸。亚麻酸，蜂花酸，桂皮酸，柳杉酚，5α-豆甾烷-3，6-二酮，东莨菪素等。

【现代中药药理学研究】地骨皮的乙醇提取物、水提取物及乙醚残渣水提取物、甜菜碱等均有较强的解热作用；地骨皮煎剂及浸膏具有降血糖和降血脂作用，降血糖与苯二甲双胍 25mg/kg 相当。外用研磨焙干，灭菌治化脓性溃疡。动物试验证明枸杞环八肽 A 和 B 对肾素和血管紧张素转化酶有抑制作用；对肾素的抑制率分别为 19.4% 和 32%；对 ACE 活性的抑制率分别为 90.9% 和 79%。地骨皮提取液可在一定程度上降低血糖，调节血脂代谢，缓解肝脂肪变性程度，改善 2 型糖尿病肥胖大鼠(T_2DM)肥胖大鼠的胰岛素抵抗(IR)状态；而且醇提液优于水提[143]；地骨皮提取物对 α-葡萄糖苷酶具有良好的抑制作用[144]。

【用量】9~15g。

【临床应用】

方名：韩氏收缩压高方。

适应证：原发性收缩性高压高。

每剂中药饮片所需量：丹参 12g，川芎 9g，地龙 10g，菊花 10g，牛蒡子 12g，半边莲 15g，地骨皮 15g。

病因病理机制：收缩压高与肾素、血管紧张素Ⅱ、钙离子超载，导致中动脉硬化、萎缩或弹性降低相关。

中医治疗关键靶点：抑制肾动脉硬化，抑制肾素，增加血管弹性。

中药药理学基础：丹参增加肾动脉血流量，舒张肺动脉，以及调节平滑肌细胞膜钙通道活动有关；川芎舒张动脉血管，改善脑循环，改善肺循环，改善微循环；地龙可显著降低血清血管紧张素酶活性，降低肾醛固酮水平，升高血浆和肾脏 6-酮-前列腺素-FIa 含量；菊花扩张血管；牛蒡子苷降自发性高血压作用持久，与钙离子拮抗相关；半边莲降低肾素活性，口服有显著而持久的利尿作用；地骨皮中枸杞环八肽 A 和枸杞环八肽 B 对肾素和血管紧张素转化酶有抑制作用。

地锦草

Dijincao

【来源】本品为大戟科植物地锦或斑地锦的干燥全草。夏、秋二季采收，除去杂质，晒干。产于全国各地。

【性味与归经】辛，平。归肝、大肠经。

【功效】清热解毒，凉血止血。

【传统应用】①热毒泻痢；②血热出血证；③湿热黄疸；④热毒疮肿，毒蛇咬伤。

【主要化学成分】本品含香豆精类成分：东莨菪素，伞形花内酯，阿牙潘泽兰内酯。又含棕榈酸、没食子酸、没食子酸甲酯和内消旋肌醇等。

【现代中药药理学研究】多种体外抑菌试验方法证明本品水煎剂、水煎醇提物等对金黄色葡萄球菌、白色葡萄球菌、溶血性链球菌、卡他球菌、白喉杆菌、大肠杆菌、伤寒杆菌、副伤寒杆菌、施氏痢疾杆菌、福氏痢疾杆菌、宋内氏痢疾杆菌、绿脓杆菌、肠炎杆菌、猪霍乱沙门氏杆菌等均具有明显的抑菌作用；地锦草不仅对白喉杆菌有强的抑制作用，而且对白喉杆菌外毒素也具有明显的中和作用；地锦草能防止六六六对各组织的损害；本品尚有止血作用及抗炎、止泻作用；其制剂若与镇静剂、止痛剂或抗组胺剂合用时，可产生解痉、镇静或催眠作用。最新研究表明，斑地锦水提液对急性炎症有较强的抑制作用；能显著缩短小鼠血液凝血时间，止血作用明显。多用于出血性疾病、肠道疾病和急慢性肾盂肾炎。

据江西、江苏、浙江及山东等省的部分地区报道，采用单味地锦草共治疗菌痢 1135 例，肠炎 1940 例，治愈率 95% ~ 98%。

【用量】9 ~ 20g。

方名：韩氏腹泻方。

适应证：渗透性腹泻、结肠炎。

每剂中药饮片所需量：黄芪 12g，白术 12g，党参 9g，赤石脂 10g，当归 6g，砂仁6g,白芍15g,神曲15g,徐长卿10g,地锦草15g,白头翁12g,山茱萸10g,仙鹤草20g。

病因病理机制：渗透性腹泻与结肠炎虽然有区别,但是,都是炎症性肠病,并且与IL-2缺乏、细菌感染、超敏反应,致炎因子损伤有关,也可能与缺乏维生素B相关。所以治疗方案一致。

中医治疗关键靶点：调节免疫,抗菌,抗炎。

中药药理学基础：黄芪降低细菌菌落形成单位数明显,抗炎,提高血清IgG、IgM、IgA、C3、C4含量;白术增加益生菌,修复肠黏膜,提高IL-2分泌水平;党参调节胃肠功能,对活化的淋巴细胞IL-2产生有明显的增强作用,促进抗体生成;赤石脂能吸附消化道内有毒物质、细菌毒素及代谢产物,减少对肠道黏膜的刺激;当归增加免疫球蛋白IgG、IgM和C3含量,增加NK细胞活性,增加IL-2生成,降低结肠黏膜损伤,下调结肠IL-2、TNF-α活性以及NO含量;砂仁挥发油可减轻溃疡性结肠炎大鼠结肠炎症反应和胃黏膜损伤;白芍使血清TNF-α降低、IL-10升高,降低血清IL-6、IL-7、IL-23水平;神曲含有维生素B,调节肠道菌群;徐长卿抗迟发型超敏反应,含牡丹酚,能调节细胞免疫;地锦草、白头翁抗菌,抗炎;山茱萸有糖皮质激素样作用,能抑制TNF-α和IL-1诱导的内皮细胞分泌黏附因子,抑制T细胞膜CD3、CD4、CD8表达,抗菌,调节肠道菌群;仙鹤草抗菌,增强IL-2、NK细胞活性显著,促进IFN-γ、IL-1、释放。

地肤子

Difuzi

【来源】本品为藜科植物地肤的干燥成熟果实。秋季果实成熟时采收植株,晒干,打下果实,除去杂质。产于河北、山西、山东、河南等地。

【性味与归经】辛、苦,寒。归肾、膀胱经。

【功效】利尿通淋,清热利湿,止痒。

【传统应用】①淋证;②阴痒带下,风疹,湿疹。

【主要化学成分】本品含三萜及其苷,已分离得到:齐墩果酸,3 – O – β – D – 吡喃木糖基等。

【现代中药药理学研究】本品水浸剂对许兰黄癣菌、奥杜盎小芽孢癣菌、铁锈小芽孢癣菌等多种皮肤真菌,均有不同程度的抑制作用。地肤子水提物有抑制单核巨噬系统的吞噬功能及迟发型超敏反应(DTH)。

【用量】9 ~ 15g。

芒 硝

Mangxiao

【来源】本品为硫酸盐类矿物芒硝族芒硝,经加工精制而成的结晶体。

【性味与归经】咸、苦,寒。归胃、大肠经。

【功效】泻下攻积,润燥软坚,清热消肿。

【传统应用】①积滞便秘;②咽痛、口疮、目赤及痈疮肿痛。

【主要化学成分】主要含硫酸钠。此外,常夹杂种种物质如食盐、硫酸钙、硫酸镁等。芒硝在大气中容易失去水,故表面常呈白粉状;此种风化的芒硝,其硫酸钠含率可超过 44.1%。

【现代中药药理学研究】芒硝所含的主要成分硫酸钠促进肠蠕动而致泻。

【用量】6 ~ 12g。

西洋参

Xiyangshen

【来源】本品为五加科植物西洋参的干燥根。均系栽培品,秋季采挖,洗净,晒干或低温干燥。产于美国、加拿大及法国。

【性味与归经】甘、微苦,凉。归心、肺、肾经。

【功效】补气养阴,清热生津。

【传统应用】①气阴两伤证;②肺气虚及肺阴虚证;③热病气虚津伤口渴

及消渴。

【主要化学成分】本品根茎含人参皂苷 Ro、Rb1、Rb2、Rc、Rd、Re、Rg1以及假人参皂苷 F1，尚含精氨酸、天冬氨酸等 18 种氨基酸；又含挥发油、树脂等。

【现代中药药理学研究】西洋参煎剂抗疲劳，保护神经元，调节免疫方面，提高 IL-2 活性，提高脾细胞合成 IL-3 样活性物质；口服改善心悸、气短、失眠多梦，头晕目眩，抗肝癌，具有较强的抗癌作用；降血糖，干预胰岛素抵抗，促进 β 细胞功能恢复，增加肌糖原含量；促进骨细胞增生；促精子生成；大剂量改善强直性脊柱炎；西洋参有抗休克作用，能明显提高失血性休克大鼠存活率；对大脑有镇静作用，对生命中枢则有中度兴奋作用；还具抗缺氧、抗心肌缺血、抗心肌氧化损伤、增加心肌收缩力、抗心律失常、抗疲劳、抗利尿、抗应激、抗惊厥、止血和抗利尿作用。

【用量】3~6g。

【临床应用】

方名：韩氏习惯性流产方。

适应证：习惯性流产。

每剂中药饮片所需量：西洋参 5g，白术 10g，黄芩 10g，肉苁蓉 12g，续断 10g，补骨脂 15g，菟丝子 20g，枳实 10g，桑葚 12g。

病因病理机制：本方适应于贫血、应激能力差、内分泌异常，黄体功能不足，子宫口松弛等导致的流产。细菌感染，器质性病变引起的流产对症治疗。

中医治疗关键靶点：增强黄体和雄激素，补血抗应激。

中药药理学基础：西洋参提高脾细胞合成 IL-3 样活性物质，抗应激；白术抑制子宫平滑肌收缩，且有量-效关系，抑制有催产素、乙酰胆碱、益母草介导的子宫痉挛；黄芩松弛子宫平滑肌；肉苁蓉促进卵巢孕激素分泌，增强雌激素和孕激素受体表达，有促黄体生成素释放激素样作用；续断可促进去卵巢小鼠子宫的生长发育；补骨脂有雌激素样作用，能增强阴道角化，增强子宫重量；菟丝子抗应激，安胎，逆转流产；枳实能缓解乙酰胆碱或氯化钡所致的平滑肌痉挛，能使奥狄氏括约肌张力增加；桑葚促进造血。

西红花

Xihonghua

【来源】本品为鸢尾科番红花属植物番红花的干燥柱头。产于西藏所以也叫"藏红花"。

【性味与归经】甘，平。归心、肝经。

【功效】活血化瘀，凉血解毒，解郁安神。

【传统应用】①经闭癥瘕；②产后瘀阻；③温毒发斑；④忧郁痞闷。

【主要化学成分】本品主要成分是苦藏花素。着色物质为藏花素。化学成分含番红花苷－1、番红花苦苷、番红花酸二甲酯、α－番红花酸、番红花醛、挥发油等。

【现代中药药理学研究】西红花提取物抗血小板聚集，降血脂，抗炎，保护心肌，明显减轻阿霉素所致的心肌线粒体损伤；高剂量西红花苷可明显降低血糖，升高蔗糖耐糖量；西红花浸泡液增强免疫功能，提高 IgG、IgA、C_3、CD4、CD8；外用抗软组织损伤，内服抗心绞痛；西红花萃取物对呼吸有兴奋作用，在常压缺氧的条件下，可增强细胞内的氧代谢功能，提高心脏的耐缺氧能力，在一定程度上减弱剧烈运动对心肌细胞的损伤，对心脏有一定保护作用；西红花热水提取物具有显著的抗血凝作用。能延长血浆凝血酶原时间及活化部分凝血活酶时间（APTT），抑制 ADP 和胶原诱导的血小板聚集，加速尿激酶及纤维蛋白溶酶的纤溶作用。

【用量】3~9g。

百 合

Baihe

【来源】本品为百合科植物卷丹、百合或细叶百合的干燥肉质鳞叶。秋季采挖，洗净，剥取鳞叶，置沸水中略烫，干燥。产于甘肃、陕西、青海、内蒙古等地。

【性味与归经】甘，寒。归心、肺经。

【功效】养阴润肺，清心安神。

【传统应用】①肺阴虚证；②阴虚有热之失眠心悸及百合病心肺阴虚内热证。此外，本品还能养胃阴、清胃热，对胃阴虚有热之胃脘疼痛亦宜选用。

【主要化学成分】本品含秋水仙碱等多种生物碱及淀粉、蛋白质、脂肪等。麝香百合的花药含有多种类胡萝卜素，其中大部分是顺花药黄质酯，占91.7%~94%。卷丹的花药含水分2.68%，灰分4.17%，蛋白质21.29%，脂肪12.43%，淀粉3.61%，还原糖11.47%，维生素B_1 443μg%，维生素B_2 1829μg%，泛酸306μg%，维生素C 21.2mg%，并含β-胡萝卜素等。

【现代中药药理学研究】百合水提液对实验动物有止咳、祛痰作用；可对抗组织胺引起的蟾蜍哮喘；百合水提液还有强壮、镇静、抗过敏作用；百合水煎醇沉液有耐缺氧作用；还可防止环磷酰胺所致白细胞减少症；百合多糖增强免疫功能，降低肾上腺素型高血糖，降低肾上腺皮质激素分泌，增强胰岛素分泌，抗抑郁，抗焦虑，抑制迟发型超敏反应，抗消化道溃疡、更年期综合征，带状疱疹。对肾上腺皮质激素所致阴虚模型负荷游泳实验，取雄性小鼠，分生理盐水组、泼尼松40mg/(kg·次)造型组和药物(10g/kg)加泼尼松组。结果百合对肾上腺皮质功能衰竭起显著性的保护作用($P<0.001$)。

【用量】6~12g。

【临床应用】

方名：韩氏痛风方。

适应证：痛风。

每剂中药饮片所需量：山茱萸9g，秦皮15g，秦艽9g，络石藤12g，肉桂6g，百合12g，金钱草30g，牡丹皮6g，半边莲12g，泽泻15g，五味子6g。

病因病理机制：痛风是由单钠尿酸盐(MSU)沉积所致的晶体相关性关节病，与嘌呤代谢紊乱和(或)尿酸排泄减少所致的高尿酸血症直接相关，特指急性特征性关节炎和慢性痛风石疾病，主要包括急性发作性关节炎、痛风石形成、痛风石性慢性关节炎、尿酸盐肾病和尿酸性尿路结石，重者可出现关节残疾和肾功能不全。痛风常伴腹型肥胖、高脂血症、高血压、2型糖尿病及心血管病等表现。与痛风关系密切的致炎因子是 IL-1β、IL-8、TNF-α 促进炎症发展。

中医治疗关键靶点：抗炎,抑制尿酸生成,促进负离子排泄。

中药药理学基础：山茱萸有糖皮质激素样作用,能抑制 TNF-α 和 IL-1 诱导的内皮细胞分泌黏附因子分泌,抑制 T 细胞膜 CD3、CD4、CD8 表达;秦皮甲素对骨关节炎和软骨组织有明显的保护作用,降低关节液中 NO、PGE₂,秦皮香豆素、马栗树皮苷均能显著降低尿酸水平;秦艽利尿排尿酸,减轻痛风疼痛和关节肿胀;络石藤所含黄酮苷对尿酸合成酶、黄嘌呤氧化酶有显著抑制作用;肉桂抗炎止痛,桂皮油、桂皮醛、肉桂酸钠具有镇静、镇痛、解热、抗惊厥等作用,解热,镇痛,抗炎与布洛芬效果相当;百合含秋水仙碱;金钱草对体液免疫、细胞免疫均有抑制作用,抑制排斥反应优于地塞米松,增强细胞吞噬功能,金钱草多糖能利尿排石,防止肾结石形成和促进溶解;牡丹皮能降低血清中 IL-1、IL-2、IL-6、TNF-α 水平;半边莲、泽泻口服均有显著而持久的利尿作用,其尿量、氯化物和钠排出量均显著增加;五味子似可诱导 G-6-P 酶活力升高。

百 部

Baibu

【来源】本品为百部科植物直立百部、蔓生百部或对叶百部的干燥块根。春、秋二季采挖,除去须根,洗净,置沸水中略烫或蒸至无白心,取出,晒干。主产于湖北、广西、云南、四川等地。

【性味与归经】甘、苦,微温,有小毒。归肺经。

【功效】润肺止咳,杀虫灭虱。

【传统应用】①新久咳嗽,百日咳,肺结核咳嗽;②蛲虫、阴道滴虫,头虱及疥癣等。

【主要化学成分】蔓生百部:根含百部碱。百部定碱、异百部定碱、原百部碱、百部宁碱、华百部碱等。

直立百部:根含百部碱、原百部碱、百部定碱、异百部定碱、对叶百部碱、霍多林碱、直立百部碱。

对叶百部：根含百部碱、对叶百部碱、异对叶百部碱、斯替宁碱、次对叶百部碱、氧化对叶百部碱。尚含糖 2.32%，脂类 0.84%，蛋白质 9.25%，灰分 12.1%，以及乙酸、甲酸、苹果酸、琥珀酸、草酸等。

【现代中药药理学研究】百部所含生物碱能降低呼吸中枢兴奋性，抑制咳嗽反射，而奏止咳之效；对支气管痉挛有松弛作用，强度与氨茶碱相似；体外试验时百部煎剂及对叶百部酒精浸液对多种致病菌如肺炎球菌、乙型溶血型链球菌、脑膜炎球菌、金黄色葡萄球菌、白色葡萄球菌与痢疾杆菌、伤寒杆菌、副伤寒杆菌、大肠杆菌、变形杆菌、白喉杆菌、肺炎杆菌、鼠疫杆菌、炭疽杆菌、枯草杆菌，以及霍乱弧菌、人型结核杆菌等都有不同程度的抑菌作用；蔓生百部与其他种百部（品种未鉴定）的水浸液及乙醇浸液，对蚊蝇幼虫、头虱、衣虱以及臭虫等皆有杀灭作用；高浓度百部（品种不明）在体外且能杀死鼠蛲虫。

蜜百部：长于久咳虚嗽。

【用量】3～9g。

【临床应用】

方名：韩氏哮喘方。

适应证：顽固性哮喘或过敏性哮喘。

每剂中药饮片所需量：忍冬藤 20g，地龙 9g，桔梗 6g，紫苏子 12g，知母 15g，甘草 10g，百部 10g，黄芩 10g，陈皮 15g，黄柏 12g，麻黄 10g。

病因病理机制：哮喘与基因遗传有关，有明显的家族病史，病毒、细菌感染或药物过敏，花粉、尘螨等可诱发，变态反应，免疫因子，白三烯，血小板活化因子等共同参与诱发哮喘。细胞因子 IL-2、IL-4、IL-5、IL-13、INF-γ 等促使 IgE 分泌增多，激活肥大细胞释放大量组胺，招募嗜酸性粒细胞增多趋化，激活嗜碱性粒细胞分泌 IL-4 形成恶性循环，是哮喘病的主要发病机制。细菌、病毒感染难确认，基因缺陷，再加上 IgE 在损伤组织生存时间长，半衰时间可达数周是该病难以治愈的难点。

中医治疗关键靶点：抗过敏，抗菌，抗组胺，抑制白三烯。

中药药理学基础：忍冬藤抗炎，抑制速发型超敏反应，拮抗过敏介质组胺释放，抗菌；地龙使嗜酸性粒细胞和 IgM 水平显著下降；桔梗可增强巨噬细胞吞噬功能,增强中性粒细胞杀菌能力,提高溶菌酶的活性;紫苏子抗组胺和抑制白三烯;知母皂苷平喘与糖皮质激素作用相似;甘草有肾上腺皮质激素样作用,抑制中性粒细胞游走和 PGE_2 合成,抗病毒,增加麻黄疗效;百部对支气管痉挛有松弛作用,强度与氨茶碱相似;黄芩抗菌,抑制白三烯 B_4 合成;陈皮增强巨噬细胞吞噬功能,增加血清溶菌酶含量;黄柏抗肺炎球菌、支原体敏感;麻黄中麻黄碱和伪麻黄碱均有抑制组胺释放、抗过敏、缓解支气管平滑肌痉挛的作用。

当 药

Dangyao

【来源】本品为龙胆科植物红直獐牙菜的全草。又称红直当药。产于东北、华北、西北等地。

【性味与归经】苦,凉。归心、肺、肝、脾经。

【功效】清湿热,健胃。

【传统应用】①湿热黄疸;②痢疾腹痛;③食欲缺乏;④胁痛。

【主要化学成分】本品含呫吨酮类和呫吨酮苷类:1,8 - 二羟基 - 3,7 - 二甲氧基呫吨酮,1,5,8 - 三羟基 - 3 - 甲氧基呫吨酮,1,3,8 - 三羟基 - 5 - 甲氧基呫吨酮,1,7,8 - 三羟基 - 3 - 甲氧基呫吨酮,1,3,5,8 - 四羟基呫吨酮等。

【现代中药药理学研究】当药水煎液保肝,增进食欲,小剂量促进胃液分泌;当药苦苷促进皮肤功能,促进毛发生长,抗氧化。

【用量】15～30g。

当 归

Danggui

【来源】本品为伞形科植物当归的干燥根。秋末采挖,除去须根及泥沙,待水分稍蒸发后,捆成小把,上棚,用烟火慢慢熏干。产于陕西、甘肃、湖北、四川、云南、贵州等地。

【性味与归经】甘、辛，温。归肝、心、脾经。

【功效】补血调经，活血止痛，润肠通便。

【传统应用】①血虚诸证；②血虚血瘀之月经不调、经闭、痛经等；③虚寒性腹痛、跌打损伤、痈疽疮疡、风寒痹痛等；④血虚肠燥便秘。

【主要化学成分】本品根含挥发油，甘肃岷县产者含 0.4%，四川汶县产者含 0.7%。挥发油的主要成分有：亚丁基苯酞、邻羧基苯正戊酮及 $\Delta 2,4$ - 二氢酞酐。水溶性部分含阿魏酸、丁二酸、菸酸、尿嘧啶、腺嘌呤、东莨菪素、伞形酮、香荚兰酸及胆碱，醚溶性部分含镰叶芹醇、镰叶芹酮、镰叶芹二醇等。

【现代中药药理学研究】本品挥发油、阿魏酸具有抑制子宫平滑肌收缩，水溶性成分或醇溶性成分具有兴奋子宫平滑肌作用；当归水浸液给小鼠口服能显著促进血红蛋白及红细胞生成，促进造血，重建骨髓；水煎液、挥发油抗炎，镇痛，抗血小板聚集，抗血栓；当归多糖升高脾细胞 IL - 2、INF - γ，平喘，抗肺间质纤维化，保肝；灌肠抗乙酸性结肠炎；当归多糖抗白血病，促 IL - 1、TNF - α 生成；水煎液降血糖与改善血脂和脂肪酸再分布有关；当归内酯抗脑损伤能降低脑组织中 iNOS 表达量及其酶活性，降低脑内 NO 及血清 MDA 含量；抗肾损伤与对 TNF - α、IL - 6 调控有关；抗关节软骨损伤与增加肌肉组织中 SOD 含量，改善肌肉血液循环有关；当归多糖升高胸腺指数和脾脏指数，增加免疫球蛋白 IgG、IgM 和 C3 含量，增加 NK 细胞活性，增加 IL - 2 生成，降低结肠黏膜损伤，下调结肠 IL - 2、TNF - α 活性以及 NO 含量。有报道称带状疱疹用单味当归，单味当归 0.5 ~ 1g（粉）4 次／日，平均 3 ~ 5 天痊愈；对皮质激素所致的抑制作用具有免疫增强作用；当归对组织胺所致的毛细血管通透性增高无显著影响，但能显著降低炎性组织中 PGE_2 的含量，当归热水提取物对慢性风湿性病实验动物模型在其佐剂关节炎急性发作时有明显的抑制作用；对动物和人离体细胞内 2、3 - 二磷酸生成有促进作用，降低血红蛋白与氧的亲和力，促进带氧血红蛋白在组织中释放氧，从而增加了红细胞运输氧的功能；当归膳食饲养小鼠，肝组织内源性呼吸加强，氧化谷氨酸的能力显著提高；中医认为当归主治咳逆上气，现已证明，当归成分正丁烯夫内酯和藁本内酯对气管平滑肌具有松弛作用，并能对抗组织胺 - 乙酰胆碱引起的支气管哮喘；对子宫平滑肌的作用,对离体子宫的作用富华等于1954年报道了甘肃岷县当时含有兴奋和抑制子宫平滑肌的两种成分,具有双向性作用。抑制成分主要为挥发油,兴奋成分为水溶性或醇溶性而乙醚不溶性的非挥发性物质;当归对子宫平滑肌的双向反应,说明当归的作用与子宫的功能状态有密切关系,它具有调节子宫平滑肌收缩,解除痉挛而达到调经止痛功效。当归多糖能够拮抗 X 线诱导的造血干细胞衰老,其作用机制可能与增加端粒长度及端粒酶活性、下调P53 蛋白表达有关[145];当归挥发油能改善实验性胃肠动力障碍,可能与促进乙酰胆碱和胃肠激素的分泌有关[146]。

【用量】6～12g。

【临床应用】

方名:韩氏心衰方。

适应证:心力衰竭。

每剂中药饮片所需量:丹参12g,石刁柏15g,薤白15g,黄芪10g,川芎9g,当归6g,淫羊藿20g,水蛭6g,半边莲10g,姜黄6g,地龙10g,蒺藜15g,赤芍12g,沙苑子10g。

病因病理机制:慢性心力衰竭是慢性心功能不全出现症状时的称谓,是多种病因所致心脏疾病的终末阶段。与心室压力负荷(后负荷)过重(常见肺循环高压)、心室的容量负荷(前负荷)过重(常见高血压病史)或心室前负荷不足或高动力性循环状态或原发性心肌收缩受损等相关。本方适用于前、后负荷过重型心力衰竭。病理机制常见:①回心血量增多,前负荷阻力增大心肌纤维被拉长,心腔扩大,射血量随着阻力增大而减少;②心肌细胞增厚或变薄,线粒体增大增多,心机整体能源不足,心肌细胞坏死;③神经、激素系统的变化:如交感神经兴奋、儿茶酚胺分泌增多、肾素分泌增加、血管紧张素转换酶、肿瘤坏死因子、IL-1、血管加压素、缓激肽、利钠肽等共同参与,导致心脏重构,舒张功能改变。糖尿病患者心力衰竭,不宜大量使用胰岛素,也不宜降血糖降至太低,避免线粒体超载或功能抑制加速心肌细胞死亡。

中医治疗关键靶点:改善血液循环,降低血液黏稠度,抑制肾素分泌,增强血管弹性,减少血液循环阻力,增加心肌血氧供给和利用。

中药药理学基础:丹参改善微循环,扩张冠脉,增加冠脉血流量,改善心肌缺血,促进心肌缺血或损伤的恢复,能提高缺氧耐受能力,增加红细胞带氧,促进胶原降解,清除氧自由基;石刁柏利尿,耐缺氧;薤白提高 PGI_1 含量,抑制 ADP 诱导的血小板集聚,强心,抑制平滑肌痉挛;黄芪中黄芪多糖抗心力衰竭,强心,促 ATP 生产(心肌),心肌酶活性降低,保护心肌线粒体,升高 NOS,减少心肌细胞内钙超载,恢复再灌后心肌内 ATP 含量;川芎中川芎嗪能强心,抗失血性休克,保护心肌缺血,抗心肌再灌注损伤;当归对动物和人离体细胞内 2、3 - 二磷酸生成有促进作用,降低血红蛋白与氧的亲和力,促进带氧血红蛋白在组织中释放氧,从而增加了红细胞运输氧的功能;淫羊藿中淫羊藿苷保护神经元,强心,抗心功能衰竭,抗心肌缺血,保护心肌细氧化损伤,抑制脑线粒体肿胀,提高呼吸链复合体酶活性;水蛭抗凝血,降低中性粒细胞浸润;半边莲利尿,降低肾素活性;姜黄升高左心室射血,抗慢性心力衰竭;地龙可显著降低血清血管紧张素酶活性,降低肾醛固酮水平,升高血浆和肾脏 6 - 酮 - 前列腺素 - FIa 含量,减轻心肌细胞肥大;蒺藜中蒺藜皂苷能降低收缩压,保护内皮细胞,抗心肌缺血,保护心肌细胞,降低心肌细胞 TNF - α、IL - 1β 含量,降低心肌耗氧量显著;能降低肾上腺素诱发的血液黏稠,抗血小板聚集;赤芍降低肺动脉压,降低外源性凝血因子,抑制 ADP,抗凝血酶活性,激活纤溶酶原活性,降低纤维蛋白原含量和红细胞集聚指数;沙苑子中沙苑子总黄酮灌胃降低舒张压显著,与降低外周阻力、降低内皮素活性相关。

肉苁蓉

Roucongrong

【来源】本品为列当科植物肉苁蓉的干燥带鳞叶的肉质茎。多于春季苗未出土或刚出土时采挖,除去花序,切段,晒干。产于内蒙古、陕西、甘肃、宁夏、新疆等地。

【性味与归经】甘、咸,温。归肾、大肠经。

【功效】补肾助阳,润肠通便。

【传统应用】①肾阳亏虚,精血不足之阳痿早泄、宫冷不孕、腰膝酸痛、痿软无力；②肠燥津枯便秘。

【主要化学成分】本品含肉苁蓉苷 A、肉苁蓉苷 B、肉苁蓉苷 C、肉苁蓉苷 H，洋丁香酚苷，2 - 乙酰基洋丁香酚苷，海胆苷七种苯乙醇苷成分，还含鹅掌楸苷，8 - 表马钱子苷酸，胡萝卜苷，甜菜碱，β - 谷甾醇，甘露醇等。

【现代中药药理学研究】肉苁蓉水提液小鼠灌胃，能显著增加脾脏和胸腺重量，增强腹腔巨噬细胞吞噬能力，提高淋巴细胞转化率和迟发性超敏反应指数；肉苁蓉多糖升高外周血 IL - 2 含量，肉苁蓉麦角甾苷降低小鼠肝、脑 MDA 含量，增强衰老小鼠心脏和大脑组织端粒酶活性和机体免疫功能；肉苁蓉多糖保护肝脏线粒体，降低肝线粒体 MDA 含量，提高血清 SOD 活力，提高小鼠肺组织 SOD、CSH - Px 活力和含量；总苯乙醇苷能减少脂褐素颗粒沉积；总苷提高学习记忆，对 TNF - α 所致的脑神经元损伤有保护作用，改善脑缺血，为治疗脑痴呆提供了科学依据；水溶液润肠通便，总苷抗心肌缺血，浸膏利尿，水煎液降低乳酸和尿素氮，保护肾上腺功能，促进卵巢孕激素分泌，增强雌激素和孕激素受体表达，有促黄体生成素释放激素样作用，抑制卵巢和子宫间质 IL - 2R 表达；肉苁蓉各组都能显著提高小鼠小肠推进度，证明该药能增强肠蠕动，有改善肠肌运动功能的作用；肉苁蓉各组实验证明均能显著缩短小鼠的通便时间，具有促进排便作用。肉苁蓉润肠通便的药效物质为总寡糖和半乳糖醇[147]；肉苁蓉总苷能够降低 AD 模型大鼠海马组织中 AchE 活性和 Ca^{2+} 含量，维持脑内乙酰胆碱（Ach）的正常水平并提高学习记忆能力[148]；肉苁蓉茶可以提高小鼠的抗疲劳能力和常压耐缺氧能力[149]；肉苁蓉多糖（20mg/kg、40mg/kg、80mg/kg，灌胃 6 天）能改善模型大鼠的学习记忆能力，减轻大鼠海马神经元的损伤，增强受损海马神经元 Bcl - 2 的表达，抑制 Caspase - 3 的表达[150]；肉苁蓉多糖能拮抗自由基损伤，增强衰老小鼠心和脑组织端粒酶活性和机体免疫功能，对 D - 半乳糖所致的衰老有一定的改善作用[151]；肉苁蓉颗粒对帕金森病大鼠模型黑质和纹状体的多巴胺能神经元具有神经保护作用[152]。多用于性功能障碍、习惯性便秘、功血和老年人多尿症。

【用量】6 ~ 9g。

【临床应用】

方名：韩氏老年痴呆方。

适应证：老年痴呆症。

每剂中药饮片所需量：水蛭 6g,肉苁蓉 12g,益智仁 15g,白芍 15g,知母 20g,银杏叶 12g,淫羊藿 12g,五味子 6g,土鳖虫 6g,夏天无 12g。

病因病理机制：①遗传；②感染假说；③免疫假说；④胆碱系统缺陷；⑤脑外损伤；⑥胰岛素不足或抵抗脑细胞代谢欠佳；⑦多发性血管梗死痴呆或单发性梗死痴呆；⑧缺血缺氧低灌注损伤。

临床表现：丢三落四,顺应性健忘,随记随忘,远期记忆受累等。

西医治疗：胆碱酯酶抑制剂：多奈哌齐、利斯的明、加兰他敏；谷氨酸受体拮抗剂：美金刚；尼麦角林；尼莫地平等。

中医治疗关键靶点：①改善胰岛素抵抗；②改善脑循环；拮抗谷氨酸受体或减少谷氨酸合成分泌；抑制胆碱酯酶。

中药药理学基础：水蛭有强抗凝血作用,能显著延长纤维蛋白的凝聚时间；肉苁蓉含甜菜碱,对 TNF-α 所致的脑神经元损伤有保护作用,改善脑缺血；益智仁能明显抑制乙酰胆碱酯酶活性；白芍、知母上调乙酰胆碱受体；银杏叶对谷氨酸兴奋毒性损害下的神经元有最佳保护作用；淫羊藿中淫羊藿苷保护神经元,抑制脑线粒体肿胀,提高呼吸链复合体酶活性；五味子能增强各器官线粒体抗氧化能力,保护心、脑神经脑线粒体免受自由基损伤,抑制中性粒细胞呼吸爆发,保护内皮细胞；土鳖虫增加大脑血流量,降低血液黏稠度；夏天无增加 DA、5-HT 含量,扩张血管,保护大脑缺血损伤。

肉　桂

Rougui

【来源】本品为樟科植物肉桂的干皮及枝皮。产于福建、台湾、海南、广东、广西、云南等地。

【性味与归经】辛、甘,热。归肾、脾、心、肝经。

【功效】补火助阳,散寒止痛,温经通脉,引火归元。

【传统应用】①阳痿,宫冷；②腹痛,寒疝；③腰痛,胸痹,阴疽,闭经,痛经；④虚阳上浮诸症。

【主要化学成分】本品含挥发油 1.98% ~2.06%，其主要成分为桂皮醛，占 52.92% ~61.20%，还有乙酸桂皮酯，桂皮酸乙酯，苯甲酸苄酯，苯甲醛，香豆精，β-荜澄茄烯，菖蒲烯，β-榄香烯，原儿茶酸，反式桂皮酸等。

【现代中药药理学研究】肉桂有扩张血管、促进血液循环、增强冠脉及脑血流量、使血管阻力下降等作用；桂皮油、桂皮醛、肉桂酸钠具有镇静、镇痛、解热、抗惊厥等作用，解热、镇痛、抗炎与布洛芬效果相当；桂皮油能促进肠运动，使消化道分泌增加、增强消化功能，排除消化道积气、缓解胃肠痉挛性疼痛，并可引起子宫充血；其肉桂水提物、醚提物对动物实验性胃溃疡的形成有抑制作用；肉桂水煎液抗心肌缺血，抑制 ADP 导致的血小板聚集，降血脂；肉桂酸诱导分化胃癌细胞，抑制端粒酶活性；肉桂油抗柯萨奇病毒；水煎液镇咳，祛痰，平喘，改善胰岛素抵抗，抑制前列腺增生。

【用量】2~5g。

【临床应用】

方名：韩氏坐骨神经痛方。

适应证：坐骨神经痛。

每剂中药饮片所需量：黄芪 12g，川芎 9g，全蝎 6g，木瓜 15g，肉桂 5g，肉豆蔻 6g，牡蛎 30g，牡丹皮 9g，老鹳草 15g，知母 20g，甘草 9g。

病因病理机制：坐骨神经痛，主要是指干性坐骨神经痛，即坐骨神经炎，多由牙齿、鼻旁窦、扁桃体等病灶感染，经血液入侵与肌炎和神经炎伴同发生，遇寒冷潮湿诱发。根性神经炎，主要是指继发性神经炎，包括腰椎间盘突出。

诊断要点：一般症状：①疼痛主要限于坐骨神经分布区，大腿后部、小腿后外侧和足部，疼痛剧烈的患者可呈特有的姿势：腰部屈曲、屈膝、脚尖着地。如病变位于神经根时，椎管内压力增加（咳嗽、用力）时疼痛加重；②肌力减退的程度可因病因、病变部位、损害的程度不同差异很大，可有坐骨神经支配肌肉全部或部分力弱或瘫痪；③跟腱反射减退或消失，膝反射可因刺激而增高；④可有坐骨神经支配区域的各种感觉的减退或消失，包括外踝的振动觉减退，亦可有极轻的感觉障碍。

坐骨神经炎：坐骨神经痛大多数为单侧，不伴有腰、背痛；疼痛一般为持续性,亦可为发作性,椎管压力增加时症状加重,亦可沿坐骨神经径路放射。坐骨神经干压痛明显,腓肠肌压痛存在;疼痛与肌无力多不平行,一般疼痛较重,而肌无力多不明显,急性期由于疼痛判断运动功能较为困难,可检出足下垂,腓肠肌、胫前肌萎缩;跟腱反射减低或消失,但跟腱反射亦可正常,膝反射正常,浅感觉障碍明显。

中医治疗关键靶点:①干性坐骨神经炎以抗菌抗炎为主,活血化瘀疏通经络为辅;②根性坐骨神经炎以强健筋骨、消肿通络为辅。

中药药理学基础:黄芪抗氧化损伤,抗疲劳,促进软骨细胞增生,促进损伤神经再生;川芎降低 IL－6、TNF－α 水平;对动物中枢神经系统有镇静作用;全蝎抗凝血,抗惊厥;木瓜有较强的抗菌作用,抗氧化,清除氧离子自由基和羟自由基有效;肉桂有扩张血管、促进血液循环,有镇静、镇痛、抗炎、解热、抗惊厥等作用;肉豆蔻且有较显著的麻醉作用;牡蛎对坐骨神经有明显的麻痹作用;牡丹皮抗菌,牡丹酚有镇静、降温、解热、镇痛、解痉等中枢抑制作用;刺老鸦总苷兴奋中枢神经,抗炎抑制组胺、5－HT、PGE$_2$引起的毛细血管通透性;知母多糖抗炎与降低 PGE$_2$ 相关;甘草中甜素有肾上腺皮质激素样作用,对炎症反应的Ⅰ、Ⅱ、Ⅲ期都有抑制作用。

肉豆蔻

Roudoukou

【来源】本品为肉豆蔻科肉豆蔻属植物肉豆蔻的干燥种仁。产于马来西亚及印度尼西亚。

【性味与归经】辛,温。归脾、胃、大肠经。

【功效】涩肠止泻,温中行气。

【传统应用】①虚泻,冷痢;②胃寒胀痛,食少呕吐。

【主要化学成分】本品种仁含脂肪油 25%～46%,挥发油 8%～15%,内含有毒物:肉豆蔻醚约 4%。挥发油主含香桧烯,松油－4－烯醇,γ－松油烯,柠檬烯,冰片烯,β－水芹烯,对聚伞花素,肉豆蔻醚,芳樟醇,丁香油酚，甲基丁香油酚，异榄香脂素等。

【现代中药药理学研究】肉豆蔻所含挥发油，少量能促进胃液的分泌及胃肠蠕动，而有开胃和促进食欲，消胀止痛的功效；但大量服用则有抑制作用，且有较显著的麻醉作用；肉豆蔻挥发油抗炎，抑菌，抗真菌，抑制中枢神经，抗心肌缺血，抗血小板聚集，抗氧化；水提浸膏、挥发油抗口腔癌、肝癌、胃癌，保护肝脏，抗五种真菌，单纯性背痛，关节炎，肌肉痛，扭伤痛有效。镇静催眠作用本品挥发油中所含的甲基异丁香酚有抑制中枢神经作用，兔耳静脉注射 50mg/kg 后，可见睡眠时翻正反射、痛觉反射和听觉反射均消失，睡眠时间平均 20 分钟 8 秒，有加强戊巴比妥的安眠作用。

【用量】3～9g。

【临床应用】

方名：韩氏筋骨营养素方。

适应证：骨质疏松。

每剂中药饮片所需量：黄芪 10g，肉豆蔻 9g，女贞子 12g，肉桂 6g，丹参 12g，牛膝 6g，知母 15g，白芍 12g，川芎 9g，桃仁 10g，骨碎补 15g，淫羊藿 20g，牡蛎 30g。

病因病理机制：骨质疏松属退行性病变，分为原发性和继发性两类，本方主要针对绝经后骨质疏松、老年骨质疏松和特发性骨质疏松。临床表现为腰背酸痛，脊柱变形，椎间盘突出，易骨折，负荷增加时疼痛加重，严重时起坐行走困难。导致骨密度降低、钙流失严重的病因病理机制不详。可能与血液循环障碍，营养、钙等供给不足，导致骨流失大于骨合成相关。

中医治疗关键靶点：镇痛抗炎，改善微循环，增加骨吸收，促进骨形成。

中药药理学基础：黄芪抗疲劳，促进软骨细胞增生，促进损伤神经再生；肉豆蔻有抑制中枢神经和麻醉作用；女贞子对骨质疏松症有良好的治疗作用，配合骨碎补和淫羊藿效果更明显；肉桂扩张血管、促进血液循环，抗炎、镇痛；丹参促进胶原降解可能是通过增加胶原酶的产生或增强胶原酶的活性，改善微循环障碍和血液流变学，致使局部血流供应增多和营养增加；牛膝中牛膝总皂苷舒张血管，促进成骨样细胞增生，改善滑膜病理学，能有效抑制滑膜增生，减少炎性渗出物中 PGE_2 的含量；知母中知母多糖抗炎与降低 PGE_2 相关，皂苷元抗维 A 酸所致骨质疏松;白芍镇痛,抗关节炎,降低滑膜 TNF-α、IL-1 分泌;川芎中川芎嗪能改善软骨、滑膜血液循环,可加速骨折局部血肿的吸收,促进骨痂形成;桃仁降低血管阻力,扩张血管,促进创口愈合,抑制肉芽肿;骨碎补能促进骨对钙的吸收,提高血钙和血磷水平,改善软骨细胞,推迟骨细胞的退行性病变;淫羊藿抗骨质疏松,促骨生成,抑制破骨,促进骨细胞活性;牡蛎含钙,牡蛎水煎液对坐骨神经有明显的麻痹作用。

朱　砂

Zhusha

【来源】本品为硫化物类矿物辰砂族辰砂,主含硫化汞(HgS)。采挖后,选取纯净者,用磁铁吸净含铁的杂质,再用水淘去杂石和泥沙。产于贵州、湖南、四川、广西、云南等地。

【性味与归经】甘,微寒,有毒。归心经。

【功效】清心镇惊,安神,明目,解毒。

【传统应用】①心悸易惊;②失眠多梦;③癫痫发狂;④小儿惊风;⑤视物昏花;⑥口疮、喉痹;⑦疮疡肿毒。

【主要化学成分】本品主要成分为硫化汞,含汞量 85.41%,但常混有雄黄、磷灰石、沥青等杂质。

【现代中药药理学研究】小鼠灌胃朱砂 1.5g/Kg 具有镇静、催眠、抗惊厥、抗心律失常作用。

【用量】0.1~0.5g。

竹节参

Zhujieshen

【来源】本品为五加科植物竹节参的干燥根茎。秋季采挖,除去主根及外皮,干燥。其根状茎称"竹节参",块根称"明七"或"白三七"。叶称"七叶子"。产于西南及陕西、甘肃、安徽等地。

【性味与归经】甘、微苦，温。归肝、脾、肺经。

【功效】散瘀止血，消肿止痛，祛痰止咳。

【传统应用】①食欲缺乏，病后虚弱；②虚劳咳嗽；③咯血、吐血、便血、尿血跌打损伤；④风湿关节痛。

【主要化学成分】本品含竹节人参皂苷Ⅲ、Ⅳ、Ⅴ，人参皂苷 Rd、Re、Rg1、Rg2，三七皂苷 R2，伪人参皂苷 F11，竹节人参皂苷 V 的甲酯，齐墩果酸 $-28-O-\beta-D-$ 吡喃葡萄糖苷，$\beta-$ 谷甾醇 $-3-O-\beta-D-$ 吡喃葡萄糖苷等。

【现代中药药理学研究】竹节参水煎液有肾上腺皮质激素样作用但不增加肾上腺重量，也不能兴奋垂体 - 肾上腺皮质系统；竹节参皂苷抗氧化，镇痛，镇静，抗惊厥，解痉，改善血液流变学，有较强的促尿激酶作用和促纤维蛋白溶解活性，抗脑缺血，抗风湿。竹节人参所含齐墩果烷系皂苷有较强的降血糖作用。

【用量】3～10g。

华山参

Huashanshen

【来源】本品为茄科植物漏斗泡囊草(华山参)的干燥根。春季采挖，除去须根，洗净，晒干。产于陕西、山西、河南等地。

【性味与归经】甘、微苦，热，有毒。

【功效】温肺祛痰，止咳平喘。

【传统应用】体虚痰喘，寒咳。此外，本品还用治虚寒腹泻、失眠。

【主要化学成分】本品根中分得法荜枝苷，异东莨菪醇，阿托品，消旋山莨菪碱，东莨菪碱，阿扑东莨菪碱等。

【现代中药药理学研究】本品具有镇咳、祛痰、平喘作用。本品提取的莨菪亭能增加酚红的排出，降低痰液黏性和痰内中性粒细胞数，提示有祛痰作用。其粉剂和粗提物(华山参总生物碱)亦有平喘作用。

【用量】0.1～0.2g。

血余炭

Xueyutan

【来源】本品为人发制成的炭化物。取头发，除去杂质，碱水洗去油垢，清水漂净，晒干，焖煅成炭，放凉。

【性味与归经】苦，平。归肝、胃经。

【功效】收敛止血，化瘀利尿。

【传统应用】①出血证；②小便不利。

【主要化学成分】本品主要成分为碳、氮、氢、氧等。以优角蛋白为主。微量元素有钾、钠、锌、铜、铁、锰等。

【现代中药药理学研究】本品能明显缩短出、凝血时间及血浆复钙时间，血余炭煎剂对金黄色葡萄球菌、伤寒杆菌、甲型副伤寒杆菌及福氏痢疾杆菌有较强的抑制作用；水煎液诱发血栓形成，对金黄色葡萄球菌、伤寒杆菌、甲型副伤寒杆菌、福氏痢疾杆菌有较轻的抑制作用；水煎15g，治声带麻痹，声带发炎。

【用量】4.5～9g。

血　竭

Xuejie

【来源】本品为棕榈科植物麒麟竭果实渗出的树脂经加工制成。产于印度尼西亚、马来西亚、伊朗。

【性味与归经】甘、咸，平。归心、肝经。

【功效】活血定痛，化瘀止血，敛疮生肌。

【传统应用】①跌打损伤、瘀滞心腹疼痛；②外伤出血；③疮疡不敛。

【主要化学成分】本品是一种树脂酯及血竭树脂鞣醇的混合物，约含57%～82%；另含无定形的血竭白素约2.5%，黄色血竭树脂烃约14%，不溶性树脂0.3%，植物性渣滓18.4%，赭朴盼0.03%，灰分8.3%等。

【现代中药药理学研究】血竭水提灌胃抗心律失常，保护心肌组织，改善血液流变学，抗血小板聚集，对ADP、PAF诱导的血小板聚集有明显的作用，消炎镇痛，降低可溶性胶原含量，抑制凝血酶活性酶，抗血栓；水提液对金黄色葡萄球菌、白色葡萄球菌及多种致病真菌有不同程度的抑制作用；血竭素高氯酸盐诱导HeLa细胞凋亡；血竭乳剂促进肝糖原合成，免疫方面升高IL-4，降低IL-10，为治疗结肠炎提供了科学依据。

【用量】1～2g。

全　蝎

Quanxie

【来源】本品为钳蝎科动物东亚钳蝎的干燥体。春末至秋初捕捉，除去泥沙，置沸水或沸盐水中，煮至全身僵硬，捞出，置通风处，阴干。遍布我国10余省，其中以山东、河北、河南、陕西、湖北、山西等省产量较多。

【性味与归经】辛、平，有毒。归肝经。

【功效】息风镇痉，攻毒散结，通络止痛。

【传统应用】①痉挛抽搐；②疮疡肿毒，瘰疬结核；③风湿顽痹；④顽固性偏正头痛。

【主要化学成分】本品含蝎毒，蝎毒中含较复杂的毒性蛋白和非毒性蛋白，是一种类似蛇毒神经毒的蛋白质。粗毒中含多种蝎毒素，包括昆虫类神经毒素、甲壳类神经毒素、哺乳动物神经毒素，抗癫痫活性的多肽、镇痛活性多肽如蝎毒素Ⅲ、透明质酸酶。全蝎水解液含氨酸基酸有：天冬氨酸，苏氨酸，丝氨酸，谷氨酸，甘氨酸，丙氨酸，胱氨酸，缬氨酸，蛋氨酸，异亮氨酸，亮氨酸，酪氨酸，苯丙氨酸，赖氨酸，组氨酸，精氨酸，脯氨酸。并含29种无机元素，有钠、磷、钾、钙、镁、锌、铁、铝、铜、锰、氯等。此外，尚含三甲胺，甜菜碱，铵盐，苦味酸羟胺，胆固醇，卵磷脂，蝎酸，牛磺酸软脂酸，亚麻酸等。

【现代中药药理学研究】东亚钳蝎毒和从粗毒中纯化得到的抗癫痫肽（AEP）有明显的抗癫痫作用；全蝎对士的宁、烟碱、戊四氮等引起的惊厥有对抗作用；全蝎提取液有抑制动物血栓形成和抗凝作用；蝎身及蝎尾制剂对动物躯体痛或内脏痛均有明显镇痛作用；蝎尾镇痛作用比蝎身强约 5 倍；全蝎水、醇提取物分别对人体肝癌和结肠癌细胞有抑制作用；蝎毒促进造血功能，改善心肌缺血，抗血小板聚集，抗血栓。可用于原发性三叉神经痛，溃疡性结肠炎，白血病，升高患者 IFN - 2、IL - 2 水平。

【用量】3 ~ 6g。

【临床应用】

方名：韩氏帕金森方。

适应证：帕金森。

每剂中药饮片所需量：甘草 6g，淫羊藿 12g，五味子 6g，老鹳草 15g，苦参 6g，龟甲胶 2g，银杏叶 12g，全蝎 6g，熟大黄 10g，何首乌 15g，山药 20g。

病因病理机制：帕金森与氧化应激和多巴胺细胞线粒体被辅酶 Q 等损伤、功能障碍、凋亡有关；与自由基，致炎因子 TNF - α、IL - 6、IL - β、IFN - γ 过度释放，损伤神经系统有关；与多巴胺受体减少受损相关。

诊断要点：小碎步、静颤抖、肌强直、左旋多巴胺有效、持续性不对称性受累。有三项即可确诊。

西医治疗：左旋多巴胺，多巴胺受体激动剂（泰舒达），单胺氧化酶抑制剂（丙炔苯丙胺），抗胆碱药（苯海索），金刚烷胺，阿丹等。

中医治疗关键靶点：改善大脑血氧供给和利用，增加多巴胺含量，激活受体。

中药药理学基础：甘草降低乙酰胆碱酯酶活性；淫羊藿中淫羊藿苷保护神经元，抑制脑线粒体肿胀，提高呼吸链复合体酶活性；五味子能增强各器官线粒体抗氧化能力，保护心、脑神经脑线粒体免受自由基损伤，抑制中性粒细胞呼吸爆发，保护内皮细胞；老鹳草有明显的抗炎、抑制免疫和镇痛作用，抗单纯疱疹病毒，抗氧化作用；苦参中苦参碱能防治脑水肿，具有多巴胺样活性；龟甲胶抗多巴胺能神经元凋亡,保护多巴胺能神经元;银杏叶对多巴胺神经元细胞有明显的保护作用,对谷氨酸兴奋毒性损害下的神经元有最佳保护作用;全蝎抗凝血,抗惊厥;蜈蚣抗惊厥,抗凝血,抗菌、抗炎;熟大黄对脂多糖刺激腹腔巨噬细胞过度炎症反应产生的 TNF $-\alpha$ 有抑制作用,对炎症反应 TNF $-\alpha$、IL -1、IL -6 有抑制作用;何首乌二苯乙烯苷能增加黑质 $-$ 纹状体多巴胺以及代谢物含量,抗脑缺血损伤,减轻脑水肿,增加脑组织抗氧化能力;山药含多巴胺;板蓝根抗菌,抗病毒,抗内毒素,抑制巨噬细胞释放 TNF $-\alpha$、IL -6 和 NO。

合欢皮

Hehuanpi

【来源】本品为豆科植物合欢的干燥花序。夏季花开放时选晴天采收,及时晒干。产于浙江、安徽、江苏、四川等地。

【性味与归经】甘,平。归心、肝经。

【功效】解郁安神,活血消肿。

【传统应用】①心神不宁,愤怒忧郁,烦躁失眠;②跌打骨折,血瘀肿痛;③肺痈,疮痈肿毒。

【主要化学成分】本品花中鉴定了 25 种芳香成分,主要芳香成分为反 $-$ 芳樟醇氧化物,芳樟醇,异戊醇,$\alpha -$ 罗勒烯和 2,2,4 $-$ 三甲基恶丁烷等。此外,还含矢车菊素 $-3 -$ 葡萄糖苷等。

【现代中药药理学研究】合欢皮水煎液及醇提取物均能延长小鼠戊巴比妥钠睡眠时间;对妊娠子宫能增强其节律性收缩,并有终止妊娠抗早孕效应;其水、醇提取物分别具有增强小鼠免疫功能及抗肿瘤作用,增强 TNF $-\alpha$、IL -2 含量。

【临床应用】

【用量】4.5~9g。

决明子

Juemingzi

【来源】本品为豆科植物决明或小决明的干燥成熟种子。秋季采收成熟果实，晒干，打下种子，除去杂质。产于安徽、广西、四川、浙江、广东等地。

【性味与归经】苦、甘、咸，微寒。归肝、肾、大肠经。

【功效】清热明目，润肠通便。

【传统应用】①目赤肿痛、畏光多泪、目暗不明；②头痛、眩晕；③肠燥便秘。

【主要化学成分】本品种子主要含蒽醌类，大黄酚、大黄素甲醚、黄决明素等。

【现代中药药理学研究】本品的水浸出液、醇水浸出液及乙醇浸出液都有降低血压作用；决明子蛋白质增强学习记忆，决明子水煎液调节血脂，保肝，改善肾功能，抗氧化，降肌酐；其水浸液对皮肤真菌有不同程度的抑制作用。

【用量】9～15g。

冰　片

Bingpian

【来源】本品为分机制冰片与艾片两类。机制冰片以松节油、樟脑等为原料经化学方法合成的龙脑；艾片为菊科艾纳香属植物大风艾的鲜叶经蒸气蒸馏、冷却所得的结晶，又称"艾粉"或"结片"。产于上海、天津、南京、广州等地。

【性味与归经】辛、苦，微寒。归心、脾、肺经。

【功效】开窍醒神，清热止痛。

【传统应用】①闭证神昏；②目赤肿痛，喉痹口疮；③疮疡肿痛，疮溃不敛，水火烫伤。此外，本品用治冠心病心绞痛及齿痛，有一定疗效。

【主要化学成分】本品为从龙脑香的树脂和挥发油中取得的结晶，是近乎纯粹的右旋龙脑。龙脑香的树脂和挥发油中含有多种萜类成分。除龙脑外，尚含葎草烯、β-榄香烯、石竹烯等倍半萜，齐墩果酸、麦珠子酸、积雪草酸、龙脑香醇酮、龙脑香二醇酮、古柯二醇等三萜化合物等。

【现代中药药理学研究】冰片中的主要成分是龙脑、异龙脑均有耐缺氧的作用；龙脑、异龙脑有镇静作用；冰片局部传统应用对感觉神经有轻微刺激，有一定的止痛及温和的防腐作用；冰片液口服抗心肌缺血，抗脑缺血缺氧，开放脑屏障，促进药物吸收与渗透，镇痛，抗炎，对链球菌、肺炎球菌有明显的拮抗作用。有报道取冰片5分，香油1钱，混匀调成糊状，先用一棉球蘸药糊塞入肛门内涂抹，再用另一棉球蘸药在肛门口涂抹。每晚10时后涂抹1次，连续3天。观察50例，涂药后患儿均能安静入睡；3天后，每晚10时以后检查肛门连续4天，49例未再发现蛲虫。有报道冰片对某些溃疡性或糜烂性口腔炎有较好疗效。止痛作用明显，加速炎症消除，促进口腔黏膜剥脱，糜烂和溃疡的愈合。

冰片一分，五倍子三分打碎，混合开水浸泡漱口治口腔溃疡，口臭。

【用量】0.15~0.3g。

刘寄奴

Liujinu

【来源】本品为菊科植物奇蒿的全草。于8月开花时，连根拔起，晒干，除去根及泥土，打成捆。产于江苏、浙江、江西等地。

【性味与归经】苦，温。归心、脾经。

【功效】散瘀止痛，疗伤止血，破血通经，消食化积。

【传统应用】①跌打损伤，肿痛出血；②血瘀经闭、产后瘀滞腹痛；③食积腹痛、赤白痢疾。

【主要化学成分】本品含奇蒿黄酮，香豆精，5，7-二羟基-6，3，4-三甲氧基黄酮，小麦黄素，脱肠草素，东莨菪素，伞形花内酯，三裂鼠尾草素，狭叶墨西哥蒿素等。

【现代中药药理学研究】有加速血液循环，解除平滑肌痉挛，促进血凝作用；煎液能增加豚鼠灌脉流量，对小鼠缺氧模型有明显的抗缺氧作用；水煎液对宋内氏痢疾杆菌、福氏痢疾杆菌等有抑制作用。

【用量】3~9g。

灯盏细辛

Dengzhanxixin

【来源】本品为菊种植物短葶飞蓬的全草。夏、秋采收。产于云南、广西等地。

【性味与归经】味辛、微苦；温。归肺、胃经。

【功效】活血，通络止痛，祛风散寒。

【传统应用】①中风偏瘫；②胸痹心痛；③风湿痹痛；④头痛、牙痛。

【主要化学成分】本品含焦迈康酸，灯盏细辛苷，芹菜素，高山黄芩素，大波斯菊苷，灯盏花甲素，车前黄酮苷和灯盏花乙素等。

【现代中药药理学研究】灯盏花素增强学习记忆，保护神经元，抗脑缺血缺氧，抗心律失常，降低凝血酶活性，稳定血流动力学，抗肺动脉高压，保肝护肾，抗肺损伤，肺纤维化，抗肺癌，乳腺癌转移。灯盏花可使犬心肌梗死模型的心梗范围显著降低。临床应用灯盏细辛胶囊口服治疗冠心病心绞痛，总有效率高于丹参。灯盏细辛胶对冠心病心绞痛患者血小板聚集率和体外血栓形成有抑制作用。

【用量】9~15g。

寻骨风

Xungufeng

【来源】本品为马兜铃科植物绵毛马兜铃的根茎或全草。5月开花前采收，晒干。产于江苏、湖南、江西等地。

【性味与归经】辛，苦，平。归肝、胃经。

【功效】祛风湿，通络止痛。

【传统应用】①风湿痹证；②跌打损伤。

【主要化学成分】根茎含有尿囊素，马兜铃内酯，绵毛马兜铃内酯，β－谷甾醇，马兜铃酸 A，9－乙氧基马兜铃内酰胺和 9－乙氧基马兜铃内酯等。

【现代中药药理学研究】寻骨风所含生物碱对大鼠关节炎有明显消肿作用；注射液有镇痛、抗炎、解热作用；有抑制艾氏腹水癌及抗早孕作用；煎剂对风湿性、类风湿性关节炎有较好的止痛、消肿、改善关节功能的作用。多用于类风湿性关节炎、三叉神经痛。

【用量】10～20g。

防　风

Fangfeng

【来源】本品为伞形科植物防风的干燥根。春、秋二季采挖未抽花茎植株的根，除去须根及泥沙，晒干。产于黑龙江、吉林、内蒙古、河北等地。

【性味与归经】辛、甘，温。归膀胱、肝、脾经。

【功效】祛风解表，胜湿止痛，止痉。

【传统应用】①外感表证；②风疹瘙痒；③风湿痹痛；④破伤风证。

【主要化学成分】本品根含色酮类成分：防风色酮醇，3'－O－当归酰基亥酚，亥茅酚，3'－O－乙酰基亥茅酚，亥茅酚苷，5－O－甲基具阿米醇，升麻素，升麻素苷；香豆精类成分：香柑内酯，补骨脂素，欧前胡内酯，珊瑚菜素，川白芷内酯，东莨菪素；挥发油含数 10 种成分，能鉴定的共 20 种，含量较高的有辛醛、β－甜没药烯、壬醛、甘露醇、香草酸等。

【现代中药药理学研究】本品有解热、抗炎、镇静、镇痛、抗惊厥、抗过敏作用。防风水煎液解热镇痛，镇静，抗惊厥，抗炎，降 PGE_2；防风醇提物抗凝止血；防风多糖对 S1800 移植瘤有明显的抑制作用，促 IL－2 活性，耐缺氧。可用于难治性面瘫（防风、僵蚕、蝉蜕、当归、川芎、白芍），急性神经分裂症（防风、荆芥、连翘、麻黄、薄荷、川芎）。

【用量】4.5～9g。

防　己

Fangji

【来源】本品为防己科植物粉防己的干燥根。秋季采挖，洗净，除去粗皮，晒至半干，切段，个大者再纵切，干燥。产于浙江、安徽、江西、福建、广东、广西等地。

【性味与归经】苦，寒。归膀胱、肺经。

【功效】祛风湿，止痛，利水消肿。

【传统应用】①风湿痹证；②水肿，小便不利，脚气；③湿疹疮毒。此外，本品有降血压作用，可用于高血压病。

【主要化学成分】本品根含生物碱约1.2%，其中有汉防己碱、防己醇灵碱、一种酚性生物碱、门尼新碱、门尼定及轮环藤酚碱等。粉防己根尚含黄酮苷、酚类、有机酸、挥发油等。木防己根含木防己碱、异木防己碱、木兰花碱、木防己胺、木防己宾碱、甲门尼萨任碱、去甲门尼萨任碱等多种生物碱。

【现代中药药理学研究】粉防己能明显增加排尿量；总碱及流浸膏或煎剂有镇痛作用；粉防己碱有抗炎作用；防己碱抗癫痫，对海马锥体神经元损伤有保护作用，抗心律失常，抗心肌缺血，缺氧；麻醉犬静脉注射13mg/kg，5分钟后扩张血管降低血压，降自发性高血压，并能抑制血管平滑肌细胞增生，改善血流动力学；防己碱能抑制脑组织 IL-1β、TNF-α、IL-8 表达，抗血小板聚集，抑制新生血管形成，抗纤维化，保护肝脏、胰腺，抑制血清 IL-6、TNF-α 生成，抗过敏，逆转多药耐药，增加抗癌药敏感性，诱导癌细胞凋亡。

【用量】4.5~9g。

【临床应用】

方名：韩氏淋巴瘤方。

适应证：恶性淋巴瘤。

每剂中药饮片所需量：槲寄生10g，党参9g，玉竹10g，仙鹤草15g，没药

10g,防己 10g,半枝莲 20g,人参 6g,青蒿 15g,秦艽 15g,大黄 10g,大蓟 15g。

病因病理机制：淋巴瘤可能与疱疹病毒感染和免疫功能缺陷相关。

中医治疗关键靶点：抗柯萨奇病毒、增强免疫力是治疗淋巴癌的首选策略。增加食欲,减少痛苦,以延长生命为目的。抑制、栓塞新生血管和对癌细胞破坏或被动免疫杀伤,为辅助治疗手段。

中药药理学基础：槲寄生能延长肺癌、肝癌、直肠癌、卵巢癌患者生命,与槲寄生凝集素有明显的抗肿瘤活性相关;党参增强免疫功能,对活化的淋巴细胞 IL-2 产生有明显的增强作用,调节体液免疫,促进抗体生成;玉竹提高巨噬细胞的吞噬百分数和吞噬指数,抑制巨噬细胞 TNF-α、IL-1 生成;仙鹤草能增强免疫功能,显著增强 IL-2、NK 细胞活性,促进 IFN-γ、IL-1 释放,止血;没药能诱导肿瘤细胞凋亡或分化,抑制肿瘤新生血管形成,逆转肿瘤多药耐药性;防己抑制新生血管形成,抑制血清 IL-6、TNF-α 生成,增加抗癌药敏感性,诱导癌细胞凋亡;半枝莲抑制肿瘤生长,改善厌食腹胀,精神萎靡,消瘦,提高血清 IL-1、TNF-α 含量,抑制血管形成,抗氧化,能使 PC 细胞端粒酶活性降低;人参能抑制淋巴管生成,抑制淋巴内皮细胞增生,促进淋巴管细胞凋亡;青蒿可提高淋巴细胞转化率,促进细胞免疫作用,青蒿琥酯可促进 Ts 细胞增生,抑制 TE 细胞产生,阻止白介素及各种炎症介质的释放,拮抗疱疹病毒;秦艽抗淋巴癌诱导凋亡;大黄中大黄素对炎症反应 TNF-α、IL-1、IL-6 有抑制作用,抗单纯疱疹病毒,抑制其繁殖;大蓟对单纯疱疹病毒有明显的抑制作用。

红 花

Honghua

【来源】本品为菊科植物红花的干燥花。夏季花由黄变红时采摘取管状花,注意勿伤基部的子房,除去杂质,阴干或微火烘干,此时质较软,色深红最佳。产于河南、浙江、四川等地。

【性味与归经】辛,温。归心、肝经。

【功效】活血通经、祛瘀止痛。

【传统应用】①血滞经闭、痛经、产后瘀滞腹痛；②癥瘕积聚；③胸痹心痛、血瘀腹痛、胁痛；④跌打损伤，瘀滞肿痛；⑤瘀滞斑疹色暗。

【主要化学成分】本品花含红色的和黄色的色素，从中分离得到：红花苷，前红花苷，红花黄色素 A 及 B，红花明苷。又含多酚类成分：绿原酸，咖啡酸，儿茶酚，焦性儿茶酚，多巴。还含挥发性成分 80 余种，已确定结构的有：乙酸乙酯，苯，1 - 戊烯 - 3 - 醇，3 - 已醇，2 - 已醇，乙苯，对二甲苯，邻二甲苯，苯乙醛等。

【现代中药药理学研究】红花提取物兴奋子宫，有雌激素样作用，与雌激素同时使用时具有拮抗作用；抑制血小板聚集，抗血栓形成，促纤溶，开放毛细血管；红花黄花素保护心脏，增加冠脉血流量，改善心肌缺血，增强 ATP 酶活性，缩小心肌梗死范围，红花黄色素能抑制 IL - 8、血管内皮细胞的细胞间黏附因子 - 1 表达，扩张血管，改善微循环，抑制毛细血管通透性；红花黄色素抗炎镇痛，可对抗泼尼松龙的免疫抑制作用，提取液能降低致炎因子 IL - 6、IL - 1β、TNF - α mRNA 表达，升高抗炎因子 IL - 10mRNA 表达；免疫方面抑制 IL - 2 生成和表达；红花油降低胆固醇效果明显；抗皮肤癌、宫颈癌。

【用量】3~9g。

【临床应用】

方名：韩氏偏头痛方。

适应证：偏头痛。

每剂中药饮片所需量：黄芪10g，赤芍12g，佛手9g，黄精15g，桂枝12g，女贞子15g，红花6g，玄参12g，七叶莲9g，川芎9g，蜈蚣3g，黄芩10g。

病因病理机制：偏头痛是一种临床常见的慢性神经血管性疾病，临床一侧或双侧，颞部阵发性、搏动性的跳痛，胀痛或钻痛为特点，可伴有视幻觉畏光、偏盲、恶心、呕吐等，自主神经功能紊乱症状。病理机制是血管局部血流改变，血管痉挛收缩，5 - HT 减少受体抵抗。多巴胺受体拮抗剂治疗有效。

中医治疗关键靶点：松弛血管平滑肌，降低血液黏稠度，促 5 - HT 及受体，拮抗多巴胺受体，镇痛。

中药药理学基础：黄芪提高 PGI$_2$ 含量，溶解血凝块；赤芍抑制 ADP，抗凝血酶活性,激活纤溶酶原活性,降低纤维蛋白原含量和红细胞集聚指数;佛手抑制中枢神经兴奋,可阻断肾上腺 β 受体;黄精中黄精多糖能提高脑内 5 - HT 含量,保护神经元;桂枝抗炎、镇痛;女贞子升高正常小鼠前列腺素(PGE$_2$、PGE$_{2a}$)水平,能显著改善局灶性脑缺血大鼠的脑血流量,脑神经功能明显改善;红花中红花黄色素能抑制 IL - 8,抑制血管内皮细胞的细胞间黏附因子 - 1 表达;玄参水溶性成分对中性粒细胞中花生四烯酸(AA)代谢物白三烯 B$_4$ 产生有较强的抑制作用,能显著改善局灶性脑缺血大鼠的脑血流量,脑神经功能明显改善;七叶莲镇静、镇痛;川芎抑制平滑肌痉挛和平滑肌增生,扩张血管,减少静脉壁白细胞黏附,抑制红细胞聚集,抗血小板集聚,降低 IL - 6、TNF - α 水平,抑制自由基;蜈蚣镇痛、抗炎;黄芩能保护神经细胞升高 GABA,平衡神经兴奋/抑制。

红 芪

Hongqi

【来源】本品为豆科植物多序岩黄芪的干燥根。秋季挖根,堆起发热,以使糖化,然后去掉茎基须根,晒至柔软,手搓再晒,直至全干。产于内蒙古、宁夏、甘肃及四川西部。

【性味与归经】甘,温。归肺、脾经。

【功效】补气升阳,固表止汗,利水消肿,生津养血,行滞通痹,托毒排脓。

【传统应用】①气虚乏力;②食少便溏;③中气下陷;④久泻脱肛;⑤便血崩漏;⑥表虚自汗;⑦气虚水肿;⑧内热消渴;⑨血虚萎黄;⑩半身不遂;⑪痈疽难溃;⑫久溃不敛。

【主要化学成分】根含红芪多糖,微量元素(硒等),并含 γ - 氨基丁酸,甘草苷元,异苷草苷元,香草酸,芒柄花苷,琥珀酸,棕榈酸甲酯,硬脂酸,熊果酸等。

【现代中药药理学研究】红芪多糖增强免疫功能,升高 CD3、CD4;水提物耐缺氧,抗心脑缺血损伤,抗肺纤维化,升高外周血 IL - 2、TNF - α、NF -

KB 水平说明能抑制肿瘤因子；降低 2 型糖尿病 IL－6 含量，可降低实验性动物高血糖，降三酰甘油和总胆固醇，降血糖可能与调节胰岛素分泌相关。

【用量】9～30g。

红景天

Hongjingtian

【来源】本品为景天科植物库页红景天、圣地红景天、唐古特红景天等的全草。产于西藏等地。

【性味与归经】甘、涩，寒 。归肺经。

【功效】健脾益气，清肺止咳，活血化瘀。

【传统应用】①脾气虚证；②肺阴虚肺热咳嗽。此外，本品还兼有活血化瘀之力，可配伍其他活血药，用于跌打损伤等瘀血证。

【主要化学成分】本品根分离出 13 种成分，经鉴定，其中九种为：咖啡酸，伞形花内酯，酪醇，没食子酸，没食子酸乙酯，山柰酚，β－谷甾醇，胡萝卜苷及红景天苷等。

【现代中药药理学研究】红景天或红景天苷，具有抗疲劳、抗缺氧、抗寒冷、抗微波辐射，提高工作效率、提高脑力活动，并能增强脑干网状系统的兴奋性，增强对光、电刺激的应答反应，调整中枢神经系统介质的含量趋于正常。

【临床应用】

【用量】3～9g。

七 画

麦 芽

Maiya

【来源】本品为禾本科植物大麦的成熟果实经发芽干燥而得。将麦粒用水浸泡后，保持适宜温、湿度，待幼芽长至约 0.5cm 时，晒干或低温干燥。产于全国各地。

【性味与归经】甘，平。归脾、胃经。

【功效】消食健胃，回乳消胀。

【传统应用】①米面薯芋食滞证；②断乳、乳房胀痛。

【主要化学成分】本品主要含 α - 及 β - 淀粉酶，催化酶，过氧化异构酶等。另含大麦芽碱，大麦芽胍碱 A、大麦芽胍碱 B，腺嘌呤胆碱，蛋白质，氨基酸，维生素 D、维生素 E，细胞色素 C。尚含麦芽毒等。

【现代中药药理学研究】其煎剂对胃酸及胃蛋白酶的分泌有轻度促进作用；水煎剂中提出一种胰淀粉酶激活剂，亦可助消化；因淀粉酶不耐高温，麦芽炒焦及入煎剂将会降低其活力；麦芽醇提物可抑制 iNOS 表达，说明抗脑缺血损伤；麦芽水提液降血糖作用持久，7 小时后恢复；麦芽调节肠内菌群，明显增加双歧杆菌和乳酸杆菌；麦芽煎剂提高性激素水平；麦芽糖抗疲劳，耐缺氧，回乳，抗乳腺增生。

炒麦芽：多用于回乳消胀炒用 60g。

【用量】9~15g。

【临床应用】

方名：韩氏艾迪生病方。

适应证：艾迪生病。

每剂中药饮片所需量：何首乌 10g，淫羊藿 20g，地黄 10g，鳖甲 20g，人参 5g，女贞子 15g，麦冬 10g，肉苁蓉 12g，刺五加 20g，麦芽 15g，甘草 6g。

病因病理机制：艾迪生病是肾上腺皮质功能减退症又称艾迪生病是由于自身免疫或结核杆菌等严重感染所致，肾上腺皮质遭破坏，导致皮质激素分泌不足。

临床表现：衰弱无力，体重减轻，色素沉着（蝴蝶斑），血压下降，血糖降低等。

实验室检测：低血钠，高血钾；心脏缩小垂直位；血尿皮质醇、尿 17 皮质类固醇低于正常；血浆 ACTH 明显升高。

西医治疗：首选强化可的松；补充盐；补充性激素。感染所致应对症治疗。

中医治疗关键靶点：改善肾上腺功能。

中药药理学基础：何首乌对内分泌系统有促进作用，使小鼠肾上腺重量明显增加，同时还有类似肾上腺皮质激素样作用；淫羊藿能增强下丘脑－垂体－性腺轴及肾上腺皮质轴、胸腺轴等内分泌系统的分泌功能；地黄水煎液保护垂体－肾上腺皮质系统；鳖甲能保护肾上腺皮质功能；人参皂苷能兴奋肾上腺皮质功能，促皮质酮升高；女贞子增加肾上腺重量；麦冬能增强垂体肾上腺皮质系统作用，提高机体适应性；肉苁蓉保护肾上腺功能，促进卵巢孕激素分泌，增强雌激素和孕激素受体表达，有促黄体生成素释放激素样作用，抑制卵巢和子宫间质 IL－2R 表达；刺五加使肾上腺皮质的糖皮质激素和雄性激素都能相对和绝对地上升；麦芽煎剂提高性激素水平；甘草增加肾上腺重量和皮质激素样作用。

麦 角

Maijiao

【来源】本品为麦角科真菌麦角菌寄生在禾本科植物黑麦等子房中所形成的菌核。夏、秋二季麦熟时采收，阴干。宜保持完整，彻底干燥后，密封，在干燥凉暗处保存。产于东北、华北及新疆、江苏、浙江、四川等地。

【性味与归经】苦、辛，平，有毒。归肝、肾经。

【功效】有毒，缩宫止血。

【传统应用】①产后出血；②偏头痛。

【主要化学成分】本品含生物碱约 9.4%，主要有麦角柯宁碱、麦角克碱、麦角隐亭碱、麦角胺、麦角生碱、麦角异克碱、麦角隐宁碱、麦角异胺、麦角异生碱、肋麦角碱、裸麦角碱、田麦角碱、野麦碱等。含脂肪油 33% ~ 35%，主要有麦角甾醇、维生素 D_2、酪胺、组胺、胍基丁胺等。

【现代中药药理学研究】麦角双氢麦角毒注射 0.05mg/kg 和 0.01mg/kg 能激动多巴胺受体，提高乙酰胆碱酯酶活性，改善脑缺血，为治疗帕金森、血管型痴呆提供了药理学基础；麦角碱能收缩脑血管，减少脑动脉搏动幅度，同时又能翻转肾上腺素升压作用，阻断 α 受体，使血压下降；麦角甾苷促进肠蠕动；麦角有兴奋子宫肌的作用，其作用与垂体后叶制剂相似，是直接作用于子宫肌，但作用强大而持久，对怀孕子宫更敏感，临产和新产后应用小量即有明显作用，甚至产生强直收缩；大量麦角胺或麦角毒能阻断 α - 肾上腺素能受体，使肾上腺素的升压作用翻转。它们并不能阻止交感神经介质的释放。

【用量】内服：制成流浸膏，每次 2 ~ 4ml，一日量 6 ~ 8ml；或制成浸剂、丸剂、针剂等分别使用。

麦 冬

Maidong

【来源】本品为百合科沿阶草属多年生常绿草本植物。须根较粗壮，根的顶端或中部常膨大成为纺锤状肉质小块。以块根入药。产于西南及江苏、安徽、浙江、福建、河北、广西等地。

【性味与归经】苦，微寒。归肺、心、小肠经。

【功效】养阴生津，润肺清心。

【传统应用】①胃阴虚证；②肺阴虚证；③心阴虚证。

【主要化学成分】本品含多种甾体皂苷：麦冬皂苷 A、麦冬皂苷 B、麦冬皂

C、麦冬皂苷 D,苷元均为假叶树皂苷元,另含麦冬皂苷;尚含多种黄酮类化合物:如麦冬甲基黄烷酮 A、麦冬甲基黄烷酮 B,麦冬黄烷酮 A、麦冬黄酮 A、麦冬黄酮 B,甲基麦冬黄酮 A、甲基麦冬黄酮 B;另分得 5 个高异黄酮类化合物等。

【现代中药药理学研究】麦冬多糖能提高免疫功能,增加小鼠胸腺和脾脏重量;能增强垂体肾上腺皮质系统作用,提高机体适应性;还有一定镇静和抗菌作用;麦冬注射液提高缺氧耐受力,阻断 β_1 受体,抗心律失常,改善心肌血流量,改善心肌收缩力,改善左心室功能与抗休克,改善脂肪代谢;麦冬水提灌胃可降低 MDA 水平,增加 SOD 含量,降低血小板集聚;麦冬多糖止咳,平喘;麦冬水提物能促进 β 细胞功能恢复,增加肝糖原,抑制糖原分解,改善胰岛素抵抗;麦冬煎剂有镇静作用,亦能加强氯丙嗪的镇静作用,增强戊巴比妥钠的催眠作用,拮抗咖啡因的兴奋作用;麦冬可能使梗死后心肌营养血流量增加,缺血缺氧的心肌细胞较快获得修复与保护,致使心肌 cGMP 和 cAMP 的释放减少,从而降低血浆中的含量,而使两者比值恢复平衡。

【用量】9 ~ 15g。

【临床应用】

方名:韩氏糖尿病基础方。

适应证:2 型糖尿病。

每剂中药饮片所需量:人参 5g,女贞子 15g,玉竹 15g,麦冬 8g,紫草 15g,山茱萸 9g,桑叶 20g,牡丹皮 12g,黄连 3g。

病因病理机制:2 型糖尿病病因方面主要与饮食过多、活动减少、病毒损伤 β 细胞相关。病理方面主要是基因缺陷的基础上存在胰岛素抵抗和胰岛素分泌障碍两个环节:①β 细胞功能损伤胰岛素分泌减退或消失。导致胰岛素功能损伤或衰竭的因素有:遗传基因缺陷;β 细胞萎缩;②胰岛素受体异常(少见)和转运载体异常(多见);三酰甘油诱导的神经酰胺或 NO 生长诱导 β 细胞凋亡;长链脂酰辅酶 A 抑制胰岛素分泌;在肿瘤坏死因子作用下三酰甘油沉淀 β 细胞周围抑制胰岛素合成、分泌。

生理方面:主要是胰岛素缺乏或功能障碍导致糖进入一般减少,糖原合成减少,糖酵解减弱,三羧酸循环减弱;病理情况下糖原分解增多,糖异生增强,肝糖生成增多,糖代谢紊乱等。

临床表现：口渴多饮、多尿、乏力气短、消瘦。

实验室检测：血糖＞7mmol/L。

西医治疗：①磺脲类刺激β细胞分泌胰岛素代表药格列本脲0.25g，每日1~3次；②双胍类通过肝细胞膜G蛋白恢复胰岛素对腺苷环化酶的抑制，减少肝糖异生及肝糖输出，适应于超重肥胖型，代表药物二甲双胍，500mg，每天3次，易诱发乳酸中毒；③噻唑烷二酮类胰岛素增敏剂，代表药物罗格列酮4mg/d；④葡萄糖苷酶抑制剂抑制葡萄糖、果糖吸收，代表药物阿卡波糖25mg，每天3次；⑤非磺脲类促胰岛素分泌剂促胰岛素分泌，代表药物瑞格列奈0.5mg，每天3次；⑥胰岛素用量100U~400U不等。

中医治疗关键靶点：改善胰岛素抵抗，促进糖酵解，抑制糖异生。

中药药理学基础：人参中多糖降糖有明显的量-效关系，抑制肝G-6-P酶活力，升高葡萄糖激酶，改善胰岛素抵抗；女贞子降餐后血糖，降α-葡萄糖苷酶，提高胰岛素敏感性；玉竹降低2型糖尿病空腹血糖，保护β细胞但不改变胰岛素分泌，降低肾上腺素型高血糖，对淀粉引起的高血糖效果更明显；麦冬能促进β细胞功能恢复，增加肝糖原，抑制糖原分解，改善胰岛素抵抗；紫草聚糖注射降正常血糖作用明显，对链脲佐菌素诱导的高血糖效果也明显，但机制不明；桑叶能抑制α-葡萄糖苷酶活性，有效成分生物碱，促进胰岛素释放与抗氧化有关，提高糖耐量，提高胰岛素敏感性，促进糖吸收利用，降低餐后峰值；山茱萸水提物对肾上腺素型高血糖有效，能显著降低2型糖尿病进食量、饮水量，对餐后血糖无影响，增加胰岛素分泌；牡丹皮糖粗提物降多种血糖效果显著，也可降低正常血糖，机制不详，能促进脂肪合成；黄连（心衰者禁用）改善胰岛素抵抗，抑制β细胞凋亡。

远　志

Yuanzhi

【来源】本品为远志科植物远志或卵叶远志的干燥根。春、秋二季采挖，除去须根及泥沙，晒干。产于山西、陕西、河北、河南等地。

【性味与归经】苦、辛，温。归心、肾、肺经。

【功效】安神益智，祛痰开窍，消散痈肿。

【传统应用】①失眠多梦，心悸怔忡，健忘；②癫痫惊狂；③咳嗽痰多；④痈疽疮毒，乳房肿痛，喉痹。

【主要化学成分】本品根含皂苷，水解后可分得两种皂苷元结晶，远志皂苷元 A 和远志皂苷元 B。近又从本植物和同属美远志的根中分离出一种皂苷细叶远志素，即 2β, 27 – 二羟基 –23 – 羧基齐墩果酸的 3 – β – 葡萄糖苷。另含远志醇、N – 乙酰氨基葡萄糖、生物碱细叶远志定碱、脂肪油、树脂等。

【现代中药药理学研究】用小鼠酚红排泌法试验表明，远志的祛痰作用较桔梗为强，但用犬呼吸道分泌液测定法，其作用强度不及桔梗；煎剂对大鼠和小鼠离体之未孕及已孕子宫均有兴奋作用；其煎剂及水溶性提取物分别具有抗衰老、抗突变抗癌等作用；远志皂苷有溶血作用；远志醋酸提取物具有镇静、催眠抗抑郁，抑制神经细胞凋亡；促进动物体力和智力；远志灌胃损伤胃黏膜；远志齐墩果酸能显著抑制乙醇胃肠吸收。用纸片法测得 10% 远志煎剂对肺炎双球菌有抑制作用。远志乙醇浸液在体外对革兰阳性菌及痢疾杆菌、伤寒杆菌和人型结核杆菌均有明显的抑制作用。

【用量】3 ~ 9g。

赤 芍

Chishao

【来源】本品为毛茛科植物芍药或川赤芍的干燥根。春、秋二季采挖，除去根茎、须根及泥沙，晒干。产于东北、华北、陕西及甘肃各地。

【性味与归经】苦，微寒。归肝经。

【功效】清热凉血，散瘀止痛。

【传统应用】①温毒发斑，血热吐衄；②目赤肿痛，痈肿疮疡；③肝郁胁痛，经闭痛经，癥瘕腹痛；④跌打损伤。

【主要化学成分】本品含芍药苷，氧化芍药苷，苯甲酰芍药苷，白芍苷，芍药苷无酮，没食子酰芍药苷。又含右旋儿茶精及挥发油。挥发油主要含苯甲酸、牡丹酚及其他醇类和酚类成分等。

【现代中药药理学研究】赤芍水煎液、赤芍总苷抗血栓形成,抗血小板聚集,升高血小板 cAMP,降低外源性凝血因子,抑制 ADP,抗凝血酶活性,激活纤溶酶原活性,降低纤维蛋白原含量和红细胞集聚指数,降血脂抗动脉粥样硬化;赤芍水提注射能保护心脏,增加冠脉流量,降低肺动脉压;赤芍总苷抗抑郁,保护神经细胞,促进学习记忆,抗缺血再灌注损伤,改善动脉功能,缓解内脏平滑肌痉挛;赤芍总苷能增强肿瘤免疫功能,提高外周血 IL-2 含量,降低 IL-10 分泌,保肝。多用于冠心病,肺心病,血栓性深静脉炎,肝炎,急性胰腺炎。

【用量】6～12g。

【临床应用】

方名:韩氏糖尿病足病方。

适应证:糖尿病足病。

每剂中药饮片所需量:黄芪15g,山茱萸15g,玉竹15g,牡丹皮12g,忍冬藤30g,水蛭6g,玄参12g,桂枝15g,赤芍12g,大黄10g,蜂胶3g,露蜂房12g,大青叶15g。

病因病理机制:糖尿病足病属周围神经病变与免疫力低、血管硬化,糖尿病自由基、致炎因子损伤、缺氧、细菌或病毒复合感染有关,是一种复杂病变,查明感染源是治愈的关键。

中医治疗关键靶点:增强免疫力,抗菌抗炎,抗氧化,降低血液黏稠增加血氧供给。

中药药理学基础:黄芪增强免疫力,抗菌,抗病毒,溶栓,降血糖;山茱萸皮质激素样作用,抗炎,降血糖,升高 IL-2;玉竹提高巨噬细胞的吞噬百分数和吞噬指数,抑制巨噬细胞 TNF-α、IL-1 生成,使外周血管和冠脉扩张,延长耐缺氧时间,抗氧化,降血糖,抗内毒素。牡丹皮抗菌,降低血液黏稠度,降低血清中 IL-1、IL-2、IL-6、TNF-α 水平,降血糖;忍冬藤抗菌,抗病毒,拮抗过敏介质组胺释放;水蛭降低血液黏稠度,降低中性粒细胞浸润;玄参抗菌,抗炎,对中性粒细胞中花生四烯酸(AA)代谢物白三烯 B_4 产生有较强的抑制作用;桂枝抗金黄色葡萄球菌,抗大肠杆菌,抗病毒,降低 TNF-α、IL-1β、iN-

OS、COX－2 生成，抑制 IgE 所致的肥大细胞脱颗粒释放介质；赤芍抗菌，抑制 ADP，抗凝血酶活性，激活纤溶酶原活性，降低纤维蛋白原含量和红细胞集聚指数；大黄对脂多糖刺激腹腔巨噬细胞过度炎症反应产生的 TNF－α 有抑制作用，大黄素有抑制和促分泌双向调节作用，大黄素对炎症反应 TNF－α、IL－1、IL－6 有抑制作用，大黄多糖能降血糖，改善胰岛素抵抗，降肾上腺素性高血糖。抗氧化抗溃疡，降低 TNF－α、IL－8 表达，升高 IL－4、IL－10 表达；露蜂房、蜂胶抗变形链球菌、抗炎；大青叶抗链球菌，抗病毒。

赤石脂

Chishizhi

【来源】本品为硅酸盐类矿物多水高岭石族多水高岭石。产于福建、河南、江苏、陕西、湖北、安徽、山西等地。

【性味与归经】甘、涩、酸，温。无毒。归脾、胃、心、大肠经。

【功效】涩肠止泻，收敛止血，敛疮生肌。

【传统应用】①久泻，久痢；②崩漏，便血；③疮疡久溃。

【主要化学成分】本品主要含四水硅酸铝等。

【现代中药药理学研究】有吸附作用，能吸附消化道内的有毒物质、细菌毒素及代谢产物，减少对肠道黏膜的刺激，而呈止泻作用，对胃肠黏膜有保护作用，能制止胃肠道出血，显著缩短家兔血浆再钙化时间。

【用量】9～12g。

赤小豆

Chixiaodou

【来源】本品为豆科植物赤小豆或赤豆的种子。全国广为栽培。

【性味与归经】甘、酸，平。归心、肺经。

【功效】利水消肿，解毒排脓，清湿热。

【传统应用】①水肿胀满；②脚气水肿；③黄疸尿赤；④风湿热痹；⑤痈肿疮毒；⑥肠痈腹痛。

【主要化学成分】本品含糖类，三萜皂苷。每百克含蛋白质20.7g，脂肪0.5g，碳水化合物58g，粗纤维4.9g，灰分3.3g，钙67mg，磷305mg，铁5.2mg，硫胺素0.3mg，核黄素0.11mg，烟酸2.7mg等。

【现代中药药理学研究】赤小豆水煎液可用于肾源性、心源性、肝源性、营养不良性、炎症性、特发性及经前期等各种原因引起的水肿；急慢性肾炎，尿路感染，软组织损伤，腮腺炎，夏季皮炎，脂溢性皮炎，带状疱疹，白癜风，鞘膜积液，前列腺肥大都可使用。孕妇慎用易导致早产。

【用量】9～30g。

芫 花

Yuanhua

【来源】本品为瑞香科植物芫花的干燥花蕾，其根白皮（二层皮）也供药用。春季花未开放时采收，除去杂质，干燥。产于安徽、江苏、浙江、四川、山东、福建、湖北等地。

【性味与归经】辛、苦，平。有毒。归肺、脾、肾经。

【功效】有毒，泻火逐饮。外用杀虫，疗疮。

【传统应用】①水肿膨满；②胸腹积水；③痰饮积聚；④气逆咳喘；⑤二便不利；⑥外治疥癣、冻疮。

【主要化学成分】本品含芫花素，3'－羟基芫花素，芫根苷，芹菜素，木犀草素，茸毛椴苷，吡喃葡萄糖苷。芫花挥发油中含大量脂肪酸，棕榈酸、油酸和亚油酸含量较高，约占总油量的60％。

【现代中药药理学研究】芫花乙醇提取物镇痛，抗惊厥；芫花乙素耐缺氧，降血压与迷走神经无关；水煎液利尿，兴奋小肠，使肠蠕动增加而致泻；兴奋子宫平滑肌易导致流产。研究还表明，芫花瑞香宁与芫花酯甲均可抑制P－388癌细胞核酸与蛋白质的合成，对前者的抑制作用，系在DNA聚合酶与嘌呤合成中的磷酸核糖氨基转移酶，肌苷酸脱氢酶及二氢叶酸还原酶；对后者系在延伸步骤中阻抑与干扰肽基转移酶的反应；芫根乙素十万分之一的水溶液可使金鱼 30 分钟内致死，似 khellin 类呋喃色原酮的毒鱼作用。

【用量】1.5~3g。

花 椒

Huajiao

【来源】本品为芸香科植物青椒（香椒、青花椒、山椒、狗椒）或花椒（蜀椒、川椒、红椒、红花椒、大红袍）的干燥成熟果皮（花椒）及种子（椒目）入药。秋季采收成熟果实，去除杂质晒干。与种子分开备用。产于全国各地。

【性味与归经】辛，温。归脾、胃、肾经。

【功效】温中止痛，杀虫止痒。

【传统应用】①中寒腹痛，寒湿吐泻；②虫积腹痛，湿疹，阴痒。

【主要化学成分】本品的主要成分为柠檬烯占总油量的 25.10%，1,8-桉叶素占 21.79%，月桂烯占 11.99%，还含 α- 和 β- 蒎烯，香桧烯，β- 水芹烯，β- 罗勒烯 -X，对 - 聚伞花素，α- 松油烯，紫苏烯，芳樟醇，4- 松油烯酸，爱草脑，α- 松油醇等。

【现代中药药理学研究】本品具有抗动物实验性胃溃疡形成的作用；对动物离体小肠有双向调节作用，小剂量时兴奋，大剂量时抑制；并有镇痛抗炎作用；其挥发油对 11 种皮肤癣菌和 4 种深部真菌均有一定的抑制和杀死作用，其中羊毛小孢子菌和红色毛癣菌最敏感，并能杀疥螨芥；花椒挥发油能抗实验性动脉粥样硬化，乙醇提取物能阻断血管炎症过程，能抑制 TNF-α 诱导的血管内皮细胞炎症；花椒水提物抗应激性心肌损伤，抑制 ADP 诱导的血小板集聚，抗血栓延长凝血酶原、凝血活酶时间，抑制血小板集聚；花椒油降血脂，升高 HDL-C；花椒油抗哮喘，显著降低血清中 IgE 和 IL-13 含量，抑制子宫平滑肌收缩；花椒挥发油可抑制肿瘤生长，促进 IL-2、IL-12 合成分泌。

【用量】3~6g。

苍耳子

Cangerzi

【来源】本品为菊科植物苍耳的干燥成熟带总苞果实。秋季果实成熟时采收,干燥,除去梗、叶等杂质。全草亦可入药。产于山东、江西、湖北、江苏等地。

【性味与归经】辛、苦,温。有毒。归肺经。

【功效】发散风寒,通鼻窍,祛风湿,止痛。

【传统应用】①风寒感冒;②鼻渊;③风湿痹痛。

【主要化学成分】本品含苍耳子苷 1.2%、树脂 3.3%,以及脂肪油、生物碱、维生素 C 和色素等。干燥果实含脂肪油 9.2%,其脂肪酸中亚油酸占 64.20%、油酸 26.8%,棕榈酸 5.32%、硬脂酸 3.63%。不皂化物中有蜡醇,β - 谷甾醇、γ - 谷甾醇和 ε - 谷甾醇,丙酮不溶脂中卵磷脂占 33.2%,脑磷脂占 66.8% 等。

【现代中药药理学研究】苍耳子水煎液能延长大鼠颈动脉血栓时间;苍耳子苷降肾上腺素型高血糖,维持血糖稳定;醇提取物抗炎,镇痛,抗溃疡,利胆;水煎液抗金黄色葡萄球菌、乙型链球菌、炭疽杆菌和白喉杆菌,镇咳,兴奋呼吸;水煎液抑制 IgE 抗体产生,抑制 IL - 2 表达,抑制 IL - 1β、IL - 6 激活人肾小球系膜细胞增生,减少 IL - 1β、TNF - α 生成。多用于过敏性鼻炎、顽固性牙痛、泌尿系感染。有人报道将苍耳子制成 30% 针剂,每次用 2~4ml 于痛点注射,隔日 1 次,10 次为 1 个疗程。用于腰部扭伤、腰肌劳损,坐骨神经痛、肥大性腰椎炎、腰椎隐裂等引起的腰腿痛计 163 例,总有效率达 89%。但也有报道疗效不稳定。

【用量】3~9g。

【临床应用】

方名:韩氏隐形肾炎方。

每剂中药饮片所需量:黄芪 12g,白术 10g,党参 9g,水蛭 6g,桃仁 10g,苍耳子 15g,山茱萸 12g,丹参 12g,徐长卿 12g,泽泻 12g,野菊花 20g,仙鹤草 12g,女贞子 15g。

病因病理机制：隐性肾炎又称无症状蛋白尿和血尿，不伴有水肿。可能与免疫异常、肾小球动脉硬化和感染相关。

中医治疗关键靶点：增强免疫功能，抗炎，降低血液黏稠度。

中药药理学基础：黄芪能促进机体代谢、促进血清和肝脏蛋白质的更新，有明显的利尿作用，能消除实验性肾炎尿蛋白，提高血清 IgG、IgM、IgA、C3、C4 含量，降低血清 IL-4，升高血清 IL-6、IFN-γ 水平；白术提高 IL-2 分泌水平，下调黏附分子-1 及诱导性 iNOS 表达；党参增强免疫功能，对活化的淋巴细胞 IL-2 产生有明显的增强作用，调节体液免疫，促进抗体生成；水蛭降低血液黏稠度，抑制蛋白尿，防治肾小球硬化；桃仁可减缓肾间质纤维化病变过程，改善肾小管上皮细胞功能；苍耳子抑制 IL-1β、IL-6 激活人肾小球系膜细胞增生，减少 IL-1β、TNF-α 生成（肝损伤者慎用）；山茱萸有糖皮质激素样作用，能抑制 TNF-α 和 IL-1 诱导的内皮细胞分泌黏附因子，抑制 T 细胞膜 CD3、CD4、CD8 表达；丹参能减轻肾损伤，降低血管紧张素转换酶（ACE）表达，促进 ACE$_2$ 合成，抑制 AngⅡ活性，减少肾组织结晶沉淀物，减少肾小管、肾小球损伤；徐长卿水提物抗肉芽肿，抗病毒，抗变态反应，实验证明丹皮酚对Ⅱ、Ⅲ、Ⅳ型变态反应均有显著抑制作用；泽泻降血脂，抗脂肪肝，抗动脉硬化，抗过敏，抗炎，抗肾炎，可下调肾小球细胞中的内皮素Ⅰ，降低肾型高血压，利尿；野菊花抗菌，抑制腹腔巨噬细胞产生 IL-1，使过低的 IL-2 水平恢复，降低 TNF-α 表达；仙鹤草止血，增加 IL-2 生物活性；女贞子能升高前列腺素和 cAMP 含量，降低 cGMP 含量，升高正常小鼠前列腺素（PGE$_2$、PGE$_{2a}$）水平，降血脂。

治疗难点：查明感染细菌或病毒困难，增强免疫力或免疫抑制益处很大，若不排除细菌或病毒感染很难痊愈。

苍 术

Cangzhu

【来源】本品为菊科植物茅苍术或北苍术的干燥根茎。春、秋二季采挖，除去泥沙，晒干，撞去须根。产于江苏、浙江、安徽、江西、湖北、河北、山东等地。

【性味与归经】辛、苦,温。归脾、胃、肝经。

【功效】燥湿健脾,祛风散寒。

【传统应用】①湿阻中焦证;②风湿痹证;③风寒挟湿表证。此外,本品尚能明目,用于夜盲症及眼目昏涩。

【主要化学成分】本品含挥发油约5%~9%。油的主要成分为苍术醇、茅术醇、β-桉叶醇等。北苍术根茎含挥发油1.5%,其主要成分为苍术醇、苍术酮、茅术醇及桉叶醇等。

【现代中药药理学研究】苍术醇有促进胃肠运动作用,对胃平滑肌也有微弱收缩作用。苍术挥发油对中枢神经系统,小剂量是镇静作用,同时使脊髓反射亢进;大剂量则呈抑制作用;苍术乙醇浸膏能抑制血管紧张素转换酶,产生降压作用;苍术浓度 3.3×10^{-2} g/L 时对肾上腺素引起的肠肌松弛有促进振幅恢复作用;苍术煎剂有降低肝糖原,降低氧耗量,使血乳酸增加,其降血糖作用可能与其对体内巴斯德效应的抑制有关,促胰岛素分泌增加;乙醇浸膏抑制血管紧张素转化酶;醇提物抗炎,解毒,利胆,抗惊厥,促进胃肠运动;水提物对断发癣菌、石膏样小孢子菌、铁锈色孢子菌、石膏样毛癣菌、紫色癣菌新型隐球菌、絮状表皮癣菌、着色霉菌等十五种癣菌有不同程度的抑制作用;同时具排钠、排钾作用;其维生素A样物质可治疗夜盲及角膜软化症。

【用量】3~9g。

芦　根

Lugen

【来源】本品为禾本科植物芦苇的新鲜或干燥根茎。全年均可采挖,除去芽、须根及膜状叶,鲜用或晒干。产于全国各地。

【性味与归经】甘、寒。归肺、胃经。

【功效】清热泻火,生津止渴,除烦,止呕,利尿。

【传统应用】①热病烦渴;②胃热呕哕;③肺热咳嗽,肺痈吐脓;④热淋涩痛。

【主要化学成分】本品含多量的维生素 B_1、维生素 B_2、维生素 C 以及蛋白质 5%，脂肪 1%，糖类 51%，天冬酰胺 0.1%。又含氨基酸，脂肪酸，甾醇，生育酚，薏苡素、多元酚如咖啡酸和龙胆酸等。

【现代中药药理学研究】本品有解热、镇静、镇痛、降血压、降血糖、抗氧化样作用，对 β – 溶血链球菌有抑制作用，所含薏苡素对骨骼肌有抑制作用，苜蓿素对肠管有松弛作用；本品所含的薏苡素对骨骼肌有抑制作用，能抑制蛙神经肌肉标本的电刺激所引起的收缩反应及大鼠膈肌的氧摄取和无氧糖酵解，并能抑制肌动蛋白 – 三磷腺苷系统的反应，还有比较弱的中枢抑制作用，表现为对大鼠及小鼠均有镇静作用，并能与咖啡因相拮抗；每天给予大鼠口服 2mg，可使血中甲状腺素显著增高；并有轻度抗氧化作用，可防止肾上腺素的氧化；有轻度雌激素样作用。

【用量】15～30g。

【临床应用】

方名：韩氏甲状腺功能低下方。

适应证：甲状腺功能低下。

每剂中药饮片所需量：黄药子 12g，昆布 12g，芦根 20g，山药 10g，淫羊藿 20g，巴戟天 10g，知母 15g，益智仁 15g，山茱萸 10g，神曲 15g。

病因病理机制：甲状腺功能低下与先天性母体供碘不足，导致甲状腺发育和甲状腺激素合成不足相关。后天甲低与甲状腺炎、甲状腺肿、垂体功能降低相关。

临床表现：智力减退、记忆力降低、注意力不集中，理解、计算、听力、感知等能力下降，麻木、嗜睡、食欲缺乏、阳痿、月经不调、肌肉疼、无力、水肿、体温偏低等。

实验室检测：血清促甲状腺素（TSH）升高；三碘甲状腺原氨酸（T_3）降低；甲状腺素（T_4）降低；游离三碘甲状腺原氨酸（FT_3）降低；游离甲状腺素（FT_4）降低。

西医治疗：左甲状腺片、甲状腺片。

中医治疗关键靶点：甲低患者多数为虚实夹杂、寒热并举，治疗以补气助阳、活血散瘀、软坚散结、消肿为主。

中药药理学基础：黄药子抑制垂体前叶分泌促甲状腺素，消退甲状腺肿大；昆布含碘和碘化物，有防治缺碘性甲状腺肿的作用；芦根可使血中甲状腺素显著增高；山药含众多微量元素和蛋白质，对小鼠细胞免疫功能和体液免疫有较强的促进作用；淫羊藿能增强下丘脑－垂体－性腺轴及肾上腺皮质轴、胸腺轴等内分泌系统的分泌功能；巴戟天有明显的促肾上腺皮质激素样作用；知母上提乙酰胆碱受体，皮质激素样作用；益智仁能明显抑制乙酰胆碱酯酶活性，提高乙酰胆碱含量，减少脑皮层 $IL-1\beta$、$IL-6$、$TNF-\alpha$ 的表达；山茱萸有糖皮质激素样作用，能抑制 $TNF-\alpha$ 和 $IL-1$ 诱导的内皮细胞分泌黏附因子，抑制 T 细胞膜 CD3、CD4、CD8 表达；神曲含维生素 B。

芦　荟

Luhui

【来源】本品为百合科植物库拉索芦荟、好望角芦荟或其他同属近缘植物叶的汁液浓缩干燥物。库拉索芦荟习称"老芦荟"，好望角芦荟习称"新芦荟"。原产非洲北部地区，目前于南美洲的西印度群岛广泛栽培；我国亦有栽培。

【性味与归经】苦，寒。归肝、胃、大肠经。

【功效】泻下通便，清肝，杀虫。

【传统应用】①热结便秘；②烦躁惊痫；③小儿疳积。此外，取其杀虫之效，可外用治疗癣疮。

【主要化学成分】本品的新鲜汁液含芦荟大黄素苷、对香豆酸、少量 $\alpha-$葡萄糖、一种戊醛糖、蛋白质及许多草酸钙的结晶等。

【现代中药药理学研究】芦荟蒽醌衍生物具有刺激性泻下作用，各种芦荟属植物皆含蒽醌衍化物，尤其是芦荟大黄素苷，这些含蒽配糖体要在肠管中放出大黄素等才能发挥刺激性泻下作用。在所有大黄苷类泻药中，芦荟的刺激性最强，其作用伴有显著的腹痛和盆腔充血，严重时可引起肾炎。其提取物有抑制 S_{180} 肉瘤和艾氏腹水癌的生长，并对离体蟾蜍心脏有抑制作用；芦荟总苷保肝肾；芦荟水浸液抗链球菌，白喉杆菌，伤寒杆菌，抗疱疹病毒；大黄素抗氧化,抗疲劳;芦荟多糖提高 IL – 2 水平,降低 IL – 6、TNF – α 表达;芦荟有良好的抗炎,抗病毒,抗皮肤真菌作用,刘强等报道芦荟 C – 葡萄糖色酮化合物抗炎作用与同等剂量的氢化可的松相当。

【用量】2 ~ 5g。

芦 笋

Lusun

【来源】本品为百合科植物石刁柏的块根,又名石刁柏。春、夏挖取。产于全国各地。

【性味与归经】甘,寒。

【功效】润肺镇咳,祛痰杀虫。

【传统应用】①主治肺热;②外治皮肤疥癣。

【主要化学成分】本品每 100g 中含能量 75kJ、水分 93g、蛋白质 1.4g、脂肪 0.1g、膳食纤维 1.9g、糖类 3g、胡萝卜素 100μg、视黄醇当量 17μg、硫胺素 0.04mg、核黄素 0.05mg、烟酸 0.7mg、维生素 C 45mg、钾 213mg、钠 3.1mg、钙 10mg、镁 10mg、铁 1.4mg,锰 0.17mg、锌 0.4mg、铜 0.07mg、磷 42mg、硒 0.21μg。茎叶中尚含保护血管弹性的芸香苷、槲皮素、天门冬酰胺等物质。

【现代中药药理学研究】芦笋茎水提液对小鼠肉瘤 SI180 有明显的抑制作用,体外试验芦笋原汁对肺癌、鼻咽癌、宫颈癌、食管癌有明显的抑制作用;芦笋尖部提取液对 S180 细胞 DNA 和 RNA 合成有显著的抑制作用;芦笋多糖促进 rIL – 2 疗效,增强红细胞免疫功能,促进红细胞抗癌作用;芦笋汁能降低总胆固醇和三酰甘油,抗疲劳,对肝损伤有明显的保护作用,提高 SOD 活性抗衰老。芦笋对高血压、心脏病、心动过速、疲劳、水肿、膀胱炎、排尿困难等症均有一定疗效,有效成分为天门冬酰胺。

【用量】30 ~ 60g。

【临床应用】

方名:韩氏无症状高尿酸血症方。

适应证：无症状高尿酸血症。

每剂中药饮片所需量：秦皮 15g，络石藤 12g，黄芩 10g，五味子 6g，石韦 15g，半边莲 15g，地龙 10g，泽泻 15g，牡丹皮 9g，鱼腥草 15g，石刁柏 15g。

病因病理机制：血中尿酸饱和度为 420μmol/L，多数为原发性，为尿酸生成过多和排出障碍，生成过多与 ATP 过剩相关，排出障碍与近端肾小管负离子超载、胰岛素过多以及酮体增多导致重吸收相关。继发性高尿酸血症与肾功能不全、多囊肾、高血压、肥胖、铅中毒以及遗传基因缺陷相关。高尿酸容易导致肾结石、关节囊滑膜损伤，损伤与白细胞趋化，释放白三烯 B_4 和 IL-1 引发炎症相关。高蛋白、乳酸、高脂肪、乙醇等可加重病情。秋水仙碱有特效。

中医治疗关键靶点：抑制尿酸合成，抗炎，排泄负离子。

中药药理学基础：秦皮中秦皮香豆素能显著降低尿酸水平，抗急性痛风；络石藤对尿酸合成酶、黄嘌呤氧化酶有显著抑制作用；黄芩能降低血清 TNF-α 和可溶性细胞黏附分子；抑制白三烯 B_4 生物合成；五味子可诱导 G-6-P 酶活力升高；石韦增加尿草酸钙结晶排泄，抑制肾结石形成疗效确切；半边莲有显著而持久的利尿作用，其尿量、氯化物和钠排出量均显著增加；地龙可显著降低血清血管紧张素酶活性，降低肾醛固酮水平，升高血浆和肾脏 6-酮-前列腺素-FIa 含量；泽泻有利尿作用，能增加尿量，增加尿素与氯化物的排泄，对肾炎患者利尿作用更为明显；牡丹皮降低血清中 IL-1、IL-2、IL-6、TNF-α 水平；鱼腥草抑制肾小球肥大；石刁柏利尿，抗炎。

苏 木

Sumu

【来源】本品为豆科云实属植物苏木的干燥心材。多于秋季采伐，除去白色边材，干燥。产于广西、云南、台湾、广东（海南岛）、四川等地。

【性味与归经】甘、咸，平。归心、肝、脾经。

【功效】活血疗伤，祛瘀通经。

【传统应用】①跌打损伤，骨折筋伤，瘀滞肿痛；②血滞经闭，产后瘀阻腹痛，痛经，心腹疼痛，痈肿疮毒等。

【主要化学成分】本品木部含无色的原色素－巴西苏木素约2%。巴西苏木素遇空气即氧化为巴西苏木红素。另含苏木酚，可做有机试剂，检查铝离子。又含挥发油，油的主要成分为水芹烯及罗勒烯。还含鞣质等。

【现代中药药理学研究】煎剂能使离体蛙心收缩增强，水煎醇提液可增加冠脉流量，促进微循环；巴西苏木素和苏木精可抑制ADP诱发的血小板聚集；煎剂有镇静、催眠作用，并能对抗士的宁和可卡因的中枢兴奋作用；苏木煎液（10%）对金黄色葡萄球菌和伤寒杆菌作用较强；浸、煎剂对白喉杆菌、流感杆菌、副伤寒丙杆菌、弗氏痢疾杆菌、金黄色葡萄球菌、溶血性链球菌、肺炎球菌等作用显著，对百日咳杆菌、伤寒杆菌、副伤寒甲、乙杆菌及肺炎杆菌等亦有作用；苏木异黄酮抗巴西安白僵菌，对多种耐抗生素细菌具有较强的抑制作用；水煎液抗白血病，免疫方面抑制T淋巴细胞增生和IL-2活性；苏木醇提物缓解重症肌无力，抗免疫排斥，降低血清IL-2、TNF-α水平，抑制外周血IL-4、IL-10表达，使血管内皮细胞黏附分子-1表达减少，具有较强的免疫抑制作用；苏木正丁醇、乙酸乙酯提取物降糖与抑制IFN-γ产生，促进Th分泌IL-10有关，抗氧化，降低精子活性。苏木应用于大鼠膜性肾病后，血、尿化验有好转趋势，大鼠生存表现有所改善，病理及生化检测提示，苏木对大鼠膜性肾病有一定治疗作用。IL-18检测提示苏木在抑制免疫反应方面起到一定作用[153]。外用熏洗苏木蒲公英抗非感染性关节炎，滑膜炎。效价均达1∶1600（纸碟法及试管法）。

【用量】3~9g。

【临床应用】

方名：韩氏干咳方。

适应证：干咳。

每剂中药饮片所需量：黄芩6g，甘草6g，玄参9g，射干6g，百部9g，肿节风10g，黄柏15g，鱼腥草15g，川贝母6g，苏木12g。

病因病理机制：病因病理机制不详，与药源性咳嗽、过敏、咽炎等关系密切。首先排除药源性咳嗽后对症治疗。支原体感染为多见。

中医治疗关键靶点：抗过敏、镇咳，兼顾抗病毒、抗菌。

中药药理学基础：黄芩抗过敏，抗白三烯，白色念珠菌，抗甲型流感病毒；

甘草肾上腺皮质激素样作用,镇咳,祛痰;玄参水溶性成分对中性粒细胞中花生四烯酸(AA)代谢物白三烯 B_4 产生有较强的抑制作用;射干水煎液抗流感病毒、白色念珠菌、热带念珠菌、克柔念珠菌,镇咳,祛痰;百部抗肺炎球菌,抗甲型流感,镇咳祛痰;肿节风对呼吸道感染细菌有较强的抑制和杀灭作用;黄柏抗厌氧菌,抗支原体;鱼腥草增强白细胞吞噬能力,抗过敏介质释放,抗肺炎链球菌,抗流感病毒;川贝母有显著的镇咳作用,祛痰、抗炎、抗过敏;苏木抗百日咳杆菌和肺炎链球菌、金黄色葡萄球菌感染。

苏合香

Suhexiang

【来源】本品为金缕梅科枫香属植物苏合香树的树干渗出的香树脂,经加工精制而成。原产小亚细亚南部,如土耳其、叙利亚北部地区,现我国广西等南方地区有少量引种栽培。

【性味与归经】辛,温。归心、脾经。

【功效】开窍醒神,辟秽,止痛。

【传统应用】①寒闭神昏;②胸腹冷痛,满闷。此外,本品能温通散寒。

【主要化学成分】本品含挥发油,内有 α – 及 β – 蒎烯,月桂烯,樟烯,柠檬烯,聚伞花素,异松油烯,芳樟醇,松油 – 4 – 醇, α – 松油醇,桂皮醛等。又含齐墩果酮酸,3 – 表齐墩果酸等。

【现代中药药理学研究】苏合香为刺激性祛痰药,并有较弱的抗菌作用,可用于各种呼吸道感染,又有温和的刺激作用,可缓解局部炎症,并能促进溃疡与创伤的愈合;有增强耐缺氧能力的作用,对狗实验性心肌梗死有减慢心率、改善冠脉流量和降低心肌耗氧的作用;对兔、大鼠血小板聚集有显著抑制作用;实验证明苏合香有抗血栓的作用;苏合香能明显延长血浆复钙时间、凝血酶原时间和白陶土凝血活酶时间、显著提高纤溶酶活性。

【用量】0.3～1g。

杜 仲

Duzhong

【来源】本品为杜仲科植物杜仲的干燥树皮。4～6月剥取,刮去粗皮,堆置"发汗"至内皮呈紫褐色,晒干。产于四川、陕西、湖北、河南、贵州、云南等地。

【性味与归经】甘,温。归肝、肾经。

【功效】补肝肾,强筋骨,安胎。

【传统应用】①肾虚腰痛及各种腰痛;②胎动不安或习惯堕胎。

【主要化学成分】本品含多种木脂素及其苷类成分:右旋丁香树脂酚,右旋丁香树脂酚葡萄糖苷,杜仲素 A,柑属苷 B,都桷子素,都桷子苷,都桷子苷酸,杜仲醇,杜仲醇苷等。又含酚性成分:甘油 – β – 松柏醛醚,甘油 – β – 松柏醛醚,咖啡酸,绿原酸,绿原酸甲酯,香草酸等。三萜成分:白桦脂醇,白桦脂酸,熊果酸,以及包括苯丙氨酸、赖氨酸、色氨酸、蛋氨酸、苏氨酸、缬氨酸、亮氨酸、异亮氨酸等 17 种游离氨基酸和锌、锗、硒等 15 种微量元素。

【现代中药药理学研究】杜仲皮煎剂可显著减少小鼠活动次数;杜仲煎剂能延长戊巴比妥钠的睡眠时间,并能使实验动物反应迟钝、嗜睡等;杜仲多糖抗炎镇痛,增强免疫功能,降低脑内 IL – 1β 含量;杜仲降压很容易产生耐药性,不是理想的降血压首选药物;与促内皮细胞释放 NO 有关;水煎液改善血液流变学;醇提灌胃保肝护肾,抑制肾纤维化,抗病毒,抗真菌;杜仲多糖抗紫外线损伤;杜仲 0.05g 联合细辛 0.1g 抗衰老;杜仲联合淫羊藿 1∶1 抗维 A 酸所致的骨质疏松,且能促进骨形成和骨代谢;动物实验证明杜仲水煎液可显著提高小鼠胰岛素敏感性,较好的干预胰岛素抵抗;杜仲多糖能提高缺氧耐受力;由于氢化可的松抑制细胞免疫,使 T 细胞百分比与空白组比较明显降低($P < 0.001$),但服用黄芪和杜仲各组的 T 细胞百分比与正常组比较均无明显差别($P > 0.05$),而与氢化可的松组比较侧均有非常显著的差异($P < 0.001$),表明杜仲同黄芪一样,能对抗氢化可的松免疫抑制作用,具有调节细胞免疫平衡的功能;杜仲可同时使血浆中 cAMP 和 cGMP 含量升高,显示

杜仲对环核苷酸代谢有调节作用。

炒杜仲：增强药效。补肝肾，强筋骨，安胎。

【用量】6~9g。

杜　衡
Duheng

【来源】本品为马兜铃科植物杜衡的根茎及根或全草。4~6月间采挖，洗净，晒干。产于安徽、浙江、江西、福建、广东、广西等地。

【性味与归经】辛，温。小毒。归肺、肝、肾、膀胱经。

【功效】祛风散寒，平喘，消痰行水。

【传统应用】①风寒感冒；②风湿痹痛；③痰饮咳嗽；④肠炎痢疾；⑤跌打损伤。

【主要化学成分】本品含杜衡素A、杜衡素B、杜衡素C、杜衡素D，榄香脂素，细辛脑和亚油酸。全草（干品）含挥发油2.6%，从挥发油中除分离出甲基丁香油酚，甲基异丁香油酚，榄香脂素，α-蒎烯，樟烯，月桂烯，柠檬烯，樟脑，龙脑等。

【现代中药药理学研究】杜衡挥发油镇静，安眠，麻醉，降脂，耐缺氧；水煎剂镇痛，降温，抗过敏，松弛平滑肌。

【用量】1.5~6g。

豆　蔻
Doukou

【来源】本品为姜科植物白豆蔻或爪哇白豆蔻的干燥成熟果实。按产地不同分为"原豆蔻"和"印度尼西亚白蔻"。产于海南、云南、广西等地。

【性味与归经】辛，温。归肺、脾、胃经。

【功效】化湿行气，温中止呕。

【传统应用】①湿阻中焦及脾胃气滞证；②呕吐。

【主要化学成分】本品含黄酮类化合物：槲皮素，山奈酚，鼠李柠檬素，熊竹素，山姜素，小豆蔻查耳酮，生松黄烷酮。肿子的挥发油中含有桉叶素，α-葎草烯，芳樟醇，樟脑，乙酰龙脑酯，桂皮酸甲酯，橙花叔醇，樟烯，柠檬烯。还含有微量元素、铜、铁、锰等。

【现代中药药理学研究】能促进胃液分泌，增进胃肠蠕动，制止肠内异常发酵，祛除胃肠积气，故有良好的芳香健胃作用，并能止呕，抑制肠管运动，改善腹部手术患者肠功能恢复，加速排气；挥发油对豚鼠实验性结核，能增强小剂量链霉素作用；豆蔻提取物抑制血管形成。

【用量】3～6g。

两面针

Liangmianzhen

【来源】本品为芸香科植物两面针的干燥根。全年均可采挖，洗净，切片或段，晒干。产于广东、广西、福建等地。

【性味与归经】苦、辛，平。有小毒。归肝、胃经。

【功效】活血化瘀，行气止痛，祛风通络，解毒消肿。

【传统应用】①跌打损伤；②胃痛；③牙痛；④风湿痹痛；⑤毒蛇咬伤。

【主要化学成分】本品含生物碱，有两面针碱、白屈菜红碱、白鲜碱、木兰花碱等。

【现代中药药理学研究】两面针提取物抗炎、镇痛、止血；两面针碱抗心肌缺血，抗胃肠溃疡，延长腹水型肝癌生命；提取物抗肝损伤，抗口腔溃疡。

【用量】5～10g。

旱 芹

Hanqin

【来源】本品为伞形科植物旱芹的全草。全国各地均有栽培。

【性味与归经】甘、辛，微苦，凉。归肝、胃、肺经。

【功效】平肝清热，祛风利湿。

【传统应用】①眩晕头痛；②面红目赤；③痈肿；④血淋。

【主要化学成分】本品含朴骨脂素，花椒毒素，香柑内酯，异茴芹香豆精。还含挥发油，其主要成分有：d-柠檬烯，月桂烯，异丁酸，缬草酸。芹菜籽中含3-丁基苯酞，芹菜已素。

根含丁基苯酞、新川芎内酯等。叶含补骨脂素、花椒毒素，香柑内酯，抗坏血酸胆碱。叶的挥发油含辛烯-4，5-二酮，2-异丙基氧化己烷，香桧酰基乙酸酯，4-丁二醇等。

【现代中药药理学研究】旱芹素促进认知和增强记忆，抗老年痴呆，升高静脉血 SOD 活性，降低 MDA 含量；芹菜提取物降低自发性高血压，降血清总胆固醇和三酰甘油，升高 HDL-C；芹菜素抗缺血再灌注损伤，抗氧化，抗衰老，抗肝损伤，降低精子密度，对睾丸产生不利影响，但可恢复。

【用量】9~15g。

吴茱萸

Wuzhuyu

【来源】本品为芸香科植物吴茱萸、石虎或疏毛吴茱萸的干燥近成熟果实。8~11 月果实尚未开裂时，剪下果枝，晒干或低温干燥，除去枝、叶、果梗等杂质。产于贵州、广西、湖南、云南、陕西、浙江、四川等地。

【性味与归经】辛、苦，热。有小毒。归肝、脾、胃、肾经。

【功效】散寒止痛，降逆止呕，助阳止泻。

【传统应用】①寒凝疼痛；②胃寒呕吐；③虚寒泄泻。

【主要化学成分】本品含挥发油为吴茱萸烯、罗勒烯、吴茱萸内酯、吴茱萸内酯醇等。还含吴茱萸酸。又含生物碱：吴茱萸碱、吴茱萸次碱、吴茱萸因碱、羟基吴茱萸碱、吴茱萸卡品碱。吴茱萸碱用盐酸乙醇处理即转化为异吴茱萸碱。还含两种中性不含氮物质：吴茱萸啶酮和吴茱萸精。又含吴茱萸苦素等。

【现代中药药理学研究】本品甲醇提取物，水煎剂有抗动物实验性胃溃疡的作用；水煎剂对药物性导致动物胃肠痉挛有对抗作用，有明显的镇痛作用；吴茱萸碱增加脑血流量，对乙酰胆碱酯酶有较强的抑制作用，具有剂量依赖性，能增加大脑血流量，使血压一过性升高；吴茱萸次碱抗心肌缺血性心律失常；水煎液具有抗炎、镇痛作用，可能与抑制花生四烯酸释放有关；免疫方面吴茱萸次碱能使 IL－2、IL－12 活性下降，抑制由 IgE 诱发的 TNF－α、IL－4 的蛋白表达，降低胸腺细胞释放 IL－2、IL－12，对睾酮引起的高血压有降压作用；吴茱萸次碱增加肠系膜血流量，抗胃肠溃疡，对幽门螺杆菌有很强的抑制作用，抑制结肠炎模型小鼠的炎症浸润、渗出和增生；抑制肠内异常发酵，吴茱萸碱是辣椒素受体激动剂，有类似辣椒素的减肥作用；通过降低端粒酶活性，诱导细胞凋亡，抑制结肠癌、乳腺癌活性。临床报道吴茱萸可用于神经官能症、帕金森。对胃肠功能紊乱所致的腹泻效果较好，对细菌感染所致的腹泻配合应用抗菌药物可产生协同作用；吴茱萸对抗番泻叶引起的腹泻作用随剂量增大而提高，作用产生虽缓慢，但持续时间较长。

【用量】1.5～4.5g。

延胡索

Yanhusuo

【来源】本品为罂粟科植物延胡索的干燥块茎。夏初茎叶枯萎时采挖，除去须根，洗净，置沸水中煮至恰无白心时，取出，晒干。

【性味与归经】辛、苦，温。归肝、脾经。

【功效】活血，行气，止痛。

【传统应用】用于气血瘀滞之痛证。

【主要化学成分】从延胡索的块茎中共提出生物碱 10 余种，其中经鉴定的有紫堇碱、dl－四氢掌叶防己碱、原阿片碱、L－四氢黄连碱、dl－四氢黄连碱、L－四氢非洲防己碱、紫堇鳞茎碱、β－高白屈菜碱、黄连碱、去氢紫堇碱，还有紫堇达明碱、去氢紫堇达明碱等。

【现代中药药理学研究】延胡索乙素有显著的镇痛、催眠、镇静与安定作用，甲素和丑素的镇痛作用也较为明显，并有一定的催眠、镇静与安定作用；醇提物能扩张冠脉、降低冠脉阻力、增加冠脉血流量，抗心律失常，提高耐缺氧能力；延胡索醋制后生物碱镇痛作用较强，左旋四氢巴马汀具有镇静，催眠，抗癫痫，抗惊厥作用；延胡索甲素、乙素抗胃溃疡，抑制胃酸分泌，保护脑缺血损伤，提高脑组织 ATP 含量；延胡索乙素对久咳不愈有效；有明显的止痛作用，粉剂的止痛效价约为阿片的 1%。各种剂型中以醇制浸膏及醋制流浸膏作用最强，毒性则以醋制剂最强。

【用量】3 ~ 9g。

连 翘

Lianqiao

【来源】本品为木犀科植物连翘的干燥果实。秋季果实初熟尚带绿色时采收，除去杂质，蒸熟，晒干，习称"青翘"；果实熟透时采收，晒干，除去杂质，习称"老翘"。产于山西、河南、陕西、山东等地。

【性味与归经】苦，微寒。归肺、心、小肠经。

【功效】清热解毒，消肿散结，疏散风热。

【传统应用】①痈肿疮毒，瘰疬痰核；②风热外感，温病初起；③热淋涩痛。

【主要化学成分】本品含连翘酚、甾醇化合物、皂苷（无溶血性）及黄酮醇苷类、马苔树脂醇苷等。果皮含齐墩果酸。青连翘含皂苷 4.89%，生物碱 0.2% 等。

【现代中药药理学研究】连翘有广谱抗菌作用，抗菌主要成分为连翘酚及挥发油，对金黄色葡萄球菌、痢疾杆菌、内毒素有很强的抑制作用，对白色念珠菌，伤寒杆菌，痢疾杆菌、流感病毒以及钩端螺旋体也均有一定的抑制作用；本品有抗炎、解热作用，抑制血浆 IL - 1、TNF - α 分泌，抑制 T 细胞 CD60、CD25、CD71 表达；所含齐墩果酸有强心、利尿及降血压作用；所含维生素 P 可降低血管通透性及脆性，防止溶血。其煎剂有镇吐和抗肝损伤作用。

【用量】6 ~ 15g。

牡 蛎

Muli

【来源】本品为牡蛎科动物近江牡蛎、长牡蛎或大连湾牡蛎等的贝壳。全年可采集。取得后，去肉、取壳，洗净、晒干。产于江苏、福建、广东、浙江、河北、辽宁及山东等沿海一带。

【性味与归经】咸，微寒。归肝、胆、肾经。

【功效】重镇安神，潜阳补阴，软坚散结。

【传统应用】①心神不安，惊悸失眠；②肝阳上亢，头晕目眩；③痰核，瘰疬，瘿瘤，癥瘕积聚；④滑脱诸证。此外，煅牡蛎有制酸止痛作用。

【主要化学成分】本品含80%～95%的碳酸钙、磷酸钙及硫酸钙，并含镁、铝、硅及氧化铁等。另谓大连湾牡蛎的贝壳，含碳酸钙90%以上，有机质约1.72%；尚含少量镁、铁、硅酸盐、硫酸盐、磷酸盐和氯化物等。煅烧后碳酸盐分解，产生氧化钙等，有机质则被破坏。

【现代中药药理学研究】牡蛎粉末动物实验有镇静、抗惊厥作用，并有明显的镇痛作用；煅牡蛎可明显提高抗实验性胃溃疡活性；牡蛎多糖具有降血脂、抗凝血、抗血栓等作用。牡蛎水煎液对坐骨神经有明显的麻痹作用，安眠，增强免疫功能，促进骨形成，保肝抗疲劳。牡蛎提取物可以有效地降低由酒精引起的IL－17、TNF－α及转氨酶的升高，有明显的保肝降酶的作用[163]。

煅牡蛎：长于收敛固涩。

【用量】9～30g。

【临床应用】

方名：韩氏治疗腰椎骨关节病方。

适应证：腰肌劳损，腰腿痛，椎间盘突出。

每剂中药饮片所需量：黄芪10g，丹参15g，淫羊藿20g，牡蛎30g，骨碎补15g，秦皮12g，川芎9g，肉桂5g，肉豆蔻9g，牡丹皮9g，山茱萸12g，白芍12g，甘草6g。

病因病理机制：①腰椎间盘突出是坐骨神经痛最常见的原因，多发于L_4～L_5及L_5～S_1，约1/3病例有急性腰部外伤史，多数患者发生于20～40岁，临床特点是有数周、数月腰背痛,而后一侧下肢的坐骨神经痛。体检除具有坐骨神经痛的一般症状外,尚有腰背肌紧张,腰部活动受限脊柱弯曲,病变部位的棘突压痛;②腰椎骨性关节病:多见于40岁以上者,亚急性慢性起病,多有长期腰痛史,坐久站起困难,站久坐下困难,临床上可表现为一侧或两侧的坐骨神经痛及腰部的症状。属退行性病变不易康复。病因病理机制不详,可能与腰肌劳损,炎症,骨质疏松腰椎错位关系密切。

中医治疗关键靶点:抗炎镇痛,改善血液循环,抗骨质疏松。

中药药理学基础:黄芪抗疲劳,促进软骨细胞增生,促进损伤神经再生;丹参促进胶原降解可能是通过增加胶原酶的产生或增强胶原酶的活性,改善微循环障碍和血液流变学,致使局部血流供应增多和营养增加;淫羊藿抗骨质疏松,促骨生成,抑制破骨,促进骨细胞活性;牡蛎含钙,牡蛎水煎液对坐骨神经有明显的麻痹作用;骨碎补能促进骨对钙的吸收,提高血钙和血磷水平,改善软骨细胞,推迟骨细胞的退行性病变;秦皮中秦皮甲素对骨关节炎和软骨组织有明显的保护作用,降低关节液中 NO、PGE_2,香豆素抗骨质疏松,抑制 IgM、TNF-α、IL-1β 介导的骨细胞凋亡,促进骨细胞成熟分化;川芎中川芎嗪能改善软骨、滑膜血液循环,可加速骨折局部血肿的吸收,促进骨痂形成;肉桂扩张血管、促进血液循环,抗炎、镇痛;肉豆蔻有抑制中枢神经和麻醉作用;牡丹皮中丹皮酚镇痛,抗炎,降低血清中 IL-1、IL-2、IL-6、TNF-α 水平,抑制佐剂性关节炎继发性炎症;山茱萸有糖皮质激素样作用,能抑制 TNF-α 和 IL-1 诱导的内皮细胞分泌黏附因子,抑制 T 细胞膜 CD3、CD4、CD8 表达;白芍镇痛,抗关节炎,降低滑膜 TNF-α、IL-1 分泌;甘草糖皮质激素样作用,抑制 PGE_2 分泌。

牡丹皮

Mudanpi

【来源】本品为毛茛科植物牡丹的干燥根皮。秋季采挖根部,除去细根,剥取根皮,晒干。产于安徽、四川、甘肃、陕西、湖北、湖南、山东、贵州等地。

【性味与归经】苦、辛,微寒。归心、肝、肾经。

【功效】清热凉血，活血祛瘀。

【传统应用】①温毒发斑，血热吐衄；②温病伤阴，阴虚发热，夜热早凉、无汗骨蒸；③血滞经闭、痛经、跌打伤痛；④痈肿疮毒。

【主要化学成分】本品含牡丹酚、牡丹酚苷、牡丹酚原苷、芍药苷。尚含挥发油 0.15% ~0.4% 及植物甾醇等。

【现代中药药理学研究】所含牡丹酚及其以外的糖苷类成分均有抗炎作用；牡丹皮的甲醇提取物有抑制血小板作用；牡丹酚有镇静、降温、解热、镇痛、解痉等中枢抑制作用；牡丹皮酚有利尿、抗溃疡、促使动物子宫内膜充血、抗早孕等作用；牡丹皮水煎灌胃能镇静催眠，抗癫痫，抗惊厥；丹皮酚解热降温，镇痛，抗炎，降低血清中 IL－1、IL－2、IL－6、TNF－α 水平，抑制佐剂性关节炎继发性炎症；牡丹皮总苷抗过敏，抗多种皮肤真菌；丹皮酚抗心肌缺血损伤，减小心肌缺氧梗死面积，抗心律失常，抗脑缺血损伤，抑制 SOD 活性下降，升高 MDA 含量，能抑制凝血酶诱导的血小板集聚，降低全血黏稠度，拮抗 ADP 诱导的血小板集聚，延长血液凝固时间，降低低密度脂蛋白、三酰甘油、升高 HDL－C 含量，所以能抗血栓形成，抗动脉粥样硬化；多糖粗提物降多种血糖效果显著，也可降低正常血糖；丹皮总苷能保肝。牡丹皮对麻醉犬心能增加冠脉血流量，减少心输出量，降低左室做功的作用；对实验性心肌缺血有明显保护作用，并且持续时间较长，同时降低心肌耗氧量；体外实验表明，牡丹皮煎剂对枯草杆菌、大肠杆菌、伤寒杆菌、副伤寒杆菌、变形杆菌、绿脓杆菌、葡萄球菌、溶血性链球菌、肺炎球菌、霍乱弧菌等均有较强的抗菌作用，牡丹叶煎剂对痢疾杆菌、绿脓杆菌和金黄色葡萄球菌有显著抗菌作用，其有效成分为没食子酸；牡丹皮甲醇提取物有抑制内毒素所致实验性血栓的作用；丹皮水提物能增加脂细胞中葡萄糖生成脂肪，而且明显增加胰岛素所致的葡萄糖生成脂肪。牡丹皮水提物具有抗抑郁活性[156]；牡丹皮苷/酚组分能够有效拮抗 TGF－β₁ 的活性，下调其诱导的细胞外基质（ECM）中纤连蛋白（FN）以及Ⅳ胶原蛋白的表达，对抗肾小球基底膜增厚。更重要的是，其作用机制可能为干预 Smad、MARK 通路的传导对抗 TGF－β₁ 诱导的 ECM 堆积，从而保护 DN 大鼠肾损伤[157]；牡丹皮酚可引起 SHR 大鼠离体肾动脉环舒张，其作用机制与肾动脉 cAMP/PKA 依赖的 eNOS 的激活有关[158]。

酒丹皮：侧重于活血祛瘀。

【用量】6~12g。

【临床应用】

方名：韩氏湿疹方。

适应证：湿疹。

每剂中药饮片所需量：徐长卿 10g,牡丹皮 6g,地黄 6g,柴胡 12g,忍冬藤 15g,黄柏 15g,紫草 15g,露蜂房 10g,山茱萸 10g。

病因病理机制：湿疹属迟发型超敏反应疾病,与免疫功能异常、精神紧张、劳累、内分泌失调、感染、代谢失调等众多因素相关。

中医治疗关键靶点：免疫抑制,抗组胺,抗炎。

中药药理学基础：徐长卿中丹皮酚对Ⅱ、Ⅲ、Ⅳ型变态反应均有显著抑制作用;牡丹皮降低血清中 IL-1、IL-2、IL-6、TNF-α 水平,牡丹皮总苷抗过敏,抗多种皮肤真菌;地黄保护垂体-肾上腺皮质系统;甘草皮质激素样作用和增强免疫、抗炎;柴胡调节神经递质,抗炎,有皮质激素样作用;忍冬藤抗炎,免疫方面能抑制速发型超敏反应,拮抗过敏介质组胺释放;黄柏抗菌,降低血清 IFN-γ 水平,抑制巨噬细胞产生 IL-1β、TNF-α,抑制脾细胞产生 IL-2,抑制 IgM 生成;紫草抗炎抗变态反应;露蜂房水提液注射 5.0g/kg 抗炎与氢化可的松 50mg/kg 左右相仿,能增加 T 细胞总数并调节 T 细胞亚群紊乱;山茱萸有糖皮质激素样作用,能抑制 TNF-α 和 IL-1 诱导的内皮细胞分泌黏附因子,抑制 T 细胞膜 CD3、CD4、CD8 表达。

何首乌

Heshouwu

【来源】本品为蓼科植物何首乌的干燥块根,其藤茎称"夜交藤"。秋、冬二季叶枯萎时采挖,削去两端,洗净,个大的切成块,干燥。产于河南、湖北、贵州、四川、江苏、广西等地。

【性味与归经】苦、甘、涩,温。归肝、心、肾经。

【功效】解毒，截疟，润肠通便。

【传统应用】①久疟；②痈疽；③瘰疬；④肠燥便秘。

【主要化学成分】本品含蒽醌类，主要为大黄酚和大黄素；其次为大黄酸、少量的大黄素甲醚和大黄酚蒽酮等（炙过后无大黄酸）。此外，含淀粉45.2%、粗脂肪3.1%、卵磷脂3.7%等。

【现代中药药理学研究】何首乌二苯乙烯苷能增加黑质－纹状体多巴胺以及代谢物含量，提示为抗帕金森药理学基础，降血脂；何首乌提取物抗脑缺血损伤，减轻脑水肿，增加脑组织抗氧化能力；何首乌多糖能促进淋巴细胞转化，增强免疫功能；水煎剂抗疲劳，抗缺氧；何首乌总多糖能促进造血功能；何首乌总苷抑制动脉粥样硬化；水煎剂能抑制骨质疏松，抗衰老，抗诱变；何首乌对内分泌系统功能有促进作用，可使小鼠肾上腺重量明显增加，同时还有类似肾上腺皮质激素样作用。制何首乌大剂量长期灌胃对大鼠肝脏有轻度的肝损害，常用剂量各阶段应用则未见毒副反应。停药后可恢复正常[154]；制何首乌水提物具有抗抑郁活性，且与盐酸氟西汀（FH）的作用相当，而其醇提物在既定给药方案下无抗抑郁活性[155]；临床多用于便秘、高血压。

【用量】6～12g。

伸筋草

Shenjincao

【来源】本品为石松科植物石松的干燥全草。夏、秋二季茎叶茂盛时采收，除去杂质，晒干。产于浙江、湖北、江苏等地。

【性味与归经】微苦、辛，温。归肝、脾、肾经。

【功效】祛风湿，舒筋活络。

【传统应用】①风寒湿痹，肢软麻木；②跌打损伤。

【主要化学成分】本品含石松碱、棒石松碱、棒石松洛宁碱、法氏石松碱、石松灵碱等生物碱，香荚兰酸、阿魏酸、壬二酸等酸性物质，芒柄花醇、伸筋草醇石松醇、石松宁、16－氧山芝烯二醇等三萜化合物等。

【现代中药药理学研究】伸筋草醇提取物有明显镇痛作用；水浸液有解热作用；其透析液对实验性矽肺有良好的疗效；所含石松碱对小肠及子宫有兴奋作用；伸筋草水浸剂解热镇痛，抗炎；α-芒柄花素能抑制乙酰胆碱酯酶，为治疗老年性痴呆提供了科学依据；水提物抗菌，抗氧化，双向调节 CD4、CD3。伸筋草煎剂对小鼠具有较强的抗炎和镇痛效果[159]。可用于软组织损伤、非感染性关节炎。

【用量】3～12g。

皂角刺

Zaojiaoci

【来源】本品为豆科植物皂荚的干燥棘刺。全年均可采收，干燥，或趁鲜切片，干燥。产于四川、河北、陕西、河南等地。

【性味与归经】辛，温。归肝、胃经。

【功效】消肿托毒，排脓，杀虫。

【传统应用】用于痈疽初起或脓成不溃；外治疥癣麻风。

【主要化学成分】本品含黄酮苷，酚类，氨基酸。黄酮类化合物为黄颜木素，非瑟素，并含有无色花青素等。

【现代中药药理学研究】皂角刺水煎液能杀灭革兰阳性菌和革兰阴性菌，对星型奴卡菌也有抑制作用，也可抗麻风杆菌，卡他球菌，抗过敏；乙醇提取物抗前列腺癌、宫颈癌，抗凝血；大量皂角刺苷抗前列腺增生，抗 HIV 病毒；对细胞免疫功能具有明显的促进作用。皂角刺有显著抑制人脐静脉血管内皮细胞(HUVEC)增生的作用[160]。

【用量】1.5～5g。

佛 手

Foshou

【来源】本品为芸香科柑橘属植物佛手的干燥果实。秋季果实尚未变黄或变黄时采收，纵切成薄片，晒干或低温干燥。产于广西、福建、云南、四川、浙江、安徽等地。

【性味与归经】辛、苦、酸,温。归肝、脾、肺经。

【功效】疏肝解郁,理气和中,燥湿化痰。

【传统应用】①肝郁胸胁胀痛;②气滞脘腹疼痛;③久咳痰多,胸闷作痛。

【主要化学成分】本品含挥发油和黄酮。挥发油主成分为枸橼醛、牻牛儿醇、芳樟醇、邻氨基苯甲酸甲酯,黄酮苷有柚皮苷、新橙皮苷等。

【现代中药药理学研究】佛手醇提取物对肠道平滑肌有明显的抑制作用;有扩张冠状血管,增加冠脉血流量的作用;佛手水煎液有一定的平喘、祛痰作用;佛手多糖对多环节免疫功能有明显促进作用,可促进腹腔巨噬细胞的吞噬功能,明显对抗环磷酰胺所致的免疫功能低下;佛手醇提液抑制中枢神经兴奋,改善睡眠;佛手多糖可提高巨噬细胞 IL – 6 生成,可促进溶血素生成,对卵蛋白诱发的小鼠哮喘模型嗜酸性粒细胞性炎症反应有抑制作用;醇提物抗心肌缺血和心律失常,耐缺氧,阻滞 β 受体,抑制平滑肌兴奋;静脉注射佛手醇提液可阻断肾上腺 β 受体。可用于顽固性头痛、胰腺炎、胃炎、胃肠溃疡。

【用量】3 ~9g。

【临床应用】

方名:韩氏心动过速方。

适应证:室性心动过速。

每剂中药饮片所需量:丹参 12g,川芎 9g,砂仁 6g,麦冬 6g,水蛭 6g,地龙 10g,五味子 6g,佛手 9g,山茱萸 10g,山楂 12g。

病因病理机制:室性心动过速也叫室速。是指起源于心室、自发、连续 3 个以上、频率大于 100 次/分的期前波动组成的心律。室速多见于有器质性心脏病患者,发作时间稍长,常伴有血流动力学改变,是心血管病急症之一。可分为持续性室速和非持续性室速;也可分为单型性室速或多型性室速;基础病因也可分为冠心病性室速、药物性室速、再灌注性室速、右心室发育不良性室速等。室速多见于各种类型的器质性心脏病,尤其是心肌病病变广泛而严重患者。

中医治疗关键靶点:改善心肌缺血、缺氧,溶栓降低血液黏稠度。

中药药理学基础：丹参能改善血液流变学，抑制凝血，抗纤溶，抑制血小板聚集，稳定红细胞膜，耐缺氧；川芎中川芎嗪能强心，增加冠脉血流量，并降低心肌的耗氧量，保护心肌缺血，川芎嗪能促进 GABA 产生，抑制神经元兴奋；砂仁有明显的对抗由胶原和肾上腺素所诱发的小鼠急性死亡的作用，对花生四烯酸诱发的小鼠急性死亡有明显保护作用；麦冬提高缺氧耐受力，阻断 β_1 受体，抗心律失常，改善心肌血流量，改善心肌收缩力，改善左心室功能与抗休克；水蛭水煎剂有强抗凝血作用，能显著延长纤维蛋白的凝聚时间；地龙可显著降低血清血管紧张素酶活性，降低肾醛固酮水平，升高血浆和肾脏 6 - 酮 - 前列腺素 - FIa 含量，减轻心肌细胞肥大；五味子有加强和调节心肌细胞和心脏能量代谢，改善心肌的营养和功能；淫羊藿苷保护神经元，强心，抗心功能衰竭，抗心肌缺血，保护心肌细氧化损伤，抑制脑线粒体肿胀，提高呼吸链复合体酶活性；佛手抗心肌缺血和心律失常，耐缺氧，阻滞 β 受体；山茱萸抗休克，抗心律失常，强心，改善预防心肌梗死效果明显；山楂能增加冠状动脉血流量，强心，抗心室颤动、心房颤动和阵发性心律失常。

余甘子

Yuganzi

【来源】本品系藏族习用药材。为大戟科油柑属植物余甘子的干燥成熟果实。冬季至次春果实成熟时采收，除去杂质，干燥。产于福建、四川、贵州、云南等地。

【性味与归经】甘、酸、涩，凉。归肺、胃经。

【功效】清热凉血，消食健胃，生津止咳。

【传统应用】①血热血瘀；②消化不良；③咳嗽、喉痛、咽干。

【主要化学成分】本品含鞣质，其中有葡萄糖没食子鞣苷，没食子酸，并没食子酸，鞣料云实精，原诃子酸，诃黎勒酸，诃子酸。种子含固定油约26%，油中含亚麻酸8.8%，亚油酸44%，油酸28.4%，硬脂酸2.2%，棕榈酸3.0%，肉豆蔻酸1%等。

【现代中药药理学研究】余甘子果汁粉灌胃降血脂，抗动脉硬化；水提醇沉保肝，抗肝纤维化；水提物抗缺氧，提高动脉氧含量，抗疲劳，抗胃癌，抗氧化，抗衰老，抑菌，抗炎，降低 TNF – α、IL – α、NO 水平，抑制白细胞游出，降低毛细血管通透性，诱导 IFN – γ 分泌。

【用量】3～9g。

谷精草

Gujingcao

【来源】本品为谷精草科植物谷精草的干燥带花茎的头状花序。秋季采收，将花序连同花茎拔出，晒干。产于江苏、浙江等地。

【性味与归经】辛、甘，平。归肝、肺经。

【功效】疏散风热，明目，退翳。

【传统应用】①风热目赤肿痛、畏光、眼生翳膜；②风热头痛。

【主要化学成分】本品含谷精草素，高车前素，泽兰黄酮，以及黄酮类化合物等。

【现代中药药理学研究】本品水浸剂体外试验对某些皮肤真菌有抑制作用；其煎剂对绿脓杆菌、肺炎双球菌、大肠杆菌有抑制作用。

【用量】4.5～9g。

龟 甲

Guijia

【来源】本品为龟科动物乌龟的背甲及腹甲。全年均可捕捉，以秋、冬二季为多，捕捉后杀死，剥取背甲及腹甲，除去残肉，称为"血板"。或用沸水烫死，剥取背甲及腹甲，除去残肉，晒干者，称为"烫板"。产于河北、湖北、湖南、广东、广西、贵州、云南等地。

【性味与归经】咸、甘，微寒。归肝、肾、心经。

【功效】滋阴潜阳，益肾健骨，养血补心，固精止崩。

【传统应用】①肝肾阴虚所致的阴虚阳亢、阴虚内热、阴虚风动证；②肾虚筋骨痿弱；③阴血亏虚之惊悸、失眠、健忘。此外，本品还能止血。

【主要化学成分】本品含蛋白质（约32%），骨胶原，其中含有天冬氨酸、苏氨酸、蛋氨酸、苯丙氨酸、亮氨酸等多种氨基酸。另合碳酸钙约50%及钙、磷、锶、锌、铜等多种常量及微量元素。

【现代中药药理学研究】龟甲能改善动物"阴虚"证病理动物功能状态，使之恢复正常；能增强免疫功能；有解热、补血、镇静作用；尚有抗凝血、增加冠脉流量和提高耐缺氧能力等作用；龟甲胶有一定提升白细胞数的作用；龟甲水煎液促进脊髓损伤修复，促进雌激素受体基因表达，抗多巴胺能神经元凋亡，促进酪氨酸受体激酶表达，保护多巴胺能神经元，为治疗抑郁症，帕金森提供了科学依据；水煎液诱导干细胞分化增生，抗肝癌，兴奋子宫平滑肌，抗氧化，抗骨质疏松；临床上甲亢阴虚证患者可见肾上腺分泌功能亢进，龟甲煎剂可使胸腺明显恢复，肾上腺明显增重，肾上腺皮质球状带厚度增大，束状带外层细胞体积增大，胞质升高，血浆皮质醇及尿17－羟基固醇明显降低；龟甲煎剂能显著拮抗免疫器官损害和功能抑制，使胸腺重量增加，组织结构大致恢复正常，淋转率及血清IgG升高；龟鳖养生丸可增加幼年小鼠免疫器官重量，增强巨噬细胞吞噬功能，促进淋巴细胞转化，并能对抗免疫抑制剂对巨噬细胞和细胞免疫的抑制。

【用量】9～24g。

【临床应用】

方名：韩氏甲亢方。

适应证：甲状腺功能亢进。

每剂中药饮片所需量：青蒿12g，土茯苓20g，牡蛎30g，地黄12g，白芍15g，牛膝10g，巴戟天10g，柴胡10g，龟甲20g，知母15g。

病因病理机制：甲状腺功能亢进与Ts功能缺陷导致辅助T细胞不适当致敏，在IL－1、IL－2参与下使B细胞产生抗自身甲状腺抗体（IgG主要代表）。另外与精神因素、环境因素、耶尔森细菌、碘过量密切相关。感染应注意和甲状旁腺功能亢进、结节性甲状腺肿、甲状腺炎区别。

实验室诊断:血清促甲状腺素(TSH)降低;三碘甲状腺原氨酸(T_3)升高;甲状腺素(T_4)升高;游离三碘甲状腺原氨酸(FT_3)升高;游离甲状腺素(FT_4)升高。

临床表现:乏力、怕热、多汗、皮肤温暖湿润、低烧、易兴奋、紧张、多语好动、失眠、注意力不集中、幻觉狂躁或寡言少语、甲状腺肿大多食善饥、眼睑水肿、眼球突出、视物模糊、畏光流泪、肌肉萎缩等。

西医治疗:甲硫氧嘧啶、丙氧嘧啶、甲巯基咪唑、甲巯咪唑、β受体拮抗剂、促肾上腺素分泌、免疫球蛋白补充剂。

中医治疗关键靶点:通过抑制 IL-1 和 IL-2、促肾上腺素分泌、抑制甲状腺素抗体(TGAb)适当补充钙和镁,实现滋阴、解郁、软坚散结、化瘀消肿、抗炎。

中药药理学基础:青蒿抑制感染动物 IgG 升高,抗血管形成;土茯苓具有β受体拮抗作用,能抗炎,抑制 TNF-α、IL-1 生成,降低脾细胞 IL-2 水平;牡蛎含钙;地黄水煎液保护垂体-肾上腺皮质系统;地黄+龟板水提液调整β肾上腺素受体 cAMP 系统反应性;白芍大剂量降低 IL-2;牛膝促进蛋白质合成;巴戟天有明显的促肾上腺皮质激素样作用;柴胡中皂苷升高血清促肾上腺皮质激素;龟甲煎剂可使胸腺明显恢复,肾上腺明显增重,肾上腺皮质球状带厚度增大,束状带外层细胞体积增大,胞质升高,血浆皮质醇及尿 17-羟基固醇明显降低;知母退热,皮质激素样作用,抗骨质疏松。

辛 夷

Xinyi

【来源】本品为木兰科植物望春花、玉兰或武当玉兰的干燥花蕾。冬末春初花未开放时采收,除去枝梗,阴干。产于河南、四川、安徽、浙江、陕西、湖北等地。

【性味与归经】辛,温。归肺、胃经。

【功效】发散风寒,通鼻窍。

【传统应用】①风寒感冒；②鼻渊。

【主要化学成分】本品含挥发油3.4%，其中主成分为β-蒎烯，1，8-桉叶素及樟脑，还含：α-蒎烯，沉香醇，香榧醇等。

【现代中药药理学研究】辛夷有收缩鼻黏膜血管的作用，能保护鼻黏膜，并促进黏膜分泌物的吸收，减轻炎症，乃至鼻腔通畅；也有报道，辛夷醇浸膏（3.75g生药/kg），用于大鼠十二指肠给药。观察给药前后大鼠鼻黏膜血流量，结果给药后30分钟与给药前比较有明显差异($P<0.05$)，60分钟时鼻黏膜血流量仍有增高趋势；辛夷水煎剂抗组胺，抗过敏，抗补体活性，抗哮喘；辛夷煎剂注射抑制IL-1、TNF-α、PLA$_2$产生；醇浸膏扩张血管，降肾性高血压，松弛肌肉组织；木质素抗血小板聚集；辛夷水煎液抗金黄色葡萄球菌、白喉杆菌、乙型链球菌、炭疽杆菌、痢疾杆菌等；抗被动皮肤过敏，抗卵蛋白过敏，抗补体活性，抗变应性鼻炎；降原发性肾性高血压，与阻断神经节和扩张血管有关；辛夷根提取物能使伊蚊24小时内全部死亡。辛夷挥发油（VOM bp）可通过影响IL-12、IFN-γ水平调节外周血组胺含量，减轻炎症反应[161]；辛夷不同组分抗过敏作用活性大小为:醇提组分>水提组分>挥发油组分[162]。

【用量】3~9g。

【临床应用】

方名:韩氏鼻炎方。

适应证:过敏性鼻炎、鼻窦炎。

每剂中药饮片所需量：黄芪10g，黄芩10g，麻黄10g，柴胡10g，忍冬藤20g，辛夷10g，陈皮12g，桔梗6g，甘草9g，桂枝10g，三棱10g，莪术12g。

病因病理机制:过敏性鼻炎是对环境过敏原尘螨、屋尘、花粉、油漆、动物皮等诱发的鼻黏膜炎症反应，与遗传性过敏体质和IgE容易生成关系密切。在致炎因子作用下是由IgE介导肥大细胞和嗜碱性粒细胞释放组胺、白三烯、肝素，导致周围血管通透性增加，表现为鼻黏膜肿胀，黏液分泌增加。也有报道在上皮与基膜明显水肿处有大量嗜酸性粒细胞浸润[10]。也难排除其他途径诱导，比如细菌或病毒被致炎因子或其他因素激活，因为鼻腔内细菌、病毒寄存众多。

慢性鼻炎又称嗜酸性粒细胞性非过敏性慢性鼻炎,鼻分泌物有大量嗜酸性粒细胞,嗜酸细胞也能释放组胺、白三烯等致炎因子诱发炎症。慢性鼻炎常伴有鼻息肉,鼻甲肿大,哮喘和阿司匹林过敏。

过敏性鼻炎和慢性鼻炎虽然有明显的病因病理区别,但是都属Ⅰ型超敏反应,致炎因子损伤基本一致,治疗上存在共性,都对糖皮质激素敏感,白三烯抑制剂有效,抗组胺慢性鼻炎药效差。这类药物虽然有效但很难治愈,说明无论是过敏性鼻炎,还是慢性鼻炎还有不被确认的发现,也许有病毒、金黄色葡萄球菌感染存在。

中医治疗关键靶点:增强免疫力,抑制免疫反应,抗组胺,抑制白三烯,增加糖皮质激素合成分泌,抗菌抗病毒兼顾。

中药药理学基础:黄芪提高血清 IgG、IgM、IgA、C3、C4 含量,降低血清 IL-4;黄芩抗菌,抑制白三烯 B_4 合成;麻黄抑制组胺释放,抗过敏,收缩鼻黏膜血管;柴胡糖皮质激素样作用,抗病毒,抗炎,抗组胺;忍冬藤抗炎,抑制速发型超敏反应,拮抗过敏介质组胺释放,抗菌;辛夷收缩鼻黏膜血管,保护鼻黏膜,促进黏膜分泌物的吸收,减轻炎症;陈皮增强巨噬细胞吞噬功能,增加血清溶菌酶含量;桔梗可增强巨噬细胞吞噬功能,增强中性粒细胞杀菌能力,提高溶菌酶的活性;甘草有肾上腺皮质激素样作用,抑制组胺释放,抗中性粒细胞游走,抗病毒;桂枝抗金黄色葡萄球菌,抑制 IgE 所致的肥大细胞脱颗粒释放介质;莪术、三棱抗炎,抑制血管形成。

羌　活

Qianghuo

【来源】本品为伞形科植物羌活(背翅芹)或宽叶羌活的干燥根茎及根。春、秋二季采挖,除去须根及泥沙,晒干。产于陕西、甘肃、青海、四川、西藏等地。

【性味与归经】辛、苦,温。归膀胱、肾经。

【功效】解表散寒,祛风胜湿,止痛。

【传统应用】①风寒感冒；②风寒湿痹。

【主要化学成分】本品含香豆精类化合物：异欧前胡内酯，8 - 甲氧基异欧前胡内酯，5 - 羟基香柑素，香柑内酯，紫花前胡苷元，紫花前胡苷，二氢山芹醇，印度楝梓素，阿魏酸，γ - 松油烯，柠檬烯，乙酸龙脑，以及多种氨基酸和微量元素等。

【现代中药药理学研究】羌活注射液有镇痛及解热作用，并对皮肤真菌、布氏杆菌有抑制作用，抗迟发性超敏反应；羌活水溶部分有抗实验性心律失常作用；挥发油亦有抗炎、镇痛、解热作用，并能对抗垂体后叶素引起的心肌缺血和增加心肌营养性血流量；羌活挥发油解热，镇痛，抗非感染性炎症，抗变态反应，抗急性心肌缺血，抗心律失常；羌活煎剂抗癫痫，催眠，影响脑循环，增加脑血流量；醇提物抗胃溃疡，抑制骨吸收，抗氧化。

【用量】3～9g。

沙苑子

Shayuanzi

【来源】本品为豆科植物扁茎黄芪的干燥成熟种子。秋末冬初果实成熟尚未开裂时采割植株，晒干，打下种子，除去杂质，晒干。产于陕西、山西等地。

【性味与归经】甘，温。归肝、肾经。

【功效】补肾固精，养肝明目。

【传统应用】①肾虚腰痛、阳痿遗精、遗尿尿频、白带过多；②目暗不明、头昏目花。

【主要化学成分】本品含沙苑子苷，沙苑子新苷，紫云英苷，肉豆蔻酸，亚油烯酸，异槲皮素苷，以及16种氨基酸和微量元素等。

【现代中药药理学研究】沙苑子总黄酮灌胃降低舒张压显著，与降低外周阻力，降低内皮素活性相关；总黄酮能减慢心率，增加脑血流量，保肝，抗肝纤维化，抗肝癌；沙苑子水提液抗氧化，抗疲劳，抗衰老，抗运动性疲劳，提高有氧运动能力；沙苑子总黄酮有明显降低血清胆固醇、三酰甘油，并能改善血液流变学指标。沙苑予可增强 5 – 羟吲哚乙酸(5 – HIAA)含量的升高,减少 5 – HT 的积聚,既可推迟运动疲劳的发生,又可及时消除疲劳[166];实验结果表示沙苑子水煎液对小鼠悬尾、小鼠强迫游泳、小鼠自主活动造成的抑郁症状都有很好的改善作用[167];沙苑子能够减少肾脏内草酸钙晶体沉积,其机制可能通过降低肾组织骨桥蛋白(OPN)表达,减轻肾损伤,抑制大鼠草酸钙结石形成[168];沙苑子总黄酮(TFS)具有良好的调节血脂代谢的作用,其作用机制可能是通过抑制肝脏 SREBP – 1c 表达,降低 TG 合成途径中限速酶脂肪酸合成酶(FAS)、乙酰辅酶 A 羧化酶(ACC)活性和甘油三磷酸酰基转移酶(GPAT)的活性及水平[169]。

【用量】9 ~ 15g。

沙 棘

Shaji

【来源】本品系蒙古族、藏族习用药材。为胡颓子科沙棘属植物沙棘的干燥成熟果实。秋、冬二季果实成熟或冻硬时采收,除去杂质,干燥或蒸后干燥。产于华北、西北及四川、西藏。

【性味与归经】酸、涩,温。归脾、胃、肺、心经。

【功效】健脾消食,止咳祛痰,活血祛瘀。

【传统应用】①脾虚食少;②咳嗽痰多;③瘀血证。

【主要化学成分】本品含异鼠李素,异鼠李素 – 3 – O – β – D – 葡萄糖苷,异鼠李素 – 3 – O – β – 芸香糖苷,芸香苷,紫云英苷以及槲皮素和山奈酚。还含维生素,去氢抗坏血酸,叶酸,胡萝卜素,类胡萝卜素,儿茶精,花色素等。种子含油,其中脂肪酸为:棕榈酸,硬脂酸,油酸,亚油酸,亚麻酸等。

【现代中药药理学研究】沙棘黄酮能改善心肌微循环,降低心肌耗氧量,抗血管硬化,抗炎等作用;沙棘油及其果汁有抗疲劳、降血脂、抗辐射、抗溃疡、保肝及增强免疫功能等作用。沙棘总黄酮(TFH)对阿霉素(ADR)诱导所引起的心肌结构损伤和脂质过氧化有一定的保护作用,其机制可能与保护心肌 SOD、GSH – Px 活性及清除自由基,防止脂质过氧化有关[164];沙棘多糖抑制了 ERK、JNK 和 p38 的磷酸化[165]。

【用量】3 ~ 9g。

沉 香

Chenxiang

【来源】本品为瑞香科植物白木香含有树脂的木材。全年均可采收,割取含树脂的木材,除去不含树脂的部分,阴干。产于海南。

【性味与归经】辛、苦,微温。归脾、胃、肾经。

【功效】行气止痛,温中止呕,纳气平喘。

【传统应用】①胸腹胀痛;②胃寒呕吐;③虚喘证。

【主要化学成分】沉香的丙酮提取物(40% ~ 50%)经皂化后蒸馏,得挥发油 13%,中含苄基丙酮、对甲氧基苄基丙酮等,残渣中有氢化桂皮酸、对甲氧基氢化桂皮酸等。真菌感染的沉香含沉香螺醇、沉香醇、二氢沉香呋喃、4 – 羟基二氢沉香呋喃、3,4 – 二羟基二氢沉香呋喃、去甲沉香呋喃酮;未感染的含硫、芹子烷、沉香醇等。

【现代中药药理学研究】本品对家兔离体小肠运动有抑制作用,使麻醉猫注射乙酰胆碱后肠管收缩幅度减少,蠕动减慢;所含挥发油有促进消化液分泌及胆汁分泌作用,以及麻醉、止痛、肌松等作用;沉香煎剂对结核杆菌、伤寒杆菌、福氏痢疾杆菌均有较强的抗菌作用。

【用量】1.5 ~ 4.5g。

没 药

Moyao

【来源】本品为橄榄科没药属植物没药树及同属他种植物的树干皮部渗出的油胶树脂。一般在 11 月至次年 2 月间采收,但亦有在 6 ~ 7 月间采收,采收后拣净树皮及其他杂质即得。产于索马里、埃塞俄比亚及阿拉伯半岛南部。

【性味与归经】苦,平。归脾、肾经。

【功效】散瘀定痛,消肿生肌。

【传统应用】①胸痹心痛;②胃脘疼痛;③痛经经闭;④产后瘀阻;⑤风湿痹痛;⑥跌打损伤;⑦痈肿疮疡。

【主要化学成分】本品含树脂 25% ~ 35%,挥发油 2.5% ~ 9%,树胶约 57% ~ 65%,树脂的大部分能溶于醚,不溶性部分 α 及 β 罕没药酸,可溶性部分含 α、β 及 γ 没药酸没药尼酸 α - 及 β 罕没药酚,尚含罕没药树脂,没药萜醇。挥发油在空气中易树脂化,含丁香油酚,间甲苯酚,枯醛,蒎烯,柠檬烯,桂皮醛,罕没药烯等。

【现代中药药理学研究】没药对离体子宫先呈短暂的兴奋,后呈抑制现象;含油脂部分具有降脂、防止动脉内膜粥样斑块形成的作用;有局部刺激作用,能兴奋肠蠕动;没药对 ADP、5 - HT、肾上腺素诱导的血小板聚集有明显的抑制作用,醋制后降低血小板的黏附性,止痛效果增强;没药甾酮保护神经细胞,促进皮肤创伤愈合降血脂,抗 IL - 16、IL - 6,减少纤维细胞产生致炎因子,抗革兰阳性菌、革兰阴性菌、大肠杆菌、金黄色葡萄球菌、绿脓杆菌、白色念珠菌等;水提液保护胃黏膜;没药甾酮能诱导肿瘤细胞凋亡或分化,抑制肿瘤新生血管形成,逆转肿瘤多药耐药性。

【用量】3 ~ 10g。

【临床应用】

方名:韩氏白血病方。

适应证:慢性白血病。

每剂中药饮片所需量:槲寄生 10g,党参 9g,玉竹 10g,仙鹤草 15g,没药 6g,防己 10g,半枝莲 20g,丹参 12g,浙贝母 10g,白头翁 10g,桑葚 15g,苦参 10g。

病因病理机制:白血病是由于造血系统异常肿瘤性增生,并在骨髓、肝、脾、淋巴结各脏器广泛浸润,外周血中白细胞有质和量的异常,红细胞和血小板减少,从而导致贫血、出血,感染和浸润等临床表现。慢性白血病的细胞分化停滞在较晚阶段,多为较成熟幼稚细胞和成熟红细胞,病情发展慢。可分为慢性粒细胞白血病和慢性淋巴细胞白血病。病因病理机制不详。

中医治疗关键靶点:增加免疫功能,增加造血功能等适应性治疗,以减少痛苦延长生命为目的。

中药药理学基础:槲寄生能延长肺癌、肝癌、直肠癌、卵巢癌患者生命,与槲寄生凝集素有明显的抗肿瘤活性相关;党参增强免疫功能,对活化的淋巴细胞 IL-2 产生有明显的增强作用,调节体液免疫,促进抗体生成;玉竹提高巨噬细胞的吞噬百分数和吞噬指数,抑制巨噬细胞 TNF-α、IL-1 生成;仙鹤草能增强免疫功能,显著增强 IL-2、NK 细胞活性,促进 IFN-γ、IL-1 释放,止血;没药能诱导肿瘤细胞凋亡或分化,抑制肿瘤新生血管形成,逆转肿瘤多药耐药性;防己抑制新生血管形成,抑制血清 IL-6、TNF-α 生成,增加抗癌药敏感性,诱导癌细胞凋亡;半枝莲抑制肿瘤生长,改善厌食腹胀,精神萎靡,消瘦,提高血清 IL-1、TNF-α 含量,抑制血管形成,抗氧化,能使 PC 细胞端粒酶活性降低;丹参稳定红细胞膜,丹参酮ⅡA 诱导白细胞分化白血病细胞,其作用与全反式维 A 酸相当;浙贝母有抑制增生和诱导分化作用,浙贝母甲素在体外能抑制急性白血病细胞膜 P 糖蛋白高表达,增加癌细胞内抗癌药物浓度而逆转白血病细胞多药耐药活性;白头翁对大肠癌株 SW1116 和白血病细胞株 K562 有直接杀伤作用;桑葚增强 IL-2 诱生活性和 NK 细胞杀伤力,促进淋巴细胞转化,促进 T 淋巴细胞成熟,促进体液免疫,增加免疫器官重量,促进造血功能;苦参能明显诱导人早幼粒白血病细胞 HL60 向具有正常功能的单核巨噬细胞方向分化。

诃 子

Hezi

【来源】本品为使君子科植物诃子或绒毛诃子的干燥成熟果实。秋、冬二季果实成熟时采收,除去杂质,晒干。产于云南、广东、广西等地。

【性味与归经】苦、酸、涩,平。归肺、大肠经。

【功效】涩肠止泻，敛肺止咳，利咽开音。

【传统应用】①久泻，久痢；②久咳，失音。

【主要化学成分】本品含鞣质23.60%～37.36%，其成分为诃子酸、诃黎勒酸、1，3，6－三没食子酰葡萄糖及1，2，3，4，6－五没食子酰葡萄糖、鞣云实精、原诃子酸、葡萄糖没食子鞣苷、并没食子酸及没食子酸等。又含莽草酸、去氢莽草酸、奎宁酸、阿拉伯糖、果糖、葡萄糖、蔗糖、鼠李糖和氨基酸。还含番泻苷A、诃子素、鞣酸酶、多酚氧化酶、过氧化物酶、抗坏血酸氧化酶等。

【现代中药药理学研究】诃子所含鞣质有收敛、止泻作用,除鞣质外,还含有致泻成分,故与大黄相似,先致泻而后收敛;诃子中有效成分鞣质对肠炎式菌痢引起的黏膜损伤有收敛作用;水煎液抗痢疾杆菌、绿脓杆菌、白喉杆菌作用较强,抑制幽门螺杆菌,抗HBV病毒,对HBeAg、HBsAg有较强的抑制作用;水煎液能增加心房肌收缩功能,保护心脏;诃子素对平滑肌有罂粟碱样作用,抗诱变;水煎液抗过敏,诃子多糖抗氧化;醇提物改善血液流变学,降血糖,抑制α－葡萄糖苷酶。单味诃子水煎剂对大鼠溃疡性结肠炎有一定治疗作用,其治疗溃疡性结肠炎的机制可能是与结肠黏膜促炎因子TNF－α、IL－6的下调有关[171]。毛诃子提取物明显降低四氯化碳(CCl_4)和异烟肼(INH)诱导的肝损伤小鼠血清ALT、AST活性,提高了肝脏T－SOD活性;该提取物明显提高了INH肝损伤血清T－SOD活性和肝脏GSH－Px活性,降低了肝脏MDA含量[170]。

【用量】3～9g。

【临床应用】

方名:韩氏乙肝方。

适应证:乙肝。

每剂中药饮片所需量:茵陈15g,丹参12g,徐长卿9g,诃子12g,黄芪10g,熟地黄6g,白芍12g,桑寄生15g,巴戟天6g,女贞子15g。

病因病理机制:乙肝是由乙肝病毒(嗜肝脱氧核糖核酸病毒HBV－DNA)引起的肝炎症坏死病变。标志性指标是:乙肝病毒e抗原(HBeAg)和乙肝病毒表面抗原(HBsAg)以及相应的抗体和核心抗体(抗－HBe、抗－HBs和

抗 – HBc）。谷丙转氨酶和草丙转氨酶,代表肝功能损伤。免疫方面:T4 阳性细胞百分率降低,T8 升高。IL – 21 升高 IFN – γ、TNF – α、IL – 17 显著增强。

中医治疗关键靶点:抗病毒,保肝。

中药药理学基础:茵陈挥发油保肝,降低血清谷丙转氨酶(ALT)和谷草转氨酶(AST)、丙二醛(MDA),抗肝脏氧化损伤;丹参能改善血液流变学,抑制凝血,抗纤溶,抑制血小板聚集,稳定红细胞膜,抗 HIV – 1 病毒和乙肝病毒;徐长卿水煎液能明显抗乙肝病毒,对 HBsAg、HBeAg 有较好的抑制作用;诃子抗 HBV 病毒,对 HBeAg、HBsAg 有较强的抑制作用;黄芪能促进机体代谢、促进血清和肝脏蛋白质的更新,增强免疫功能;熟地黄能升高动物血浆中 T4,降低 T3;白芍总苷抗心肌缺血,保肝,抗脂肪肝,抗肝纤维化;桑寄生提取物对乙型肝炎病毒表面抗原有抑制活性;巴戟天显著降低肝血清中丙氨酸转氨酶和天冬氨酸转氨酶水平;女贞子促进肝细胞再生,降低谷丙转氨酶。

补骨脂

Buguzhi

【来源】本品为豆科植物补骨脂的干燥成熟果实。秋季果实成熟时采收果序,晒干,搓出果实,除去杂质。产于四川、河南、陕西、安徽等地。

【性味与归经】辛、苦,温。归肾、脾经。

【功效】补肾壮阳,固精缩尿,温脾止泻,纳气平喘。

【传统应用】①肾虚阳痿、腰膝冷痛;②肾虚遗精、遗尿、尿频;③脾肾阳虚五更泄泻;④肾不纳气,虚寒喘咳。

【主要化学成分】本品果实含挥发油约20%、有机酸、一种甲基糖苷、碱溶性树脂、不挥发性萜类油、皂苷。种子含香豆精类补骨脂素和异补骨脂素共约1.1%、黄酮类补骨脂黄酮、甲基补骨脂黄酮、异补骨脂黄酮和查耳酮类补骨脂查耳酮、异补骨脂查耳酮、单萜烯酚衍生物补骨脂酚;尚含挥发油、树脂、脂肪油。花含脂肪油、挥发油、甾醇、生物碱等。

【现代中药药理学研究】复方补骨脂冲剂对垂体后叶素引起的小鼠急性

心肌缺血有明显的保护作用,补骨脂对由组胺引起的气管收缩有明显扩张作用,补骨脂酚有雌激素样作用,能增强阴道角化,增强子宫重量,补骨脂是通过调节神经和血液系统,促进骨髓造血,增强免疫和内分泌功能,从而发挥抗衰老作用;补骨脂汤灌胃促智,增强学习和记忆,升高 IL - 2、IFN - γ;水煎剂抗乳腺癌,促进骨代谢,促进骨细胞增生分化,平喘与调节 cAMP、cGMP 含量有关系;低浓度补骨脂提取物能显著提高 B16F 细胞酪氨酸酶活性和黑色素含量,为治疗白癜风提供了科学依据。补骨脂能降低去卵巢大鼠的肛温,增加子宫和肾上腺系数,升高血中雌二醇(E_2)水平并降低黄体生成素(LH)、促卵泡生成素(FSH)水平表明补骨脂对去卵巢大鼠有雌激素样作用[172];异补骨脂素是中药补骨脂发挥抗骨质疏松活性的主要有效成分[173];补骨脂素可以一定程度缓解 IL - 1β 诱导的椎间盘软骨细胞的蜕变进程,并对 IL - 1β 炎性信号通路的相关因子产生影响[174]。

【用量】6 ~ 9g。

【临床应用】

方名:韩氏排卵异常不孕方。

适应证:排卵异常性不孕。

每剂中药饮片所需量:续断 10g,淫羊藿 20g,肉苁蓉 12g,薏苡仁 10g,柴胡 10g,赤芍 12g,丹参 12g,川芎 9g,蛇床子 10g,女贞子 15g,补骨脂 15g,鸡血藤 15g。

病因病理机制:本方适应于功能性排卵异常导致的不孕,与神经系统、雌激素缺乏,丘脑 - 垂体 - 卵巢轴功能紊乱密切相关。先天性发育不全、肾上腺以及甲状腺异常等器质性病导致的不孕应对症治疗。本方适宜功能性排卵异常。

中医治疗关键靶点:调节排卵功能。

中药药理学基础:续断可促进去卵巢小鼠子宫的生长发育;淫羊藿能增强下丘脑 - 垂体 - 性腺轴及肾上腺皮质轴、胸腺轴等内分泌系统的分泌功能,有雌激素样作用;肉苁蓉促进卵巢孕激素分泌,增强雌激素和孕激素受体表达,有促黄体生成素释放激素样作用;薏苡仁诱发排卵;柴胡调节神经递质;赤芍抑制 ADP,抗凝血酶活性,激活纤溶酶原活性,降低纤维蛋白原含量和红细胞集聚指数;丹参促进胶原降解,改善微循环;川芎减少静脉壁白细胞黏附,抑制红细胞聚集,抑制血管平滑肌增生,保护内皮细胞,抗血小板集聚;蛇床子有雌激素样作用,能使子宫、卵巢重量增加;女贞子升高前列腺素水平;补骨脂有雌激素样作用,能增强阴道角化,增强子宫重量;鸡血藤抑制血小板聚集,增加血流量,减轻血管阻力,通过刺激机体分泌 IL-3 促进造血,有雌激素样作用。

灵 芝

Lingzhi

【来源】本品为多孔菌科真菌赤芝或紫芝的干燥子实体。全年采收,除去杂质,剪除附有朽木、泥沙或培养基质的下端菌柄,阴干或在 40~50℃烘干。产于安徽、江西、福建、广东、广西。

【性味与归经】甘,平。归心、肺、肝、肾经。

【功效】补气安神,止咳平喘。

【传统应用】①心神不宁,失眠,惊悸;②咳喘痰多;③虚劳证。

【主要化学成分】本品含氨基酸、多肽、蛋白质、真菌溶菌酶,以及糖类(还原糖和多糖)、麦角甾醇、三萜类、香豆精苷、挥发油、硬脂酸、苯甲酸、生物碱、维生素 B_2 及维生素 C 等;孢子还含甘露醇、海藻糖等。

【现代中药药理学研究】灵芝水提液、灵芝多糖抗肿瘤,促巨噬细胞生成 TNF-α、IFN-γ、IL-1β、IL-6,能诱导乳腺癌 MCF-27 凋亡,增强体液免疫功能,促 T 细胞分泌 IL-10、IFN-γ,促进 CD80、CD86、CD83、CD40、CD54 表达,刺激脾细胞 IL-1、IL-6、IL-12、IFN-α、TNF-α、CM-CSF、C-CSF 表达;灵芝水煎液抗辐射,镇静,镇痛,催眠,强心,降血脂,抗心肌缺血,镇咳平喘,降 1 型糖尿病,促进肝 G-6-P 活性,降低肝糖原,抗缺氧,抗氧化;灵芝还有抗凝血、抑制血小板聚集及抗过敏作用;灵芝水浸液对离体豚鼠气管平滑肌有轻度松弛作用,尚能拮抗过敏反应介质组胺和迟缓反应物质(SRS-A)对气管的收缩作用;大鼠给予灵芝浸膏和谷胱甘肽对四氯化碳引起的肝损伤,以血清转氨酶和脂质过氧化物为指标,显示有明显保肝作用，组织学检查亦有效，比单用任一种药物效果好；临床用灵芝孢子粉注射液治疗皮肌炎、多发性肌炎及进行性肌营养不良有一定疗效；灵芝多糖促进 IL - 2 的分泌并增强 T 细胞功能，在小鼠混合淋巴细胞培养模型中，对环孢素 A、氢化可的松、丝裂霉素 C、氟尿嘧啶和阿糖胞苷的免疫抑制作用均有不同程度的对抗，抑制较轻时可完全对抗使之恢复正常。

【用量】6 ~ 12g。

阿　魏

Awei

【来源】本品为伞形科植物新疆阿魏或阜康阿魏的树脂。春末夏初盛花期至初果期，分次由茎上部往下斜割，收集渗出的乳状树脂，阴干。产于新疆。

【性味与归经】苦、辛，温。归脾、胃经。

【功效】化癥散痞，消积，杀虫。

【传统应用】①癥瘕、痞块；②肉食积滞。

【主要化学成分】本品含挥发油、树脂及树胶等。品质优良者（粒状品）可得挥发油 10% ~ 17%，树脂 40% ~ 64%，树胶约 25%，灰分 1.5% ~ 10%。块状品所含的无机杂质有的可达 60% 以上。

【现代中药药理学研究】阿魏的脂溶性成分可抗生育；其挥发油有较强的抗炎活性，并可抗过敏和免疫；本品对动物肠管等多种器官平滑肌及肠主动脉条均有舒张作用，有可能成为解痉止痛药；阿魏酸钠抗组胺引起的脑微血管通透性，抗动脉硬化，抗 ADP 诱导的血小板聚集，保护肝脏；阿魏挥发油抗胃溃疡，升高气管平滑肌 cAMP 含量，降低气管平滑肌 cGMP 含量；阿魏酸保护肾脏，减少蛋白尿，抗氧化，抗过敏，平喘；新疆阿魏挥发油水乳剂能阻止过敏介质释放及肥大细胞脱颗粒作用，并能直接拮抗组胺和 SRSA 对气道平滑肌的收缩反应。

【用量】1 ~ 1.5g。

阿 胶

Ejiao

【来源】本品为马科动物驴的干燥皮或鲜皮经煎熬、浓缩制成的固体。产于山东。

【性味与归经】甘，平。归肺、肝、肾经。

【功效】补血，滋阴，润肺，止血。

【传统应用】①血虚证；②出血证；③肺阴虚燥咳；④热病伤阴之心烦失眠及阴虚风动，手足瘛疭等。

【主要化学成分】本品含骨胶原、蛋白质和多种氨基酸及多种微量元素等。

【现代中药药理学研究】阿胶刺激骨髓造血功能，提高外周血 IL – 6，降低负向造血因子 INF – γ 含量，用放血法，使犬血红蛋白、红细胞下降，结果证明阿胶有强大的补血作用，疗效优于铁剂；服阿胶者血钙浓度有轻度增高，但凝血时间没有明显变化；以 Vassili 改良法造成家兔慢性肾炎模型，服用阿胶后 2 周即获正氮平衡，而对照组仍为负平衡；阿胶抗休克，抗营养性肌变性，因为阿胶含甘氨酸能促进钙吸收，减轻肌软、瘫症状；耐缺氧，耐寒冷，抗疲劳，抗辐射，增强免疫，抑制血管通透性。多用于辅助恶性肿瘤化疗，再生障碍性贫血。

【用量】3~9g。

陈 皮

chenpi

【来源】本品为芸香科植物橘及其栽培变种的干燥成熟果皮。药材分为"陈皮"和"广陈皮"。采摘成熟果实，剥取果皮，晒干或低温干燥。产于四川、浙江、福建。

【性味与归经】苦、辛，温。归肺、脾经。

【功效】理气健脾，燥湿化痰。

【传统应用】①脾胃气滞证；②呕吐、呃逆证；③湿痰、寒痰咳嗽；④胸痹证。

【主要化学成分】本品含挥发油1.9%~3.5%，其中主要为柠檬烯；尚有α-侧柏烯、α-蒎烯、β-蒎烯、β-月桂烯、桧烯、辛醛、α-水芹烯、α-松油烯、对-聚伞花烯、芳樟醇、麝香草酚、香茅醛等多种成分。此外，尚含橙皮苷、新橙皮苷、柑橘素；黄酮化合物、枸橼醛、β-谷甾醇、昔奈福林等。

【现代中药药理学研究】本品煎剂能促进消化液分泌和排除肠胀气，抑制肠运动，解酒护肝；陈皮水溶性总生物碱具有升高血压作用；陈皮提取物有清除氧自由基和抗脂质过氧化作用；鲜橘皮煎剂有扩张气管的作用；陈皮黄酮类物质能提高 IL-2、INF-α，改善心脏血流动力学，抗动脉硬化，能明显减少动脉硬化斑块面积；挥发油祛痰、平喘及抗变态反应，提高免疫功能、提高巨噬细胞吞噬功能；调节胃肠功能，调节平滑肌；提取物能保肝、利胆、降低血清胆固醇作用；挥发油溶解胆结石，提取物抗肿瘤，对肾癌、直肠癌、肺癌杀伤力较强，保护生殖细胞，抗氧化；陈皮煎剂静脉注射可使犬肾容积减小，肾血管收缩，尿量减少，对犬及兔可使动脉压上升，在血压恢复后有短时间的下降现象，其作用与肾上腺素极为相似，反复用药亦不产生耐受性。陈皮中含有橙皮苷，能使兔耳灌流量增加，可拮抗肾上腺素引起的血管收缩。陈皮水煎剂对离体兔回肠收缩的抑制作用非常强大[175]。

橘核：功能理气散结，止痛。适用于疝气疼痛、睾丸肿痛及乳房结块等。

橘络：功能行气通络，化痰止咳。适用于痰滞经络之胸痛、咳嗽、痰多。

橘叶：功能疏肝行气，散结消肿。适用于胁肋作痛、乳痈、乳房结块等。

化橘红：功能理气宽中，燥湿化痰。适用于湿痰或寒痰咳嗽，食积呕恶，胸闷等。

【用量】3~9g。

【临床应用】

方名：韩氏胆结石方。

适应证：胆结石。

每剂中药饮片所需量：金钱草30g，浙贝母9g，陈皮20g，缬草9g，败酱草 15g，甘草 9g，刘寄奴 9g，姜黄 6g，玄参 15g，槟榔 9g，大黄 10g，牡丹皮 10g，荜茇 3g。

病因病理机制：胆结石形成病因病理机制不详，目前认为主要是由于遗传因素，饮食结构异常，脂质代谢异常，胆固醇堆积造成的。与胆囊炎并存。

中医治疗关键靶点：抗菌抗炎、松弛平滑肌排石。

中药药理学基础：金钱草能明显促进胆汁分泌，使胆管泥沙状结石易于排出，胆管阻塞和疼痛减轻，黄疸消退；浙贝母实验证明浙贝母水煎液对胆固醇为主的人胆结石有溶蚀作用；陈皮有极强的溶解胆固醇结石作用；缬草有胆道解痉和增加胆汁流速、溶石、抑制胆囊炎症作用；败酱草抗金黄色葡萄球菌、痢疾杆菌、伤寒杆菌、绿脓杆菌、链球菌、大肠杆菌；甘草抗炎，松弛平滑肌，抑制巨噬细胞产生 PGE_2；刘寄奴有加速血液循环，解除平滑肌痉挛；姜黄提取物、姜黄素、挥发油、姜黄酮以及姜烯、龙脑和倍半萜醇等，都有利胆作用，能增加胆汁的生成和分泌，并能促进胆囊收缩；玄参增强 B 细胞功能，促进 IL-2 生成，抗菌，对中性粒细胞中花生四烯酸（AA）代谢物白三烯 B_4 产生有较强的抑制作用；槟榔驱虫，兴奋胆碱受体；大黄抑制巨噬细胞过度炎症反应产生的 TNF-α，抑制炎症反应 TNF-α、IL-1、IL-6 产生；牡丹皮镇痛，抗炎，降低血清中 IL-1、IL-2、IL-6、TNF-α 水平，抗菌，牡丹皮煎剂对枯草杆菌、大肠杆菌、伤寒杆菌、副伤寒杆菌、变形杆菌、绿脓杆菌、葡萄球菌、溶血性链球菌、肺炎球菌、霍乱弧菌等均有较强的抗菌作用；荜茇降低外源性、内源性动物总胆固醇。

附　子

Fuzi

【来源】本品为毛茛科植物乌头的子根的加工品。6 月下旬至 8 月上旬采挖，除去母根、须根及泥沙，习称"泥附子"，加工成下列品种。产于四川、陕西等地。

【性味与归经】辛、甘，大热，有毒。归心、肾、脾经。

【功效】回阳救逆，补火助阳，散寒止痛。

【传统应用】①亡阳证；②阳虚证；③寒痹证。

【主要化学成分】本品含乌头碱，中乌头碱，次乌头碱，塔拉乌头胺，和乌胺即是消旋去甲基衡州乌药碱，棍掌碱氯化物，异飞燕草碱，苯甲酰中乌头碱，新乌宁碱，附子宁碱，北乌头碱，多根乌头碱，去氧乌头碱，附子亭碱，准噶尔乌头碱，尿嘧啶等。

【现代中药药理学研究】有明显的强心作用；附子有显著的抗炎作用，抑制醋酸所致毛细血管通透性亢进，抑制肉芽肿形成及佐剂性关节炎，与附子本身具有糖皮质激素样作用相关；中乌头碱、乌头碱及次乌头碱均有镇痛作用；附子水煎液镇痛，抗炎与降低白介素、干扰素、肿瘤坏死因子有关；水煎液强心与降低血清 TNF – α、NO 相关，抗心肌缺血，可调节缺血心肌细胞能量代谢、信号传导、细胞修复等多组相关蛋白表达，保护缺血心肌细胞，强心作用还与拮抗去甲肾上腺素，促 NO 释放，使血管扩张有关；乌头碱抗心律失常，抗门静脉压高，改善血液流变学，抑制肾素 – 血管紧张素 – 醛固酮系统，也能改善心力衰竭且效果显著；去甲乌头碱抗哮喘，与抑制 5 – HT、乙酰胆碱所致的气管痉挛相关，有量 – 效关系；水煎液可明显提高 SOD 活性，可明显降低脑组织 MDA 和脂褐素含量；粗多糖对肝癌 H22 细胞有显著的抑制作用，诱导肿瘤细胞凋亡与环磷酸酰胺有协同增效作用。对内毒素引起的休克有治疗作用；附子有扩张外周血管的作用，附子煎剂可明显扩张麻醉犬和猫的后肢血管，乌头煎剂也有此作用。附子注射液和水溶部分对急性心肌缺血有明显的保护作用；明显延长小鼠耐缺氧时间，降低碱性磷酸酶活性；附子似有抑制下丘脑单胺氧化酶活性。

【用量】3～15g。

忍冬藤

Rendongteng

【来源】本品为忍冬科植物忍冬的干燥茎枝。秋、冬二季采割，晒干。产于浙江、四川、江苏、河南、陕西、山东、广西、湖南等地。

【性味与归经】甘，寒。归肺、胃经。

【功效】清热解毒，疏风通络。

【传统应用】①温病发热；②热毒血痢；③痈肿疮疡；④风湿热痹，关节肿痛。

【主要化学成分】本品含绿原酸，异绿原酸，木犀草素。地上部分含马钱子苷，断马钱子苷二甲基缩醛，断马钱子苷半缩醛内酯，表断马钱子苷半缩醛内酯，齐墩果酸，还含铁、钡、锰、锌、钛、锶、铜等微量元素。

【现代中药药理学研究】忍冬藤木犀草素抗炎，免疫方面能抑制速发型超敏反应，拮抗过敏介质组胺释放，能直接松弛输精管平滑肌，对细胞免疫和体液免疫都有促进作用；木犀草素扩张血管降血压，与对抗垂体后叶素有关；木犀草素大剂量镇咳、祛痰、平喘，治疗气管炎有较好的疗效；忍冬藤水煎液添加剂饲料中，能促进生长，常作为增长剂和免疫增强剂；本品所含的木犀草素在 1:350 000 浓度时可抑制葡萄球菌和枯草杆菌的生长。对卡他菌、白色念珠菌、伤寒杆菌、痢疾杆菌、变形杆菌亦有抑制作用。忍冬藤地上部分 50% 煎剂，用平板挖沟法，对伤寒杆菌、福氏痢疾杆菌、金黄色葡萄球菌及绿脓杆菌有抑制作用；茎叶 50% 鲜汁对伤寒杆菌、福氏痢疾杆菌及金黄色葡萄球菌有抑制作用，但弱于干的整个地上部分。在体内亦有较强的抗感染作用。对 H. Su－is 病毒有很强的抑制作用。忍冬藤颗粒可以起到抗炎消肿止痛的功效，对急性痛风性关节炎模型大鼠有着明显的治疗作用，其作用机制可能是抑制炎症关节 IL－1β 致炎因子的生成[176]。

有人报道治疗菌痢 60 例，肠炎 90 例，除 4 例服药 1~2 日未继续服用外，其余 146 例均获良好效果。症状平均消失时间为：腹痛 3 天，退热 2 天，里急后重 2.5 天，泄泻停止 2 天，大便成形 4.4 天。未见不良反应。

【用量】9~30g。

方名：韩氏慢性咽炎方。

适应证：慢性咽炎。

每剂中药饮片所需量：徐长卿 10g，忍冬藤 15g，玄参 12g，柴胡 12g，紫苏子 15g，黄芩 6g，甘草 10g，桔梗 10g，陈皮 10g，牛蒡子 10g，蒲公英 12g。

病因病理机制：慢性咽炎多与复合性感染和超敏反应有关。主要表现为咽喉部干痛、痒，咽部黏膜慢性充血，淋巴组织充血，腺体分泌功能亢进，黏液分泌增多。黏膜充血与免疫反应组胺、白三烯释放,诱发局部毛细血管扩张和渗透性增加相关。久治不愈与免疫缺陷相关。

中医治疗关键靶点:抗菌抗炎,免疫抑制。

中药药理学基础:徐长卿中丹皮酚抗变态反应效果显著,调节细胞免疫,抗炎;忍冬藤抗炎,抑制速发型超敏反应,拮抗过敏介质组胺释放,抗菌;玄参水溶性成分对中性粒细胞中花生四烯酸(AA)代谢物白三烯 B_4 产生有较强的抑制作用;柴胡抗病毒,抗炎,抗组胺;紫苏子抗组胺,抑制白三烯;黄芩抗菌,抑制白三烯 B_4 合成;甘草有肾上腺皮质激素样作用,抑制组胺释放,抗病毒,抗中性粒细胞游走;桔梗可增强巨噬细胞吞噬功能,增强中性粒细胞杀菌能力,提高溶菌酶的活性,祛痰;陈皮增强巨噬细胞吞噬功能,增加血清溶菌酶含量;牛蒡子水浸剂抑制金黄色葡萄球菌、肺炎球菌、乙型链球菌,有补体活性;蒲公英抗菌抗炎,调节免疫功能。

鸡内金

Jineijin

【来源】本品为脊索动物门雉科动物家鸡的干燥砂囊内壁(鸡胃)。产于全国各地。

【性味与归经】甘,寒。归脾、胃、小肠、膀胱经。

【功效】消食健胃,涩精止遗。

【传统应用】①饮食积滞,小儿疳积;②肾虚遗精、遗尿;③砂石淋证,胆结石。

【主要化学成分】本品含胃激素,角蛋白,微量胃蛋白酶,淀粉酶,多种维生素等。以及 18 种氨基酸和铝、钙、铬、钴、铜、铁、镁、锰、钼、铅、锌等微量元素。

【现代中药药理学研究】口服粉剂后,胃液分泌量、酸度和消化力均见提高,胃运动功能明显增强;体外实验能增强胃蛋白酶、胰脂肪酶活性;动物实验可加强膀胱括约肌收缩,减少尿量,提高醒觉。为治疗小儿尿床提供了药理学依据;鸡内金的酸提取物可加速放射性锶的排泄。鸡内金本身只含微量的胃蛋白酶和淀粉酶,服药后能使胃液的分泌量增加和胃运动增强,认为可能是鸡内金消化吸收后通过体液因素兴奋胃壁的神经肌肉所致。亦有认为是胃激素促进了胃分泌功能。

【用量】8～10g。

鸡骨草

Jigucao

【来源】本品为豆科植物广州相思子 的干燥全株。全年均可采挖，除去泥沙，干燥。产于广东、广西等地。

【性味与归经】甘、苦，凉，无毒。归心、肺、肝、胃、肾经。

【功效】利湿退黄，清热解毒，疏肝止痛。

【传统应用】①黄疸；②乳痈；③胁肋不舒，胃脘胀痛。

【主要化学成分】本品含多种三萜类皂苷元：相思子皂醇 A、相思子皂醇 B、相思子皂醇 C、相思子皂醇 D、相思子皂醇 E、相思子皂醇 F、相思子皂醇 G，大豆皂醇 A、大豆皂醇 B，葛根皂醇 A，槐花二醇，甘草次酸，光果甘草内酯，相思子皂苷，胆碱和相思子碱等。

【现代中药药理学研究】鸡骨草总黄酮能改善肝脏病理性改变，减轻肝脏组织实质性损伤；总黄酮有一定的抗氧化、抗病毒、抗疲劳、增强免疫作用；煎剂可增强肠蠕动。多用于肝炎、肝硬化、纤维化。鸡骨草可有效地抑制细胞 HBsAg 和 HBeAg 的分泌；在作用 144h 浓度为 8g/L 时对 HBsAg、HBeAg 抑制作用最为明显，抑制率分别为 29.8% 和 32.4%[181]；鸡骨草可调节高脂模型大鼠血脂水平，并改善肝脏组织的病理变化，具有降脂、保肝作用，能在一定程度上防治脂肪肝[182]。

【用量】15～30g。

鸡矢藤

Jishiteng

【来源】本品为双子叶植物药茜草科植物鸡屎藤的全草及根。产于山东、安徽、江苏、浙江等地。

【性味与归经】甘酸，平。归心、肝、脾、肾经。

【功效】消食健胃，化痰止咳，清热解毒，止痛。

【传统应用】①饮食积滞、小儿疳积；②热痰咳嗽；③热毒泻痢，咽喉肿痛，痈疮疖肿，烫火伤等；④胃肠疼痛，胆绞痛，肾绞痛，痛经，分娩疼痛，神经痛以及各种外伤、骨折、手术后疼痛等。

【主要化学成分】本品含环烯醚萜苷类；鸡矢藤苷，鸡矢藤次苷，鸡矢藤苷酸，车叶草苷，去乙酰车叶草苷。还含矢车菊素糖苷，矮牵牛素糖苷，蹄纹天竺素，摁贝素。叶中含熊果酚苷，挥发油。

【现代中药药理学研究】本品水蒸馏液腹腔注射对小鼠有明显镇痛作用，与吗啡相比，镇痛作用出现较慢，但较持久。可抗惊厥、镇静及局部麻醉。鸡矢藤总生物碱能抑制离体肠肌收缩，而增强离体子宫收缩力。另外可解动物有机磷中毒，并有一定抗菌、抗病毒活性；鸡矢藤提取物灌胃抗炎抗痛风，降低尿酸，降低痛风关节滑膜组织 TNF-α、IL-1β 水平；提取物降血糖降血脂，升高 HDL-C 含量；最大用量：250g/kg，无死亡现象。鸡矢藤挥发油对 HepG2.2.15 细胞 HBsAg，HBeAg 分泌有较好抑制作用[177]；鸡矢藤环烯醚萜苷（70、140、280mg/kg，灌胃给药，qd×21 天）可明显改善 UAN 大鼠的一般症状，明显抑制血清黄嘌呤氧化酶活性、降低血尿酸含量，促进尿酸排泄，减少肾组织内尿酸盐沉积物，改善肾功能，降低肾指数[178]。鸡矢藤口服液对急慢性炎症有显著的抗炎作用，对化学或物理刺激产生的疼痛有一定的镇痛作用[179]；鸡矢藤口服液对大鼠完全佐剂性关节炎原发病变有明显抗炎作用，但对继发病变抗炎作用强度不明显，其作用机制与其有效抑制炎性组织中 NO、PGE$_2$ 含量有关[180]。

【用量】10~15g。

鸡血藤

Jixueteng

【来源】本品为豆科攀援植物密花豆、香花崖豆藤、常绿油麻藤等的藤茎。秋季采收茎藤，除去枝叶，锯成段，晒干。或鲜时切片，晒干。产于浙江、江西、福建、广东等地。

【性味与归经】苦、微甘，温。归心、脾经。

【功效】行血补血，调经，舒筋活络。

【传统应用】①月经不调、痛经、闭经；②风湿痹痛，手足麻木，肢体瘫痪及血虚萎黄。

【主要化学成分】本品含刺芒柄花素、芒柄花苷、樱黄素、阿弗罗莫辛、卡亚宁、甘草查耳酮、异甘草素、四羟基查耳酮、大豆黄素、苜蓿酚、9－O－甲氧基香豆雌酚、3，7－二羟基－6－甲氧基二氢黄酮醇、表儿茶精、原儿茶酸、无羁萜－3b－醇、b－谷甾醇、胡萝卜甾醇和7－酮基－b－谷甾醇等。

【现代中药药理学研究】水提醇沉制剂能增加实验动物股动脉血流量，降低血管阻力，对血小板聚集有明显抑制作用；水煎剂可降低动物胆固醇，明显对抗动脉粥样硬化病变；鸡血藤水煎液镇静、催眠；儿茶素能促进骨髓细胞增生，增加造血功能；水煎液抗血栓，抗肿瘤，抗氧化，抗病毒，通过刺激机体分泌 IL－3 促进红细胞造血。可用于贫血、白细胞减少症。鸡血藤酊剂给大鼠灌胃，对甲醛性关节炎有显著疗效。密花豆藤煎剂（100％）对实验性家兔贫血有补血作用，能使血细胞增加，血红蛋白升高。较香花崖豆藤作用强。

【用量】10～15g。

八 画

青 蒿

Qinghao

【来源】本品为菊科植物黄花蒿的干燥地上部分。秋季花盛开时采割，除去老茎，阴干。全国大部分地区均产。

【性味与归经】苦、辛，寒。归肝、胆经。

【功效】清透虚热，凉血除蒸，解暑，截疟。

【传统应用】①温邪伤阴，夜热早凉；②阴虚发热，劳热骨蒸；③暑热外感，发热口渴；④疟疾寒热。

【主要化学成分】本品含青蒿素，青蒿素Ⅰ，青蒿素Ⅱ，青蒿素Ⅲ，青蒿素Ⅵ，滨蓟黄素，万寿菊素，乙酸乙脑酯，小茴香酮，异龙脑，龙脑，樟烯，月桂烯，柠檬烯等。

【现代中药药理学研究】本品乙醚提取中性部分和其稀醇浸膏有显著抗疟作用，青蒿素及衍生物具有抗动物血吸虫的作用；青蒿琥酯溶液抗免疫性肌炎，抗血管形成，抗肝纤维化。抗Ⅰ型变态反应，抑制 IL－4 生成，抑制 IgE 表达；青蒿素免疫方面抑制感染动物 IgG 生成，降低血清 C3 含量具有明显的抑制作用。也有相反的报道说："青蒿素能增强免疫功能"；青蒿素可明显对抗垂体后叶素降低心率作用；平喘与激活气管组织腺苷酸环化酶有关；抗内毒素表现在抑制 NO 生成减少；青蒿素抗疟，抗病毒，抗疱疹病毒效果明显；青蒿提取物抗关节炎，抑制 IL－1、TNF－α，二氢青蒿素可通过 Akt 信号途径，诱导类风湿关节炎滑膜细胞凋亡；青蒿水煎液对表皮葡萄球菌、卡他球菌、炭疽杆菌、白喉杆菌有较强的抑菌作用，对金黄色葡萄球菌、绿脓杆菌、痢疾杆菌、结核杆菌等也有一定的抑制作用;青蒿与金银花组方,利用蒸馏法制备的青银注射液,对伤寒、副伤寒甲、乙三联菌苗致热的家兔,有比单味青蒿注射液更为显著的退热效果,其降温特点迅速而持久,优于柴胡和安痛定注射液对照组。金银花与青蒿有协同解热作用;青蒿素还可提高淋巴细胞转化率,促进细胞免疫作用;青蒿琥酯可促进 Ts 细胞增生,抑制 TE 细胞产生,阻止白介素及各种炎症介质的释放,从而起到免疫调节作用。

【用量】6~12g。

【临床应用】

方名:韩氏干燥症方。

适应证:干燥症。

每剂中药饮片所需量:青蒿 15g,海藻 9g,大黄 10g,牡丹皮 12g,知母 15g,枸杞子 6g,丹参 12g,山茱萸 10g,制白附子 9g,桑葚 12g,柴胡 12g,槟榔 9g,小茴香 6g,女贞子 15g,赤芍 12g。

病因病理机制:干燥综合征简称 SS,是一个累及外分泌腺体的慢性炎症性自身免疫性疾病。病因病理机制一般认为与遗传背景,病毒感染免疫异常相关。主要是疱疹病毒(EB)感染。

实验室检测:抗 SSA 阳性;高免疫球蛋白血症。

中医治疗关键靶点:免疫抑制,抗菌,滋阴。

中药药理学基础:青蒿抗病毒,抗疱疹病毒效果明显;海藻含钾,对单纯疱疹病毒有明显的拮抗作用,抑制血管内皮细胞增生活性,修复内皮细胞氧化损伤;大黄中大黄素对炎症反应 TNF-α、IL-1、IL-6 有抑制作用,抗单纯疱疹病毒,抑制其繁殖;牡丹皮抗过敏,降低血清中 IL-1、IL-2、IL-6、TNF-α 水平;知母上调乙酰胆碱受体;枸杞子含甜菜碱;丹参能改善血液流变学,抑制凝血,抗纤溶,抑制血小板聚集,稳定红细胞膜;山茱萸有糖皮质激素样作用,能抑制 TNF-α 和 IL-1 诱导的内皮细胞分泌黏附因子;制白附子抗菌,抗炎;桑葚其降低红细胞膜 Na^+-K^+-ATP 酶的活性;柴胡抗单纯疱疹病毒和增强免疫功能;槟榔兴奋胆碱受体,促进唾液、汗腺分泌;小茴香 松弛平滑肌,胆碱样作用;女贞子促进前列腺素分泌;赤芍抑制胆碱酯酶,降低 Na^+-K^+-ATP 酶的活性。

青木香

Qingmuxiang

【来源】本品为马兜铃科植物马兜铃的干燥根。春、秋二季采挖，除去须根及泥沙，晒干。产于浙江、江苏、安徽等地。

【性味与归经】辛、苦，寒。归肺、胃经。

【功效】行气止痛，解毒消肿。

【传统应用】①胸胁、脘腹疼痛；②泻痢腹痛；③疔疮肿毒，皮肤湿疮，毒蛇咬伤。

【主要化学成分】本品含马兜铃酸，C7－羟基马兜铃酸 A，7－甲氧基马兜铃酸 A，马兜铃酸 C－6－甲醚，马兜铃酸 A 甲酯，马兜铃酸 D－6－甲醚，马兜铃内酰胺的 N－六碳糖苷，青木香酸和尿囊素等。

【现代中药药理学研究】青木香煎剂对多种原因引起的高血压有明显的降低血压作用，降血压与阻断神经有关，其所含木兰花碱对肾性高血压的降压作用明显，对青木香降血压作用异议较多；青木香总碱对金黄色葡萄球菌及绿脓、大肠、变形等杆菌有不同程度的抑制作用，有报道对幽门螺杆菌有效，根除率优于三联组；临床上用其粗制剂，亦引起恶心、呕吐及头晕等不良反应；马兜铃酸有提高机体免疫功能的作用，并能增强腹腔巨噬细胞的吞噬活性；研究证实，马兜铃酸有一定的致突变和致癌作用。

【用量】3～9g。

青 果

Qingguo

【来源】本品为橄榄科植物橄榄的干燥成熟果实。秋季果实成熟时采收，干燥。产于福建、四川、广东、云南、广西等地。

【性味与归经】甘、酸，平。归肺、胃经。

【功效】清热解毒，利咽，生津。

【传统应用】①咽喉肿痛，咳嗽烦渴；②鱼蟹中毒。

【主要化学成分】本品含蛋白质、脂肪、糖类、膳食纤维、胡萝卜素、视黄醇当量、维生素 B_1、维生素 B_2、烟酸、维生素 C、钙、铁、磷、镁、锌、硒等成分。也含甲酚，麝香草酚，柠檬烯，莰烯，橙花醇，龙牛儿醇，B – 石竹烯，橄榄醇等。

【现代中药药理学研究】实验证明，种子的醇提取物给雄性家兔口服，有降血糖作用，其强度与 D860 相似而稍弱；青果提取物对半乳糖胺引起的肝细胞中毒有保护作用；亦能缓解四氯化碳对肝脏的损害。本品又能兴奋唾液腺，使唾液分泌增加，故有助消化作用。

【用量】4.5～9g。

青　黛

Qingdai

【来源】本品为爵床科植物马蓝、蓼科植物蓼蓝或十字花科植物菘蓝的叶或茎叶经加工制得的干燥粉末或团块。产于福建、云南、江苏、安徽等地。

【性味与归经】咸，寒。归肝经。

【功效】清热解毒，凉血消斑，清肝泻火，定惊。

【传统应用】①温毒发斑，血热吐衄；②咽痛口疮，火毒疮疡；③咳嗽胸痛，痰中带血；④暑热惊痫，惊风抽搐。

【主要化学成分】本品含靛玉红，靛蓝，异靛蓝等。

【现代中药药理学研究】本品具有抗癌作用，其有效成分靛玉红，对动物移植性肿瘤有中等强度的抑制作用；对金黄色葡萄球菌、炭疽杆菌、志贺氏痢疾杆菌、霍乱弧菌均有抗菌作用；靛蓝尚有一定的保肝作用；青黛水提物具有抗炎、镇痛作用，抗溃疡性结肠炎，降低溃疡性结胰类血清 TNF – α、IL – 1β、IL –4 水平。口服维 A 酸 20mg，每天 3 次 + 复方青黛胶囊，每次 4 粒，每天 3 次，治疗急性早幼粒细胞白血病。

【用量】1.5～3g。

青风藤

Qingfengteng

【来源】本品为防己科植物青藤及毛青藤的干燥藤茎。秋末冬初采割，扎把或切长段，晒干。产于江苏、浙江、湖北等地。

【性味与归经】苦、辛，平。归肝、脾经。

【功效】祛风湿，通经络，利小便。

【传统应用】①风湿痹证；②水肿，脚气。此外，本品尚可用于胃痛、皮肤瘙痒。

【主要化学成分】本品含青藤碱、双青藤碱、木兰花碱、尖防己碱、四氢表小檗碱、异青藤碱、土杜拉宁、清风藤碱、dl－丁香树脂酚、棕榈酸甲酯、N－去甲基尖防己碱、白兰花碱、光千金藤碱。又含 β－谷甾醇、豆甾醇等。

【现代中药药理学研究】青藤碱有抗炎、镇痛、镇静、镇咳作用，对心律失常有明显拮抗作用；青风藤总碱的降压作用迅速、强大，多次给药不易产生快速耐受性，但青藤碱反复传统应用易出现快速耐受性；青风藤碱能抑制关节浸液 NO、PGE_2、IL－1、TNF－α，升高抗炎因子 IL－4、IL－10 水平；免疫方面清风藤碱能显著降低 T 细胞 IFN－γ、TNF－α 致炎因子表达，降低外周血 IL－2 水平，升高 IL－10 含量，具有明显的抑制免疫应答和诱导免疫耐受作用；清风藤碱抗正性心律失常，预防脑缺血，促组胺释放，降低精子活力。

【用量】6～12g。

【临床应用】

方名：韩氏关节痛方。

适应证：风湿性关节炎，类风湿。

每剂中药饮片所需量：山茱萸 12g，白芍 12g，桂枝 20g，牡丹皮 9g，娑罗子 12g，川芎 9g，青风藤 10g，骨碎补 10g，甘草 10g，黄柏 15g，老鹳草 15g，牛膝 6g，威灵仙 12g。

病因病理机制：类风湿发生与遗传因素有关；与性激素减少相关；与支原体、链球菌、疱疹病毒、细小病毒、肠病毒以及细菌感染相关。病理机制与自身免疫缺陷(IgG、IgM)，导致白细胞趋化、细胞因子 IL－1、IL－6、TNF－α 以及前列腺素 E_2、羟自由基等共同损伤关节滑膜以及周围血管所致，免疫复合物沉积血管导致晨僵。免疫缺陷和感染物难以查明或复合感染是该病难治愈的关键。

临床表现：关节疼痛、僵硬、肿胀、骨质疏松、血管炎、结节、蛋白尿等。实验室检查：自身抗体阳性；血红蛋白降低。与风湿性关节炎的区别：抗链"O"阳性，血沉加快，类风湿因子阴性。

西医治疗：非甾类抗炎药；甲氨蝶呤；柳氮磺吡啶；来氟米特；羟氯喹；氯喹；青霉胺；硫唑嘌呤等。

中医治疗关键靶点：免疫抑制，抗病毒，抗炎，抗骨质疏松。

中药药理学基础：山茱萸有糖皮质激素样作用，能抑制 TNF－α 和 IL－1 诱导的内皮细胞分泌黏附因子，抑制 T 细胞膜 CD3、CD4、CD8 表达；白芍镇痛，抗关节炎，降低滑膜 TNF－α、IL－1 分泌；桂枝抗金黄色葡萄球菌，镇痛、抗炎；牡丹皮中丹皮酚镇痛，抗炎，降低血清中 IL－1、IL－2、IL－6、TNF－α 水平，抑制佐剂性关节炎继发性炎症；娑罗子中娑罗子皂苷降低肾上腺素内 VC 含量，抗关节炎与氢化可的松相当，有促肾上腺皮质激素样；川芎中川芎嗪能改善软骨、滑膜血液循环；青风藤免疫方面青风藤碱能显著降低 T 细胞 IFN－γ、TNF－α 致炎因子表达，降低外周血 IL－2 水平，升高 IL－10 含量，具有明显的抑制免疫应答和诱导免疫耐受作用；骨碎补改善软骨细胞，促进骨关节干细胞增生和Ⅱ型胶原表达，推迟骨细胞的退行性病变；甘草肾上腺皮质激素样作用，抑制中性粒细胞游走和 PGE_2 合成，抗病毒；黄柏抑制迟发型超敏反应，降低 IgM、降低 IFN－γ 和 TNF－α，抗支原体；老鹳草抗病毒，抗骨质疏松，老鹳草总鞣质(HGT)有明显的抗炎、抑制免疫和镇痛作用，能改善关节炎状态；牛膝改善滑膜病理学，能有效抑制滑膜增生，减少炎性渗出物中 PGE_2 的含量；威灵仙抗炎，抑制 IL－1、IL－6、IL－8、TNF－α、PGE_2，降低佐剂性关节炎炎症细胞因子 IL－1β、IL－2、TNF－α 含量。

青　皮

Qingpi

【来源】本品为芸香科植物橘及其栽培变种的干燥幼果或未成熟果实的果皮。5~6月收集自落的幼果，晒干，习称"个青皮"或"青皮子"；7~8月采收未成熟的果实，在果皮上纵剖成四瓣至基部，除尽瓤瓣，晒干，习称"四花青皮"。产于福建、浙江、四川、云南、湖南等地。

【性味与归经】苦、辛，温。归肝、胆、胃经。

【功效】疏肝破气，消积化滞。

【传统应用】①肝郁气滞证；②气滞脘腹疼痛；③食积腹痛；④癥瘕积聚、久疟痞块。

【主要化学成分】本品含橙皮苷、左旋辛弗林乙酸盐、香桧烯、柠檬烯、百里香酚。还含多种氨基酸等。

【现代中药药理学研究】本品所含挥发油对胃肠道有温和的刺激作用，能促进消化液的分泌和排除肠内积气；其煎剂能抑制肠管平滑肌，呈解痉作用。此作用强于陈皮。本品对胆囊平滑肌有舒张作用，有利胆作用。其挥发油中的柠檬烯有祛痰、扩张支气管、平喘作用；青皮水煎液镇痛，升压，抗休克，兴奋心脏，抑制血小板聚集，青皮 1.5g/kg，抑制强度与阿司匹林相当；本品所含挥发油有祛痰作用，其有效成分为柠檬烯；对豚鼠离体气管也有较强的松弛作用和对抗组胺收缩气管的作用，但持续时间均较短；青皮水煎醇沉注射液给麻醉猫、兔、大鼠静脉注射，均有显著的升压作用，且能兴奋呼吸，短时间内反复给药可产生快速耐受性，其他途径给药则升压作用不明显。

醋青皮：醋炙疏肝止痛力强。

【用量】3~9g。

青葙子

Qingxiangzi

【来源】本品为苋科植物青葙的干燥成熟种子。产于全国各地。

【性味与归经】苦，微寒。归肝经。

【功效】清热泻火，明目退翳。

【传统应用】①肝热目赤、眼生翳膜、视物昏花；②肝火眩晕。

【主要化学成分】本品含脂肪油和丰富的硝酸钾，尚含烟酸。种子含脂肪油约15%，淀粉30.8%，烟酸等。

【现代中药药理学研究】本品有降低血压作用，其所含油脂有扩瞳作用；其水煎液对绿脓杆菌有较强的抑制作用。

【用量】5～15g。

玫瑰花

Meiguihua

【来源】本品为蔷薇科植物玫瑰的干燥花蕾。春末夏初花将开放时分批采收，及时低温干燥。产于江苏、浙江、福建、山东、四川、河北等地。

【性味与归经】甘、微苦，温。归肝、脾经。

【功效】行气解郁，和血止痛。

【传统应用】①肝脾不和，食少呕吐；②月经不调；③跌打损伤。

【主要化学成分】本品含挥发油，内主含芳樟醇，芳樟醇甲酸酯，β－香茅醇，香茅醇甲酸酯，香茅醇乙酸酯，牻牛儿醇，苯乙醇，橙花醇等。

【现代中药药理学研究】玫瑰花水煎液能保护心脏缺血损伤，减少心肌梗死面积，与硝苯地平片无显著性差异；水煎液能促进胆汁分泌，对流感病毒、金黄色葡萄球菌、艾滋病病毒、白血病病毒有一定的抑制作用。

【用量】1.5～6g。

苦地丁

Kudiding

【来源】本品为罂粟科植物地丁紫堇的全草。夏季采集全草，洗净、晒干、切段。产于甘肃、河北、辽宁、黑龙江、四川等地。

【性味与归经】苦、寒。归心、脾经

【功效】清热解毒，散结消肿。

【传统应用】①时疫感冒；②咽喉肿痛；③疔疮痈肿；④痄腮丹毒。

【主要化学成分】本品含苦地丁甲素、乙素、丙素和丁素，不同的生物碱和香豆精类内酯、甾体皂苷、酚性物质、中性树脂以及挥发油等。

【现代中药药理学研究】苦地丁总生物碱镇静，催眠，抗惊厥，镇痛，抗炎，抗多种细菌感染，对免疫功能呈抑制作用，使 IL-2 活性减弱。苦地丁注射液在体外对甲型链球菌、肺炎双球菌、卡地双球菌有抑制作用，对副流感仙台病毒亦有抑制作用。

【用量】9～15g。

苦 木

Kumu

【来源】本品为苦木科植物苦木的干燥枝及叶。夏、秋二季采收，干燥。产于黄河流域以南各地。

【性味与归经】苦，寒，有小毒。归肺、大肠经。

【功效】清热解毒，祛湿。

【传统应用】①风热感冒；②咽喉肿痛；③湿热泻痢；④湿疹疮疖；⑤蛇虫咬伤。

【主要化学成分】本品含苦木内酯 A、黄楝素 C~G、苦木半缩醛 C~C，并含苦木酮、甲基苦木酮、Ⅰ-羟甲基-β-卡波林等。

【现代中药药理学研究】苦木生物碱降血压，降肾性高血压，扩张血管，有量-效关系，降压作用持久；生物碱能减少心肌耗氧量，增加肠管血流量；水煎液注射抗蛇毒，木质素抗生育；抗菌效果优于硫酸小檗碱，氧氟沙星。

【用量】3~4.5g。

苦楝皮

Kulianpi

【来源】本品为楝科植物川楝或楝的干燥树皮及根皮。春、秋二季剥取，晒干，或除去粗皮，晒干。产于四川、湖北、安徽、江苏、河南、贵州等地。

【性味与归经】苦，寒，有毒。归肝、脾、胃经。

【功效】杀虫，疗癣。

【传统应用】①蛔虫，蛲虫，钩虫等病；②疥癣，湿疮。

【主要化学成分】本品含有川楝素，苦楝酮，苦楝萜酮内酯，苦楝萜醇内酯，苦楝植酸甲酯，苦楝子三醇等。

【现代中药药理学研究】本品煎剂或醇提取物均对猪蛔虫有抑制以致麻痹作用。主要成分为川楝素，能透过虫体表皮，直接作用于蛔虫肌肉，扰乱其能量代谢，导致收缩性疲劳而痉挛；本品对小鼠蛲虫有麻痹作用，并能抗血吸虫；川楝素对肉毒中毒动物有治疗作用，使兔肠肌肌张力及收缩力增加，抑制大鼠呼吸等；苦楝皮醇沉物抗炎，镇痛，抗凝血；川楝素兴奋肠平滑肌，促进胆汁分泌，对实验性胃溃疡有显著的抑制作用，对药理性腹泻有对抗作用；阻滞 K^+ 通道，促进 Ca^{2+} 内流，增强细胞内 Ca^{2+} 浓度；川楝素小剂量降压迅速，机制不清；川楝素抗黄色毛癣菌、同心性毛癣菌、许兰黄癣菌、奥林小芽孢菌、铁锈色小芽孢癣菌、羊毛状小芽孢癣菌、红色皮肤癣菌、星形奴卡菌等；川楝素抑制胃癌细胞株增生，抑制前列腺癌、肝癌和早幼粒细胞白血病 HL60。

【用量】4.5~9g。

苦杏仁

Kuxingren

【来源】本品为蔷薇科植物山杏（苦杏）、西伯利亚杏（山杏）、东北杏或杏的干燥成熟种子。夏季采收成熟果实，除去果肉及核壳，取出种子，晒干。产于内蒙古、吉林、辽宁、河北、山西、陕西等地。

【性味与归经】苦，微温。有小毒。归肺、大肠经。

【功效】止咳平喘，润肠通便。

【传统应用】①咳嗽气喘；②肠燥便秘。此外，本品外用，可治蛲虫病、外阴瘙痒。

【主要化学成分】本品含苦杏仁苷，脂肪油，苦杏仁酶，苦杏仁苷酶，樱叶酶，雌酮，α-雌二醇，链甾醇等。

【现代中药药理学研究】所含苦杏仁苷口服后，在下消化道分解后产生少量氢氰酸，能抑制咳嗽中枢而起镇咳平喘作用，并能降低 TNF-α、IL-1β 水平。在生成氢氰酸的同时，也产生苯甲醛，后者可抑制胃蛋白酶的活性，从而影响消化功能；苦杏仁苷及其水解生成的氢氰酸和苯甲酸体外试验均证明有微弱抗癌作用；苦杏仁油对蛔虫、钩虫及伤寒杆菌、副伤寒杆菌有抑制作用，且有润滑性通便作用。此外，苦杏仁苷有抗突变作用，所含蛋白质成分还有明显的抗炎及镇痛作用；苦杏仁苷抗胃溃疡，保肝降血糖，抗肿瘤，抗氧化。苦杏仁水煎剂对佐剂性关节炎大鼠具有良好的抗类风湿关节炎（RA）作用，其作用与抑制促炎细胞因子 TNF-α 及 sICAM-1 的水平有关[240]。

【用量】4.5~9g。

苦豆子

Kudouzi

【来源】本品为豆科植物苦豆子的全草及种子。全草夏季采收，种子秋季采收。产于内蒙古、新疆、西藏等地。

【性味与归经】苦，寒，有毒。

【功效】清热燥湿，止痛，杀虫。

【传统应用】①湿热泻痢；②胃脘痛，吞酸；③湿疹、顽癣；④白带多；⑤疮疖、溃疡。

【主要化学成分】本品含生物碱：槐根碱，氧化槐根碱，苦参碱，槐定碱，槐胺，氧化苦参碱，金雀花碱，N－甲基金雀花碱，槐定碱N－氧化物，苦豆碱。还含有胡萝卜素，生育酚。油中的脂肪酸有油酸、亚油酸、棕榈酸等。以及半乳糖、甘露糖、鼠李糖、核糖、木糖、阿拉伯糖、葡萄糖等。

【现代中药药理学研究】从全草中提取的苦豆子总生物碱有抗炎、抗癌、抗变态反应、抗心律失常、抗溃疡、升高白细胞、平喘、解热、杀虫、镇静、镇痛、抗病毒等作用；苦豆子散剂外用对葡萄球菌、大肠杆菌、链球菌、真菌、加德纳氏菌及滴虫有抑制或杀灭作用；所含苦参碱对纤维蛋白纤维蛋白原降解产物有抑制作用，此作用在动脉粥样硬化防治中有一定的意义；其所含氧化苦参碱能明显增加正常蟾蜍心肌收缩力、心输出量，在强心的同时不增加心率；苦豆子苦参碱能镇痛、催眠，能明显抑制组胺、PGE_2性足肿胀，抑制皮肤超敏反应，抗炎免疫抑制；苦豆子总黄酮抗心律失常，降血脂，改善血液流变学；苦参碱保肝，抗溃疡性结肠炎，升高多巴胺。

【用量】1.5～3g。

苦　参

Kushen

【来源】本品为豆科植物苦参的干燥根。春、秋二季采挖，除去根头及小支根，洗净，干燥，或趁鲜切片，干燥。产于全国各地，以山西、湖北、河南、河北产量较多。

【性味与归经】苦，寒。归心、肝、胃、大肠、膀胱经。

【功效】清热燥湿，杀虫，利尿。

【传统应用】①湿热泻痢、便血、黄疸；②湿热带下、阴肿阴痒、湿疹湿疮、皮肤瘙痒、疥癣；③湿热小便不利。

【主要化学成分】本品含苦参碱，氧化苦参碱，N-氧化槐根碱，槐定碱，右旋别苦参碱，苦参新醇，苦参查耳酮，苦参查耳酮醇，苦参醇，新苦参醇，降苦参醇，异苦参酮，刺芒柄花素，苦参酮，降苦参酮等。

【现代中药药理学研究】苦参对大肠杆菌、金黄色葡萄球菌、甲型链球菌、乙型链球菌有明显的抑制作用，水煎液能抑制多种皮肤癣菌和柯萨奇病毒；苦参碱抗炎，抑制 IL-2，抗 I 型变态反应；抗腹水癌，能明显诱导人早幼粒白血病细胞 HL60 向具有正常功能的单核巨噬细胞方向分化；抗心律失常，有明显的负性自律性，有明显的钙拮抗作用，抗心室纤颤，抗心肌缺血；苦参碱能防治脑水肿，具有多巴胺样活性，镇静、催眠，解热，抗肝纤维化，促进胆汁分泌，能保持糖正常释放率，平喘；苦参总碱升白效果优于鲨肝醇；苦参碱主要是通过兴奋 β 受体，尤其是兴奋中枢的 β 受体，解除支气管痉挛及抑制抗体和慢反应物质的释放而产生平喘作用；苦参总碱 50～100mg/kg 能明显抑制小鼠的自由活动；400mg/kg 对小鼠被动活动明显抑制；100～200mg/kg 能抑制孤独小鼠的殴斗攻击行为；苦参总碱 25～40mg/kg 与氯丙嗪(5mg/kg)合用，可致小鼠翻正反射消失；苦参碱可降低过敏介质的释放，为免疫抑制剂，其抑制 50% T 细胞增生的浓度为 0.55～0.56mg/ml；抑制 IL-2 产量的浓度为 0.1mg/kg；并对兔血清 IgE 抗体形成有明显抑制作用。多用于肠炎、阴道炎，皮肤病，快速性心律失常，乙肝，慢性尿路感染。

【用量】4.5～9g。

【临床应用】

方名:韩氏预防脑出血方。

适应证:脑出血预防。

每剂中药饮片所需量:黄芪 12g,桃仁 10g,升麻 10g,玄参 10g,水蛭 6g,僵蚕 12g,川芎 9g,地龙 10g,牛蒡子 15g,半边莲 15g,五味子 6g,苦参 6g,熟大黄 10g。

病因病理机制:在此脑出血是指自发性脑出血,是颅内或全身疾病引起的脑实质内出血。主要与高血压、淀粉样病变、血管炎关系密切。出血部位不确定,或基底节,或脑叶,或丘脑,或脑桥等某部位。脑出血病发突然很难预防,预防标准很难确立,疑似评估也难把握。所以但凡有些蛛丝马迹即可进行提前预防干预,如:有高血压病史,长期服用阿司匹林,出现嗜睡等精神异常,站立不稳,头晕等即可服药干预。

中医治疗关键靶点:降血压,降低颅内压,降低血液黏稠度,抗炎。

中药药理学基础:黄芪提高 PGI_2 含量,溶解血凝块;桃仁扩张血管,抗凝血酶和 ADP 诱导的血小板聚集,抑制肉芽肿,免疫抑制,干预 ApoE 是稳定斑帽的中药药理学基础;升麻明显抑制 Ox – LDL 诱导内皮细胞 IL – 6、TNF – α 分泌,明显抑制 TNF – α 引起的血管平滑肌细胞增生;玄参水溶性成分对中性粒细胞中花生四烯酸(AA)代谢物白三烯 B_4 产生有较强的抑制作用,能显著改善局灶性脑缺血大鼠的脑血流量,使脑梗死体积明显减小,脑神经功能明显改善;水蛭水煎剂有强抗凝血作用,能显著延长纤维蛋白的凝聚时间;僵蚕有催眠、抗惊厥作用,有较强的抗凝血、抗血栓作用,降低纤溶酶原含量,纤维蛋白原含量;川芎扩张血管,减少静脉壁白细胞黏附,抑制红细胞聚集,降血脂,抗血小板集聚,降低 IL – 6、TNF – α 水平,抑制自由基;地龙可显著降低血清血管紧张素酶活性,降低肾醛固酮水平,升高血浆和肾脏 6 – 酮 – 前列腺素 – FIa 含量;牛蒡子钙离子拮抗,抑制 TNF – α、IL – 6 诱导 iNOS 表达增强,抑制 IL – β 生成;半边莲有显著而持久的利尿作用,有显著而持久的降血压作用,降低肾素活性相关,抑制胶原表达,升高 eNOS 浓度,降低内皮细胞内皮素;五味子能增强各器官线粒体抗氧化能力,保护心、脑神经脑线粒体免受自由基损伤,抑制中性粒细胞呼吸暴发,保护内皮细胞;苦参碱能防治脑水肿,具有多巴胺样活性;熟大黄对脂多糖刺激腹腔巨噬细胞过度炎症反应产生的 TNF – α 有抑制作用,对炎症反应 TNF – α、IL – 1、IL – 6 有抑制作用,没食子酸能使血小板表面活性增加,使血小板集聚性增高止血。

枇杷叶

Pipaye

【来源】本品为蔷薇科植物枇杷的干燥叶。全年均可采收,晒至七、八成干时,扎成小把,再晒干。产于东北、江苏、浙江、福建、湖北等地。

【性味与归经】苦,微寒。归肺、胃经。

【功效】清肺止咳，降逆止呕。

【传统应用】①肺热咳嗽，气逆喘急；②胃热呕吐，哕逆。

【主要化学成分】本品含苦杏仁苷，酒石酸，枸橼酸，苹果酸，齐墩果酸，熊果酸，2α–羟基熊果酸，马斯里酸，枇杷呋喃，枇杷佛林 A，金丝桃苷等。

【现代中药药理学研究】本品有镇咳、平喘作用，祛痰作用较差；煎剂在体外对金黄色葡萄球菌有抑制作用，对白色葡萄球菌、肺炎双球菌及痢疾杆菌亦有抑制作用；降血糖，口服醇提取物 4.8g/kg，1 小时内降低肾上腺素型高血糖。

蜜枇杷叶：长于止咳。

【用量】6~9g。

板蓝根

Banlangen

【来源】本品为十字花科植物菘蓝的干燥根。秋季采挖，除去泥沙，晒干。产于河北、江苏、安徽等地。

【性味与归经】苦，寒。归心、胃经。

【功效】清热解毒，凉血，利咽。

【传统应用】①外感发热，温病初起，咽喉肿痛；②温毒发斑，痄腮，丹毒，痈肿疮毒。

【主要化学成分】本品含靛蓝，靛玉红，β–谷甾醇，γ–谷甾醇以及多种氨基酸：精氨酸，谷氨酸，酪氨酸，脯氨酸，缬氨酸，γ–氨基丁酸等。

【现代中药药理学研究】板蓝根抗流感病毒、腺病毒、柯萨奇病毒、巨细胞病毒、流行腮腺炎病毒，对革兰阳性菌、革兰阴性菌也有抑制作用；抗内毒素，抑制巨噬细胞释放 TNF–α、IL–6 和 NO；抑制内毒素导致的发热；减少肾脏血管中凝血形成，保护内皮细胞，解热，抗炎，抗自由基；增强正常小鼠外周血淋巴细胞 ANAE 阳性百分率，并明显对抗氢化可的松所致的免疫抑制作用；实验中发现靛玉红能增强动物的单核巨噬系统的吞噬能力。多用于呼吸道感染、急性传染性肝炎等。

【用量】9~15g。

【临床应用】

方名:韩氏血小板减少方。

适应证:特发性血小板减少性紫癜。

每剂中药饮片所需量:板蓝根12g,忍冬藤15g,肿节风12g,仙鹤草20g,玉竹15g,白芍10g,小蓟10g,山茱萸10g,地黄10g,甘草9g。

病因病理机制:血小板减少性紫癜是特异性免疫功能低下,脾脏病变,巨噬细胞介导,细菌、病毒感染众多因素诱导下发生的疾病。

中医治疗关键靶点:增强免疫和免疫抑制共同进行,抗菌、抗病毒、抗炎,升高血小板。

中药药理学基础:板蓝根抗菌,抗病毒,抑制巨噬细胞释放 TNF – α、IL – 6 和 NO;忍冬藤抗炎,免疫方面能抑制速发型超敏反应,拮抗过敏介质组胺释放;肿节风抗菌,明显缩短血小板凝血时间;仙鹤草能提高血小板黏附性、聚集性,促进伪足伸展,从而达到止血目的;玉竹提高巨噬细胞的吞噬百分数和吞噬指数,抑制巨噬细胞 TNF – α、IL – 1 生成;白芍抗血小板减少导致的紫癜有特效,上调乙酰胆碱受体;小蓟升高血小板数目,促进血小板聚集及增高凝血酶活性,抑制纤溶,从而加速止血;山茱萸有糖皮质激素样作用,能抑制 TNF – α 和 IL – 1 诱导的内皮细胞分泌黏附因子,抑制 T 细胞膜 CD3、CD4、CD8 表达;地黄促进造血功能,改善紫癜;甘草对过敏性紫癜有效和增强免疫。

松 萝

Songluo

【来源】本品为松萝科植物长松萝、破茎松萝的丝状体。春、秋采收,晒干。产于黑龙江、吉林、内蒙古、陕西、甘肃等地。

【性味与归经】甘,苦,平。归心、肾、肺经。

【功效】清热化痰,清肝解毒。

【传统应用】①痰热咳嗽；②目赤；③头痛；④痈肿瘰疬。

【主要化学成分】本品含巴尔巴地衣酸，松萝酸，地弗地衣酸，拉马酸，地衣聚糖，长松萝多糖，扁枝衣酸乙酯，松萝酸，地弗地衣酸等。

【现代中药药理学研究】松萝酸抗菌作用尤为突出。其抗菌谱主要为革兰阳性细菌及结核杆菌。在试管中松萝酸对肺炎球菌、溶血性链球菌、白喉杆菌、结核杆菌都有很强的抑菌作用，抑菌浓度为 $1 \sim 5 \mu g/ml$，至 $50 \mu g/ml$ 可完全抑制细菌的生长。对金黄色葡萄球菌之抑制较上述细菌稍弱，但强于对革兰阴性细菌之作用。右旋与左旋型的抗菌作用无大差别。但也有报道对革兰阴性的百日咳杆菌、枯草杆菌、肺炎杆菌乃至大肠杆菌、变形杆菌有效，对痢疾杆菌、伤寒杆菌则无效；杀虫效果与甲硝唑相当；解热，抗炎；对部分肝切除的大鼠，喂食松萝酸有促进肝再生的作用；对其他病原体的作用，松萝酸对原虫、阴道滴虫也有抑制作用。口服松萝酸钠 $100 \sim 150 mg/kg$ 对羊的血吸虫、肝片吸虫均有伤害及杀灭作用，肌内注射可获更好效果；对兔血吸虫，由于其毒性较大，而用其衍生物——松萝酸苯胺，口服 $200 mg/(kg \cdot d)$，连服 9 天，亦获得良好效果。多用于肺结核、慢性气管炎。

【用量】6～9g。

松花粉

Songhuafen

【来源】本品为松科植物马尾松、油松或同属数种植物的干燥花粉。春季花刚开时，采摘花穗，晒干，收集花粉，除去杂质。产于浙江、江苏、辽宁、吉林、湖北等地。

【性味与归经】甘，温。归肝、脾经。

【功效】收敛止血，燥湿敛疮。

【传统应用】①外伤出血；②湿疹、黄水疮、皮肤溃烂、脓水淋漓。

【主要化学成分】本品含黄酮类花青素，以及多糖，维生素 A、维生素 B、维生素 C、维生素 E，20 多种氨基酸和微量元素。

【现代中药药理学研究】松花粉抗疲劳，运动后肝糖原升高；降低实验性动物高血糖,但是机制不清;抗氧化,抗衰老,保肝,促黄体生成,促性腺激素释放显著下降,升高睾酮,抑制前列腺增生。可用于慢性便秘、前列腺炎、增生。

【用量】3~6g。

刺老鸦

Cilaoya

【来源】本品为五加科植物辽东楤木的根皮或树皮。春季采收,晒干。产于辽宁、吉林、黑龙江等地。

【性味】辛,平,有小毒。

【功效】补气安神,祛风利湿,活血,强精补肾。

【传统应用】①风湿痹痛;②久病气虚;③肾虚阳痿。

【主要化学成分】本品含强心苷、皂苷、挥发油及微量生物碱。根含楤木皂苷 A、楤木皂苷 B、楤木皂苷 C 等,都是齐墩果酸的苷类。叶含皂苷,苷元是常春藤皂苷元。

【现代中药药理学研究】刺老鸦总苷兴奋中枢神经,抗炎抑制组胺、5 - HT、PGE_2 引起的毛细血管通透性,提高细胞内 cAMP,减少 cGMP;总苷强心,抗心肌缺血,抗心律失常,降血脂,保肝;总苷降实验性高血糖,机制不清,也许是刺老鸦总苷有降糖活性;抗缺氧,抗柯萨奇病毒、抗脊髓灰质炎病毒Ⅲ型、抗单体疱疹病毒、抗腺病毒、抗埃可病毒;抗变态反应,抑制 IgE 生成,抑制 PGE、组胺、溶酶体酶等炎症介质释放。

【用量】15~30g。

刺五加

Ciwujia

【来源】本品为五加科植物刺五加的干燥、根及根茎或茎。春、秋二季采收,洗净,干燥。产于黑龙江、吉林、辽宁、河北、山西等地。

【性味与归经】辛、微苦，温。归脾、肾、心经。

【功效】益气健脾，补肾安神。

【传统应用】①脾肺气虚证；②肾虚腰膝酸痛；③心脾不足，失眠、健忘。

【主要化学成分】根含刺五加苷 A、刺五加苷 B、刺五加苷 B₁、刺五加苷 C、刺五加苷 D、刺五加苷 E，刺五加苷 A 即是胡萝卜苷，刺五加苷 B 即是丁香苷；根还含芥子醛葡萄糖苷，松柏醛葡萄糖苷，松柏苷鹅掌楸苷，苦杏仁苷等。

【现代中药药理学研究】刺五加及苷类提取物，具有明显的抗疲劳、抗辐射、抗应激、耐缺氧、提高机体对温度变化的适应力、解毒作用；还有抗心律失常、改善大脑供血量、升高低血压、降低高血压、止咳、祛痰、扩张支气管、调节内分泌功能紊乱、促性腺、抗炎、抗菌和抗病毒等作用；刺五加水煎液改善睡眠，保护氧化损伤神经元，改善血液流变性；降低血清中 TNF – α、IL – 1、IL – 6 水平，降低血清中淀粉酶、脂肪酶、磷脂酶 A₂ 活性是治疗胰腺炎的药理学基础；刺五加皂苷抗肺癌、乳腺癌和肠癌，促进干细胞增生分化；水煎剂降肾上腺素型高血糖，促进胰高血糖素肽 – 1（GLP – 1）的分泌，GLP 是迄今为止作用最强的肠促胰岛素，亦是最安全的降糖物质。刺五加花果醇提物、挥发油，刺五加总黄酮均有耐缺氧作用少量服用刺五加根浸液对高温劳动者的主要系统的新陈代谢过程和劳动能力有良好的影响，而增大剂量则体温升高、排汗量、肺活量和二氧化碳呼出量均增大，氧消耗升高，肾上腺皮质的糖皮质激素和雄性激素都能相对地和绝对地上升。并能提高机体对温度变化（高温、冷冻）的适应力。每天服刺五加流浸膏 1ml/kg，可提高母鸡产蛋率 2.2 倍。

【用量】9～27g。

刺人参

Cirenshen

【来源】本品为五加科植物东北刺人参的根。春季采挖，晒干。产于东北地区。

【性味】甘、微苦，温。

【功效】补气助阳，止咳，通络。

【传统应用】①气虚体弱；②神疲乏力；③畏寒肢冷；④阳痿；⑤风寒湿痹。

【主要化学成分】本品含左旋芝麻素，齐墩果酸，丁香苷，刺五加苷，胡萝卜苷，L鼠李糖，蔗糖，香樨醇，柏木醇，紫苏烯，龙脑，乙酸龙脑酯等。

【现代中药药理学研究】刺人参挥发油有一定的镇静作用；醇提取物能抑制组胺、5－HT、PGE介导的炎症；挥发油对皮肤癣菌有一定抑制作用；水煎剂抗疲劳，耐低温，抗衰老。

【用量】3～15g。

郁李仁

Yuliren

【来源】本品为蔷薇科植物欧李(酸丁、小李红)、郁李(赤李子)或长柄扁桃的干燥成熟种子。前二种习称"小李仁"，后一种习称"大李仁"。夏、秋二季采收成熟果实，除去果肉及核壳，取出种子，干燥。产于辽宁、吉林、黑龙江、河北等地。

【性味与归经】辛、苦、甘，平。归脾、大肠、小肠经。

【功效】润肠通便，利水消肿。

【传统应用】①肠燥便秘；②水肿胀满及脚气水肿。

【主要化学成分】本品含苦杏仁苷、脂肪油58.3%～74.2%、挥发性有机酸、粗蛋白质、纤维素、淀粉、油酸。又含皂苷0.96%及植物甾醇、维生素B_1，茎皮含鞣质6.3%、纤维素24.94%。叶含维生素C 7.30%。

【现代中药药理学研究】郁李仁所含的郁李仁苷对实验有强烈泻下作用。其泻下作用机制类似番泻苷，均属大肠性泻剂。但亦有证明，郁李仁水提取物及其脂肪油给小鼠灌胃有极显著的促进小肠运动作用。郁李仁种子的50%水煎剂能明显缩短燥结型便秘模型小鼠排便时间，排便次数明显增加。多用于便秘、肠梗阻、幽门梗阻。

【用量】6～9g。

郁 金

Yujin

【来源】本品为姜科植物温郁金、姜黄、广西莪术或蓬莪术的干燥块根。前两者分别习称"温郁金"和"黄丝郁金"，其余按性状不同习称"桂郁金"或"绿丝郁金"。冬季茎叶枯萎后采挖，除去泥沙及细根，蒸或煮至透心，干燥。产于浙江、四川、云南等地。

【性味与归经】辛、苦，寒。归肝、心、肺经。

【功效】活血止痛，行气解郁，清心凉血，利胆退黄。

【传统应用】①气滞血瘀之胸、胁、腹痛；②热病神昏，癫痫痰闭；③吐血、衄血、倒经、尿血、血淋；④肝胆湿热黄疸、胆石症。

【主要化学成分】本品含挥发油6.1%，其中莰烯0.8%，樟脑2.5%，倍半萜烯65.5%，主为姜黄烯，倍半萜烯醇22%等。还含姜黄素0.3%、脱甲氧基姜黄素、双脱甲氧基姜黄素、姜黄酮和芳基姜黄酮。另含淀粉30%～40%，脂肪油3%，橡胶，黄色染料，葛缕酮及水芹烯。其有效成分是对-甲苯基-甲基羟甲基姜黄素等。

【现代中药药理学研究】郁金有保护肝细胞、促进肝细胞再生、去脂和抑制肝细胞纤维化的作用，能对抗肝脏毒性病变，能使受损的肝细胞线粒体和粗面质网恢复正常，增强肝脏抗脂质过氧化能力；煎剂能降低全血黏度，抑制血小板聚集，醇提物能降低血浆纤维蛋白含量；郁金二酮抑制中枢神经兴奋，降血脂，镇痛止血；水煎液对兔体液免疫和细胞免疫均有抑制作用，升高SOD、GSH-PX活性，降低LPO含量；姜黄素抗过敏对肥大细胞中组胺有很强的抑制作用，抗诱变有量-效关系；腹腔注射或皮下注射8g/kg片姜黄水煎液，可全部终止家兔早期和中期妊娠，使晚期妊娠家兔全部流产；片姜黄水煎剂和盐酸浸剂对动物离体和在体子宫都有明显的收缩作用，且作用时间相当持久，发生阵发性收缩相当规律。口服郁金煎剂使胃酸分泌、血清胃泌素、血清胰泌素水平升高。多用于老年痴呆，心绞痛，心律失常，银屑病，肝炎，胆囊炎，慢性浅表性胃炎。

【用量】3~9g。

【临床应用】

方名：韩氏胆囊炎方。

适应证：胆囊炎。

每剂中药饮片所需量：金钱草 30g，败酱草 12g，玄参 15g，槟榔 9g，大黄 10g，石刁柏 15g，茵陈 15g，郁金 12g，牡丹皮 10g，缬草 9g，黄柏 15g。

病因病理机制：胆囊炎分慢性和急性胆囊炎，急性以胆囊充血、水肿、胆囊扩张，严重时甚至化脓、坏死为特点。慢性胆囊炎则因胆囊运动障碍，胆固醇代谢失常，或大肠杆菌、绿脓杆菌、链球菌、伤寒杆菌、产气杆菌等诱发胆囊壁血管病变或发炎，胆囊膜损伤或萎缩或增厚，引起胆道排空障碍，胆汁滞留。症状以胁痛为主。

中医治疗关键靶点：抗菌抗炎，利胆松弛平滑肌，调节脂代谢。

中药药理学基础：金钱草能明显促进胆汁分泌，使胆管泥沙状结石易于排出，胆管阻塞和疼痛减轻，黄疸消退，金钱草多糖能利尿排石，防止尿石形成和促进溶解；败酱草抗金黄色葡萄球菌、痢疾杆菌、伤寒杆菌、绿脓杆菌、链球菌、大肠杆菌；玄参增强 B 细胞功能，促进 IL-2 生成，抗菌，对中性粒细胞中花生四烯酸（AA）代谢物白三烯 B_4 产生有较强抑制作用；槟榔驱虫，兴奋胆碱受体；大黄抑制巨噬细胞过度炎症反应产生的 TNF-α，抑制炎症反应 TNF-α、IL-1、IL-6 产生；石刁柏降低胆固醇；茵陈水煎剂促进胆红素增加，促进胆红素代谢，降低血清黄疸指数，抗菌抗病毒，抗衣原体，抗虫；郁金水煎液对体液免疫和细胞免疫均有抑制作用；牡丹皮镇痛，抗炎，降低血清中 IL-1、IL-2、IL-6、TNF-α 水平，抗菌，牡丹皮煎剂对枯草杆菌、大肠杆菌、伤寒杆菌、副伤寒杆菌、变形杆菌、绿脓杆菌、葡萄球菌、溶血性链球菌、肺炎球菌、霍乱弧菌等均有较强的抗菌作用；缬草有胆道解痉和增加胆汁流速、溶石、抑制胆囊炎症作用；黄柏降低血清 IFN-γ 水平，抑制巨噬细胞产生 IL-β、TNF-α，抑制脾细胞产生 IL-2，抑制 IgM 生成，提示黄柏抗变态反应，抗金黄色葡萄球菌、白色葡萄球菌、肺炎球菌、枯草杆菌、绿脓杆菌、痢疾杆菌、大肠杆菌、伤寒杆菌、阴道加德纳杆菌、痤疮丙酸杆菌、幽门螺旋杆菌、淋病杆菌，白色念珠菌，单纯疱疹病毒，支原体等。

虎 杖

Huzhang

【来源】本品为蓼科植物虎杖的干燥根茎和根。春、秋二季采挖,除去须根,洗净,趁鲜切短段或厚片,晒干。产于江苏、浙江、云南、四川、贵州等地。

【性味与归经】微苦,微寒。归肝、胆、肺经。

【功效】利湿退黄,清热解毒,散瘀止痛,化痰止咳。

【传统应用】①湿热黄疸,淋浊,带下;②水火烫伤,痈肿疮毒,毒蛇咬伤;③经闭,癥瘕,跌打损伤;④肺热咳嗽。本品还有泻热通便作用,可用于热结便秘。

【主要化学成分】本品含游离蒽醌及蒽醌苷。主要为大黄素、大黄素甲醚和大黄酚,以及蒽苷A、蒽苷B。根中还含3,4',5-三羟基芪-3-β-D-葡萄糖苷。另含鞣质和几种多糖。

【现代中药药理学研究】虎杖水煎液加快心率扩张血管,保护心脏,恢复心肌细胞搏动,减少心肌缺血损伤;白藜芦醇回升血压,改善微循环,抗AA、ADP诱导的血小板聚集;水煎液保护胃黏膜,抗金黄色葡萄球菌、白色葡萄球菌、溶血性链球菌、卡他球菌、大肠杆菌、变形杆菌、绿脓杆菌、福氏痢疾杆菌,对顽癣、汗疱状癣、趾间发癣菌等有很强的抑制作用;抗病毒,抗肺癌,升高白细胞,抗肺纤维化,保护肝脏急性损伤,降低胆固醇和三酰甘油;虎杖外用能促使创面迅速愈合,且具有抗绿脓杆菌的作用。据34例烧伤面积在18%~40%患者的治疗观察,一般用药6~7天即可治愈,深Ⅱ度及Ⅲ度烧伤治疗时间略长。有报道称,虎杖30g水煎,治疗急性黄疸型传染性肝炎效果显著。虎杖可降低实验性动物糖尿病的发生率和死亡率。

【用量】9~15g。

【临床应用】

方名:韩氏牛皮癣方。

适应证:牛皮癣。

每剂中药饮片所需量：山茱萸 12g，大黄 10g，徐长卿 12g，露蜂房 6g，毛冬青 20g，大青叶 15g，威灵仙 9g，虎杖 20g，黄芩 10g，白鲜皮 15g，紫花地丁 15g，蒲公英 15g，甘草 9g。

病因病理机制：俗称牛皮癣实为银屑病，与免疫缺陷、链球菌、真菌、病毒或金黄色葡萄球菌感染关系密切。

中医治疗关键靶点：免疫抑制，抗菌，抗炎。

中药药理学基础：山茱萸有糖皮质激素样作用，能抑制 TNF – α 和 IL – 1 诱导的内皮细胞分泌黏附因子，抑制 T 细胞膜 CD3、CD4、CD8 表达；大黄素对炎症反应 TNF – α、IL – 1、IL – 6 有抑制作用；徐长卿抗迟发型超敏反应，含牡丹酚；露蜂房抗变形链球菌感染，抗炎；金黄色葡萄球菌对毛冬青极度敏感；大青叶抗链球菌，抗病毒；威灵仙能镇痛，抗炎，抑制 IL – 1、IL – 6、IL – 8、TNF – α、PGE$_2$，抗革兰阴性菌作用较强；虎杖抗真菌、抗病毒；黄芩抗菌，抗炎，免疫抑制；白鲜皮提取物抗病毒抗内毒素，抑制 IgM、IgG – PFC 合成，降低 IL – 4 水平，提高 IFN – γ、sIL – 2R 水平，抗真菌；紫花地丁抑制巨噬细胞分泌 TNF – α；蒲公英抗金黄色葡萄球菌，抗链球菌，调节免疫功能；甘草皮质激素样作用，增强免疫、抗链球菌感染。

昆　布

Kunbu

【来源】本品为海带科植物海带或翅藻科植物昆布（鹅掌菜）的干燥叶状体。夏、秋二季采捞，晒干。产于福建、山东、浙江等沿海地区。

【性味与归经】咸，寒。归肝、胃、肾经。

【功效】消痰软坚，利水消肿。

【传统应用】①瘿瘤瘰疬；②睾丸肿痛；③痰饮水肿。

【主要化学成分】本品含多糖类成分藻胶酸和昆布素、甘露醇、无机盐。干品中 20% ~35% 是无机物，水溶性盐中含氧化钾可到 40%、碘 0.27% ~0.72%，钙约 1.06%、钴约 22μg%、氟 1.89ppm，又含胡萝卜素 0.042% ~0.77%（干品）、1.229% ~1.710%（鲜品）、核黄素 810μg%、940μg%（二份干品），尚含维生素 C、蛋白质、脯氨酸等氨基酸。

【现代中药药理学研究】含碘和碘化物，有防治缺碘性甲状腺肿的作用；海带氨酸及钾盐有降压作用；藻胶酸和海带氨酸有降血清胆固醇的作用；热水提取物对于体外的人体 KB 癌细胞有明显的细胞毒作用，对 S180 肿瘤有明显的抑制作用，并能提高机体的体液免疫，促进机体的细胞免疫，昆布多糖能防治高血糖；昆布褐藻淀粉硫酸酯保护心肌，降低实验性高血压，抗 ADP；海带多糖增加血清胰岛素含量，抑制脂质过氧化进程，进而降低血糖；降血脂，抗动脉硬化，抗哮喘，抗菌，抗病毒，提高 IL－3 表达，抗衰老，抗氧化，抗辐射，抗肺纤维化。多用于甲亢，同时高血压、高血脂、高血糖亦可用。

【用量】6～12g。

昆明山海棠

Kunmingshanhaitang

【来源】本品为秋海棠科植物云南秋海棠的全草或根、果实。全草、果实均秋季采收，晒干备用。根，四季可采，洗净，切片，晒干。产于四川、贵州、云南。

【性味与归经】苦、辛，微温。有大毒。归肝、脾、肾经。

【功效】祛风湿，祛瘀通络，续筋接骨。

【传统应用】①风湿痹证；②跌打损伤，骨折。

【主要化学成分】本品含雷公藤碱，雷公藤次碱，雷公藤晋碱，雷公藤春碱，卫矛碱，雷公藤甲素，雷公藤丙素，山海棠素，山海棠内酯，黑蔓酮酯甲，雷公藤三萜酸 C、雷公藤三萜酸 A，山海棠萜酸，齐墩果酸，齐墩果酸乙酸酯，雷公藤内酯等。

【现代中药药理学研究】山海棠雷公藤甲素能剂量依赖性地抑制角膜成纤维细胞中炎细胞因子 IL－1β、TNF－α 诱导的 IL－8 和 MCP－1 表达；对于迟发性超敏反应有效；抗雌性、雄性大鼠生育，解热镇痛，抗皮肤癌，对 HL－60 细胞具有显著的细胞毒性和致突变性。多用于类风湿、红斑性狼疮、白塞病、疱疹样脓胞病。

【用量】3～9g。

明党参

Mingdangshen

【来源】本品为伞形科植物明党参的干燥根。产于江苏、安徽、浙江等地。

【性味与归经】甘、微苦，微寒。归肺、脾、肝经。

【功效】润肺化痰，养阴和胃，平肝。

【传统应用】①肺阴虚证；②脾胃阴虚证；③肝阴不足或肝热上攻所致的眩晕、头痛、目赤等证。

【主要化学成分】本品含挥发油0.08%，其中主成分为6,9-十八碳二炔酸甲酯，占总油量的52.48%，还含β蒎烯、橙花叔醇、丙酸橙花醇酯、棕榈酸、亚油酸、磷脂、明党参多糖、阿拉伯糖、木糖、半乳糖、γ-氨基丁酸、精氨酸、苏氨酸、赖氨酸、蛋氨酸、缬氨酸、鸟氨酸、谷氨酸、丝氨酸等共20种氨基酸，微量元素钙、钴、铜、铬、铁、锗、锂、镁、锰、钼、钠、镍、磷、硒、锌、钡等18种。

【现代中药药理学研究】明党参能降低实验动物的血清胆固醇，提高高密度脂蛋白与胆固醇的比率，增加血清超氧化歧化酶，降低血清丙二醛；可提高小鼠脾脏淋巴细胞NK的活性，抑制二硝基氯苯所致的迟发性过敏反应；还有耐缺氧、抗高温、抗疲劳等作用；明党参多糖可减轻Ⅳ型变态反应所致的炎症，降TG、TC；醇提物能抑制ADP诱导的血小板集聚；挥发油祛痰，止咳，平喘；水煎液促小肠蠕动，抗应激，抗氧化，抗突变。

【临床应用】

【用量】6～12g。

罗布麻

Luobuma

【来源】本品为夹竹桃科植物罗布麻的全草。产于华北、西北及吉林、辽宁、安徽等地。

【性味与归经】甘、苦，性平，有小毒。

【功效】平抑肝阳，清热，利尿。

【传统应用】①头晕目眩；②水肿，小便不利。

【主要化学成分】本品含有槲皮素，异槲皮苷，金丝桃苷，芸香苷，右旋儿茶精，恩醌，谷氨酸，丙氨酸，缬氨酸等多种氨基酸，羽扇豆醇，异秦皮定和东莨菪素等。

【现代中药药理学研究】有报道罗布麻叶煎剂有降压作用，对肾型高血压狗灌胃后 2 小时，血压从 194/142mmHg 降至 152/100mmHg，并一直稳定在较低水平，3 天后才有回升；罗布麻叶浸膏灼烧残渣对家兔有快速而强烈的利尿作用，但作用持续时间较浸膏剂为短。人服用水煎液也有降压作用，但不良反应较明显，多为肠鸣、腹泻；偶有胃痛，胃口不好，口干、口苦；个别出现气喘或肝痛；罗布麻根煎剂有强心作用；罗布麻叶浸膏有镇静，抗惊厥作用，并有较强的利尿、降低血脂、调节免疫、抗衰老及抑制流感病毒等作用；罗布麻叶醇提物抗抑郁，增强学习和记忆；具有松弛内皮血管，改善肾功能，增加 Na^+、K^+ 排泄，降低血尿氮素，降低实验性高血糖，抗糖尿病肾病，抗突变，抗氧化作用。

【用量】5～10g。

罗汉果

Luohanguo

【来源】本品为葫芦科植物罗汉果的干燥果实。秋季果实由嫩绿变深绿色时采收，晾数天后，低温干燥。产于江西、湖南、广东、广西、贵州等地，广西部分地区已作为重要的经济作物栽培。

【性味与归经】甘，凉。归肺、大肠经。

【功效】清肺利咽，化痰止咳，润肠通便。

【传统应用】①咳喘，咽痛；②便秘。

【主要化学成分】本品含非糖甜味的成分，主要是三萜苷类：罗汉果苷 V

及Ⅳ,苷Ⅴ的甜度是蔗糖的 256～344 倍,苷Ⅳ的甜度为蔗糖的 126 倍,D-甘露醇的甜度为蔗糖的 0.55～0.65 倍。还含大量葡萄糖,果糖占 14%。又含锰、铁、镍、硒、锡、碘、钼等 26 种无机元素、蛋白质、维生素 C 等。

【现代中药药理学研究】水提物有较明显的镇咳、祛痰作用,有降低血清谷丙转氨酶活力的作用,能较显著提高实验动物外周血酸性 α-醋酸萘酯酶阳性淋巴细胞的百分率,提示可增强机体的细胞免疫功能,大剂量的罗汉果能提高脾特异性玫瑰花环形成细胞的比率,对外周血中性粒细胞吞噬率无明显作用。水提物可增加小鼠排便次数,主要成分罗汉果甜苷具有润肠通便的作用[183]。

【用量】9～15g。

【临床应用】

方名:韩氏感冒咳嗽方。

适应证:咳嗽有痰。

每剂中药饮片所需量:板蓝根 12g,桔梗 10g,柴胡 12g,黄芩 10g,罗汉果 15g,鱼腥草 15g,麻黄 10g,老鹳草 15g,甘草 10g,知母 20g,陈皮 12g,百部 10g。

病因病理机制:感冒后咳嗽主要是由呼吸道病毒和细菌导致肺部感染所致,主要是金黄色葡萄球菌和肺炎链球菌感染所致。黄色脓痰是金黄色葡萄球菌标志。铁锈色痰是链球菌感染标志。砖红色黏冻样痰是克雷伯杆菌标志。呈淡绿色是铜绿假单胞菌感染标志。伴有臭味是厌氧菌感染标志。白色黏痰多为病毒感染。反复感染多为补体缺陷。

中医治疗关键靶点:抗病毒、抗菌抗炎、祛痰。

中药药理学基础:板蓝根抗流感病毒、腺病毒、柯萨奇病毒、巨细胞病毒、流行腮腺炎病毒,对革兰阳性菌、革兰阴性菌也有抑制作用;抗内毒素,抑制巨噬细胞释放 TNF-α、IL-6 和 NO,抑制内毒素导致的发热。李寒冰等报道,板蓝根对神经氨酸酶有明显抑制作用;桔梗可增强巨噬细胞吞噬功能,增强中性粒细胞杀菌能力,提高溶菌酶的活性,镇咳,祛痰;柴胡挥发油和皂苷是柴胡解热退热的有效成分,柴胡皂苷抗呼吸道合胞病毒,并能抑制白细胞游走及组胺释放;黄芩抗过敏,抗白三烯,白色念珠菌,抗甲型流感病毒;罗汉果增强特异性免疫和体液性免疫功能,镇咳祛痰;鱼腥草增强白细胞吞噬能力,抗过敏介质释放,抗肺炎链球菌,抗流感病毒,抗流感杆菌,解热,降低甲型流感死亡率;麻黄发汗解热,镇咳平喘,抗流感病毒、流感杆菌,麻黄挥发油对流感嗜血杆菌、大肠杆菌、白色念珠球菌均有不同程度的抑菌作用,对亚洲甲型流感病毒有抑制作用,对甲型流感病毒 PR 株感染的小鼠有治疗作用。麻黄煎剂对亚洲甲型流感病毒的最低抑制浓度为 2mg/ml;老鹳草能抑制多种病毒复制;甘草糖皮质激素样作用,镇咳、祛痰和抗病毒;知母多糖能促进肾上腺分泌糖皮质激素,抑制 PGD_2 的合成、分泌;陈皮有显著提高豚鼠血清溶菌酶含量,减少嗜酸性粒细胞,镇咳、祛痰作用;百部抗肺炎球菌,抗甲型流感,镇咳祛痰。

败酱草

Baijiangcao

【来源】本品为败酱草科植物黄花龙芽,白花败酱(苦斋),以根状茎和根、全草入药。根春秋季节采挖,去掉茎叶洗净,晒干。全草夏秋采割,洗净晒干。产于华北、东北、西北等地。

【性味与归经】苦,寒。归胃、大肠、肝经。

【功效】清热解毒,消痈排脓,祛瘀止痛。

【传统应用】①肠痈肺痈,痈肿疮毒;②产后瘀阻腹痛。此外本品亦可用治肝热目赤肿痛及赤白痢疾。

【主要化学成分】本品含胆碱、苦味素、脂肪油。黄花败酱含多种皂苷。

【现代中药药理学研究】黄花败酱草对金黄色葡萄球菌、痢疾杆菌、伤寒杆菌、绿脓杆菌、大肠杆菌有抑制作用;并有抗肝炎病毒作用,能促进肝细胞再生,防止肝细胞变性,改善肝功能。其乙醇浸膏或挥发油均有明显镇静作用;败酱草醇提物镇静,催眠,延长睡眠时间;水煎液抗金黄色葡萄球菌、链球菌、大肠杆菌作用较强,抗 HIV 病毒;水提物显著抑制癌细胞生长,升高白细胞,抗便秘,止血作用明显,强度与云南白药相当。多用于流行性腮腺炎,感冒,婴儿腹泻,慢性盆腔炎,前列腺炎,宫颈糜烂,失眠。

【用量】3～9g。

知　母

Zhimu

【来源】本品为百合科植物知母的干燥根茎。春、秋二季采挖，除去须根及泥沙，晒干，习称"毛知母"；或除去外皮，晒干。产于黑龙江、吉林、辽宁、山东、陕西、甘肃等地。

【性味与归经】苦、甘，寒。归肺、胃、肾经。

【功效】清热泻火，生津润燥。

【传统应用】①热病烦渴；②肺热燥咳；③骨蒸潮热；④内热消渴；⑤肠燥便秘。

【主要化学成分】本品含皂苷。根茎含总皂苷约6%，从中检出6种皂苷，分别称为知母皂苷 A－Ⅰ，A－Ⅱ，A－Ⅲ、A－Ⅳ、B－Ⅰ和B－Ⅱ，其中知母皂苷 A－Ⅲ是萨尔萨皂苷元与知母双糖结合而成的双糖苷，知母皂苷 A－Ⅰ是萨尔萨皂苷元 β－D－吡喃半乳糖苷。知母根茎中的皂苷元主要是萨尔萨皂苷元，此外还有吗尔考皂苷元、新芰脱皂苷元。以前从知母根茎中分出的皂苷曾称为知母宁，推测是吗尔考皂苷、知母皂苷 A－Ⅲ、A－Ⅳ、B 等的混合物。根茎尚含多量的还原糖和黏液质、鞣酸、脂肪油等。

【现代中药药理学研究】知母浸膏动物实验有防止和治疗大肠杆菌所致高热的作用；其所含知母聚糖 A、知母聚糖 B、知母聚糖 C、知母聚糖 D 有降血糖作用；知母皂苷对睾酮 5α－还原酶有显著的抑制作用，有抗肿瘤作用；知母皂苷改善学习和记忆，上调乙酰胆碱受体，镇静，影响 GABA 受体；知母多糖抗炎与降低 PGE_2 相关，降低肝糖原含量；芒果苷降血脂；甾体皂苷降低血小板聚集；知母皂苷平喘与糖皮质激素作用相似；知母抗多种癣菌；总黄酮抗肾脏损伤；皂苷元抗维 A 酸所致骨质疏松。可用于失眠、糖尿病、前列腺肥大。

【用量】6～12g。

委陵菜

Weilingcai

【来源】本品为蔷薇科植物委陵菜的干燥全草。春季未抽茎时采挖，除去泥沙，晒干。产于山东、辽宁、安徽等地。

【性味与归经】苦，寒。归肝、大肠经。

【功效】清热解毒，凉血，止痢。

【传统应用】①热毒泻痢；②血热出血。此外，本品还可用于痈肿疮毒、风湿痹证等。

【主要化学成分】本品含槲皮素、山柰素和没食子酸，壬二酸。新鲜植物含水分62.39%，抗坏血酸49.4%。干品含水分12.12%、蛋白质9.18%、脂肪4.03%，粗纤维21.89%、灰分7.25%。

【现代中药药理学研究】本品所含没食子酸、槲皮素是抗菌的主要活性成分，对痢疾杆菌、金黄色葡萄球菌、绿脓杆菌、枯草杆菌均有一定的抑制作用；对阿米巴滋养体以及阴道滴虫也有一定的杀灭作用。

【用量】9～15g。

使君子

Shijunzi

【来源】本品为使君子科植物使君子的干燥成熟果实。秋季果皮变紫黑色时采收，除去杂质，干燥。产于四川、广东、广西等地。

【性味与归经】甘，温。归脾、胃经。

【功效】杀虫消积。

【传统应用】①蛔虫病，蛲虫病；②小儿疳疾。

【主要化学成分】本品含使君子酸钾，并含脂肪油20%～27%。油中含油酸48.2%、棕榈酸29.2%、硬脂酸9.1%、亚油酸9.0%、肉豆蔻酸4.5%、花生酸、甾醇。种子尚含蔗糖、葡萄糖、果糖、戊聚糖、苹果酸、柠檬酸、琥珀酸、生物碱如N-甲基烟酸内盐、脯氨酸等。果壳也含使君子酸钾。花含矢车菊素单糖苷等。

【现代中药药理学研究】10%使君子水浸膏可使蚯蚓麻痹或死亡；使君子仁提取物有较强的麻痹猪蛔头部的作用，麻痹前可见刺激现象，其有效成分为使君子氨酸钾；其所含吡啶类及油对人、动物均有明显的驱蛔效果；其粉有驱蛲虫作用。

【用量】9~12g。

侧柏叶

Cebaiye

【来源】本品为柏科植物侧柏的干燥枝梢及叶。多在夏、秋二季采收，阴干。全国大部分地区有产。

【性味与归经】苦、涩，寒。归肺、肝、脾经。

【功效】凉血止血，化痰止咳，生发乌发。

【传统应用】①血热出血证；②肺热咳嗽；③脱发、须发早白。

【主要化学成分】本品含挥发油0.26%，油中主成分为α-侧柏酮，含侧柏烯，小茴香酮，蒎烯，丁香烯等。还含脂类成分：棕榈酸，硬脂酸，月桂酸，肉豆蔻酸，油酸，亚油酸。又含黄酮类成分：柏木双黄酮，芹菜素，槲皮苷等。

【现代中药药理学研究】侧柏叶煎剂能明显缩短出血时间及凝血时间，其止血有效成分为槲皮素和鞣质。此外，尚有镇咳、祛痰、平喘、镇静等作用。体外实验表明，本品对金黄色葡萄球菌、卡他球菌、痢疾杆菌、伤寒杆菌、白喉杆菌等均有抑制作用；侧柏叶醇提物保护神经；总黄酮抗炎，与抗5-HT、NO、PGE_2相关；槲皮素止血，与抗毛细血管脆性相关，侧柏叶炭止血物质主要是鞣质和黄酮成分；挥发油、雪松醇抗肺癌；黄酮抗红细胞氧化。多用于口腔溃疡，宫颈糜烂，软组织损伤，脱发，脂溢性皮炎。

【用量】6~12g。

佩　兰

Peilan

【来源】本品为菊科植物佩兰的干燥地上部分。夏、秋二季分两次采割，除去杂质，晒干。产于江苏、浙江、河北、山东等地。

【性味与归经】辛，平。归脾、胃、肺经。

【功效】化湿，解暑。

【传统应用】①湿阻中焦；②暑湿、湿温。

【主要化学成分】本品含挥发油1.5%~2%，油中含对-聚伞花素乙酸橙花醇酯和5-甲基麝香草醚。叶含香豆精，邻-香豆酸及麝香草氢醌等。

【现代中药药理学研究】佩兰水煎剂，对白喉杆菌、金黄色葡萄球菌、八叠球菌、变形杆菌、伤寒杆菌有抑制作用；其挥发油对流感病毒有直接抑制作用，灌胃具有明显祛痰作用；生物总碱延长癌症患者生命；挥发油促胃液分泌，增加胃黏膜血流量。常用于腹泻、肠炎、糖尿病、梅尼埃综合征。鲜叶或干叶的醇浸出物含有一种有毒成分，具有急性毒性，家兔给药后，能使其麻醉，甚至抑制呼吸，使心率减慢，体温下降，血糖过高及引起糖尿诸症。

【用量】3~9g。

金荞麦

Jinqiaomai

【来源】本品为蓼科植物金荞麦的干燥根茎。冬季采挖，除去茎及须根，洗净，晒干。产于江苏、浙江等地。

【性味与归经】微辛、涩，凉。归肺经。

【功效】清热解毒，排脓祛瘀。

【传统应用】①肺痛，肺热咳嗽；②瘰疬疮疖，咽喉肿痛。此外，本品尚有健脾消食之功，与茯苓、麦芽等同用，可用治腹胀食少、疳积、消瘦等症。

【主要化学成分】本品含双聚原矢车菊素，海柯皂苷元，β-谷甾醇，鞣质及一种水解后可得的阿魏酸和葡萄糖苷。还含有左旋表儿茶精，3-没食子酰表儿茶精等。

【现代中药药理学研究】有祛痰、解热、抗炎作用；体外实验虽无明显抗菌作用，但对金黄色葡萄球菌的凝固酶、溶血素及绿脓杆菌内毒素有对抗作用；金荞麦浸膏有解热、抗炎作用；水提液能降低缩宫素引起的扭体反应，抑制子宫张力，是治疗痛经的药理学基础；金荞麦根中的提取物具有明显的抗癌作用，其浓度为 0.1g/L、0.05g/L 对多种癌细胞的集落抑制率达 100%。浓度为 0.0125g/L 时抑制率达 75.1%～89.2%。再用 3H-TdR 标记法观察发现，金荞麦根的有效化学提取物能明显抑制癌细胞内的核酸代谢，其抑制作用与同浓度的阳性对照氟尿嘧啶近似。

【用量】14～45g。

金樱子

Jinyingzi

【来源】本品为蔷薇科蔷薇属植物刺梨，以根及果入药。夏季采果，秋季挖根，晒干或鲜用。产于陕西、安徽、江西、江苏、浙江等地。

【性味与归经】酸、甘、涩，平。归肾、膀胱、大肠经。

【功效】固精缩尿止带，涩肠止泻。

【传统应用】①遗精滑精、遗尿尿频、带下；②久泻、久痢。

【主要化学成分】本品含乌苏酸类和齐墩果酸类等三萜类化合物质，以及黄酮类、鞣质和多糖类化合物等。

【现代中药药理学研究】金樱子所含鞣质具有收敛、止泻作用。金樱子煎剂具有抗动脉粥样硬化作用。金樱子多糖降血脂，升高 HDL-C 含量；多糖灌胃增强免疫功能，有一定的抗菌抗炎，抗病毒，抗氧化作用；水煎液能保护肾脏功能，抗 IgA 肾炎，使血清肌酐和尿素清除率上升，抗早泄、失尿。

【用量】6～12g。

金钱草

Jinqiancao

【来源】本品为报春花科植物过路黄的干燥全草。此草茎细长而平卧，常横穿过山间、田野的小路，叶片近圆形，老时呈黄色，形似金钱，故名过路黄，又名金钱草。产于长江以南各地。

【性味与归经】甘、咸，微寒。归肝、胆、肾、膀胱经。

【功效】利湿退黄，利尿通淋，解毒消肿。

【传统应用】①湿热黄疸；②石淋；③痈肿疔疮、毒蛇咬伤。

【主要化学成分】本品含黄酮类成分：槲皮素，异槲皮苷即槲皮素－3－O－葡萄糖苷，山奈酚，三叶豆苷即山奈酚－3－O－半乳糖苷，山奈酚－3－O－珍珠菜三糖苷，山奈酚－3－O－葡鼠李柠檬素－3,4－二葡萄糖，山奈酚－3－O－芸香糖苷，尿嘧啶，环腺苷酸，环鸟苷酸样物质，多糖和钙、镁、铁、锌、铜、锰、镉、镍、钴等9种元素等。

【现代中药药理学研究】金钱草水煎液能明显促进胆汁分泌，使胆管泥沙状结石易于排出，胆管阻塞和疼痛减轻，黄疸消退；金钱草多糖能利尿排石，防止尿石形成和促进溶解，有明显的量－效关系。本品有抑菌作用，还有抗炎作用。对体液免疫、细胞免疫均有抑制作用，抑制排斥反应优于地塞米松，增强细胞吞噬功能，抗淋巴结肿大，抑制胸腺发育，抗乙肝病毒。多用于泌尿系疾病。

【用量】15～60g。

【临床应用】

方名：韩氏输尿管结石方。

适应证：输尿管结石。

每剂中药饮片所需量：金钱草30g，车前草30g，泽泻15g，刘寄奴15g，石刁柏 20g, 山茱萸 12g, 升麻 6g, 忍冬藤 10g, 甘草 6g, 七叶莲 9g, 大黄 10g。

病因病理机制: 肾结石是一些晶体物质(如钙、草酸、尿酸、胱氨酸等)和有机基质(如基质 A、酸性黏多糖等)在肾脏的异常聚积所致,为泌尿系统的常见病、多发病,90% 含有钙,其中草酸钙结石最常见。40% ~75% 的肾结石患者有不同程度的腰痛。泌尿系统任何部位均可发生结石但常始发于肾,肾结石形成时多位于肾盂或肾盏,可排入输尿管和膀胱,输尿管结石几乎全部来自肾脏。

中医治疗关键靶点:抗炎、松弛平滑肌,利尿排石。

中药药理学基础:金钱草能利尿排石,防止尿石形成和促进溶解,有明显的量－效关系;车前草能增加尿量并使输尿管蠕动频率增强,输尿管上段腔内压力升高,有利于结石排出;泽泻抗炎,增加尿素与氯化物的排泄,抗肾结石;刘寄奴有加速血液循环、解除平滑肌痉挛作用;石刁柏降低胆固醇,利尿,抗炎;川牛膝促进前列腺环素(PGI_2)合成;山茱萸有糖皮质激素样作用,能抑制 $TNF-\alpha$ 和 $IL-1$ 诱导的内皮细胞分泌黏附因子,抑制 T 细胞膜 CD3、CD4、CD8 表达;升麻明显抑制 $Ox-LDL$ 诱导内皮细胞 $IL-6$、$TNF-\alpha$ 分泌,明显抑制 $TNF-\alpha$ 引起的血管平滑肌细胞增生;忍冬藤抗组胺,松弛平滑肌;大黄抑制巨噬细胞过度炎症反应产生的 $TNF-\alpha$,抑制炎症反应 $TNF-\alpha$、$IL-1$、$IL-6$ 产生;甘草抗炎,松弛平滑肌;七叶莲拮抗乙酰胆碱。

金银花

Jinyinhua

【来源】本品为忍冬科忍冬属植物忍冬及同属植物干燥花蕾或带初开的花。产于山东、湖北、河南等地。

【性味与归经】甘,寒。归肺、心、胃经。

【功效】清热解毒,疏散风热。

【传统应用】①痈肿疔疮;②外感风热,温病初起;③热毒血痢。此外,尚可用治咽喉肿痛、小儿热疮及痱子。

【主要化学成分】本品含绿原酸、异绿原酸、木犀草素、槲皮素、芳樟醇、苯甲醇等。

【现代中药药理学研究】本品具有广谱抗菌作用，对金黄色葡萄球菌、痢疾杆菌等致病菌有较强的抑制作用，对钩端螺旋体、流感病毒及致病真菌等多种病原微生物亦有抑制作用；金银花煎剂能促进白细胞的吞噬作用；有明显的抗炎及解热作用；本品有一定降低胆固醇作用；此外大量口服对实验性胃溃疡有预防作用；对中枢神经有一定的兴奋作用；金银花与连翘配伍抗甲型流感，与黄芪、虎杖配伍，抗Ⅲ型腺病毒，与鱼腥草配伍抗疱疹病毒。抗菌抗病毒，抗细菌毒素，解热多配连翘，抗 IL－1β 导致的炎症发热有量－效关系；调节免疫方面，能抑制 sIL－2R、IFN－2、iNOS、COX－2 表达抗过敏，降低 CD4；保肝利胆，促进胆汁分泌；抗氧化，降血糖，降血脂。

金银花炭：热毒血痢。

【用量】6～15g。

【临床应用】

方名：韩氏甲状腺炎方。

适应证：甲状腺炎。

每剂中药饮片所需量：黄芪 15g，柴胡 12g，甘草 9g，玄参 12g，黄芩 12g，芦根 20g，山茱萸 12g，金银花 12g，牛蒡子 12g，蒲公英 15g，大青叶 15g，桔梗 10g，陈皮 15g。

病因病理机制：急性甲状腺炎，是由颈部感染所致，起病急，全身症状明显，畏寒、高热、甲状腺肿、剧痛、皮肤发红、白细胞升高；亚急性甲状腺炎，指的是亚急性疼痛甲状腺炎，病理机制与急性甲状腺炎相同；无痛甲状腺炎，有甲亢症状，如心动过速、怕热多汗、疲劳、肌无力、体重下降，与自身免疫有关，也有个别表现为甲减特征；慢性淋巴细胞性甲状腺炎，也称桥本甲状腺炎，自身抗体阳性（TgAb 阳性，抗甲状腺球蛋白抗体 IgG、TpoAb 阳性，抗甲状腺过氧化物酶抗体阳性），与甲减并存，多半为女性，体温偏低、健忘、乏力、水肿。

西药治疗：吲哚美辛，泼尼松，优甲乐，β 受体阻滞剂。

中医治疗关键靶点：免疫抑制。

中药药理学基础：黄芪抗菌，多糖能增强和调节机体免疫功能，提高血清

IgG、IgM、IgA、C3、C4 含量,能使细菌菌落形成单位数明显降低;柴胡升高血清促肾上腺皮质激素,抑制组胺释放,抗炎、抗肉芽肿作用;甘草皮质激素样作用;玄参对中性粒细胞中花生四烯酸(AA)代谢物白三烯 B_4 产生有较强的抑制作用;黄芩能降低血清 TNF-α 和可溶性细胞黏附分子,黄芩素为强力的白三烯 B_4 生物合成抑制剂;芦根可使血中甲状腺素显著增高;山茱萸有糖皮质激素样作用,能抑制 TNF-α 和 IL-1 诱导的内皮细胞分泌黏附因子,抑制 T 细胞膜 CD3、CD4、CD8 表达;金银花广谱抗菌,增强白细胞吞噬功能;牛蒡子抑制 TNF-α、IL-6 诱导 iNOS 表达增强,抑制 IL-β 生成,有一定的补体活性;蒲公英广谱抗菌;大青叶抗菌,解热,促淋巴细胞分泌 IL-2;桔梗增强溶菌酶活性;陈皮增加溶菌酶数量。

乳 香

Ruxiang

【来源】本品为橄榄科植物乳香树及同属植物树皮渗出的树脂。产于红海沿岸的索马里和埃塞俄比亚。

【性味与归经】辛、苦,温。归心、肝、脾经。

【功效】活血行气止痛,消肿生肌。

【传统应用】①跌打损伤、疮疡痈肿;②气滞血瘀之痛证。

【主要化学成分】本品含树脂 60%~70%,树胶 27%~35%,挥发油 3%~8%。树脂的主要成分为游离 α、β-乳香脂酸 33%,结合乳香脂酸 13.5%;乳香树脂烃 33%,O-乙酰基-β-乳香脂酸,O-乙酰-α-乳香酯酸,3,4-断-乌苏-12-烯-3-羟酸,表羽扇豆酸乙酸酯,表羽扇豆醇及甘遂酸;树胶为阿拉伯杂多糖酸的钙盐和镁盐 20%,西黄芪胶黏素 6% 等。

【现代中药药理学研究】乳香有镇痛、消炎、升高白细胞的作用,并能加速炎症渗出排泄,促进伤口愈合;所含蒎烯有祛痰作用;乳香能明显减轻阿司匹林、保泰松、利血平所致胃黏膜损伤及应激性黏膜损伤,减低幽门结扎性溃疡指数及胃液游离酸度。乳香醋制后降低血小板黏附性增强,不同剂型都有明显的镇痛作用；乳香水提物抗胃溃疡，抗炎，抗白血病，诱导急性非淋巴细胞、白血病细胞及 HL－60 细胞凋亡，下调 Bcl－2 基因蛋白表达，与反式维 A 酸相似，抑制白血病血管新生。

【用量】3～5g。

肿节风

Zhongjiefeng

【来源】本品为金粟兰科植物草珊瑚的干燥全株。夏、秋二季采收，除去杂质，晒干。产于华东、中南、西南等地。

【性味与归经】苦、辛、平。归心、肝经。

【功效】清热凉血，活血消斑，祛风通络。

【传统应用】①血热发斑、发疹；②风湿痹痛；③跌打损伤。

【主要化学成分】含左旋类没药素甲，异秦皮定，延胡索酸琥珀酸，黄酮苷及香豆精衍生物等。此外，还含 0.15%～0.20% 的挥发油等。

【现代中药药理学研究】肿节风对呼吸道感染细菌有较强的抑制和杀灭作用，对链球菌、白色念珠菌、绿脓杆菌也有抑制作用；肿节风提取物有明显的抗炎镇痛作用，临床治疗类风湿关节炎患者见血中 C－反应蛋白明显下降；抗癌方面，对胰腺癌、胃癌、肝癌和食管癌有效，降低端粒酶活性显著；明显缩短血小板凝血时间。对类风湿、银屑病、紫癜、结肠炎有较好的疗效。

【用量】9～15g。

鱼腥草

Yuxingcao

【来源】本品为三白草科植物蕺菜的干燥地上部分。夏季茎叶茂盛花穗多时采割，除去杂质，晒干。产于江苏、浙江、四川、云南、贵州等地。

【性味与归经】辛，微寒。归肺经。

【功效】清热解毒，消痈排脓，利尿通淋。

【传统应用】①肺痈吐脓，肺热咳嗽；②热毒疮毒；③湿热淋证。此外本品又能清热止痢，还可用治湿热泻痢。

【主要化学成分】本品含挥发油 0.0049%，油中含抗菌成分鱼腥草素、甲基正壬基酮、月桂烯、月桂醛、癸醛、癸酸。尚含氯化钾、硫酸钾、蕺菜碱等。花穗、果穗含异槲皮苷，叶含槲皮苷。也有报道花、叶、果中的黄酮类相同，皆含槲皮素、槲皮苷、异槲皮苷、瑞诺苷、金丝桃苷等。

【现代中药药理学研究】本品能增强白细胞吞噬能力，提高机体免疫力，并有抗炎作用。所含槲皮素及钾盐能扩张肾动脉，增加肾动脉血流量，因而有较强的利尿作用。此外，还有镇痛、止血、促进组织再生和伤口愈合以及镇咳等作用。鱼腥草广谱抗菌，效果一般，对流感病毒、孤儿病毒、巨细胞病毒、肝炎病毒、腮腺炎病毒等有明显的抑制作用，也有报道鱼腥草中提得一种黄色油状物，对各种微生物(尤其是酵母菌和真菌)均有抑制作用，对溶血性的链球菌、金黄色葡萄球菌、流感杆菌、卡他球菌、肺炎球菌有明显的抑制作用；抗红色癣菌、石膏样小孢子菌、铁锈色小孢子菌及鲨癣菌；水煎液有解热，抗炎，抑制内毒素，抑制 TNF-α 表达，降低血管通透性的作用；免疫方面促白细胞吞噬能力，是治疗多种感染性疾病的药理学基础；挥发油抗过敏方面能抑制过敏介质释放，抗白蛋白所致的支气管哮喘；水煎液能降低蛋白尿，消除肌酐，抑制肾小球肥大。

【用量】15～25g。

【临床应用】

方名:韩氏肺炎方。

适应证:肺炎。

每剂中药饮片所需量:穿心莲 15g,鱼腥草 20g,黄芩 10g,牛蒡子 12g,甘草 10g,玄参 12g,百部 10g,老鹳草 15g,陈皮 15g,黄柏 12g,柴胡 10g。

病因病理机制:肺炎是指肺实质炎症,在影像学上至少有一处浸润性阴影,是区别于气道感染的基础。肺炎主要是经呼吸道感染、理化刺激和免疫损伤所致。以细菌感染为主,病毒感染为辅。常见感染细菌有肺炎链球菌,支原体,衣原体,金黄色葡萄球菌,克雷伯杆菌,铜绿假单胞菌,流感嗜血杆菌等;病毒常见流感病毒,副流感病毒,腺病毒,呼吸道合胞病毒等。肺炎很少单一感染,多数为复合感染。临床表现为发热、咳嗽、咳痰、乏力、嗜睡、胸痛、呼吸不畅。持续高热应怀疑是军团菌感染。声音嘶哑、流涕、干咳应首先怀疑衣原体感染。肌肉酸痛、咳嗽明显、干咳夜间加重应怀疑支原体感染。鼻塞、流涕、头痛、呕吐等应怀疑病毒感染。黄色脓痰是金黄色葡萄球菌标志。铁锈色痰是链球菌感染标志。砖红色黏冻样痰是雷伯杆菌标志。呈淡绿色是铜绿假单胞菌感染标志。伴有臭味是厌氧菌感染标志。白色黏痰多为病毒感染。反复感染多为补体缺陷。

中医治疗关键靶点:抗菌、抗病毒。结合实验室检测确定病因,是治疗成败的关键,抗炎,抑制致炎因子是辅助手段。

中药药理学基础:穿心莲抗肺炎双球菌、抗乙型链球菌,抗金黄色葡萄球菌;鱼腥草增强白细胞吞噬能力,抗肺炎链球菌,抗流感病毒;黄芩抗过敏,抗白三烯,白色念珠菌,抗甲型流感病毒;牛蒡子水浸剂抑制金黄色葡萄球菌、肺炎球菌、乙型链球菌,抗炎,增强补体活性;甘草有肾上腺皮质激素样作用,镇咳,祛痰,抗病毒;玄参水溶性成分对中性粒细胞中花生四烯酸(AA)代谢物白三烯 B_4 产生有较强的抑制作用,抗金黄色葡萄球菌、乙型链球菌和绿脓杆菌;百部抗肺炎球菌,抗甲型流感,镇咳祛痰;老鹳草能抑制多种病毒复制;陈皮增强巨噬细胞吞噬功能,增加血清溶菌酶含量;黄柏抗肺炎球菌、支原体敏感;柴胡挥发油和皂苷是柴胡解热退热的有效成分,柴胡皂苷是抗麻疹病毒、呼吸道合胞病毒的有效成分,并能抑制白细胞游走及组胺释放。

卷　柏

Juanbai

【来源】本品为卷柏科植物卷柏或垫状卷柏的干燥全草。全国大部分地区均产。

【性味与归经】辛,平。归脾、肝二经。

【功效】活血通经。

【传统应用】①经闭痛经，癥瘕痞块；②跌扑损伤。炒炭止血。

【主要化学成分】本品含穗花杉双黄酮、扁柏双黄酮、芹菜素、咖啡酸、羟基苯甲酸、熊果酸，以及多种微量元素。

【现代中药药理学研究】卷柏水煎液降低 C_3、C_4、IgG、IgM、IgA 含量；醇提物抗炎，抑制 IL-1、IL-6 活性；醇提物降血糖，升高胰岛素水平，降低 MDA 含量，可促进 β 细胞修复，保护 β 细胞不受破坏，促进胰岛细胞修复，促胰岛素生物合成；水煎液保肝，抗病毒，抗辐射，抗氧化。

【用量】1.5~9g。

泽 兰

Zelan

【来源】本品为唇形科植物毛叶地瓜儿苗的干燥地上部分。夏、秋季茎叶茂盛时采割，晒干。全国大部地区均产。

【性味与归经】苦、辛，微温。归肝、脾经。

【功效】活血调经，祛瘀消痈，利水消肿。

【传统应用】①血瘀经闭、痛经、产后瘀滞腹痛；②跌打损伤，瘀肿疼痛及疮痈肿毒；③水肿、腹水。

【主要化学成分】本品含挥发油、葡萄糖苷、鞣质和树脂，还含黄酮苷、酚类、氨基酸、有机酸、皂苷、葡萄糖、半乳糖、泽兰糖、蔗糖、棉子糖、水苏糖、果糖。果实含葡萄糖、半乳糖、泽兰糖、蔗糖、棉子糖、水苏糖等。

【现代中药药理学研究】泽兰水煎剂能明显降低血液黏稠度、纤维蛋白原含量和红细胞集聚指数，改善血液流变学，抑制血小板聚集，抗血栓，改善微循环，镇痛、镇静，降低血脂，保肝利胆方面升高人血白蛋白和总蛋白显著，防治慢性肾衰竭，改善尿素氮、肌酐、TNF-α 等指标明显。

【用量】6~12g。

泽　泻

Zexie

【来源】本品为泽泻科植物泽泻的干燥块茎。冬季茎叶开始枯萎时采挖，洗净，干燥，除去须根及粗皮。产于福建、四川、江西，此外贵州、云南等地亦产。

【性味与归经】甘，寒。归肾、膀胱经。

【功效】利水消肿，渗湿，泄热。

【传统应用】①水肿，小便不利，泄泻；②淋证，遗精。

【主要化学成分】本品含泽泻醇 A、泽泻醇 B、泽泻醇 C、泽泻醇 A 单乙酸酯，泽泻醇 B 单乙酸酯，泽泻醇 C 单乙酸酯，表泽泻醇 A，泽泻薁醇，泽泻薁醇氧化物，16β－甲氧基泽泻醇 B 单乙酸酯，16β－羟基泽泻醇 B 单乙酸酯，谷甾醇－3－O－硬脂酰基 －β－D－吡喃葡萄糖苷。还含胆碱，糖和钾、钙、镁等元素。

【现代中药药理学研究】有利尿作用，能增加尿量，增加尿素与氯化物的排泄，对肾炎患者利尿作用更为明显。对金黄色葡萄球菌、肺炎双球菌、结核杆菌有抑制作用；泽泻水提液降血脂，抗脂肪肝，抗动脉硬化，抗过敏，抗炎，抗肾炎，可下调肾小球细胞中的内皮素 Ⅰ，降低肾型高血压，抗肾结石，扩张血管，可用于眩晕，男性性功能障碍。泽泻水提物具显著利尿活性，其利尿活性与降低肾脏髓质 AQP2 作用有关[184]；泽泻可以通过调控抗氧化损伤机制保护血管内皮细胞，这可能是泽泻抗氧化损伤机制所在[185]；泽泻水煎剂能有效减少草酸钙晶体的生长，从而抑制肾、输尿管结石形成，并通过利尿作用促进排石[186]；泽泻总三萜能减少大鼠肾组织内草酸钙晶体的沉积，改善肾脏组织的损伤情况[187]。

【用量】6～9g。

【临床应用】

方名：韩氏高血压肾病综合征方二。

适应证:高血压肾病综合征。

每剂中药饮片所需量:黄芪15g,老鹳草15g,党参9g,山茱萸12g,牡丹皮9g,水蛭6g,毛冬青15g,泽泻12g,半边莲15g,牛蒡子12g,女贞子15g,紫苏叶15g,丹参12g,桃仁10g,青风藤10g,鱼腥草15g。

病因病理机制:肾病综合征是由感染等各种不明原因引起肾小球滤过膜通透性增高引起。与肾脏正常抗原改变,诱导自身免疫,导致免疫复合物沉积肾脏,包括裂解素和纤维蛋白原沉积相关。

诊断要点:大量蛋白尿,潜血,低蛋白血症,水肿,高血脂。

1. **大量蛋白尿** 是肾小球滤过膜通透性增高引起大量蛋白质渗出,超过肾小管重吸收量,形成大量蛋白尿。

2. **低蛋白血症** 大量白蛋白从尿中丢失,刺激肝脏合成蛋白质增加,但蛋白质丢失超过肝脏的代偿能力,出现低蛋白血症。

3. **水肿** 由于低蛋白血症造成血浆胶体渗透压下降,使水分从血管漏出,引起水肿。此外,肾小管对钠、水重吸收增加也可引起水肿。

4. **高脂血症** 由于低蛋白血症使肝脏合成脂蛋白增加,脂蛋白分解减少,使血脂增高。

中医治疗关键靶点:增强免疫力,抗菌,抗炎,免疫抑制。

中药药理学基础:黄芪能促进机体代谢、促进血清和肝脏蛋白质的更新,有明显的利尿作用,能消除实验性肾炎尿蛋白,提高血清 IgG、IgM、IgA、C3、C4 含量,降低血清 IL-4,升高血清 IL-6、IFN-γ 水平;老鹳草总鞣质(HGT)有明显的抗炎、抑制免疫和抗病毒作用;党参增强免疫功能,对活化的淋巴细胞 IL-2 产生有明显的增强作用,调节体液免疫,促进抗体生成;山茱萸有糖皮质激素样作用,能抑制 TNF-α 和 IL-1 诱导的内皮细胞分泌黏附因子,抑制 T 细胞膜 CD3、CD4、CD8 表达;牡丹皮能够有效拮抗 TGF-β_1 的活性,下调其诱导的细胞外基质(ECM)中纤连蛋白(FN)以及Ⅳ胶原蛋白的表达,对抗肾小球基膜增厚。更重要的是,其作用机制可能为干预 Smad,MARK 通路的传导对抗 TGF-β_1 诱导的 ECM 堆积,从而保护 DN 大鼠肾损伤;水蛭降低血液黏稠度,抑制蛋白尿,防治肾小球硬化;毛冬青能改善肾循环,减轻肾小球纤维化,减少蛋白尿,降低肌酐,减轻肾脏病理改变;泽泻降血脂,抗脂肪肝,抗动脉硬化,抗过敏,抗炎,抗肾炎,可下调肾小球细胞中的内皮素 I,降低肾型高血压,利尿;半边莲口服均有显著而持久的利尿作用,其尿量、氯化物和钠排出量均显著增加,降低肾素活性;牛蒡子降自发性高血压作用持久,抑制 TNF - α、IL -6 诱导 iNOS 表达增强,抑制 IL - β 生成;有一定的补体活性,降低蛋白尿;女贞子能升高前列腺素和 cAMP 含量,降低 cGMP 含量,升高正常小鼠前列腺素(PGE$_2$、PGE$_{2a}$)水平,降血脂;紫苏叶提取物能抗动脉粥样硬化,降血脂,止血,抗凝血,使毛细血管血流减慢,抗 ADP 促小肠运动,抑制肾小球细胞增生,抗炎,抑制 TNF - α 产生;丹参能减轻肾损伤,降低血管紧张素转换酶(ACE)表达,促进 ACE$_2$ 合成,抑制 Ang Ⅱ 活性,减少肾组织结晶沉淀物,减少肾小管、肾小球损伤;桃仁提取物能改善肝脏表面微循环,增加毛细血管开放,能改善肾小管上皮细胞转分化,进而减缓肾间质纤维化病程进展。与桃仁、牡丹皮、丹参配合抗肝损伤促进蛋白合成;青风藤能显著降低 T 细胞 IFN - γ、TNF - α 致炎因子表达,降低外周血 IL - 2 水平,升高 IL - 10 含量,具有明显的抑制免疫应答和诱导免疫耐受作用;鱼腥草抗菌,抗炎,抗病毒,降低蛋白尿,消除肌酐,抑制肾小球肥大。

治疗难点:查明感染源对症用药难,增加免疫能力或升高白蛋白改善肝功能容易些,若找不到感染源很难取得好的疗效。

降　香

Jiangxiang

【来源】本品为豆科植物降香檀树干和根的心材。全年采收,除去边材,阴干。产于海南。

【性味与归经】辛,温。归肝、脾、肺、心经。

【功效】化瘀止血,理气止痛。

【传统应用】①吐血、衄血、外伤出血;②肝郁胁痛;③胸痹刺痛;④跌打损伤;⑤呕吐腹痛。

【主要化学成分】根部心材含多种黄酮类成分,属异黄酮的有:刺芒柄花素，鲍迪木醌，3'-甲氧基大豆素；属黄烷酮的有：甘草苷元；属查耳酮的有：异甘草苷元，2'-O-甲基异甘草苷元；属异黄烷的有：（3R）-驴食草酚，（3R）-环裂豆醌，降香异黄烯等。

【现代中药药理学研究】降香乙醇提取物镇静、催眠，延长睡眠时间，抗惊厥，镇痛；水煎剂保护心脏，逆转心肌重塑，降低心肌组织血管紧张素Ⅱ含量，抑制前列腺素合成。

【用量】3~6g。

【临床应用】

方名：韩氏早搏方。

适应证：期前收缩。

每剂中药饮片所需量：人参5g，麦冬10g，五味子6g，当归6g，薤白12g，槐花9g，丹参12g，川芎9g，蒺藜15g，降香6g，佛手10g，赤芍12g。

病因病理机制：早搏又称期前收缩，是一种提早的异位心搏，分为室性、房性和房室交界性早搏。早搏可发生于正常人，心脏神经官能症与器质性病变患者如冠心病等更容易发生。情绪激动，精神紧张，疲劳，消化不良，吸烟，饮酒或喝浓茶可以诱发。洋地黄、奎尼丁也可诱发。病理机制不详，可能与神经传导阻滞或心肌缺血缺氧相关。

中医治疗关键靶点：镇静安神，改善缺血缺氧。

中药药理学基础：人参扩张血管，保护心肌细胞，抗缺氧；麦冬提高缺氧耐受力，阻断 β_1 受体，抗心律失常，改善心肌血流量，改善心肌收缩力，改善左心室功能与抗休克；五味子有加强和调节心肌细胞和心脏能量代谢，改善心肌的营养和功能；当归对动物和人离体细胞内2、3-二磷酸生成有促进作用，降低血红蛋白与氧的亲和力，促进带氧血红蛋白在组织中释放氧，从而增加了红细胞运输氧的功能；薤白强心；槐花水煎液扩张血管，降低外周阻力，减弱心肌收缩力及收缩速度；丹参提高缺氧耐受能力；川芎中川芎嗪能强心，增加冠脉血流量，并降低心肌的耗氧量，保护心肌缺血；蒺藜强心，降低心肌耗氧量；降香逆转心肌重塑，降低心肌组织血管紧张素Ⅱ含量，抑制前列腺素合成；佛手抗心肌缺血和心律失常，耐缺氧，阻滞 β 受体；赤芍降低外源性凝血因子，抑制 ADP，抗凝血酶活性，激活纤溶酶原活性，降低纤维蛋白原含量和红细胞集聚指数。

细　辛

Xixin

【来源】本品为马兜铃科植物北细辛、汉城细辛或华细辛的干燥全草。前二种习称"辽细辛"。夏季果熟期或初秋采挖，除去泥沙，阴干。产于东北及山东、山西、河南等地。

【性味与归经】辛，温。归心、肺、肾经。

【功效】解表散寒，祛风止痛，通窍，温肺化饮。

【传统应用】①风寒感冒；②头痛，牙痛，风湿痹痛；③鼻渊；④肺寒咳喘。

【主要化学成分】辽细辛含挥发油约3%，挥发油的主要成分是甲基丁香油酚，其他有黄樟醚、β－蒎烯、优葛缕酮、酚性物质等。

双叶细辛的挥发油含优葛缕酮6%、龙脑或爱草脑7%、1，8－桉叶素4%、蒎烯2%、甲基丁香油酚15%、黄樟醚10%、科绕魏素10%、榄香脂素8%、少辛酮0.2%、芳樟醇、大牻牛儿三烯醇、2－甲基－2－乙烯基－3－异丙烯基－5－异丙叉环己醇等。

【现代中药药理学研究】细辛水煎剂阻滞坐骨神经神经传导，使坐骨神经动作电位下降，抗心律失常，与增强钠通道电流有关，强心，抗心肌缺血，与能对抗家兔因垂体后叶素所致的急性心肌缺血，增加冠脉血流量有关；细辛挥发油抗炎、镇痛，与降低脑内和血清 NO、PGE_2、MDA 含量，提高 SOD 活性有关，解热镇静，抗惊厥，抑制呼吸中枢；细辛脂素能抑制 $IL-2$、$IFN-2$ 浓度，升高 TN_3、$IL-4$ 含量，促进动物特异性免疫应答，抗皮肤过敏，抗负性心律。细辛致癌、致突变不宜长用；与维生素 B_2、维生素 E 同用作用加强；细辛的水或乙醇提取物均能使速发型变态反应总过敏介质释放量减少40%以上，提示具有抗变态反应作用。

【用量】1～3g。

九 画

珍 珠

Zhenzhu

【来源】本品为珍珠贝科动物马氏珍珠贝、蚌科动物三角帆蚌或褶纹冠蚌等双壳类动物受刺激形成的珍珠。自动物体内取出，洗净，干燥。产于黑龙江、安徽、江苏及上海等地。

【性味与归经】甘、咸，寒。归心、肝经。

【功效】安神定惊，明目消翳，解毒生肌。

【传统应用】①心神不宁，心悸失眠；②惊风，癫痫；③目赤翳障，视物不清；④口内诸疮，疮疡肿毒，溃久不敛。此外，本品亦可用治皮肤色斑。

【主要化学成分】马氏珍珠贝的天然珍珠有白色、银色两种，各含碳酸钙83.71%、80.82%，碳酸镁7.22%、2.16%，氧化硅0.54%、0.56%，磷酸钙0.35%、0.15%；氧化铝和氧化铁0.54%、痕量，水0.89%、1.26%，有机物6.11%、13.44%。珍珠中的元素有铝、铜、铁、镁、锰、钠、锌、硅、钛、锶等。

养殖珍珠的成分与天然珍珠相比，碳酸钙含量大，为94.70%，碳酸镁含量极少。

【现代中药药理学研究】珍珠水解液可抑制小鼠自主活动，并有抑制脂褐素和清除自由基作用；珍珠粉提取物对小鼠肉瘤细胞、肺癌细胞均有显著的抑制作用；珍珠膏有促进创面愈合作用；珍珠粉有抗衰老、抗心律失常及抗辐射等作用。

【用量】0.1~0.3g。

珍珠草

Zhenzhucao

【来源】本品为石竹科植物珍珠草的全草。产于东北及云南。

【性味与归经】甘、苦，凉。归肝、肺二经。

【功效】利湿退黄，清热解毒，明目，消积。

【传统应用】①湿热黄疸，泻痢，淋证；②疮疡肿毒，蛇犬咬伤；③目赤肿痛；④小儿疳积。

【主要化学成分】本品含酚性成分、三萜成分等。

【现代中药药理学研究】珍珠草对金黄色葡萄球菌、福氏痢疾杆菌抑制作用较强，对溶血性链球菌、伤寒杆菌、绿脓杆菌均有抑制作用。本品对乙型病毒性肝炎有突出治疗作用。另有研究认为珍珠草对鸭乙肝病毒反转录酶及人肝癌细胞具有明显抑制作用。

【用量】9～15g。

珍珠母

Zhenzhumu

【来源】本品为蚌科动物三角帆蚌、褶纹冠蚌或珍珠贝科动物马氏珍珠贝的贝壳。去肉，洗净，干燥。产于江苏、浙江、湖北、安徽等地。

【性味与归经】咸，寒。归肝、心经。

【功效】平肝潜阳，安神，定惊明目。

【传统应用】①肝阳上亢，头晕目眩；②惊悸失眠，心神不宁；③目赤翳障，视物昏花。此外，本品研细末外用，能燥湿收敛。

【主要化学成分】本品含碳酸钙92%以上，有机物5%，其中以角壳蛋白为主，以及苏氨酸、甘氨酸、脯氨酸、天冬氨酸、谷氨酸、丙氨酸、丝氨酸、精氨酸、亮氨酸、缬氨酸等 17 种，尚含铝、铜、铁、镁、钠、锌、磷、钡、硫、氯、钾、硅等多种无机元素。

【现代中药药理学研究】用珍珠母给小鼠灌胃，可明显减少其自主活动，并对戊巴比妥钠的中枢抑制有明显的协同作用；珍珠母的硫酸盐水解产物，能增大离体心脏的心跳幅度；珍珠母注射液对四氯化碳引起的肝损伤有保护作用；用珍珠层粉灌胃，对大鼠应激性胃溃疡有明显的抑制作用。珍珠母注射液滴注抗白内障；提取液促进骨形成，抗自由基。多用于眼科疾病、失眠、帕金森病。

【用量】10～25g。

荆 芥

Jingjie

【来源】本品为唇形科植物荆芥的干燥地上部分。夏、秋二季花开到顶、穗绿时采割，除去杂质，晒干。产于安徽、江苏、浙江、江西、湖北、河北等地。

【性味与归经】辛，微温。归肺、肝经。

【功效】祛风解表，透疹消疮，止血。

【传统应用】①外感表证；②麻疹不透、风疹瘙痒；③疮疡初起兼有表证；④吐衄下血。

【主要化学成分】含挥发油 1.8%，油中主成分为右旋薄荷酮、消旋薄荷酮、少量右旋柠檬烯等。

【现代中药药理学研究】荆芥水煎剂可增强皮肤血液循环，增加汗腺分泌，有微弱解热镇痛、抗炎作用，大剂量抑制肠管痉挛；荆芥炭能明显缩短出血时间，增大大鼠全血比黏度；荆芥挥发油降低肺组织 $TNF-\alpha$、$IL-1\beta$ 含量，止血，祛痰平喘，抗变态反应，抗皮肤过敏，抗菌抗病毒；甲醇提取物有中等强度的抗补体活性；抗氧化，抗肺癌，抑制胆囊收缩。

【用量】4.5～9g。

茜　草

Qiancao

【来源】本品为茜草科植物茜草的干燥根及根茎。春、秋二季采挖,除去泥沙,干燥。产于安徽、河北、陕西、河南、山东等地。

【性味与归经】苦,寒。归肝经。

【功效】凉血化瘀止血,通经。

【传统应用】①出血证;②血瘀经闭、跌打损伤,风湿痹痛。

【主要化学成分】本品含蒽醌衍生物:茜草素,羟基茜草素,异茜草素,1-羟基-2-甲基蒽醌,1,4二羟基-6-甲基蒽醌,去甲虎刺醛,大黄素甲醚,1-羟基2-甲氧基蒽醌等。

【现代中药药理学研究】有明显的促进血液凝固作用,表现为复钙时间、凝血酶原时间及白陶土部分凝血活酶时间缩短;茜草的粗提取物具有升高白细胞作用,其煎剂有明显的镇咳和祛痰作用,水提取液对金黄色葡萄球菌、肺炎双球菌、流感杆菌和部分皮肤真菌有一定抑制作用。另对碳酸钙结石的形成也有抑制作用。茜草醇提物解热,镇痛,抗炎,降低血清 IL-1、IL-2、IL-6、TNF-α 含量;茜草双酯能抑制由异丙肾上腺素诱发的急性心肌缺血,保护心脏,抬高 S-T 段,提高线粒体 cyt-c 水平和 Ca^{2+} 含量,缩小心肌梗死范围优于丹参;水煎液提高运动耐受力,止血,抗辐射,抗宫颈鳞癌,抑制胃癌,抑制 TGF-β,抗结核杆菌;茜草多糖能提高尿液稳定性,提高钙泵酶活性。

【用量】6～9g。

荜　茇

Biba

【来源】本品为胡椒科植物荜茇的干燥近成熟或成熟果穗。果穗由绿变黑时采收,除去杂质,晒干。产于云南东南至西南部,广西、广东和福建等地。

【性味与归经】辛，热。归胃、大肠经。

【功效】温中散寒，下气止痛。

【传统应用】①胃寒腹痛；②呕吐；③呃逆；④泄泻。

【主要化学成分】本品含胡椒碱、棕榈酸、哌啶、荜茇宁酰胺、芳樟醇、苯乙酮，以及部分氨基酸和微量元素。

【现代中药药理学研究】本品挥发油非皂化物能降低动物外源性及内源性总胆固醇；挥发油能对抗多种条件所致的缺氧及心肌缺血；纠正动物实验性心律失常；并有镇静、镇痛、解热等作用。荜茇宁能提高动物 SOD、CAT、CSH – P_X 活性，降低 TC、TG、LDL 水平，抗动脉粥样硬化，使斑块面积缩小，与降血脂抗氧化相关；醇提物抗溃疡，抑制胃酸，减少胃液分泌，保护胃黏膜，促进胃肠蠕动；水提物抗炎，抗缺氧，清除自由基。

【用量】1.5～3g。

草豆蔻

Caodoukou

【来源】本品为姜科植物草豆蔻的干燥近成熟种子。夏、秋二季采收，晒至九成干，或用水略烫，晒至半干，除去果皮，取出种子团，晒干。产于广西、广东等地。

【性味与归经】辛，温。归脾、胃经。

【功效】燥湿行气，温中止呕。

【传统应用】①寒湿中阻证；②寒湿呕吐。

【主要化学成分】本品含槲皮素，山奈酚，鼠李柠檬素，熊竹素，山姜素，小豆蔻查耳酮，生松黄烷酮，桉叶素，α－荜草烯，芳樟醇，樟脑，乙酰龙脑酯，桂皮酸甲酯，橙花叔醇，樟烯，柠檬烯，龙脑。还含有微量元素、铜、铁、锰等。

【现代中药药理学研究】草豆蔻煎剂在试管内对金黄色葡萄球菌、痢疾杆菌及大肠杆菌有抑制作用，对豚鼠离体肠管低浓度呈兴奋，高浓度则为抑制作用。挥发油对离体肠管为抑制作用。

【用量】3~6g。

草 果

Caoguo

【来源】本品为姜科植物草果的干燥成熟果实。秋季果实成熟时采收，除去杂质，晒干或低温干燥。产于广西和云南南部地区。

【性味与归经】辛、温。归脾、胃经。

【功效】燥湿温中，除痰截疟。

【传统应用】①寒湿中阻证；②疟疾。

【主要化学成分】本品含挥发油，油中的主要成分为 α－蒎烯，β－蒎烯，1，8－桉叶素，ρ－聚伞花烃，芳樟醇，α－松油醇，橙花叔醇，壬醛，癸醛，橙花醛，牻牛儿醇，2－癸烯醛，牻牛儿醛。另含微量元素锌、铜、铁、锰、钴等。

【现代中药药理学研究】本品所含的 α－和 β－蒎烯有镇咳祛痰作用。1，8－桉油素有镇痛、解热、平喘等作用。β－蒎烯有较强的抗炎作用，并有抗真菌作用。大鼠口服香叶醇能抑制胃肠运动，小量口服有轻度利尿作用。

【用量】3~6g。

草 乌

Caowu

【来源】本品为毛茛科植物北乌头的干燥块根。秋季茎叶枯萎时采挖，除去须根及泥沙，干燥。产于东北、内蒙古、河北、山西等地。

【性味与归经】辛、苦，热，有大毒。归心、肝、肾、脾经。

【功效】有大毒，祛风除湿，温经止痛。

【传统应用】①风寒湿痹，关节疼痛；②心腹冷痛；③寒疝作痛。

【主要化学成分】本品含生物碱，其中主要为乌头碱。乌头碱水解后生成乌头原碱、醋酸及苯甲酸等。

【现代中药药理学研究】草乌抗炎，镇痛，最佳用量：2.4g/kg，最佳煎煮时间6小时。免疫方面草乌甲素降低血清NO、IgG。

【用量】一般炮制后使用，制草乌用量1.5～3g。

茵 陈

Yinchen

【来源】本品为菊科植物滨蒿或茵陈蒿的干燥地上部分。春季幼苗高6～10cm时采收或秋季花蕾长成时采割，除去杂质及老茎，晒干。春季采收的习称"绵茵陈"，秋季采割的称"茵陈蒿"。产于全国各地。

【性味与归经】苦、辛，微寒。归脾、胃、肝、胆经。

【功效】利湿退黄，解毒疗疮。

【传统应用】①黄疸；②湿疮瘙痒。

【主要化学成分】本品含6,7-二甲基七叶树内酯及挥发油，油中主要为α-蒎烯，茵陈二炔酮，茵陈烯块，茵陈醇，茵陈色原酮，氯原酸等。

【现代中药药理学研究】茵陈水煎剂促进胆红素增加，促进胆红素代谢，降低血清黄疸指数；陈皮挥发油保肝，降低血清ALT和AST、MDA，抗肝脏氧化损伤，抗脂肪肝，降血脂，改善肝表面循环，抗肝纤维化，诱导肝药酶；滨蒿内酯抑制心律，扩张血管，降低血压，降低血管紧张素水平，升高NO水平，抗血小板聚集，抑制ADP、PAE、胶原诱导的血小板聚集；水煎液降低空腹血糖和血清胰岛素水平，升高胰岛素抵抗指数；茵陈蒿汤抑制结膜下纤维化；茵陈素抗氧化保护近端肾小管上皮细胞；茵陈煎剂抗病原生物，抗菌抗病毒，抗衣原体，抗虫，抗诱变。有报道茵陈蒿汤对母儿血型不合，能降低IgG抗体效价，能有效预防婴儿溶血症。

【用量】6～15g。

茯 苓

Fuling

【来源】本品为多孔菌科真菌茯苓的干燥菌核。多于 7～9 月采挖，挖出后除去泥沙，堆置"发汗"后，摊开晾至表面干燥，再"发汗"，反复数次至现皱纹、内部水分大部散失后，阴干，称为"茯苓个"；或将鲜茯苓按不同部位切制，阴干，分别称为"茯苓皮"及"茯苓块"。产于安徽、湖北、河南、云南等地。

【性味与归经】甘、淡，平。归心、肺、脾、肾经。

【功效】利水消肿，渗湿，健脾，宁心。

【传统应用】①水肿；②痰饮；③脾虚泄泻；④心悸，失眠。

【主要化学成分】本品含三萜类：茯苓酸，16α - 羟基齿孔酸，3β - 羟基 - 7.9,24 - 羊毛甾三烯 - 21 - 酸，茯苓酸甲酯，16α - 羟基齿孔酸甲酯，多孔菌酸 C 甲酯，3 - 氢化松苓酸，齿孔酸，去氢齿孔酸，去氢茯苓酸。多糖：茯苓聚糖、茯苓次聚糖。其他尚含麦角甾醇，辛酸，十一烷酸，月桂酸，十二碳酸酯，棕榈酸，十二碳烯酸酯，辛酸酸等。

【现代中药药理学研究】茯苓煎剂、糖浆剂、醇提取物、乙醚提取物，分别具有利尿、镇静、抗肿瘤、降血糖、增加心肌收缩力的作用。茯苓有护肝作用，能降低胃液分泌、对胃溃疡有抑制作用。茯苓多糖抗乳腺癌，抗白血病，抗致突；茯苓水煎液增强免疫功能，增强脾、淋巴细胞 IL - 2 活性，能激活腹腔巨噬细胞释放 IL - 1β 和 TNF - α 增多；茯苓粉灌胃抗皮肤变态反应；醇提取物抗炎利尿，防治泌尿结石生成；茯神水煎液镇静，抗惊厥。降低磷酸肌酸激酶，为治疗精神分裂症提供了药理学依据；茯苓水煎液抑菌，抗皮肤色素沉着及促黑色素细胞增生，与抑制酪氨酸酶活性有关，解毒，止吐，增强胰岛素活性。

【用量】9～15g。

荠 菜

Jicai

【来源】本品为十字花科植物荠菜的带根全草。3～5 月采收，洗净，晒干。全国大部地区均产。

【性味与归经】甘、淡，凉。归肝、心、肺经。

【功效】利水消肿，明目，止血。

【传统应用】①水肿；②肝热目赤，目生翳膜；③血热出血证。

【主要化学成分】本品含草酸、酒石酸、苹果酸、丙酮酸、对氨基苯磺酸及延胡索酸等有机酸；精氨酸，天冬氨酸、脯氨酸、蛋氨酸、亮氨酸、谷氨酸、甘氨酸、丙氨酸、胱氨酸、半胱氨酸等氨基酸；蔗糖、山梨糖、乳糖、氨基葡萄糖、山梨糖醇、甘露醇、侧金盏花醇等糖分。无机物中钾占 34.39%，钙 15.09%，钠 13.44%，铁 10.24%，氯 3.70%，磷 3.63%，锰 0.2405% 等。

【现代中药药理学研究】荠菜煎剂与流浸膏对子宫有显著兴奋作用，并能缩短出血时间；荠菜水煎液抗革兰阴性菌和真菌，抗炎止血，抗氧化，降血压，口服有效，机制不明确。荠菜全草提取物有抗肿瘤作用。荠菜有解热作用。

【用量】15～30g。

胡黄连

Huhuanglian

【来源】本品为玄参科植物胡黄连的干燥根茎。秋季采挖，除去须根及泥沙，晒干。产于西藏南部，云南西北部。

【性味与归经】苦，寒。归肝、胃、大肠经。

【功效】退虚热，除疳热，清湿热。

【传统应用】①骨蒸潮热；②小儿疳热；③湿热泻痢。此外，本品能清大肠湿火蕴结，还可用治痔疮肿痛、痔漏成管。

【主要化学成分】本品含胡黄连素 3.4% 和 D - 甘露醇 0.5%，香荚兰酸 0.1%，胡黄连醇，胡黄连甾醇 0.18%，以及香荚兰乙酮。胡黄连素并不是一个简单的化合物，而是胡黄连苦苷和胡黄连苷的稳定混晶体。

【现代中药药理学研究】本品的根提取物有明显的利胆作用，能明显增加胆汁盐、胆酸和脱氧胆酸的排泌，具有抗肝损伤的作用。

【用量】1.5 ~ 9g。

胡　荽

Husui

【来源】本品为伞形科芫荽的带根全草。春季采收，洗净，晒干。产于全国各地。

【性味与归经】辛，温。归肺、脾、肝经。

【功效】发表透疹，开胃消食。

【传统应用】①麻疹不透；②饮食不消，纳食不佳。

【主要化学成分】本品含维生素 C 92 ~ 98mg%，以及正癸醛、壬醛和芳樟醇等。

【现代中药药理学研究】胡荽有促进外周血液循环的作用。胡荽子能增进胃肠腺体分泌和胆汁分泌；胡荽醇提取物抗氧化，抗羟自由基效果明显，降低 LDL 血脂，升高 HDL - C 水平；种子能促进胰岛素释放，胡荽抑制糖原分解，抑制糖异生，增加糖储备；抑制 COX - 2、IL - 1β，保肝，抑制铅沉积，抗黑曲菌效果最强，抑制铅沉积，能减少铅对肾脏的损害。

【用量】9 ~ 15g。

胡芦巴

Huluba

【来源】本品为豆科植物胡芦巴的干燥成熟种子。夏季果实成熟时采割植株，晒干，打下种子，除去杂质。产于安徽、四川、河南等地。

【性味与归经】苦，温。归肾经。

【功效】温肾助阳，散寒止痛。

【传统应用】①寒疝腹痛，腹胁胀痛；②足膝冷痛，寒湿脚气；③阳痿滑泄，精冷囊湿。

【主要化学成分】含葫芦巴碱，薯蓣皂苷元葡萄糖苷，牡荆素，异牡荆素，异荭草素，牡荆素 -7 - 葡萄糖苷，葫芦巴苷Ⅰ、Ⅱ等。

【现代中药药理学研究】葫芦巴有利尿、抗炎等活性。可引起家兔血压下降。葫芦巴提取物有刺激毛发生长的作用。葫芦巴总皂苷能对抗东莨菪碱、乙醇所致的记忆障碍，所含卵磷脂能改善神经功能障碍和紊乱，恢复脑功能，改善学习记忆能力；总皂苷能改善血液流变性，抗胃溃疡，保肝降血脂，降血糖，可降低血清中尿素氮和肌酐含量，改善肾功能。

【用量】4.5 ~ 9g。

胡 椒

Hujiao

【来源】本品为胡椒科植物胡椒的干燥近成熟或成熟果实。秋末至次春果实呈暗绿色时采收，晒干，为黑胡椒；果实变红时采收，用水浸渍数日，擦去果肉，晒干，为白胡椒。产于福建、台湾、广东、海南、广西、云南等地。

【性味与归经】辛，热。归胃、大肠经。

【功效】温中散寒，下气消痰。

【传统应用】①胃寒腹痛，呕吐泄泻；②癫痫证。此外，作调味品，有开胃进食的作用。

【主要化学成分】本品含胡椒碱，胡椒酰胺，次胡椒酰胺，胡椒亭碱，胡椒油碱 B，几内亚胡椒酰胺，假荜茇酰胺 A 等。

【现代中药药理学研究】胡椒碱灌胃抗惊厥，抗抑郁，可对抗慢性应激损伤所引起的肾上腺皮质激素释放和促肾上腺皮质激素含量的增加，镇静，抗心肌缺血，降低 MDA 含量，抗脑血管痉挛，可降低脑血管壁上的 TNF - α、IL

-6 表达，保护胃黏膜，抗胃溃疡，抗胆结石，上调酪氨酸酶和相关蛋白表达促黑色素生成；口服本品能促进大鼠胆汁的分泌；并有抗炎作用。

【用量】0.6~1.5g。

南蛇藤

Nansheteng

【来源】本品为卫矛科植物南蛇藤的藤茎。根、藤、果、叶入药。全年采根、藤；夏季采叶；秋季采果。产于东北、华北、西北、华东等地。

【性味与归经】苦，辛，微温。归肝、膀胱经。

【功效】祛风湿，活血脉。

【传统应用】①四肢麻痹；②筋骨疼痛；③小儿惊风。

【主要化学成分】本品含南蛇藤素，扁蒴藤素，槲皮素，山奈酚，棕榈酸，苯甲酸，胡萝卜苷等。

【现代中药药理学研究】南蛇藤醇提物能减轻关节软骨破坏、滑膜损伤和软组织炎症，并能降低血清中 TNF - α 致炎因子含量，具有明显的抗炎、镇痛作用；南蛇藤醋酸乙酯提取物能抑制肿瘤血管形成，抗菌抗病毒，镇静，催眠。

【用量】9~15g。

南沙参

Nanshashen

【来源】本品为桔梗科植物轮叶沙参或沙参的干燥根。春、秋二季采挖，除去须根，洗后趁鲜刮去粗皮，洗净，干燥。产于安徽、江苏、浙江、贵州、四川、云南等地。

【性味与归经】甘，微寒。归肺、胃经。

【功效】养阴清肺，清胃生津，补气，化痰。

【传统应用】①肺阴虚证；②胃阴虚证。

【主要化学成分】本品含胡萝卜苷，羽扇豆烯酮，蒲公英萜酮，正辛醛，硬脂酸甲酯，葡萄糖，鼠李糖，阿拉伯糖等。以及 17 种氨基酸和多种微量元素。

【现代中药药理学研究】杏叶沙参可提高细胞免疫和非特异性免疫，且可抑制体液免疫，具有调节免疫平衡的功能；轮叶沙参有祛痰作用，其祛痰作用较紫菀差；1%沙参浸剂对离体蟾蜍心脏有明显强心作用；体外试验，沙参水浸剂(1:2)有抗真菌作用。

【用量】9~15g。

枳　壳

Zhiqiao

【来源】本品为芸香科植物酸橙及其栽培变种的干燥未成熟果实。7 月果皮尚绿时采收，自中部横切为两半，晒干或低温干燥。产于四川、江西、浙江等地。

【性味与归经】苦、辛、酸，温。归脾、胃经。

【功效】理气宽中，行滞消胀。

【传统应用】①胸胁气滞；②胀满疼痛；③食积不化；④痰饮内停；⑤脏器下垂。

【主要化学成分】本品含橙皮苷，新橙皮苷，油皮苷，辛弗林，野漆树苷，忍冬苷，黄柏酮，异柠檬尼酸，棕榈酸，硬脂酸，油酸，亚油酸，亚麻酸，α-蒎烯，β-蒎烯，月桂烯，柠檬烯，樟烯，γ-松油烯，对聚伞花素等。

【现代中药药理学研究】枳壳挥发油灌胃镇痛，收缩主动脉，促 NO 释放，升压；水煎液促进胃肠功能，松弛肠平滑肌，抗过敏，抑制酪氨酸酶活性。多用于冠心病心绞痛，胆汁反流性胃炎，胃下垂，老年人便秘。

【用量】3~9g。

枳 实

Zhishi

【来源】本品为芸香科植物酸橙及其栽培变种或甜橙的干燥幼果。5～6月收集自落的果实,除去杂质,自中部横切为两半,晒干或低温干燥,较小者直接晒干或低温干燥。产于四川、江西、浙江等地。

【性味与归经】苦、辛、酸,温。归脾、胃经。

【功效】破气除痞,化痰消积。

【传统应用】①胃肠积滞,湿热泻痢;②胸痹、结胸;③气滞胸胁疼痛;④产后腹痛。

【主要化学成分】本品含柚皮苷,新橙皮苷,油皮苷,辛弗林,野漆树苷,忍冬苷,新橙皮苷,黄柏酮,异柠檬尼酸,棕榈酸,硬脂酸,油酸,亚油酸,亚麻酸,α-蒎烯,β-蒎烯,月桂烯,柠檬烯,樟烯,γ-松油烯,对聚伞花素等。

【现代中药药理学研究】枳实能缓解乙酰胆碱或氯化钡所致的小肠痉挛,可使胃肠收缩节律增加;枳实能使胆囊收缩、奥狄氏括约肌张力增加;枳实、枳壳有抑制血栓形成的作用;枳实与枳壳具有抗溃疡作用。枳实挥发油镇静,镇痛,增加心肌收缩性和泵血功能,收缩血管,增加外周阻力,阻断正性肌力,增加肾血流量,升压,抑制血小板聚集优于阿司匹林,收缩平滑肌(主动脉),抑制胸平滑肌痉挛,抑制小肠痉挛,抗炎,抗病毒,抗白血病,抗过敏,抗氧化。多用于冠心病,心绞痛,浅表性胃炎,消化性溃疡。

炒枳实:炒后性较平和。

【用量】3～9g。

枳椇子

Zhijuzi

【来源】本品为鼠李科植物枳椇的带有肉质果柄的果实或种子。10～11月果实成熟时采收,将果实连果柄一并摘下,晒干。或碾碎果壳,筛出种子。晒干。产于陕西、广东、湖北、浙江、江苏、安徽、福建等地。

【性味与归经】甘，平。归心、脾、肺经。

【功效】利水消肿，解酒毒。

【传统应用】①水肿证；②酒醉。

【主要化学成分】本品含黑麦草碱，β-咔啉，枳椇苷C、枳椇苷D、枳椇苷G，硝酸钾，苹果酸钾，葡萄糖，果糖，蔗糖，欧鼠李碱，枳椇碱A、枳椇碱B等。

【现代中药药理学研究】枳椇子有显著的利尿作用，枳椇子皂苷有降压作用，枳椇子匀浆液有抗脂质过氧化作用和增强耐寒和耐热功能。

【用量】6～15g。

柿　蒂

Shidi

【来源】本品呈扁圆形，直径1.5～2.5cm。中央较厚，微隆起，有果实脱落后的圆形瘢痕，边缘较薄，4裂，裂片多反卷，易碎；基部有果梗或圆孔状的果梗痕。外表面黄褐色或红棕色，内表面黄棕色，密被细绒毛。质硬而脆。无臭，味涩。产于河南、山东、福建、河北、山西等地。

【性味与归经】苦、涩，平。归胃经。

【功效】降气止呃。

【传统应用】呃逆证。

【主要化学成分】本品含羟基三萜酸0.37%，中有齐墩果酸、白桦脂酸和熊果酸。又含葡萄糖、果糖、酸性物质和中性脂肪油。并含鞣质等。

【现代中药药理学研究】本品有抗心律失常作用，其提取物能对抗氯仿诱发的小鼠室颤、乌头碱和氯化钡所致大鼠心律失常、毒毛花苷引起豚鼠室性心律失常；本品有镇静和明显的抗痉挛作用；尚有一定抗生育作用。

【用量】4.5～9g。

柏子仁

Baiziren

【来源】本品为柏科植物侧柏的干燥成熟种仁。秋、冬二季采收成熟种子，晒干，除去种皮，收集种仁。产于山东、河南、河北等地。

【性味与归经】甘，平。归心、肾、大肠经。

【功效】养心安神，润肠通便。

【传统应用】①心悸失眠；②肠燥便秘。此外，本品甘润，可滋补阴液，还可用治阴虚盗汗、小儿惊痫等。

【主要化学成分】本品含柏木醇，谷甾醇和双萜类成分红松内酯等。又含脂肪油约14%，并含少量挥发油、皂苷等。

【现代中药药理学研究】柏子仁单方注射液可使猫的慢波睡眠深睡期明显延长，并具有显著的恢复体力作用。柏子仁皂苷高剂量组能明显延长小鼠睡眠时间，中、低剂量组作用相对较弱。柏子仁油低剂量组能明显延长小鼠睡眠时间，高、中剂量组作用相对较弱[188]。多用于盗汗、习惯便秘。

【用量】3～9g。

栀　子

Zhizi

【来源】本品为茜草科植物栀子的干燥成熟果实，其根也可入药。9～11月果实成熟呈红黄色时采收，除去果梗及杂质，蒸至上汽或置沸水中略烫，取出，干燥。根夏秋采挖，洗净晒干。产于浙江、江西、湖南、福建等地。

【性味与归经】苦，寒。归心、肺、三焦经。

【功效】泻火除烦，清热利湿，凉血解毒。焦栀子：凉血止血。

【传统应用】①热病心烦；②湿热黄疸；③血淋涩痛；④血热吐衄；⑤目赤肿痛；⑥火毒疮疡。

【主要化学成分】本品含黄酮类栀子素、果胶、鞣质、藏红花素、藏红花酸、D－甘露醇、廿九烷、β－谷甾醇。另含多种具环臭蚁醛结构的苷：栀子苷、去羟栀子苷泊素－1－葡萄糖苷，格尼泊素－1－β－D－龙胆二糖苷及小量的山栀苷等。

【现代中药药理学研究】栀子提取物对结扎胆总管动物的 GOT 升高有明

显的降低作用；栀子及其所含环烯醚萜有利胆作用；其水浸液在体外对多种皮肤真菌有抑制作用。栀子熊果酸能镇静、催眠；皂苷类提取物可升高 SOD 活性，降低 MDS 含量，减轻脑水肿，抗脑缺血及脑损伤，降低脑组织 TNF－α、IL－1β 含量；醇提取物能降温，镇痛，抗炎，降低关节炎滑膜液与血清中 IL－1β 的含量，降低血清中 TNF－α 水平，保护内皮细胞；黄色素、总苷类物质具有止血、保肝、利胆、保护胃黏膜、保护胰腺的功能作用。

焦栀子功专凉血止血，用于血热吐血、衄血、尿血、崩漏。

【用量】6～9g。

枸杞子

Gouqizi

【来源】本品为茄科植物宁夏枸杞的干燥成熟果实。夏、秋二季果实呈红色时采收，热风烘干，除去果梗。或晾至皮皱后，晒干，除去果梗。产于宁夏、华北、西北等地。

【性味与归经】甘，平。归肝、肾经。

【功效】滋补肝肾，益精明目。

【传统应用】肝肾阴虚及早衰证。

【主要化学成分】含甜菜碱，阿托品，天仙子胺。又含玉蜀黍黄质，酸浆果红素，隐黄质，东莨菪素，胡萝卜素，硫胺素，核黄素，烟酸，维生素 C。种子含氨基酸：天冬氨酸，脯氨酸，丙氨酸，亮氨酸，苯丙氨酸，丝氨酸，甘氨酸，谷氨酸，半胱氨酸，赖氨酸，精氨酸，异亮氨酸，苏氨酸，组氨酸，酪氨酸，色氨酸，蛋氨酸。还含钾、钙、钠、锌、铁、铜、铬、锶、铅、镍、镉、钴、镁等元素。另含具促进免疫作用的多糖，含量为 7.09%。又含牛磺酸，γ－氨基丁酸等。

【现代中药药理学研究】枸杞子对免疫有促进作用，同时具有免疫调节作用；可提高血睾酮水平，起强壮作用；对造血功能有促进作用；对正常健康人也有显著升白细胞作用；还有抗衰老、抗突变、抗肿瘤作用。枸杞子水提液能增强免疫功能，促进 TNF－α 生成，增强人 IL－2 表达；水煎液、多糖能保肝，降血脂，降血糖，增加血清胰岛素含量，抗应激，抗衰老，抗神经损伤，减少夜尿,抗银屑病。给予鼠枸杞多糖 $5mg/(kg \cdot d) \times 7$ 天后,受体鼠 PFC(溶血斑)数比 SOI(免疫诱导)对照组显著下降,说明此剂量对 Ts 细胞功能有增强作用。当剂量增加到 $25mg/kg$、$50mg/kg$ 时,枸杞多糖对 Ts 细胞功能的增强作用明显下降;枸杞多糖能完全对抗环磷酰胺(Cy)所造成的细胞免疫功能低下的作用。实验表明枸杞多糖(LBP)对 IL-2 的活性有增强作用并使老年小鼠 IL-2 活性得到恢复。

【用量】$6 \sim 12g$。

【临床应用】

方名:韩氏育龄期功血方。

适应证:育龄期功能性出血。

每剂中药饮片所需量:淫羊藿 20g,薏苡仁 10g,肉苁蓉 12g,枸杞子 6g,蒲黄 10g,柴胡 10g,地榆 15g,荆芥碳 15g,续断 12g,仙鹤草 20g。

病因病理机制:正常月经的发生是基于排卵后黄体生命结束,雌激素和孕激素撤退,子宫内膜功能层皱缩坏死而脱落出血。其有明显的规律性和自限性。功能性出血的发生与紧张、恐惧、忧伤和环境变化等诱发内分泌系统代谢紊乱进而影响丘脑-垂体-卵巢轴功能紊乱有关,同时凝血功能降低,内膜组织脆性增强,内膜结构异常和内膜剥脱不完整,雄激素缺乏等导致功血。可分为无排卵性低水平雌激素可诱发间断性少量出血;无排卵性高雌激素水平,可引起长时间闭经,因无孕激素参与,内膜无限制增生,却无致密体坚固支持,致突破性出血,量多为显著特点;育龄期性功血,主要是由于卵泡发育不良或下丘脑垂体功能不足,引起排卵后黄体酮功能不足或黄体期短缩或黄体功能不全,导致子宫膜不规则出血 。

中医治疗关键靶点:止血,增加雄激素。

中药药理学基础:淫羊藿能增强下丘脑-垂体-性腺轴及肾上腺皮质轴、胸腺轴等内分泌系统的分泌功能,有雌激素样作用;薏苡仁诱发排卵;肉苁蓉促进卵巢孕激素分泌,增强雌激素和孕激素受体表达,有促黄体生成素释放激素样作用;枸杞子可提高血睾酮水平;蒲黄有促进凝血作用;柴胡调节神经递质;地榆煎剂可明显缩短出血和凝血时间;荆芥炭能明显缩短出血时间;续断可促进子宫的生长发育;仙鹤草提高血小板黏附性、聚集性,促进伪足伸展。

胆 木

Danmu

【来源】本品为茜草科植物胆木的枝、树皮。全年可采。洗净切片，晒干。产于广东、广西。

【性味与归经】苦，寒。归肺、大肠、胆、膀胱经。

【功效】清热解毒，消肿止痛。

【传统应用】主感冒发热；支气管炎；肺炎；急性扁桃体炎；咽喉炎；乳腺炎；肠炎；菌痢；尿路感染；胆囊炎；下肢溃疡；脚癣感染；疖肿脓肿；皮炎湿疹。出自广州部队《常用中草药手册》。

【主要化学成分】本品含生物碱类和生物碱苷类。其中生物碱有：乌檀费新碱，乌檀费丁碱，乌檀福林碱，1－乙酰基咔啉，乌檀费林碱和乌檀醛碱。生物碱苷有胆木碱庚，胆木碱辛和长春花苷内酰胺。另外含有奎诺酸和 β－谷甾醇。此外还含香草酸等。

【现代中药药理学研究】从胆木茎中分离得到的乌檫醛碱和一种生物碱 $C_{20}H_{14}N_2O_2$（结论有待进一步确定）经抑菌试验表明均有抑菌作用，其中乌檀醛碱在 $100\mu g/ml$ 以上对金黄色葡萄球菌、蜡样芽孢杆菌有明显抑制作用。生物碱 $C_{20}H_{14}N_2O_2$ 对金黄色葡萄球菌、枯草杆菌、大肠杆菌均有抑制作用；将胆木制成注射液（每毫升含胆木乙醇提取物3g），每8小时肌内注射1次，每次 2~8ml，用至体温下降后 2~3 天。有出血倾向者加用紫珠草（干品）1 两，水煎 3 次分服。观察 10 例，体温在 4~56 小时内开始下降，体温恢复正常时间平均为4.3天，主要症状及体征大部分于用药后 1~7 天内消失。治程中无明显的不良反应，仅部分有轻度腹泻，个别用药后出现高热、畏寒、出汗，类似青霉素的治疗反应。

【用量】15~30g。

胖大海

Pangdahai

【来源】本品为梧桐科植物胖大海的干燥成熟种子。产于越南、泰国、印度尼西亚、马来西亚等地。

【性味与归经】甘，寒。归肺、大肠经。

【功效】清肺化痰，利咽开音，润肠通便。

【传统应用】①用于肺热声哑，咽喉疼痛，咳嗽等；②用于燥热便秘，头痛目赤。

【主要化学成分】含西黄芪胶黏素，果皮含半乳糖 15.06%，戊糖 24.7% 等。

【现代中药药理学研究】胖大海素对血管平滑肌有收缩作用，能改善黏膜炎症，减轻痉挛性疼痛。水浸液促进肠蠕动，有缓泻作用，以种仁作用最强。种仁溶液（去脂干粉制成）对猫有降压作用。

【用量】2～3 枚。

威灵仙

Weilingxian

【来源】本品为毛茛科植物威灵仙、棉团铁线莲（山蓼）或东北铁线莲（黑薇）的干燥根及根茎。秋季采挖，除去泥沙，晒干。产于江苏、安徽、浙江等地。

【性味与归经】辛、咸，温。归膀胱经。

【功效】祛风湿，通络止痛。

【传统应用】风湿痹证。

【主要化学成分】本品含白头翁素、白头翁内酯、甾醇、糖类、皂苷、内酯、酚类、氨基酸。叶含内酯、酚类、三萜、氨基酸、有机酸等。

【现代中药药理学研究】煎剂可使食管蠕动节律增强，频率加快，幅度增大，能松弛肠平滑肌；醋浸液对鱼骨刺有一定软化作用，并使咽及食管平滑肌松弛，增强蠕动，促使骨刺松脱；其醇提取物有引产作用；威灵仙水煎液灌胃能镇痛，抗炎，抑制 IL-1、IL-6、IL-8、TNF-α、PGE_2，降低佐剂性关节炎炎细胞因子 IL-1β、IL-2、TNF-α 含量；水煎剂抗疟原虫感染有效，抗革兰阴性菌作用较强，引产，促进胆汁分泌，预防胆结石形成，抗利尿，抗淋病、尿道红肿、外痔、牛皮癣、小儿龟头炎、慢性胆囊炎、腰肌劳损；煎剂对小鼠离体肠管有明显的兴奋作用，可能是对平滑肌的直接作用，对大鼠及家兔的离体肠管亦有相似作用；对小鼠离体子宫作用不明显；威灵仙100%煎剂和200%醇提物，0.3~0.4ml/100g灌服，均能促进麻醉大鼠胆汁分泌，200%醇提物0.5ml/kg静脉注射，能促进麻醉犬胆汁分泌，200%醇提物0.2ml加入到10ml浴皿内，对豚鼠离体回肠平滑肌有直接松弛作用，并能对抗组胺或乙酰胆碱引起的回肠收缩作用。棉团铁线莲浸剂和煎液对离体蟾蜍心脏有先抑制后兴奋的作用；煎剂可使麻醉狗血压下降，肾血管收缩，对小鼠、大鼠和豚鼠有显著的抗利尿作用；煎剂对小鼠离体肠管有兴奋作用。

【用量】6~9g。

厚 朴

Houpo

【来源】本品为木兰科植物厚朴或凹叶厚朴的干燥干皮、根皮及枝皮。4~6月剥取，根皮及枝皮直接阴干；干皮置沸水中微煮后，堆置阴湿处，"发汗"至内表面变紫褐色或棕褐色时，蒸软，取出，卷成筒状，干燥。产于浙江、广西、贵州、云南、陕西、甘肃等地。

【性味与归经】苦、辛，温。归脾、胃、肺、大肠经。

【功效】燥湿消痰，下气除满。

【传统应用】①湿阻中焦，脘腹胀满；②食积气滞，腹胀便秘；③痰饮喘咳。

【主要化学成分】本品含木脂体类化合物：厚朴酚，和厚朴酚，和厚朴新酚，6'－O－甲基和厚朴酚，厚朴醛 B、厚朴醛 C，厚朴木脂体 A、厚朴木脂体 B、厚朴木脂体 C、厚朴木脂体 D、厚朴木脂体 E 及台湾檫木醛；单萜木脂体类化合物：辣薄荷基厚朴酚，双辣薄荷基厚朴酚，辣薄荷基和厚朴酚及龙胞基厚朴酚；生物碱：木兰箭毒碱和柳叶木兰碱；挥发油：含 30 多种成分，主要的有 β－桉叶醇 17.4%，荜澄茄醇 14.6% 等。

【现代中药药理学研究】厚朴碱、异厚朴酚有明显的中枢性肌肉松弛作用。厚朴碱、木兰箭毒碱能松弛横纹肌。对肠管，小剂量出现兴奋，大剂量则为抑制。厚朴酚对实验性胃溃疡有防治作用。厚朴有降压作用，降压时反射性地引起呼吸兴奋，心率增加。厚朴提取物抑制中枢兴奋，松弛肌肉，抗焦虑，抗吗啡戒断反应，增强胃动力，抗革兰阳性菌作用较强；醇提物镇痛，抗炎，可抑制白三烯水解酶、环氧化酶活性，抗衰老。可用于慢性咽炎，结肠炎，肠粘连，胃肠神经官能症。

【用量】3~9g。

砂　仁

Sharen

【来源】本品为姜科植物阳春砂、绿壳砂或海南砂的干燥成熟果实。夏、秋间果实成熟时采收，晒干或低温干燥。产于福建、广东、广西、云南等地。

【性味与归经】辛，温。归脾、胃、肾经。

【功效】化湿行气，温中止泻，安胎。

【传统应用】①湿阻中焦及脾胃气滞证；②脾胃虚寒吐泻；③气滞妊娠恶阻及胎动不安。

【主要化学成分】本品含挥发油，经鉴定，成分有乙酰龙脑酯，樟脑，柠檬烯，樟烯，α－蒎烯，β－蒎烯，龙脑，β－榄香烯，β－丁香烯，β－香柑油烯，α－侧柏烯，月桂烯，α－水芹烯，芳樟醇，α－金合欢烯，β－金合欢烯，葎草烯，β－甜没药烯等近 30 种。果实含有多种微量元素（μg/g）：锌 64.2，铜 8.8，铁 44.0，锰 138.0，钴 0.10，铬 1.2，钼 1.15，镍 6.69，钛 0.95，钒

0.09 等。

【现代中药药理学研究】本品煎剂可增强胃的功能,促进消化液的分泌,可增进肠道运动,促进胃排空,促胃肠溃疡愈合,镇痛。可起到帮助消化、消除肠胀气症状作用;0.84g/kg 和 1.68g/kg 砂仁挥发油可减轻溃疡性结肠炎大鼠结肠炎症反应和胃黏膜损伤;砂仁挥发油 0.01g/kg、0.03g/kg、0.06g/kg,连续 14 天,可显著抑制胃液、胃酸、胃泌素分泌及胃蛋白酶活性,其机制可能与调控胃泌素和 PGE_2 有关;砂仁有明显的对抗由胶原和肾上腺素所诱发的小鼠急性死亡的作用;砂仁对花生四烯酸诱发的小鼠急性死亡有明显保护作用;阳春砂煎剂对乙酰胆碱和氯化钡引起的大鼠小肠肠管紧张性、强直性收缩有部分抑制作用;阳春砂(1.3×10^3g 生药/ml)挥发性部位可使兔肠管轻度兴奋,然后转入明显抑制作用,张力降低,收缩频率减慢,振幅减少,并随浓度不同能部分或完全拮抗乙酰胆碱、$BaCl_2$ 引起的肠管兴奋或痉挛。

砂仁壳:性味功效与砂仁相似,而温性略减,药力薄弱,适用脾胃气滞,脘腹胀痛,呕恶食少等症。

【用量】3~6g。

【临床应用】

方名:韩氏心肌缺血方。

适应证:慢性心肌缺血综合征。

每剂中药饮片所需量:半边莲 15g,丹参 12g,砂仁 6g,熟大黄 10g,淫羊藿 20g,桃仁 12g,川芎 9g,当归 6g,赤芍 12g,降香 6g,蒺藜 15g,水蛭 6g,黄芪 10g,地龙 10g,薤白 12g。

病因病理机制:慢性心肌缺血综合征也有称稳定型心绞痛,分自发型和劳力型发作。稳定型心绞痛是冠状动脉供血不足,心肌急剧的、暂时的缺血缺氧所引起的临床综合征。与冠状动脉粥样硬化、斑块、血栓、血液黏稠度、内皮损伤、致炎因子、自由基等相关,硝酸甘油可缓解。

中医治疗关键靶点:降低血液黏稠度,稳定斑帽,降血脂,软化血管,溶栓。

中药药理学基础:半边莲有显著而持久的利尿作用,有显著而持久的降血压作用,与降低肾素活性相关,抑制胶原表达,升高 eNOS 浓度,降低内皮细胞内皮素;丹参改善微循环,扩张冠脉,增加冠脉血流量,改善心肌缺血,促进心肌缺血或损伤的恢复,能提高缺氧耐受能力,增加红细胞带氧,促进胶原降解,清除氧自由基;砂仁有明显的对抗由胶原和肾上腺素所诱发的小鼠急性死亡的作用,对花生四烯酸诱发的小鼠急性死亡有明显保护作用;熟大黄对脂多糖刺激腹腔巨噬细胞过度炎症反应产生的 TNF – α 有抑制作用,大黄素对炎症反应 TNF – α、IL – 1、IL – 6 有抑制作用,降低 TNF – α、IL – 8 表达,升高 IL – 10 表达;淫羊藿苷保护神经元,强心,抗心功能衰竭,抗心肌缺血,保护心肌细胞氧化损伤,抑制脑线粒体肿胀,提高呼吸链复合体酶活性;桃仁扩张血管,抗凝血酶和 ADP 诱导的血小板聚集,抑制肉芽肿,免疫抑制,干预 ApoE,是稳定斑帽的中药药理学基础;川芎扩张血管,减少静脉壁白细胞黏附,抑制红细胞聚集,降血脂,抗血小板集聚,降低 IL – 6、TNF – α 水平,抑制自由基;当归对动物和人离体细胞内 2、3 – 二磷酸生成有促进作用,降低血红蛋白与氧的亲和力,促进带氧血红蛋白在组织中释放氧,从而增加了红细胞运输氧的功能;赤芍降低肺动脉压,降低外源性凝血因子,抑制 ADP,抗凝血酶活性,激活纤溶酶原活性,降低纤维蛋白原含量和红细胞集聚指数;降香逆转心肌重塑,降低心肌组织血管紧张素 II 含量,抑制前列腺素合成;蒺藜降低心肌细胞 TNF – α、IL – 1β 含量,降低心肌耗氧量显著,能降低肾上腺素诱发的血液黏稠,抗血小板聚集,降低血清 C 蛋白水平;水蛭水煎剂有强抗凝血作用,能显著延长纤维蛋白的凝聚时间;黄芪提高 PGI$_1$ 含量,溶解血凝块,抗心肌缺血损伤,显著扩张冠状动脉;地龙可显著降低血清血管紧张素酶活性,降低肾醛固酮水平,升高血浆和肾脏 6 – 酮 – 前列腺素 – FIa 含量,减轻心肌细胞肥大;薤白提高 PGI$_1$ 含量,抗应激,抗缺氧,清除氧自由基,降低血清过氧化脂质明显。

鸦胆子

Yadanzi

【来源】本品为苦木科植物鸦胆子的干燥成熟果实。秋季果实成熟时采收,除去杂质,晒干。产于福建、广西、云南、台湾、广东等地。

【性味与归经】苦,寒。有小毒。归大肠、肝经。

【功效】清热解毒，止痢，截疟，腐蚀赘疣。

【传统应用】①热毒血痢，冷积久痢；②各型疟疾；③鸡眼赘疣。

【主要化学成分】鸦胆子含生物碱（鸦胆子碱和鸦胆宁等）、糖苷（鸦胆灵、鸦胆子苷等）、酚性成分（鸦胆子酚等）和一种羟基羧酸称鸦胆子酸等。

【现代中药药理学研究】鸦胆子仁及其有效成分对阿米巴原虫有杀灭作用；对其他寄生虫如鞭虫、蛔虫、绦虫及阴道滴虫等也有驱杀作用；所含苦木苦味素有显著的抗疟作用；本品对流感病毒有抑制作用；对赘疣细胞可使细胞核固缩，细胞坏死、脱落；鸦胆子苷、油乳抗肝癌、膀胱癌，抑制肿瘤细胞生长，促进癌细胞凋亡；水煎液抗病原体，抗幽门螺杆菌，抗胃溃疡，多用于胃肠道感染性、溃疡性疾病；自1950年发现鸦胆子仁或其水浸液对鸡疟有效以后，进一步证明了它的抗疟作用大于常山而与奎宁相似，但从其中提得的结晶成分，疗效不够满意。鸦胆子温浸剂或醇－水提取液对鸡疟原虫的繁殖确有显著的抑制作用，但剂量必须在接近半数致死量时方有效。

【用量】0.5~2g。

韭菜子

Jiucaizi

【来源】本品为百合科植物韭菜的干燥成熟种子。秋季果实成熟时采收果序，晒干，搓出种子，除去杂质。产于河北、山西、吉林、江苏、山东、安徽、河南等地。

【性味与归经】辛、甘，温。归肝、肾经。

【功效】温补肝肾，壮阳固精。

【传统应用】①阳痿遗精，白带增多；②肝肾不足，腰膝痿软。

【主要化学成分】本品含皂苷，蒜氨酸。蛋白质2~2.85g，脂肪0.2~0.5g，糖类2.4~6g，纤维素0.6~3.2g。还有大量的维生素，如胡萝卜素0.08~3.26mg，核黄素0.05~0.8mg，烟酸0.3~1mg，维生素C 10~62.8mg。韭菜含的矿质元素也较多，如钙10~86mg，磷9~51mg，铁0.6~2.4mg，此外，韭菜含有挥发性的硫化丙烯等。

【现代中药药理学研究】韭菜子中含皂苷，口服大量可引起红细胞溶解，且皂苷能刺激胃黏膜反射引起呼吸道黏膜纤毛运动，显示祛痰作用，本品所含大蒜氨酸受大蒜脂的作用转化成大蒜素后有强大抗菌作用。

【用量】3~9g。

骨碎补

Gusuibu

【来源】本品为水龙骨科植物槲蕨的干燥根茎。全年均可采挖，除去泥沙，干燥，或再燎去茸毛(鳞片)。产于广西、广东等地。

【性味与归经】苦，温。归肾、肝经。

【功效】活血续伤，补肾强骨。

【传统应用】①跌打损伤或创伤，筋骨损伤，瘀滞肿痛；②肾虚腰痛脚弱，耳鸣耳聋，牙痛，久泄；③外治斑秃，白癜风。

【主要化学成分】本品含柚皮苷，21-何帕烯，9-羊齿烯，7-羊齿烯，3-雁齿烯，β-谷甾醇，豆甾醇：环木菠萝甾醇-乙酸酯，环水龙骨甾醇乙酸酯，环鸦片甾烯醇乙酸酯等。

【现代中药药理学研究】水煎醇沉液有预防血清胆固醇、三酰甘油升高、并防止主动脉粥样硬化斑块形成的作用；骨碎补多糖和骨碎补双氢黄酮苷也有降血脂和抗动脉硬化的作用。骨碎补能促进骨对钙的吸收，提高血钙和血磷水平，有利于骨折的愈合；骨碎补总黄酮和成骨诱导液能增加骨关节炎干细胞增生和Ⅱ型胶原表达，改善软骨细胞，推迟骨细胞的退行性病变。此外，骨碎补双氢黄酮苷有明显的镇静、镇痛作用；骨碎补抗急性肾损伤使血肌酐下降；总黄酮有较强的抗膝骨关节炎作用。骨碎补总黄酮可以有效提高老年性骨质疏松症患者人体血清骨钙素水平及腰椎和髋关节骨密度[189]；骨碎补可以增加去卵巢后骨质疏松大鼠的骨密度，改善微结构，提高生物力学性能，对实验动物的骨质疏松有治疗作用[199]；口服中药骨碎补总黄酮后可改善膝骨性关节炎患者的临床症状，其作用机制可能与血清中IL-1β和PGE$_2$水平降低有关[200]；骨碎补总黄酮能促进体外成骨细胞增生及分化成熟，抑制破骨细胞活性、促进股骨头骨再生[201]。

【用量】3~9g。

【临床应用】

方名:韩氏颈椎病方。

适应证:颈椎骨质增生。

每剂中药饮片所需量:山茱萸 9g,葛根 15g,川芎 9g,肉豆蔻 10g,肉桂 5g,丹参 12g,牡丹皮 10g,骨碎补 15g,独活 10g。

病因病理机制:属退行性病变,与骨质疏松、骨质增生、血液循环不畅有关,导致椎骨萎缩或增生、椎管狭窄、韧带肥厚、椎关节失稳或松动或变形等,压迫神经根,引发一系列临床症状。

中医治疗关键靶点:抗炎止痛,改善血液循环。

中药药理学基础:山茱萸有糖皮质激素样作用,能抑制 TNF-α 和 IL-1 诱导的内皮细胞分泌黏附因子分泌,抑制 T 细胞膜 CD3、CD4、CD8 表达;葛根抗血小板聚集,抗骨质疏松,改善血液流变学,扩张血管,增加血流量,保护神经;川芎中川芎嗪能改善软骨、滑膜血液循环;肉豆蔻有抑制中枢神经和麻醉作用;肉桂扩张血管、促进血液循环,抗炎、镇痛;丹参促进胶原降解可能是通过增加胶原酶的产生或增强胶原酶的活性,改善微循环障碍和血液流变学,致使局部血流供应增多和营养增加;牡丹皮中丹皮酚镇痛,抗炎,降低血清中 IL-1、IL-2、IL-6、TNF-α 水平;骨碎补能促进骨对钙的吸收,提高血钙和血磷水平,改善软骨细胞,推迟骨细胞的退行性病变;独活 0.29g/kg 挥发油抗炎、镇痛与 100mg/kg 阿司匹林的作用相当,酚性成分抗炎、镇痛强于贝诺酯,对血小板聚集有抑制作用。

虻　虫

Mengchong

【来源】虻科昆虫复带虻或鹿虻的干燥雌虻成虫。夏秋捕捉雌虫,捏其头部致死,晒干或阴干。产于全国各地。

【性味与归经】苦，微寒。有毒。归肝经。

【功效】破血逐瘀，散积消癥。

【传统应用】①血瘀经闭，癥瘕积聚；②跌打损伤，瘀滞肿痛。

【主要化学成分】本品含蛋白质、氨基酸、胆固醇及钙、镁、磷、铁、钴、铜、锰、锶、锌、铝等 24 种无机元素。

【现代中药药理学研究】水提物在体外有较弱的抗凝血酶作用，体外和体内均有活化纤溶系统的作用，能显著延长出血时间，减少血浆纤维蛋白原含量，明显抑制血小板聚集率，降低全血黏度比和血浆黏度比，降低血细胞比容，改善血液流变学；提取物具有抗炎镇痛作用；虻虫对家兔离体子宫有兴奋作用；对内毒素所致肝出血坏死病灶的形成有显著抑制作用；虻虫醇提物有明显溶血作用。

【用量】1.5~3g。

钩　藤

Gouteng

【来源】本品为茜草科植物钩藤、大叶钩藤、毛钩藤、华钩藤或无柄果钩藤的干燥带钩茎枝。秋、冬二季采收，去叶，切段，晒干。产于四川、贵州、云南、湖北等地。

【性味与归经】甘，凉。归肝、心包经。

【功效】清热平肝，息风定惊。

【传统应用】①头痛，眩晕；②肝风内动，惊痫抽搐；③能清热透邪。

【主要化学成分】本品含钩藤碱、异钩藤碱、柯诺辛因碱、异柯诺辛因碱、柯楠因碱、二氢柯楠因碱、硬毛帽柱木碱、硬毛帽柱木因碱等。

【现代中药药理学研究】钩藤、钩藤总碱及钩藤碱，对各种动物的正常血压和肾性高血压都具有降压作用，能促进肺动脉平滑肌细胞 K^+/Ca^{2+} 的开放，8g/kg 有效；水煎剂对小鼠有明显的镇静作用；钩藤乙醇浸液能制止豚鼠实验性癫痫的发作，并有一定的抗戊四氮惊厥，保护神经元作用；钩藤还有抑制血小板聚集及抗血栓，抗胶原 ADP 诱导的血小板聚集，降血脂等作用，降低心肌耗氧量，松弛心血管平滑肌，有较强的逆转肿瘤细胞多药耐药性的作用。

【用量】3～12g。

钩 吻
Gouwen

【来源】本品为马钱科植物胡蔓藤的全株。貌似金银花，实为断肠草，人食则死，羊吃则肥。产于浙江、江西、福建、台湾、湖南等地。

【性味与归经】辛、苦，温。有大毒。归心、肺、大肠、小肠经。

【功效】祛风，攻毒，消肿止痛。

【传统应用】①疥癣、湿疹、痈肿、疔疮；②跌打损伤；③风湿痹痛；④神经痛。

【主要化学成分】本品含钩吻素甲，钩吻碱已，钩吻碱丑，钩吻碱寅，钩吻碱卯，钩吻碱丙，钩吻碱丁，钩吻碱戊，常绿钩吻碱等。

【现代中药药理学研究】钩吻生物碱镇痛作用强于阿司匹林，镇静，抗炎，抑制免疫功能；钩吻素子抗血小板聚积，保护造血功能，抗应激，抗辐射。

本品只许外用，内服治三叉神经痛慎用。

【用量】LD50，钩吻素甲：56.2mg/kg，钩吻素已：0.185mg/kg，全草2g。

重 楼
Chonglou

【来源】本品为百合科重楼属植物华重楼、云南重楼或七叶一枝花的干燥根茎。秋季采挖，除去须根，洗净，晒干。产于四川、广西等地。

【性味与归经】苦，微寒。有小毒。归肝经。

【功效】清热解毒，消肿止痛，凉肝定惊。

【传统应用】①痈肿疔疮，咽喉肿痛，毒蛇咬伤；②惊风抽搐；③跌打损伤。

【主要化学成分】本品含多种甾体皂苷，为薯蓣皂苷元和偏诺皂苷元的二、三、四糖苷，另含 β-蜕皮激素、胡萝卜苷等。

【现代中药药理学研究】蚤休有广谱抗菌作用；对亚洲甲型流感病毒有较强的抑制作用；所含甾体皂苷和氨基酸有抗蛇毒作用；重楼苷有镇静、镇痛作用；本品的水煎剂或乙醇提取物有明显的镇咳、平喘作用；重楼粉有明显的止血作用；此外，还有抗肿瘤作用。重楼总皂苷降低血清 TNF-α、IL-1β、IL-6 水平，上调狼疮性肾炎患者 TGF-β、IL-10 水平，同时具有显著的抗炎镇痛作用，抗血小板聚集（ADP）（溶血），杀虫。

【用量】3~9g。

香　橼

xiangyuan

【来源】本品为芸香科植物枸橼或西南香圆的干燥成熟果实，俗称绿苹果。秋季果实成熟时采收，趁鲜切片，晒干或低温干燥。香橼亦可整个或对剖两半后，晒干或低温干燥。产于浙江、江苏等地。

【性味与归经】辛、苦、酸，温。归肝、脾、肺经。

【功效】疏肝解郁，理气和中，燥湿化痰。

【传统应用】①肝郁胸胁胀痛；②气滞脘腹胀痛；③痰饮咳嗽，胸膈不利。

【主要化学成分】本品含枸橼成熟果实含橙皮苷，枸橼酸，苹果酸，果胶，鞣质及维生素 C 等。果实含油 0.3%~0.7%，果皮含油 6.5%~9%，油中含有乙酸牻牛儿醇酯，乙酸芳樟醇酯，右旋柠檬烯，柠檬醛，水芹烯，柠檬油素等。幼果中含琥珀酸。种子含黄柏酮，黄柏内酯。果实中还含 β-谷甾醇等。

【现代中药药理学研究】所含挥发油对胃肠道有温和刺激作用，能促进肠胃里蠕动和消化液分泌，排除肠内积气，并有祛痰作用；香橼具有抗炎作用；

本品所含的橙皮苷对豚鼠因缺乏维生素 C 而致的眼睛球结膜血管内细胞凝聚及毛细血管抵抗力降低有改善作用，能降低马血细胞之凝聚；与致栓塞饲料或与致粥样硬化饲料共同喂养大鼠，均可延长大鼠存活时间；能刺激缺乏维生素 C 的豚鼠的生长速度，增加豚鼠肾上腺、脾及白细胞中维生素 C 的含量；橙皮苷加入小泡性口炎病毒前，将小鼠纤维细胞放于 200μg/ml 的橙皮苷中预先孵化处理，能保护细胞不受病毒侵害约 24 小时；预先处理 Hela 细胞能预防流感病毒的感染。但其抗病毒的活性可被透明质酸酶所消除。

【用量】3~9g。

香　菇

Xianggu

【来源】本品真菌类担子菌纲伞菌目伞菌科香蕈，以子实体入药。产于河北遵化、平泉县、山东高密、广饶、河南灵宝、浙江、安徽、江西、福建等地。

【性味与归经】甘，平。无毒。归肝，胃经。

【功效】益胃气，托痘疹，治贫血。

【传统应用】食欲缺乏，少气乏力。

【主要化学成分】本品含 1-辛烯-3-醇，2-辛烯-1-醇等挥发性物质，γ-谷氨酰基烟草香素，酵母氨酸等肽类化合物及氨基酸，香菇嘌呤，三磷腺苷，二磷腺苷，5'-磷酸腺苷等核苷酸类化合物，麦角甾醇，香菇多糖，前维生素 D_2，牛磺酸，甲醛等。食用部分中每 100g 含水 13g、脂肪 1.8g、糖类 54g、粗纤维 7.8g、灰分 4.9g、钙 124mg、磷 415mg、铁 25.3mg、维生素 B_1 0.07mg、维生素 B_2 1.13mg、烟酸 18.9mg。含铜、锌、铁、锰等。

【现代中药药理学研究】香菇多糖对免疫功能有双向调节作用；香菇水煎液灌胃增加肝糖原，改善耐量；保肝降血脂，降低疟原虫血症水平，增强 IL-12、IFN-γ 分泌水平，提高 NO 含量；香菇多糖体外培养抗人 HIV 病毒，增加 IL-2、IL-12、IFN-γ 分泌，降低 IL-4、IL-10、TNF-α 分泌；注射香菇多糖抗恶性血液病、肿瘤，抗诱变，抗氧化；抗呼吸道感染，升高感染后患儿血清 IgG、IgA、C₃、CD4。香菇多糖可提高小鼠腹腔巨噬细胞的吞噬功能，还可促进 T 淋巴细胞的产生，并提高 T 淋巴细胞的杀伤活性。实验证明，香菇中还含有一种抗病毒的干扰素诱发剂，能提高人体抗病能力，可预防流行性感冒等症。

【用量】6～9g。

香 薷

Xiangru

【来源】本品为唇形科植物石香薷的干燥地上部分。夏、秋二季茎叶茂盛、果实成熟时采割，除去杂质，晒干。产于江西、河北、河南等地。

【性味与归经】辛，微温。归肺、胃经。

【功效】发汗解表，化湿和中，利水消肿。

【传统应用】①风寒感冒；②水肿脚气。

【主要化学成分】本品含挥发油，内含香荆芥酚，β-丁香烯，百里香酚，葎草烯，β-甜没药烯，4-松油烯醇，γ-松油烯，对聚伞花素，α-水芹烯，β-蒎烯，樟烯，α-蒎烯。另含甾醇，黄酮苷等。

【现代中药药理学研究】挥发油有发汗解热作用，能刺激消化腺分泌及胃肠蠕动；挥发油对金黄色葡萄球菌、伤寒杆菌、脑膜炎双球菌等有较强的抑制作用；水提煎液体外能杀死阴道毛虫。香薷酊剂能刺激肾血管使肾小球充血，提示肾病患者慎用。

【用量】3～9g。

香 附

Xiangfu

【来源】本品为莎草科植物莎草的干燥根茎。秋季采挖，燎去毛须，置沸水中略煮或蒸透后晒干，或燎后直接晒干。产于山东、浙江、湖南、河南等地。

【性味与归经】辛、微苦、微甘，平。归肝、脾、三焦经。

【功效】疏肝解郁，调经止痛，理气调中。

【传统应用】①肝郁气滞胁痛、腹痛；②月经不调，痛经，乳房胀痛；③脾胃气滞腹痛。

【主要化学成分】本品含葡萄糖8.3%~9.1%、果糖1.0%~1.7%，淀粉40%~41.1%、挥发油0.65%~1.4%。挥发油中含：β-蒎烯、莰烯、香附子烯、芹子三烯、β-芹子烯、α-香附酮、β-香附酮、绿叶萜烯酮、香附醇、异香附醇、环氧莎草奥、香附醇酮、莎草奥酮、考布松及异考布等。

【现代中药药理学研究】其挥发油有轻度雌激素样作用；香附水煎剂可明显增加胆汁流量，并对肝细胞功能有保护作用；其总生物碱、苷类、黄酮类及酚类化合物的水溶液有强心、减慢心率及降低血压的作用；有抑制中枢神经和麻醉作用；香附与活血类药物合用有明显的协同作用，降低全血黏度、血细胞比容、红细胞集聚等效果明显；能抑制平滑肌收缩，降低张力，对气管痉挛有一定的保护作用；醇提注射或灌胃抗炎解热效果明显，是氢化可的松的8倍，有效成分是三萜类化合物。所以是治疗扁平疣、甲状腺炎、胸膜炎、胃窦炎的理想药物。

醋香附：醋炙止痛力增强。

【用量】6~9g。

【临床应用】

方名：韩氏经期腹胀方。

适应证：经期综合征。

每剂中药饮片所需量：柴胡10g,神曲12g,当归6g,淫羊藿20g,白芍12g,红花10g,醋香附12g,黄精12g,肉苁蓉10g,陈皮12g,小茴香6g。

病因病理机制：经期综合征与神经递质紊乱,5-HT下降,黄体萎缩,黄体酮、雌激素分泌减少,维生素B缺乏以及精神因素有关。

中医治疗关键靶点：调节神经递质,促进雌激素生成,上调胆碱受体。

中药药理学基础：柴胡调节神经递质,是治疗经期综合征的中药药理学基础；神曲含维生素B,能促进物质代谢和能量代谢；当归具有调节子宫平滑肌收缩、解除痉挛作用；淫羊藿能增强下丘脑-垂体-性腺轴及肾上腺皮质轴、胸腺轴等内分泌系统的分泌功能,有雌激素样作用;白芍能兴奋空肠的 M1 和 M2 胆碱受体;红花有雌激素样作用;黄精的黄精多糖能提高脑内 5 – HT 含量,保护神经元,提示黄精具有抗抑郁作用;香附有雌激素样作用,降低平滑肌张力;肉苁蓉促进卵巢孕激素分泌,增强雌激素和孕激素受体表达,有促黄体生成素释放激素样作用;陈皮促进消化液分泌和排除肠胀气;小茴香水提煎液促进肠管运动,与胆碱、组胺样作用相关。

香加皮

Xiangjiapi

【来源】本品为萝藦科植物杠柳的干燥根皮。春、秋二季采挖,剥取根皮,晒干。产于山西、河南、河北、山东等地。

【性味与归经】辛、苦,温,有毒。归肝、肾、心经。

【功效】利水消肿,祛风湿,强筋骨。

【传统应用】①下肢水肿;②心悸气短;③风寒湿痹;④腰膝酸软。

【主要化学成分】本品含十余种苷类化合物,已知其结构的有强心苷杠柳毒苷和皂苷杠柳苷 K、H1、E。还含 4 – 甲氧基水杨醛、α – 香树脂醇、β – 香树脂醇、α – 香树脂醇乙酸酯、β – 香树脂醇乙酸酯、β – 谷甾醇及其葡萄糖苷等。

【现代中药药理学研究】香加皮能改善左心室结构和功能;水提取有抑制骨癌、肠癌、食管癌、乳腺癌、宫颈癌生长作用;抗炎抑制关节滑液中 IL – 6 生成;免疫方面香加皮杠柳苷升高血清中 TNF – α、IL – 2、IL – 12 水平。

【用量】3~6g。

秋水仙

Qiushuixian

【来源】本品为百合科秋水仙的干燥鳞茎。产于欧洲和地中海沿岸。北京、庐山、昆明等地有试种。

【性味】苦，温，有毒。

【功效】散寒，镇痛，抗癌。

【传统应用】①癌症；②痛风镇痛。

【主要化学成分】在秋水仙花及球茎内有多种毒性极强的生物碱，主要有石蒜碱、雪花莲胺碱及秋水仙碱（又称秋水仙素）等，口服6mg秋水仙碱即可致人死亡。

【现代中药药理学研究】秋水仙碱对多种动物移植性肿瘤有抑制作用，促肾上腺素释放，致应激反应，对白细胞先抑制6小时后明显增加，但能抑制粒细胞聚集，为治疗多种炎症提供了科学依据；抗手术粘连，抗肝纤维化，抗肾盂肾炎，抗增生性玻璃体视网膜病变，抑制巨噬细胞 TNF-α 合成，抑制静脉内膜增生，延长睡眠时间，升高血压，促 IL-1β 合成释放，为治疗肾间质纤维化提供了科学依据。多用于癌症，肝炎肝硬化，青光眼，地中海热，急性痛风和假性痛风判定，血小板减少症，血管炎，白塞病。秋水仙碱是传统的治疗痛风疼痛有效药物，但不能治愈痛风，因为无降低尿酸的作用。可以用作判定痛风是否的药物。

【用量】秋水仙碱 $0.5 \sim 5mg$。LD_{50} 为 $2.6 \sim 2.8mg/kg$。

狭叶红景天

Xiayehongjingtian

【来源】本品为景天科植物大株红景天的干燥根和根茎，又称狮子七。产于西藏、青海等地。

【性味与归经】苦、涩，温。归肝、肾经。

【功效】清热解毒，燥湿止血，止痛。

【传统应用】①肺热温病；②四肢肿胀；③跌打损伤、腰痛；④月经不调。

【主要化学成分】本品含红景天苷、百脉根苷、胡萝卜苷、没食子酸等。

【现代中药药理学研究】狭叶红景天醇提物，增加冠脉血流量，降低心肌耗氧量，抗心肌缺血，抬高 T 波；抑制血小板集聚，抗胃溃疡，抑制结核杆菌，耐缺氧，抗衰老，抗疲劳。

【用量】9～12g。

独一味

Duyiwei

【来源】本品为唇形科植物独一味，以根及根状茎入药。9～10月采收，拔起全株，抖去泥沙，晒至五成干时，截去地上部分及须根，再晒至足干即成。产于甘肃、青海、四川、云南、西藏等地。

【性味与归经】苦，微寒，有小毒。归肝经。

【功效】活血止血，祛风止痛。

【传统应用】①跌打损伤；②风湿痹痛；③黄水病。

【主要化学成分】本品含木犀草素，木犀草素－7－O－葡萄糖苷，槲皮素，槲皮素－3－O－阿拉伯糖苷，芹菜素－7－O－新陈皮苷等。

【现代中药药理学研究】独一味提取物增强学习和记忆；水煎液止血，促血小板聚集，抗炎；浸膏镇痛，抗炎，抑制 IL－1 分泌，促进骨髓粒系祖细胞增生；提取物改善微静脉血流速度，抑制血清 MCP－1 和 TNF－α、促 IL－1β、IL－4、IL－10 上升，提示有治疗静脉炎药理学基础。可用于原发性痛经和急性软组织损伤，消化性溃疡伴出血。

【用量】3～6g。

独　活

Duhuo

【来源】本品为伞形科植物重齿毛当归的干燥根。春初苗刚发芽或秋末茎叶枯萎时采挖，除去须根及泥沙，烘至半干，堆置2～3天，发软后再烘至全干。产于安徽、浙江、江西、广西、新疆等地。

【性味与归经】辛、苦，微温。归肾、膀胱经。

【功效】祛风湿，止痛，解表。

【传统应用】①风寒湿痹；②风寒夹湿表证；③少阴头痛。此外，其祛风湿之功，亦治皮肤瘙痒，内服或外洗皆可。

【主要化学成分】本品含当归醇、当归素、佛手柑内酯、欧芹酚甲醚、伞形花内酯、东莨菪素、当归酸、巴豆酸、棕榈酸、硬脂酸、油酸、亚麻酸、植物甾醇、葡萄糖和少量挥发油等。

【现代中药药理学研究】0.29g/kg 独活挥发油抗炎、镇痛与 100mg/kg 阿司匹林的作用相当，酚性成分抗炎、镇痛强于吲哚美辛；对血小板聚集有抑制作用；并有降压作用，但不持久。可能与独活能激活钙离子通道阻滞剂受体相关；所含香柑内酯、花椒毒素等有光敏及抗肿瘤作用。独活香豆素催眠，水煎液延缓脑组织衰老，抑制人微血管内皮增生，抗血管形成，抗血小板聚集，抗血栓，抗纤维蛋白血栓形成。多用于类风湿关节炎，骨性关节炎，腰椎骨质增生，腰椎间盘突出。

【用量】3~9g。

姜　黄

Jianghuang

【来源】本品为姜科植物姜黄的干燥根茎。冬季茎叶枯萎时采挖，洗净，煮或蒸至透心，晒干，除去须根。产于四川、福建等地。

【性味与归经】辛、苦，温。归脾、肝经。

【功效】活血行气，通经止痛。

【传统应用】①气滞血瘀所致的心、胸、胁、腹诸痛；②风湿痹痛。

【主要化学成分】本品含挥发油 4.5%、6%。挥发油中含姜黄酮 58%、姜油烯 25%、水芹烯 1%、1,8-桉叶素 1%、香桧烯 0.5%、龙脑 0.5%、去氢姜黄酮等。还含姜黄素 0.3%、1.1%、4.8% 及阿拉伯糖 1.1%，果糖 12%、葡萄糖 28%，脂肪油、淀粉、草酸盐等。

【现代中药药理学研究】姜黄素、醇或醚提取物和挥发油能降血脂；姜黄素又有抗炎作用;姜黄素能保护胃黏膜,抗胃溃疡,大剂量则导致胃溃疡,能被甲硫米特阻抗,保护肝细胞;姜黄素给已形成动脉硬化的家兔,每日灌服姜黄素 200mg/kg,连续 30 天。结果家兔主动脉粥样硬化斑块面积比明显降低,主动脉壁基质金属蛋白 9(MMP-9)和核转录因子-KB 的表达率明显下降,同时 eNOS 活性也明显升高;姜黄素挥发油对痤疮丙酸杆菌有较强的抑制作用,作用强于甲硝唑;对多种癣菌也有较强的抑制作用;姜黄素保肝抗肝纤维,抗心肌缺血损伤和乙醇诱导的脑损伤,抗心脑再灌注损伤,抗慢性心力衰竭;姜黄素能抗哮喘,抗肺纤维化,抗结肠炎、胰腺炎、减肥效果明显,改善胰岛素抵抗,抗运动疲劳,能促进高强度运动时组织的糖供给能力,延缓运动性疲劳;促癌细胞凋亡,抑制癌细胞转移,抗诱变,抗 HIV-1 病毒,抗 A 型流感病毒,抗妊娠,终止妊娠率高达 90%(注射有效,口服无效);抑制视网膜色素上皮细胞增生,为治疗白内障提供了科学依据;姜黄提取物、姜黄素、挥发油、姜黄酮以及姜烯、龙脑和倍半萜醇等,都有利胆作用,能增加胆汁的生成和分泌,并能促进胆囊收缩,而以姜黄素的作用为最强;姜黄素在通常情况下杀菌能力较弱,但当给予光照射时,微克量的姜黄素就显示出很强的光毒性反应。革兰阴性菌对于姜黄素光毒性的抵抗力比革兰阳性菌强。姜黄素的这种光毒性只有在有氧情况下才能产生。因此,姜黄素可能作为一种光敏化药物应用于牛皮癣、癌症、细菌和病毒性疾病的光疗。姜黄素还能对易光解的药物起稳定的作用。如对硝苯地平的光稳定作用特别强,使它半衰期延长 6 倍,可增强其疗效。

【用量】3~9g。

【临床应用】

方名:韩氏三高方。

适应证:高血压、高血脂、高血糖。

每剂中药饮片所需量:黄芪 10g,山茱萸 10g,地龙 10g,姜黄 12g,川芎 9g,牛蒡子 15g,半边莲 15g,地骨皮 15g,女贞子 15g,蒺藜 15g,紫草 12g,牡丹皮 12g,桑叶 12g。

病因病理机制:动脉粥样硬化是指动脉管壁增厚变硬,失去弹性和管腔缩小。动脉硬化的特点是,病变从动脉内膜开始,先后有脂质和复合糖类积聚、出血和血栓形成,纤维组织增生和钙质沉着,并有动脉中层的逐渐蜕变和钙化。动脉硬化常见病因:①血脂异常;②高血压;③糖尿病;④吸烟;⑤超重和肥胖;⑥不平衡膳食;⑦缺乏锻炼;⑧年龄;⑨遗传;⑩社会心理;⑪促血栓形成状态。发病机制:主要表现在内皮损伤,脂质堆积和纤维粥样斑块形成。血纤维蛋白原和纤维溶酶原激活物抑制剂增多可促进血栓形成,血栓愈合过程可促进斑块形成生长。低密度脂蛋白、自由基、巨噬细胞、肿瘤坏死因子、IL-1、血小板生长因子、纤维细胞生长因子、内皮素、黏附因子、新生血管共同参与动脉粥样硬化形成。糖尿病动脉硬化可见中、小动脉玻璃样病变。前列腺素能增强血管弹性。。

中医治疗关键靶点:降血脂,降血糖、抑制血小板集聚,抑制致炎因子和自由基,增强纤维蛋白酶活性,抑制新生血管生成,促进前列腺素生成。

中药药理学基础:黄芪升高血清胰岛素水平,提高前列腺环素(PCI_2)和一氧化氮(NO)水平;山茱萸增加胰岛素分泌;地龙可显著降低血清血管紧张素酶活性,降低肾醛固酮水平,升高血浆和肾脏6-酮-前列腺素-FIa含量;姜黄 降血脂;川芎扩张血管,降血脂;牛蒡子钙离子拮抗,降低糖原代谢产生,抑制α-葡萄糖苷酶;降血脂;半边莲利尿,降低肾素活性相关,升高eNOS浓度;地骨皮的枸杞环八肽A和枸杞环八肽B对肾素和血管紧张素转化酶有抑制作用,降血糖;女贞子降血脂,升高正常小鼠前列腺素(PGE_2、PGE_{2a})水平;蒺藜降血脂,降血糖;紫草促进正常糖代谢;牡丹皮降血脂,促进正常糖代谢;桑叶降血脂,抑制α-葡萄糖苷酶活性,促进胰岛素释放,提高胰岛素敏感性,促进糖吸收利用。

前　胡

Qianhu

【来源】本品为伞形科植物白花前胡或紫花前胡的干燥根。冬季至次春茎叶枯萎或未抽花茎时采挖,除去须根,洗净,晒干或低温干燥。产于浙江、湖南、四川等地。

【性味与归经】苦、辛，微寒。归肺经。

【功效】降气化痰，疏散风热。

【传统应用】①痰热咳喘；②风热咳嗽。

【主要化学成分】紫花前胡根含呋喃香豆精类：前胡苷约1.61%。还含海绵甾醇、甘露醇、挥发油。挥发油的主成分为爱草脑及柠檬烯。白花前胡根含白花前胡甲素、乙素、丙素、丁素等。

【现代中药药理学研究】紫花前胡有较好的祛痰作用，作用时间长，其效力与桔梗相当；甲醇总提取物能抑制炎症初期血管通透性，对溃疡有明显抑制作用，还有解痉作用；能延长巴比妥钠的睡眠时间，有镇静作用。白花前胡提取粗精和正丁醇提取物能增加冠脉血流量，但不影响心率及心肌收缩力；伞形花内酯能抑制鼻咽癌KB细胞的生长；前胡抑制正性心律，降血压作用是通过DA_1受体，使血管平滑肌松弛，能维持脑、肾细胞膜ATP酶活力，醇提注射对肾性高血压大鼠尾动脉有较强的钙拮抗作用，水煎口服效果较差；抗心力衰竭抑制IL-6分泌。

【用量】3~9g。

首乌藤

Shouwuteng

【来源】本品为蓼科植物何首乌的藤茎或带叶藤茎。带叶的藤茎，于夏、秋采取。但商品大都用藤茎，于秋季叶落后割取，除去细枝、残叶，切成长约70cm的段落，捆成把，晒干。产于河南、湖北、湖南、江苏、浙江等地。

【性味与归经】甘、微苦，平。归心、肝经。

【功效】养血安神，祛风通络。

【传统应用】①心神不宁，失眠多梦；②血虚身痛，风湿痹痛；③皮肤痒疹。

【主要化学成分】本品含大黄素、大黄素甲醚A、β-谷甾醇。还含夜交藤乙酰本苷即是2,3,4,6-四羟基乙酸苯-3-O-葡萄糖苷等。

【现代中药药理学研究】有镇静催眠作用，与戊巴比妥钠合用有明显的协同作用；首乌藤醇提取物能抑制实验性大鼠高脂血症；对实验性动脉粥样硬化有一定防治作用；并能促进免疫功能。多用于失眠、精神分裂症、高血压、过敏性鼻炎。

【用量】9~15g。

穿山龙

Chuanshanlong

【来源】本品为薯蓣科植物穿龙薯蓣的根茎。秋季采挖，除去细根，刮去栓皮，晒干。产于辽宁、吉林、黑龙江、山东、浙江、河北、山西等地。

【性味与归经】平，苦。归肝、肺经。

【功效】祛风湿，活血通络，清肺化痰。

【传统应用】①风湿痹证；②痰热咳喘。此外，本品还可治胸痹、跌打损伤、痈肿疮毒等。

【主要化学成分】穿山龙含薯蓣皂苷，纤细薯蓣皂苷，穗菝葜甾苷，25 - D - 螺甾 - 3，5 - 二烯及对羟基苄基酒石酸等。

【现代中药药理学研究】穿山龙有显著的平喘作用，总皂苷、水溶性或水不溶性皂苷有明显的镇咳、祛痰作用；水煎剂对细胞免疫和体液免疫功能均有抑制作用，而对巨噬细胞吞噬功能有增强作用。穿山龙皂苷降低关节液 IL - 1、IL - 6、IL - 8、TNF - α 水平。增加心肌营养性血流量，抗动脉粥样硬化。穿山龙总皂苷能改善哮喘小鼠气道壁及支气管平滑肌的增厚[202]；穿山龙总皂苷能够改善哮喘小鼠气道结构，并可通过抑制基质金属蛋白酶 - 9（MMP - 9）、增加基质金属蛋白酶抑制剂 - 1（TIMP - 1）蛋白的表达从而减轻小鼠哮喘气道重塑状态[203]；穿山龙能减少哮喘大鼠气道内嗜酸粒细胞（Eos）的浸润，能够明显减轻哮喘气道炎症[204]；穿山龙总皂苷可能通过抑制转录因子 AP - 1 调控血管新生相关基因表达，抑制血管新生起到治疗 RA 的作用[205]；穿山龙总皂苷具有降低高尿酸血症血尿酸和抗炎作用，其降尿酸的机制可能是通过抑制尿酸生成并促进尿酸的排泄而实现的[206]。

应用穿山龙片剂（每片含原生药2.5g）治疗慢性支气管炎，第一个疗程每日 2 次,每次 2 片;第二个疗程每日 3 次,每次 2 片,均以 10 天为一个疗程。治疗 26 例,第一个疗程的有效率为 80.8%、显效率 30.8%;第二个疗程的有效率 84%、显效率 60%。临床证明穿山龙片对咳、痰、喘、炎均有疗效,尤以镇咳、祛痰作用较强。有效成分主要是皂苷。

【用量】6~9g。

穿山甲

Chuanshanjia

【来源】本品为鲮鲤科动物穿山甲的鳞甲。收集鳞甲,洗净,晒干。产于亚洲的热带和亚热带地区。

【性味与归经】咸,微寒。归肝、胃经。

【功效】活血消癥,通经,下乳,消肿排脓。

【传统应用】①癥瘕,经闭;②风湿痹痛,中风瘫痪;③产后乳汁不下;④痈肿疮毒,瘰疬。

【主要化学成分】本品含硬脂酸,胆甾醇,又含锌、钠、钛、钙、铅、硅、磷、铁、锰、铬、镁、镍、铜、钡、硼、铝、钼、锡等 18 种元素,16 种游离氨基酸。还含挥发油和水溶性生物碱等。

【现代中药药理学研究】水煎液能明显延长小鼠和大鼠凝血时间,降低血液黏度;水提醇沉剂有直接扩张血管壁降低外周阻力,显著增加股动脉血流量的作用;水提液和醇提液有抗炎作用,水提液尚有抗心肌缺氧、升高白细胞的作用;促进乳汁分泌。

【用量】3~9g。

穿心莲

Chuanxinlian

【来源】本品为爵床科植物穿心莲(圆锥须药草)的干燥地上部分。秋初茎叶茂盛时采割,晒干。产于长江以南。

【性味与归经】苦,寒。归心、肺、大肠、膀胱经。

【功效】清热解毒，凉血，消肿，燥湿。

【传统应用】①外感风热，温病初起；②肺热咳喘，肺痈吐脓，咽喉肿痛；③湿热泻痢，热淋涩痛，湿疹瘙痒；④痈肿疮毒，蛇虫咬伤。

【主要化学成分】叶含二萜内酯化合物：穿心莲甲素即脱氧穿心莲内酯0.1%以上，穿心莲乙素即穿心莲内酯1.5%以上，穿心莲丙素即新穿心莲内酯0.2%以上；以及高穿心莲内酯、潘尼内酯。还含穿心莲烷、穿心莲酮、穿心莲甾醇、β-谷甾醇-D-葡萄糖苷等。

【现代中药药理学研究】穿心莲煎剂对金黄色葡萄球菌、绿脓杆菌、变形杆菌、肺炎双球菌、溶血性链球菌、痢疾杆菌、伤寒杆菌、HIV病毒均有不同程度的抑制作用；有增强人体白细胞对细菌的吞噬能力；有解热，抗炎，抗肿瘤，利胆保肝，抗蛇毒及毒蕈碱样作用；并有终止妊娠等作用；穿心莲调节免疫功能方面，不同的剂型有不同的功能，水煎液能提高人外周血白细胞吞噬金黄色葡萄球菌的能力；穿心莲甲素也能增强白细胞吞噬功能；穿心莲内酯明显抑制IFN-2、IL-2、TNF-α生成，保肝利胆，促进胆汁分泌，有明显的量-效关系，诱导癌细胞凋亡，抗心脑缺血，抑制ADP诱导的血小板集聚，防止冠脉手术后再狭窄，抗生育；穿心莲内酯、新穿心莲内酯均具有抑制和延缓肺炎双球菌和溶血性乙型链球菌所引起的体温升高的作用，而后者的作用强度不及前者。穿心莲内酯对小鼠肾上腺皮质功能有不同程度的兴奋作用，以脱水穿心莲内酯为最强。多用于呼吸道感染和肠道感染。

【用量】6~9g。

洋金花

Yangjinhua

【来源】本品为茄科植物白曼陀罗的干燥花。4~11月花初开时采收，晒干或低温干燥。产于江苏、福建、广东等地。

【性味与归经】辛，温，有毒。归肺、肝经。

【功效】平喘止咳，麻醉镇痛，止痉。

【传统应用】①哮喘咳嗽；②心腹疼痛；③风湿痹痛；④跌打损伤；⑤麻醉；⑥癫痫，小儿慢惊风。

【主要化学成分】本品含莨菪烷型生物碱0.12%~0.82%，其中天仙子碱就是工莨菪碱为0.11%~015%，天仙子胺又名莨菪碱为0.01%~0.37%。还含阿托品等。

【现代中药药理学研究】东莨菪碱对大脑皮层和皮层下某些部位主要是抑制作用，使意识丧失，产生麻醉。但对延髓和脊髓则有不同程度的兴奋作用；对支气管及胃肠平滑肌有松弛作用；洋金花保护海马神经元，镇痛，抗眩晕，阻滞中枢 M 胆碱受体，兴奋呼吸中枢，抗呼吸窘迫综合征，抗心律失常，拮抗负性肌力，抗急性心肌梗死，降低血液黏稠度。东莨菪碱能降低胃肠道的蠕动及张力，能阻断胆碱能神经的功能，使膀胱逼尿肌松弛，尿道括约肌收缩，引起尿潴留。洋金花注射液小鼠静脉注射的半数致死量为 8.2mg/kg，洋金花总碱犬静脉注射的最小致死量约为 75~80mg/kg；②5mg/kg 给犬静脉注射一次，3 天后处死，其 13 种主要脏器与对照组比较未见明显的形态差异。

有报道东莨菪碱能对抗震颤素的中枢镇痛作用，且较阿托品为强。将曼陀罗花用白酒浸成 10% 酊剂，或制成 20% 煎剂。每日早餐后服 1 次，连服 6 天，停服 1 天。用量由 10ml 开始，根据反应程度，逐渐增加至 40~80ml，以用药后 1 小时左右出现迷睡，并维持 2~3 小时为适宜。

【用量】0.3~0.6g。

祖师麻

Zushima

【来源】本品为瑞香科植物黄瑞香、陕甘瑞香及凹叶瑞香的茎皮和根皮。产于陕西、甘肃、四川、云南、西藏等地。

【性味与归经】辛、苦，温。有小毒。归肺、心经。

【功效】祛风湿，止痛散寒。

【传统应用】①跌打损伤；②风湿痹痛；③四肢麻木；④头痛、胃痛。

【主要化学成分】本品含二萜和香豆素。二萜类：黄瑞香丙素，瑞香毒素，12 - 羟基瑞香毒素。香豆精类：西瑞香素，瑞香素，瑞香苷，β - 谷甾醇，丁香苷，芫花素等。

【现代中药药理学研究】祖师麻瑞香素能镇各种疼痛；对 IL - 1α、L - 1β、TNF - α 有明显的抑制作用，能减轻毛细血管通透性，抗佐剂性关节炎有明显的效果；抗心肌缺血，能杀灭疟原虫。常用于类风湿关节炎。

本品对皮肤、黏膜有穿透力，可使局部循环改善，起到祛瘀活血、舒通血脉的作用。所以常被外用治疗风湿类疾病。

【用量】3~6g。

神　曲

Shenqu

【来源】本品为辣蓼、青蒿、杏仁等药加入面粉或麸皮混合后，经发酵而成的曲剂。

【性味与归经】甘、辛，温。归脾、胃经。

【功效】消食和胃。

【传统应用】饮食积滞证。

【主要化学成分】本品含酵母菌，淀粉酶，维生素 B 复合体，麦角甾醇，蛋白质及脂肪，挥发油等。

【现代中药药理学研究】神曲因含有多量酵母菌和复合维生素 B，故有增进食欲，维持正常消化功能等作用，能促进物质代谢和能量代谢和调整肠道菌群。

炒神曲：善用于消食。

【用量】10~15g。

络石藤

Luoshiteng

【来源】本品为夹竹桃科植物络石的干燥带叶藤茎。冬季至次春采割，除去杂质，晒干。产于华东、中南、西南及河北、陕西等地。

【性味与归经】苦，微寒。归心、肝、肾经。

【功效】祛风通络，凉血消肿。

【传统应用】①风湿热痹；②喉痹，痈肿；③跌仆损伤。

【主要化学成分】本品含牛蒡苷、络石糖苷、罗汉松树脂酚苷、降络石糖苷、橡胶肌醇、β-谷甾醇葡萄糖苷、加拿大麻糖等。

【现代中药药理学研究】络石藤甲醇提取物对动物双足水肿、扭体反应有抑制作用；所含黄酮苷对尿酸合成酶、黄嘌呤氧化酶有显著抑制作用而能抗痛风；煎剂对金黄色葡萄球菌、福氏痢疾杆菌及伤寒杆菌有抑制作用；牛蒡苷可引起血管扩张、血压下降，对肠及子宫有抑制作用。

【用量】6～12g。

绞股蓝

Jiaogulan

【来源】为葫芦科植物绞股蓝的全草。秋季采收，晒干。产于安徽、浙江、江西、福建、广东、贵州等地。

【性味与归经】苦、微甘，凉。归肺、脾、肾经。

【功效】益气健脾，化痰止咳，清热解毒。

【传统应用】①脾虚证；②肺虚咳嗽证。

【主要化学成分】本品含绞股蓝糖苷，绞股蓝苷，人参皂苷，人参二醇，绞股蓝苷元Ⅱ等。

【现代中药药理学研究】绞股蓝及绞股蓝皂苷均具有抗疲劳、抗缺氧、抗高温、抗低温，延长生物体细，防止正常细胞癌化，提高荷瘤动物免疫力；绞股蓝水提液抗衰老，抗氧化；总皂苷降血脂，抗动脉粥样硬化；绞股蓝多糖抗肝纤维化；水提物抗皮肤迟发型变态反应，抗缺氧损伤，抗心脑缺血损伤，抑制 TXB2 释放，抑制 ADP 诱导的血小板集聚；总皂苷抗应激性胃溃疡，具有镇静催眠作用，降实验性高血糖但机制不清；小鼠灌服绞股蓝煎剂 10g/kg 或 30g/kg，连服 10 日，可明显增加脾脏重量，体重亦比对照组明显增加，能明显促进单核巨噬细胞系统对血中胶体碳的廓清速率，提高单核细胞的吞噬功能，30g/kg 剂量亦可使胸腺重量增加。绞股蓝水煎醇沉水提物 10μml、100μg/ml 及 1000μg/ml 时，均可提高刀豆球蛋白 A（ConA）及脂多糖（LPS）诱导的小鼠脾脏和淋巴细胞的增生反应；某些恶性肿瘤患者术后或放疗后服绞股蓝冲剂（每包含人参皂贰 40mg），每服 2 包，每日 3 次，连服 1 个月，对淋巴细胞转化功能（3H－TdR 掺入）有显著加强作用，但 IgG、IgM 则明显减少；小鼠灌服绞股蓝煎剂 10g/kg、30g/kg，连服 12 天，对二硝基氯苯（DNCB）引起由 T 细胞介导的迟发型皮肤超敏反应有明显增强作用。对环磷酰胺所致脾 NK 细胞活性降低有显著拮抗作用；绞股蓝总皂苷（GPs）对 S180 小鼠可明显增加脾脏系数，但对胸腺系数无明显影响，外周血中细胞总数、TH 细胞、B 细胞总数、IgM、IgG 均明显高于对照组。提示 GPs 不仅能提高细胞免疫功能，也增强体液免疫；灌服 GPs 200mg/kg 7 天，能显著降低 TC、LDL 和极低密度脂蛋白（VLDL）含量，升高 HDL 和 HDL/LDL 比值；结扎冠脉引起急性心肌梗死大鼠，于结扎前 30 分钟及结扎后立即腹腔注射 GPs 25mg/kg，可使缺血 24 小时的心肌梗死范围显著缩小，并使缺血 6 小时及 10 小时大鼠血清磷酸肌酸激酶（CPK）和乳酸脱氢酶（LDH）明显降低，使缺血后 30 分钟时缺血边缘区心肌超微结构损伤明显减轻。

【用量】15～30g。

十 画

秦 艽

Qinjiao

【来源】本品为龙胆科植物秦艽、麻花秦艽、粗茎秦艽或小秦艽 的干燥根。前三种按性状不同分别习称"秦艽"和"麻花艽",后一种习称"小秦艽"。春、秋二季采挖,除去泥沙;秦艽及麻花艽晒软,堆置"发汗"至表面呈红黄色或灰黄色时,摊开晒干,或不经"发汗"直接晒干;小秦艽趁鲜时搓去黑皮,晒干。产于东北、华北、西北及四川等地。

【性味与归经】辛、苦,平。归胃、肝、胆经。

【功效】祛风湿,通络止痛,退虚热,清湿热。

【传统应用】①风湿痹证;②中风不遂;③骨蒸潮热,疳积发热;④湿热黄疸。此外,本品尚能治痔疮、肿毒等。

【主要化学成分】①秦艽根含秦艽碱甲即是龙胆碱,秦艽碱乙即是龙胆次碱,秦艽碱丙,龙胆苦苷,当药苦苷,龙胆苦苷等;②粗茎秦艽:根含龙胆苦苷,当药苷,当药苦苷,龙胆碱,秦艽碱丙;③麻花艽:根含龙胆苦苷,当药苷,当药苦苷,龙胆碱,秦艽碱丙;④达乌里秦艽:根含龙胆苦苷,当药苦苷,龙胆碱,秦艽碱丙。

【现代中药药理学研究】秦艽具有镇静、镇痛、解热、抗炎作用;能抑制反射性肠液的分泌;能明显降低胸腺指数,有抗组胺作用;对病毒、细菌、真菌皆有一定的抑制作用。秦艽碱甲能降低血压、升高血糖;龙胆苦苷能抑制 CCl_4 所致转氨酶升高,具有抗肝炎作用;秦艽醇提物抗类风湿关节炎,抑制关节滑膜增生,与抑制 NO、PLA2、COX-2 有关;龙胆苦苷保肝,降低肝损伤动物 ALT、AST 水平,升高 IL-10 表达水平,抑制 TNF-α 水平,增加胆流量和胆红素；水煎醇沉注射有降压和抑制心率的作用；秦艽总苷抗淋巴癌诱导凋亡，抗甲型流感，利尿排尿酸，减轻痛风疼痛和关节肿胀；在抗炎作用原理方面，它不是直接兴奋肾上腺皮质，而是通过神经系统以激动垂体，促使肾上腺皮质激素分泌增加而实现其抗炎作用；能明显降低大鼠的毛细血管的通透性和升高血糖。秦艽能够降低大鼠血尿酸、增加大鼠 24 小时尿量和尿酸排泄量[213]；秦皮总香豆素对急性痛风性关节炎具有良好的治疗作用，其作用机制与抑制血清 IL－1β、TNF－α 的产生有关[214]；秦皮总香豆素能明显降低高尿酸血症小鼠的血尿酸水平，其机制可能和抑制黄嘌呤氧化酶的活性有关[215]；秦皮总香豆素对急性痛风性关节炎具有良好的治疗作用，其作用机制与抑制血清 IL－1β、IL－8 和 TNF－α 的产生有关[216]。

【用量】3～9g。

秦　皮

Qinpi

【来源】本品为木樨科植物苦枥白蜡树、白蜡树、尖叶白蜡树或宿柱白蜡树的干燥枝皮或干皮。春、秋二季剥取，晒干。产于陕西、河北、河南、山西、辽宁、吉林等地。

【性味与归经】苦、涩，寒。归肝、胆、大肠经。

【功效】清热燥湿，收涩止痢，止带，明目。

【传统应用】①湿热泻痢、带下；②肝热目赤肿痛、目生翳膜。

【主要化学成分】苦枥白蜡树树皮含马栗树皮苷、马栗树皮素等香豆精类及鞣质等。小叶白蜡树树皮含秦皮素、秦皮苷、马栗树皮素、马栗树皮苷等多种香豆精类、鞣质、皂苷。种子含油 15.8%。

【现代中药药理学研究】有抗炎作用；秦皮乙素有镇静、镇咳、祛痰和平喘作用；秦皮抗金黄色葡萄球菌、大肠杆菌、痢疾杆菌、卡他球菌、表皮葡萄球菌，抗流感病毒、疱疹病毒；秦皮甲素对骨关节炎和软骨组织有明显的保护作用，降低关节液中 NO、PGE_2 水平，秦皮香豆素能显著降低尿酸水平，抗急性痛风,但口服效果较差;醇提物抑制脂肪肝,抑制 HL60 白血病细胞增生;秦皮乙素抗过敏,抑制血管平滑肌增生,减轻血管形成术后血管狭窄;香豆素抗骨质疏松,抑制 IgM、TNF - α、IL - 1β 介导的骨细胞凋亡,促进骨细胞成熟分化;马栗树皮苷在大鼠及兔的试验中,各种给药途径均可增进尿酸的排泄。

【用量】6~12g。

珠子参

Zhuzishen

【来源】本品为五加科植物珠子参或羽叶三七(竹根三七、扭子七、黄连三七、花叶三七) 的干燥根茎。秋季采挖,除去粗皮及须根,干燥;或蒸(煮)透后干燥。产于四川、贵州、云南等地。

【性味与归经】苦、甘,微寒。归肝、肺、胃经。

【功效】补肺养阴,祛瘀止痛,止血。

【传统应用】①气阴两虚;②烦热口渴;③虚劳咳嗽;④跌打损伤;⑤关节痹痛;⑥咯血、吐血、鼻衄、崩漏。

【主要化学成分】本品含人参皂苷、三七皂苷、齐墩果酸等。

【现代中药药理学研究】珠子参三七苷镇静,催眠,镇痛,降血压与扩张血管,降低外周阻力相关,改善脑缺血,提高骨髓有核细胞数和网织红细胞数,增强细胞免疫功能;能提高 5 - FU 的敏感性,抑制 HL60 细胞增生,诱导分化和凋亡,升高白细胞,具有明显的细胞毒作用,延长癌动物生存时间;水煎剂增强造血功能。

【用量】3~9g。

蚕 沙

Cansha

【来源】本品为蚕蛾科动物家蚕蛾幼虫的干燥粪便。产于全国各地。

【性味与归经】甘,辛,性温。归肝、脾、胃经。

【功效】祛风湿，和胃化湿。

【传统应用】①风湿痹证；②吐泻转筋；③风疹湿疹瘙痒。

【主要化学成分】本品含脱镁叶绿素 A 及 B，13 - 羟基(13 - R，S)脱镁叶绿素 A 及 B，10 - 羟基脱镁叶绿素 A 等。

【现代中药药理学研究】蚕沙煎剂有抗炎、促生长作用，叶绿素衍生物对体外肝癌细胞有抑制作用。蚕沙醇提物改善糖尿病症状，抑制 α - 葡萄糖苷酶；铁叶氯酸钠明显促进造血，降低血清 IFN - γ、IL - 6、TNF - α 水平，进而改善造血功能；改善肝损伤病灶，促肝细胞恢复和再生；叶绿三酸抗肝癌，促进辅酶 Q_{10} 和 VK2 合成，升高白细胞；叶绿素促进毛发生长，防止脱发。

金惠生等报道，取蚕沙 60g，水煎，早晚两次分服，每日一剂；另用 120g 加水，煎汤先熏洗患处，治疗荨麻疹，19 例患者均一天左右痊愈。

【用量】10 ~ 15g。

盐肤木

Yanfumu

【来源】本品为漆树科植物盐肤木(五倍子)的根、茎和叶。产于全国各地。

【性味与归经】酸、咸，寒。归肺、肾、心、大肠经。

【功效】行气止痛，祛风化湿，止咳化痰。

【传统应用】①感冒发热；②风湿痹痛；③跌打肿痛。

【主要化学成分】本品含没食子酸，槲皮素，甲基香豆素，东莨菪苷等。

【现代中药药理学研究】盐肤木增加冠脉血流量，抗胶原和 ADP 诱导的血小板聚集，抗菌抗病毒，抗 IgA 肾病，抑制人肾小球膜细胞增生，抑制 IL - 1β、TNF - α，抗 HIV 病毒。

【用量】15 ~ 60g。

莱菔子

Laifuzi

【来源】本品为十字花科植物萝卜的干燥成熟种子。夏季果实成熟时采割植株，晒干，搓出种子，除去杂质，再晒干。产于全国各地。

【性味与归经】辛、甘，平。归肺、脾、胃经。

【功效】消食除胀，降气化痰。

【传统应用】①食积气滞证；②咳喘痰多，胸闷食少。

【主要化学成分】本品含芥子碱和脂肪油30%，油中含大量的芥酸及亚油酸，亚麻酸，还含菜子甾醇和22-去氢菜油甾醇。另含莱菔素等。

【现代中药药理学研究】莱菔子提取液，实验有缓和而持续的降压作用，升高NO含量，降低血浆AngⅡ含量；莱菔子还有抗菌、祛痰、镇咳、平喘、改善排尿功能及降低胆固醇、防止动脉硬化等作用。莱菔子于体外能中和破伤风毒素与白喉毒素。莱菔子油有促进胃肠蠕动作用；莱菔子素抗多种癣菌，对葡萄球菌和大肠杆菌有较强的抑制作用；莱菔子生物碱抗氧化，降脂，改善黄褐斑。莱菔子水提浸膏2.4g/（kg·d）对便秘小鼠均有通便作用[217]。

炒莱菔子：炒用长于消食下气化痰。

【用量】4.5～9g。

莲 子

Lianzi

【来源】本品为睡莲科植物莲的干燥成熟种子。除去莲心者称莲肉。秋季果实成熟时采割莲房，取出果实，除去果皮，干燥。产于全国各地。

【性味与归经】甘、涩，平。归脾、肾、心经。

【功效】固精止带，补脾止泻，益肾养心。

【传统应用】①遗精，滑精；②带下；③脾虚泄泻；④心悸，失眠。

【主要化学成分】本品含多量的淀粉和棉子糖，蛋白质 16.6%，脂肪 2.0%，碳水化合物 62%，钙 0.089%，磷 0.285%，铁 0.0064% 等。

【现代中药药理学研究】莲子抗氧化、抗衰老，抑制巨噬细胞 IL－1α、IL－2 活性；灌胃给药降血糖优于苯乙双胍，抗抑郁，提高 5－HT 分泌。

莲子心：降肾性高血压，抗心律失常，抗正性肌力，降血糖，降血脂，是一种低毒、高效的化疗增敏剂；莲子心碱能降低胶原和酸性黏多糖含量，抗瘢痕形成，提示能改善动脉粥样硬化斑块。

【用量】6～15g。

莪　术

Ezhu

【来源】本品为姜科植物蓬莪术、广西莪术或温郁金的干燥根茎。后者习称"温莪术"。冬季茎叶枯萎后采挖，洗净，蒸或煮至透心，晒干或低温干燥后除去须根及杂质。产于广西、四川等地。

【性味与归经】辛、苦，温。归肝、脾经。

【功效】破血行气，消积止痛。

【传统应用】①癥瘕积聚、经闭及心腹瘀痛；②食积脘腹胀痛。

【主要化学成分】本品含挥发油，油中主成分为莪术呋喃烯酮占 44.93%，龙脑占 4.28%，大牻牛儿酮占 6.16%，还含 α－和 β－蒎烯，樟烯，柠檬烯，1，8－桉叶素，松油烯，异龙脑，丁香烯，姜黄烯，丁香烯环氧化物，姜黄酮，芳姜黄酮，莪术二酮以及莪术烯醇，异莪术烯醇等。另含二呋喃莪术烯酮，莪术二醇等。

【现代中药药理学研究】莪术挥发油制剂对多种癌细胞既有直接破坏作用，又能通过免疫系统使特异性免疫增强而获得明显的免疫保护效应，从而具有抗癌作用；莪术也增强免疫功能，促进 IL－2 分泌；莪术明胶抗肿瘤细胞增生，莪术油可明显抑制宫颈癌细胞的端粒酶活性和诱导肿瘤细胞凋亡，抑制肝癌、胃癌细胞增生，莪术能抑制新生血管生成，提示能抗癌细胞转移；莪术油抑制胶原聚集，改善血液流变学，镇痛作用持久，抗病原微生物，抗病毒，抗突变，抑制纤维细胞增生。多用于宫颈癌、肝癌、冠心病和多囊肾、抗早孕。

【用量】6～9g。

桂 枝

Guizhi

【来源】本品为樟科植物肉桂的干燥嫩枝。春、夏二季采收，除去叶，晒干，或切片晒干。产于广东、广西等地。

【性味与归经】辛、甘，温。归肺、心、膀胱经。

【功效】发汗解肌，温通经脉，助阳化气。

【传统应用】①风寒感冒；②寒凝血滞诸痛证；③痰饮、蓄水证；④心悸。

【主要化学成分】桂枝含挥发油 0.69%，油中主要成分为桂皮醛 64.75%，还有苯甲酸苄酯，乙酸肉桂酯，β-荜澄茄烯，菖蒲烯，香豆精等。

【现代中药药理学研究】桂枝水煎剂及桂皮醛有降温、解热作用。桂枝煎剂及乙醇浸液对金黄色葡萄球菌、白色葡萄球菌、伤寒杆菌、常见致病皮肤真菌、痢疾杆菌、肠炎沙门氏菌、霍乱弧菌、流感病毒等均有抑制作用；桂枝双向调节温度，对伤寒副伤寒菌苗所致的发热有显效；桂皮醛镇痛，与罗通定效果相似，镇静，抗惊厥；桂皮水煎液增加心肌摄氧量，保护心肌细胞；挥发油降低 TNF-α、IL-1β、iNOS、COX-2 生成；桂枝提取物抗过敏，抑制酪氨酸酶表达，抑制 IgE 所致的肥大细胞脱颗粒释放介质，同时能抑制补体活性；桂枝水煎液具有一定的利尿作用，可明显降低良性前列腺增生模型大鼠的前列腺湿重和前列腺指数。有报道桂枝芍药知母汤治疗类风湿，能使 IgG、IgA、IgM 明显下降，现代药理学基础充分。

【用量】3～9g。

桔 梗

Jiegeng

【来源】本品为桔梗科植物桔梗的干燥根。春、秋二季采挖，洗净，除去须根，趁鲜剥去外皮或不去外皮，干燥。产于全国各地。

【性味与归经】苦、辛，平。归肺经。

【功效】宣肺，祛痰，利咽，排脓。

【传统应用】①咳嗽痰多，胸闷不畅；②咽喉肿痛，失音；③肺痈吐脓。

【主要化学成分】含多种皂苷，主要有梗皂苷 A、梗皂苷 C、梗皂苷 D、梗皂苷 D2、梗皂苷 D3，去芹菜糖基桔梗皂苷 D、D3，桔梗苷酸－A 内酯，其中主成分是桔梗皂苷 D，桔梗皂苷 A 等。

【现代中药药理学研究】桔梗粗皂苷有镇静、镇痛、解热作用，又能降血糖、降胆固醇，松弛平滑肌。桔梗皂苷有很强的溶血作用，但口服能在消化道中分解破坏而失去溶血作用。桔梗皂苷抗 PGE_2 诱导的炎症，降血脂；醇提物对胰岛素分泌有一定的作用；水提物祛痰，保护肝功能，促进胆汁分泌；有报道称兔灌胃桔梗水或醇提取物 200mg/kg 可使血糖下降，水提取物的降血糖曲线与灌胃 25～50mg/kg 甲苯磺丁脲相似；桔梗无直接抗菌作用，但其水提取物可增强巨噬细胞吞噬功能，增强中性粒细胞杀菌能力，提高溶菌酶的活性。桔梗总皂苷大剂量对大鼠高脂血症具有明显疗效[207]；桔梗总皂苷能抑制胰脂肪酶活性，可以使胰脂肪酶的活性抑制在 41.7% 水平上。桔梗皂苷 D、桔梗皂苷 A 和桔梗皂苷 C 可分别使其活性抑制在 34.8%、3.3% 和 5.2% 的水平上[208]；桔梗皂甙 D 具有极强的酪氨酸酶抑制活性[209]；桔梗皂苷对慢性支气管炎小鼠肺组织中炎性细胞因子 IL－1β 和 TNF－α 的表达有明显的抑制作用[210]；与模型组比较，桔梗水提液高、中剂量组咳嗽潜伏期显著延长（$P < 0.01$ 或 $P < 0.05$），咳嗽次数显著减少（$P < 0.01$ 或 $P < 0.05$）。与空白对照组比较，桔梗水提液高、中剂量组小鼠气管酚红排泌量显著增加（$P < 0.01$ 或 P

<0.05）[211]；桔梗总皂苷能明显降低 2 型糖尿病肝病大鼠的血糖、改善血脂代谢紊乱、保护肝功能，上调 BMP－9 mRNA 的表达，从而减轻 2 型糖尿病肝病大鼠肝脏的损伤，随剂量增长而增强[212]。

【用量】3～9g。

【临床应用】

方名：韩氏感冒方。

适应证：感冒。

每剂中药饮片所需量：柴胡 12g，大青叶 12g，桔梗 10g，黄芩 10g，忍冬藤 15g，桂枝 10g，麻黄 10g，辛夷 12g，老鹳草 15g，陈皮 15g，百部 10g，甘草 9g。

病因病理机制：感冒约有 80% 是由病毒引起，主要包括流感病毒、呼吸道合胞病毒、腺病毒、鼻病毒、埃可病毒、柯萨奇病毒和风疹病毒等。细菌感染占 20% 左右，以金黄色葡萄球菌、溶血性链球菌最为常见；其次为流感嗜血杆菌，肺炎链球菌，支原体等细菌感染。单纯感冒少见，肺部复合感染多见。主要特征是：全身酸痛、发热、鼻塞、流涕、咳嗽、咽干、咽痛和乏力等。症状变化、轻重与自身身体状态和外部感染程度相关。

中医治疗关键靶点：抗病毒、抗菌和抗炎。

中药药理学基础：柴胡抗病毒，抗炎，抗组胺；大青叶中的大青叶喹唑酮对甲型流感、乙脑、柯莎奇、腮腺炎等病毒有效；桔梗可增强巨噬细胞吞噬功能，增强中性粒细胞杀菌能力，提高溶菌酶的活性，镇咳，祛痰；黄芩抗甲型流感病毒，抗菌，拮抗白三烯；忍冬藤抗炎，抑制速发型超敏反应，拮抗过敏介质组胺释放，抗菌；桂枝抗流感病毒，解热，镇痛，抗金黄色葡萄球菌效果明显；麻黄发汗解热，镇咳平喘，抗流感病毒、麻黄挥发油对流感嗜血杆菌、大肠杆菌、白色念珠球菌均有不同程度的抑菌作用，对亚洲甲型流感病毒有抑制作用，对甲型流感病毒 PR 株感染的小鼠有治疗作用，最低抑制浓度为 2mg/ml；辛夷有收缩鼻黏膜血管的作用，能保护鼻黏膜，并促进黏膜分泌物的吸收，减轻炎症，乃至鼻腔通畅；老鹳草能抑制多种病毒复制；陈皮有显著提高豚鼠血清溶菌酶含量，减少嗜酸性粒细胞；百部抗肺炎球菌，抗甲型流感病毒，镇咳祛痰；甘草肾上腺皮质激素样作用，镇咳，祛痰，抗病毒。

桃 仁

Taoren

【来源】本品为蔷薇科植物桃或山桃的干燥成熟种子。果实成熟后采收，除去果肉及核壳，取出种子，晒干。产于河北、山西、陕西、甘肃、山东、河南、四川、云南等地。

【性味与归经】苦、甘，平。归心、肝、大肠经。

【功效】活血祛瘀，润肠通便，止咳平喘。

【传统应用】①瘀血阻滞病证；②肺痈、肠痈；③肠燥便秘；④咳嗽喘。

【主要化学成分】本品含苦杏仁苷约 3.6%，挥发油 0.4%，脂肪油 45%；油中主含油酸甘油酯和少量亚油酸甘油酯。另含苦杏仁酶等。

【现代中药药理学研究】桃仁提取液能明显增加脑血流量，增加犬股动脉的血流量，降低血管阻力，扩张血管，改善血流动力学状况。提取物能改善动物的肝脏表面微循环，并促进胆汁分泌；体外实验桃仁提取液能抑制胰蛋白酶和弹性蛋白酶。动物实验能增加肠氧耗，改善肠学动力学，改善胰腺微循环及组织氧分压；桃仁水提物抗凝血酶和 ADP 诱导的血小板聚集，抗血小板聚集优于丹参，抑制动脉粥样硬化斑块的形成，促进创口愈合，促进肝纤维化逆转，抑制肉芽肿，抗皮肤过敏，镇咳使痰易咳出，抗矽肺纤维化。可用于肝硬化、慢性肾炎、脑出血、卵巢囊肿，降低肝硬化患者血清 IgG、IgA、SSI-gA 含量，提高 C_3、C_4 水平。双丹桃仁汤对降低 AFP（肝炎癌标物，甲胎蛋白）含量有极其明显的效果。桃仁油能明显降低模型动物全血黏度、血浆黏度，降低血细胞比容及纤维蛋白原，明显扩大动物耳郭微动脉、微静脉口径，增加毛细血管开放量[218]；桃仁可能通过增强肾组织上皮细胞钙黏蛋白（E-cadherin）减弱 α-平滑肌激动蛋白（α-SMA）和纤维连接蛋白（FN）的表达，改善肾小管上皮细胞转分化，而减缓肾间质纤维化病程进展[219]。

【用量】4.5~9g。

【临床应用】

方名:韩氏动脉硬化方。

适应证:高血脂、动脉硬化。

每剂中药饮片所需量:黄芪 12g,丹参 12g,赤芍 12g,薤白 12g,桃仁 12g,川芎 9g,女贞子 15g,牛蒡子 12g,升麻 10g,姜黄 9g,蒺藜 15g,玉竹 15g。

病因病理机制:动脉粥样硬化是指动脉管壁增厚变硬,失去弹性和管腔缩小。动脉硬化的特点是,病变从动脉内膜开始,先后有脂质和复合糖类积聚、出血和血栓形成,纤维组织增生和钙质沉着,并有动脉中层的逐渐蜕变和钙化。动脉硬化常见病因:①血脂异常;②高血压;③糖尿病;④吸烟;⑤超重和肥胖;⑥不平衡膳食;⑦缺乏锻炼;⑧年龄;⑨遗传;⑩社会心理⑪促血栓形成状态。发病机制:主要表现在内皮损伤,脂质堆积和纤维粥样斑块形成。血纤维蛋白原和纤维溶酶原激活物抑制剂增多可促进血栓形成,血栓愈合过程可促进斑块形成生长。低密度脂蛋白、自由基、巨噬细胞、肿瘤坏死因子、IL-1、血小板生长因子、纤维细胞生长因子、内皮素、黏附因子、新生血管共同参与动脉粥样硬化形成。前列腺素能增强血管弹性。

中医治疗关键靶点:降血脂,降血压,抑制血小板集聚,抑制致炎因子和自由基,增强纤维蛋白酶活性,抑制新生血管生成,促进前列腺素生成。

中药药理学基础:黄芪有明显的溶栓作用,提高前列腺环素(PCI_2)和一氧化氮(NO)水平;丹参能减轻肾损伤,降低血管紧张素转换酶(ACE)表达,促进 ACE_2 合成,抑制 AngⅡ活性,减少肾组织结晶沉淀物,减少肾小管、肾小球损伤;赤芍总苷抗血小板聚集,升高血小板 cAMP,降低外源性凝血因子,抑制 ADP,抗凝血酶活性,激活纤溶酶原活性,降低纤维蛋白原含量和红细胞集聚指数,增加冠脉流量,降低肺动脉压,抑制巨噬细胞分泌 IL-1;薤白能明显降低血清过氧化脂质,抗血小板凝集,抑制 ADP 诱导的血小板集聚,改善血液流变学,提高 PGI_1 含量;桃仁扩张血管,抗凝血酶和 ADP 诱导的血小板聚集,促进创口愈合,抑制肉芽肿,免疫抑制,干预 ApoE 是稳定斑帽的中药药理学基础;川芎扩张血管,减少静脉壁白细胞黏附,抑制红细胞聚集,降血脂,抗血小板集聚,降低 IL-6、TNF-α 水平;女贞子降血脂,升高正常小鼠前列腺素(PGE_2、PGE_{2a})水平;牛蒡子钙离子拮抗,抑制 TNF-α、IL-6 诱导 iNOS 表达增强,抑制 IL $-\beta$ 生成;升麻明显抑制 Ox $-$ LDL 诱导内皮细胞 IL -6、TNF $-\alpha$ 分泌,明显抑制 TNF $-\alpha$ 引起的血管平滑肌细胞增生;姜黄降血脂,使主动脉壁基质金属蛋白 9(MMP -9)和核转录因子 $-$ KB 的表达率明显下降,同时 eNOS 活性也明显升高;蒺藜降血脂,降低肾上腺素诱发的血液黏稠,抗血小板聚集,降低血清 C 蛋白水平;玉竹增加巨噬细胞吞噬功能,减少巨噬细胞释放 TNF $-\alpha$,配桃仁是稳定斑块的药理学基础。

核桃仁

Hetaoren

【来源】本品为胡桃科植物胡桃的干燥成熟种子。秋季果实成熟时采收,除去肉质果皮,晒干,再除去核壳及木质隔膜。产于全国各地。

【性味与归经】甘,温。归肾、肺、大肠经。

【功效】补肾温肺,润肠通便。

【传统应用】①肾阳虚衰,腰痛脚弱,小便频数;②肺肾不足之虚寒喘咳及肺虚久咳、气喘;③肠燥便秘。

【主要化学成分】本品含脂肪油,主成分为亚油酸、油酸、亚麻酸的甘油酯;另含蛋白质、碳水化合物、$\alpha -$ 及 $\gamma -$ 维生素 E、维生素 B_2 等。

【现代中药药理学研究】胡桃仁可能影响胆固醇的体内合成及氧化排泄,动物实验还证明胡桃仁有镇咳作用,抗氧化,抗衰老,抗高血脂,提高免疫力。

【用量】6 ~ 9g。

桉　叶

Anye

【来源】本品为桃金娘科植物蓝桉的叶。全年可采,折取老叶,阴干或鲜用。产于广西、四川、云南等地。

【性味与归经】辛、苦,寒。归肺、胃、脾、肝经。

【功效】解热，抗菌，消炎。

【传统应用】①感冒；②肠炎；③膀胱炎；④关节炎。

【主要化学成分】本品含挥发油0.92%~2.89%，其主要成分是1,8-桉叶素、蒎烯、香橙烯、枯醛、松香芹醇和1-乙酰-4-异丙叉环戊烯等。又含芸香苷、槲皮苷、槲皮素、高丝氨酸、桉树素等。

【现代中药药理学研究】桉叶水煎剂抗金黄色葡萄球菌、白色葡萄球菌、卡他球菌、白色念珠菌。与丹参配伍对革兰阴性菌、阳性菌有较强的杀伤作用；抗HIV病毒，抑制巨噬细胞产生NO生成，抑制IgE刺激组胺释放；桉叶提取物可促胰岛素逐步分泌，促透皮吸收，但容易导致头晕。

【用量】6~15g。

夏天无

Xiatianwu

【来源】本品为罂粟科植物伏生紫堇的干燥块茎。春季或初夏出苗后采挖，除去茎、叶及须根，洗净，干燥。产于湖南、福建、台湾、浙江、江苏等地。

【性味与归经】苦、微辛，温。归肝经。

【功效】活血止痛，舒筋通络，祛风除湿。

【传统应用】①中风半身不遂、跌仆损伤及肝阳头痛；②风湿痹痛，关节拘挛不利。

【主要化学成分】本品含夏无碱，紫堇米定碱，比枯枯灵碱，掌叶防己碱，α-别隐品碱，小檗碱，药根碱，原阿片碱，羟白毛莨碱，紫堇碱等生物碱。

【现代中药药理学研究】具有镇痛和镇静作用；能增加冠脉流量，扩张外周血管，降低血压；能抑制血小板聚集，对抗血栓形成；对子宫平滑肌和肠平滑肌具有松弛和解痉作用；夏天无总生物碱提高学习和记忆能力，2个月能明显增加海马内血管生成素-1的表达，增加DA、5-HT含量，保护大脑缺血损伤，抗脑梗死，保护脑神经，能增强脑梗死大鼠大脑可塑性；生物总碱抗心律失常,镇痛效果非常明显,能显著抑制血小板黏附性和血栓形成。可用于颈椎病、老年痴呆,改善学习记忆。

【用量】6~12g。

夏枯草

Xiakucao

【来源】本品为唇形科植物夏枯草的干燥果穗。夏季果穗呈棕红色时采收,除去杂质,晒干。产于江苏、安徽、浙江、河南等地。

【性味与归经】辛、苦,寒。归肝、胆经。

【功效】清热泻火,明目,散结消肿。

【传统应用】①目赤肿痛、头痛眩晕、目珠夜痛;②瘰疬、瘿瘤;③乳痈肿痛。

【主要化学成分】本品含三萜皂苷,其苷元是齐墩果酸,尚含游离的齐墩果酸,熊果酸,芸香苷,金丝桃苷,顺-咖啡酸,反-咖啡酸,维生素 B_1,维生素 C,维生素 K,胡萝卜素,树脂,苦味质,鞣质,挥发油,生物碱,水溶性盐类等。

【现代中药药理学研究】本品煎剂可明显降低实验动物血压,茎、叶、穗及全草均有降压作用,但穗的作用较明显;本品水煎醇沉液小鼠腹腔注射,有明显的抗炎作用;本品煎剂在体外对痢疾杆菌、伤寒杆菌、霍乱弧菌、大肠杆菌、变形杆菌、葡萄球菌及人型结核杆菌均有一定的抑制作用;夏枯草醇提物镇静,催眠;水煎剂抗炎,明显诱生 IFN-γ;总皂苷降血压,抗心肌梗死;夏枯草醇提灌胃降血糖与修复 β 细胞,促胰岛素分泌,改善糖耐量相关;抗 HIV-1、HBsAg,抑制淋巴肿瘤,抑制尿路结石;有人报道从夏枯草中提取的一种未鉴的化合物(暂名降糖素)。以降糖素 50mg/kg 皮下注射给予小鼠,可明显抑制由四氧嘧啶损害所引起的小鼠血糖升高($P<0.001$)。其最低有效量为 15mg/kg(小鼠)。作用强度为 100mg 降糖素相当于 22.6U 胰岛素,但临床观察效果不明显。

半夏、夏枯草各 15g 治失眠。配玄参、黄芩降血压。

【用量】9～15g。

柴 胡

Chaihu

【来源】本品为伞形科植物柴胡或狭叶柴胡的干燥根。按性状不同，分别习称"北柴胡"及"南柴胡"。春、秋二季采挖，除去茎叶及泥沙，干燥。产于辽宁、甘肃、河北、河南等地。

【性味与归经】苦，微寒。归肝、胆经。

【功效】解表退热，疏肝解郁，升举阳气。

【传统应用】①表证发热及少阳证；②肝郁气滞；③气虚下陷，脏器脱垂。此外，本品还可退热截疟。

【主要化学成分】本品含挥发油、柴胡醇、油酸、亚麻酸、棕榈酸、硬脂酸、廿四酸、葡萄糖及皂苷等。皂苷中有柴胡皂苷 A、柴胡皂苷 C、柴胡皂苷 D，柴胡苷元 F、柴胡苷元 E、柴胡苷元 G，龙吉苷元。另有报道，根和种子中分出柴胡苷，这是多种苷的总称。此外，根中含 α－菠菜甾醇、Δ7－豆甾烯醇、Δ22－豆甾烯醇、豆甾醇、侧金盏花醇、白芷素。茎、叶含芸香苷等。

【现代中药药理学研究】柴胡注射液能提高小鼠脑内乙酰胆碱酯酶含量和抗脑内脂质过氧化，是增强学习记忆的药理学基础；柴胡能增强石菖蒲抗抑郁，柴胡皂苷 A 可使血清中大鼠脑海马中的高香草酸、去甲肾上腺素、多巴胺、5－羟色胺升高，是治疗抑郁症的药理学依据；柴胡皂苷抑制 IL－6 诱导动物大脑放电，抗惊厥，是治疗癫痫的药理学基础；柴胡注射液解热、镇痛，抗呼吸道合胞病毒、肺炎病毒、脊髓灰质炎病毒、流感病毒、单纯疱疹病毒是治疗感冒发热的药理学基础；口服柴胡皂苷升高血清促肾上腺皮质激素，抑制组胺释放，柴胡抗炎、抗肉芽肿作用与泼尼松相似，抗增生作用比抗渗透作用更强；柴胡多糖能提高免疫力，促进细胞免疫，使 IL－2 分泌增加；柴胡皂苷升高肝纤维化大鼠血清中 IL－10、NO 水平，降低 TNF－α，是柴胡皂苷保肝,抗纤维化的科学依据;柴胡注射液保肾,防止肾小球硬化,促 IL - 2 生产分泌,抗氧化,抗辐射,保护胃黏膜。

醋柴胡:增强其疏肝解郁作用。

【用量】3~9g。

【临床应用】

方名:韩氏反流性咳嗽方。

适应证:反流性咳嗽 。

每剂中药饮片所需量:黄芩 6g,山豆根 6g,百部 9g,罗汉果 12g,娑罗子 12g,柴胡 12g,化橘红 12g,甘草 6g,浙贝母 15g,蒲公英 15g,射干 12g。

病因病理机制:反流性咳嗽是胃酸或其他胃内容物反流进入食管甚者可反流气管,诱发以咳嗽为主的临床表现。多数患者有烧心、反酸、胸闷、咽部不适临床症状。以幽门螺杆菌感染为主,感冒病毒、白色念珠菌等感染或并存。

中医治疗关键靶点:抗菌、抑制胃酸、抗病毒。

中药药理学基础:黄芩抗过敏,抗白三烯,抗 10 株幽门螺杆菌,白色念珠菌,抗甲型流感病毒,降低血清 TNF - α 和可溶性细胞黏附分子;山豆根的苦参碱抗菌,抗炎抗组胺,抑制胃酸;百部抗肺炎球菌,镇咳祛痰;罗汉果增强特异性免疫和体液性免疫功能,镇咳祛痰;娑罗子水煎剂可明显抑制胃酸分泌,对胃酸相关性胃黏膜损伤有明显保护作用,抑制胃酸分泌与西咪替丁相当;柴胡抗病毒,抗炎,抗组胺;化橘红抗炎镇咳祛痰;甘草有肾上腺皮质激素样作用,镇咳,祛痰;浙贝母镇咳,祛痰,松弛平滑肌,抗炎;蒲公英抗金黄色葡萄球菌,抗甲型链球菌,抗乙型链球菌,抗炎,抗幽门螺杆菌;射干水煎液抗流感病毒、白色念珠菌、热带念珠菌、克柔念珠菌,镇咳,祛痰。

党 参

Dangshen

【来源】本品为桔梗科植物党参、素花党参(西党参)或川党参的干燥根。秋季采挖,洗净,晒干。产于山西上党等地。

【性味与归经】甘，平。归脾、肺经。

【功效】补脾肺气，补血，生津。

【传统应用】①脾肺气虚证；②气血两虚证；③气津两伤证。

【主要化学成分】本品含皂苷、微量生物碱、蔗糖、葡萄糖、菊糖、淀粉、黏液及树脂等。

【现代中药药理学研究】《中药学》党参能调节胃肠运动、抗溃疡、增强免疫功能；对兴奋和抑制两种神经过程都有影响；党参皂苷还能兴奋呼吸中枢；对动物有短暂的降压作用，但又能使晚期失血性休克家兔的血压回升；能显著升高兔血糖，其升血糖作用与所含糖分有关；能升高动物红细胞、血红蛋白、网织红细胞；还有延缓衰老、抗缺氧、抗辐射等作用。北党参灌胃，能升高血糖。

《现代中药基础研究与临床》党参改善学习和记忆明显；水煎液抗心脑缺血损伤，改善心脏微循环显著，降低 MDA 含量，减少肌酸激酶释放；大剂量党参能降低血压，升高 IL－2，抗缺氧，抗疲劳，抗氧化，抗衰老，提高纤溶活力，提高小肠推动力，抗胃黏膜损伤，抗消化溃疡，党参多糖降低实验性高血糖，改善胰岛素抵抗，抗过敏，平喘。

【用量】9～30g。

【临床应用】

方名：韩氏增强免疫功能方。

适应证：免疫力低 。

每剂中药饮片所需量：黄芪 15g，白术 9g，党参 9g，陈皮 10g，紫苏子 10g，玄参 12g，甘草 9g，鱼腥草 15g，牛蒡子 15g，蒲公英 15g。

病因病理机制：免疫功能低下在这指的是体液免疫降低和补体减少，容易诱发反复感染如感冒、肺炎等。该方与治疗免疫缺陷，免疫排斥等相关疾病无关。

中医治疗关键靶点：增强 IgA 和补体（C3）免疫，抗病毒，抗菌。

中药药理学基础：黄芪提高血清 IgG、IgM、IgA、C3、C4 含量，降低血清 IL－4，升高血清 IL－6、IFN－γ 水平；白术使巨噬细胞的吞噬百分率、吞噬指数及其溶酶体消化平均较对照组显著增加；党参促进淋巴细胞 IL－2 产生有明显增强作用;陈皮增强巨噬细胞吞噬功能,增加血清溶菌酶含量;紫苏子抗过敏,降低 IgE 水平,明显降低组胺释放,抑制白三烯产生;玄参增加抗体数量,增强 B 细胞免疫;甘草抑制组胺释放,减少内源性 PGE_2;鱼腥草增强白细胞吞噬能力,抗过敏介质释放,抗流感病毒;牛蒡子水浸剂抑制金黄色葡萄球菌、肺炎球菌、乙型链球菌,有一定的补体活性;蒲公英能增强小鼠的脾淋巴细胞增殖能力,NK 细胞活性及巨噬细胞吞噬指数。

积雪草

Jixuecao

【来源】本品为伞形科植物积雪草的全草。产于陕西、江苏、安徽、浙江、江西、福建等地。

【性味与归经】苦、辛,寒。归肺、脾、肾、膀胱经。

【功效】清热利湿,解毒消肿。

【传统应用】①湿热黄疸;②中暑腹泻;③石淋、血淋;④痈肿疮毒;⑤跌打损伤。

【主要化学成分】本品含多种 α－香树脂醇型的三萜成分,其中有积雪草苷、参枯尼苷、异参枯尼苷、羟基积雪草苷、玻热模苷、破热米苷和破热米酸等。

【现代中药药理学研究】积雪草总苷抗抑郁,降低血清皮质酮,升高脑内5－HT、DA,代谢物含量,抗神经损伤,解毒,镇痛,抗炎,扩张血管,降血压,减慢心率,抗心肌缺血,抗胃肠溃疡,保肝,抗炎,抗肝纤维化,抗菌,和长春碱合用抗癌,诱导 Hela 细胞凋亡,抗肾损伤,促进伤口愈合,抑制皮肤瘢痕,抑制乳腺增生。积雪草苷能治疗皮肤溃疡,如顽固性创伤、皮肤结核、麻风等。积雪草苷能治疗麻风,有人认为其作用为溶解细菌的蜡膜,从而被其他药物或机体防御功能所消灭。

【用量】9～15g。

臭梧桐

Chouwutong

【来源】本品为马鞭草科植物臭梧桐的嫩枝及叶。8～10月开花后采，或在6～7月开花前采，割取花枝及叶，捆扎成束，晒干。产于江苏、安徽等地。

【性味与归经】苦、微辛，平。归肝、胆、脾经。

【功效】祛风湿，通经络，平肝。

【传统应用】①风湿痹证；②风疹，湿疮；③肝阳上亢，头痛眩晕。

【主要化学成分】本品含海州常山黄酮苷，内消旋肌醇，植物血凝素，臭梧桐素A和臭梧桐素B，海州常山苦素A和海州常山苦素B等。

【现代中药药理学研究】臭梧桐煎剂及臭梧桐素B有镇痛作用；煎剂及臭梧桐素A有镇静作用；其降血压作用以水浸剂最强，且降肾性高血压。但有导致尿出血和蛋白尿的报道；减慢心率，抑制血栓形成。李志如报道臭梧桐叶制成片剂抗疟疾，2～4天后疟原虫转阴率降至82%～97%。多用于高血压，风湿病，高胆固醇，银屑病，颈椎病。

【用量】10～15g。

射　干

Shegan

【来源】本品为鸢尾科植物射干的干燥根茎。春初刚发芽或秋末茎叶枯萎时采挖，除去须根及泥沙，干燥。产于全国各地。

【性味与归经】苦，寒。归肺经。

【功效】清热解毒，消痰，利咽。

【传统应用】①咽喉肿痛；②痰盛咳喘。

【主要化学成分】本品含异黄酮类成分：鸢尾苷元，鸢尾黄酮，鸢尾黄酮苷，射干异黄酮，甲基尼泊尔鸢尾黄酮，鸢尾黄酮新苷元A，洋鸢尾素，野鸢尾苷等。

【现代中药药理学研究】射干水煎液抗绿脓杆菌、马拉色菌、流感病毒、疱疹病毒、新型隐球菌、镰刀菌、白色念珠菌、曲霉、尖孢镰刀菌、热带念珠菌、克柔念珠菌、疣状瓶菌；醇提物解热，抗炎，抑制 COX-2、PGE_2 生成；水提物镇咳，祛痰，平喘；醇提物抑制溃疡；射干水煎液可以拮抗环磷酰胺所致的小鼠 IFN-γ、IL-2、IgM 含量降低。

【用量】3~9g。

徐长卿

Xuchangqing

【来源】本品为萝摩科牛皮消属植物徐长卿的干燥根及根茎。秋季采挖，除去杂质，阴干。产于江苏、河北、湖南、安徽、贵州、广西及东北等地。

【性味与归经】辛，温。归肝、胃经。

【功效】祛风化湿，止痛，止痒。

【传统应用】①风湿痹痛；②胃痛胀满；③跌扑伤痛；④风疹、湿疹。

【主要化学成分】本品含牡丹酚约1%。又找出有与肉珊瑚苷元、去酰牛皮泊苷元、茸毛牛奶藤苷元和去酰萝摩苷元极为相似的物质以及醋酸、桂皮酸等。根含黄酮苷、糖类、氨基酸、牡丹酚等。

【现代中药药理学研究】徐长卿水提物抗肉芽肿、足趾肿胀类症，抗肝癌，抗病毒；抗变态反应，实验证明丹皮酚对 Ⅱ、Ⅲ、Ⅳ 型变态反应均有显著抑制作用，是治疗风疹、湿疹的药理学基础；丹皮酚抗氧化，抗动脉粥样硬化，明显抑制粥样硬化斑块，松弛胃肠平滑肌；徐长卿水煎液能明显抗乙肝病毒，对 HB_sAg、HBeAg 有较好的抑制作用；丹皮酚能明显抑制动物血管炎症，能抑制心肌细胞过氧化脂质产生和 Ca^{2+} 内流。多用于神经衰弱、慢性胃炎、胰腺炎、肾病、牛皮癣、痛经、盆腔炎、鼻炎，胃癌前期病变止痛效果较好。

【用量】3~12g。

【临床应用】

方名:韩氏荨麻疹方。

适应证:荨麻疹 。

每剂中药饮片所需量:柴胡 10g,蝉蜕 10g,徐长卿 10g,牡丹皮 10g,地黄 10g,甘草 9g,忍冬藤 15g,豨莶草 15g,黄柏 12g。

病因病理机制:荨麻疹的病理变化主要表现为真皮水肿,毛细血管及小血管扩张充血,浆液渗出。病因多数不明,与超敏反应、细菌、病毒、粉尘等感染关系密切。

中医治疗关键靶点:抗过敏。

中药药理学基础:柴胡调节神经递质,抗炎,有皮质激素样作用;蝉蜕免疫抑制与抗过敏;徐长卿丹皮酚对Ⅱ、Ⅲ、Ⅳ型变态反应均有显著抑制作用;牡丹皮降低血清中 IL-1、IL-2、IL-6、TNF-α 水平,牡丹皮总苷抗过敏,抗多种皮肤真菌;地黄保护垂体-肾上腺皮质系统;甘草皮质激素样作用和增强免疫、抗炎;忍冬藤抗炎,免疫方面能抑制速发型超敏反应,拮抗过敏介质组胺释放;豨莶草对细胞免疫、体液免疫及非特异性免疫均有抑制作用;黄柏抗菌,降低血清 IFN-γ 水平,抑制巨噬细胞产生 IL-β、TNF-α,抑制脾细胞产生 IL-2,抑制 IgM 生成。

狼 毒

Langdu

【来源】本品为大戟科植物月腺大戟或狼毒大戟的干燥根。春、秋二季采挖,洗净,切片,晒干。产于全国各地。

【性味与归经】辛、苦,平。有毒。归肝、脾经。

【功效】散结杀虫。

【传统应用】外用淋巴结核、皮癣。

【主要化学成分】本品含二萜、黄酮、木脂素、香豆精类成分。二萜类:格尼迪木任,河朔荛花素,赭雷毒素。黄酮类:狼毒素 A、狼毒素 B、狼毒素 C,狼毒素、异狼毒素,7-甲氧基狼毒素等。

【现代中药药理学研究】小鼠狼毒水煎剂生药 6g/kg 灌胃具有镇痛作用;

醇提物体外实验能抑多种癣菌，抗结核杆菌；狼毒注射液能抗肝癌，对 T 淋巴白血病有益。狼毒煎熟煮鸡蛋，每天一个，空腹吃，治疗救治无效的肺结核有显效。

有报道取狼毒放入锅内，加水煎煮，把大枣放入笼屉，约蒸二小时半即成；狼毒与大枣按 3∶4 配制。成人每日 3 次，开始服狼毒枣每次 10 粒，视不良反应有无，逐渐递增或减少，每次最多 20 粒；或第一周每日 130g（约 30粒），第二周每日 225g（约 45 粒），第 3 周以后每日 300g（约 60 粒）分三次食后内服，连服三个月为 1 个疗程；间隔 1～2 周，视情况可再给第 2 个疗程。曾治疗淋巴结结核、骨结核、皮肤结核、附睾结核、结核性角膜炎及肺结核，均有一定疗效。30 例肺结核服后症状改善者 22 例，体重增加 2～23kg 者 28例，病灶进步 18 例，痰菌转阴 9 例，血沉下降 14 例，恶化者仅 1 例；对其他肺外结核，凡能耐心服用者，均有不同疗效。不良反应有恶心、头昏、便溏等，经减量或停药后即消失。此外，蒸狼毒枣所剩在锅内的狼毒液经过滤后，用文火浓缩成稀糊状泥膏，可作局部治疗剂，治疗皮肤结核、癣疥、各种慢性皮炎、酒齄鼻、秃疮及各种顽固性溃疡等，均有一定效果。

【用量】1～3g。多为外用。

高山红景天

Gaoshanhongjingtian

【来源】本品为景天科植物库页红景天、圣地红景天、唐古特红景天等的全草。产于黑龙江、吉林、青海、四川、西藏等地。

【性味与归经】甘、涩，寒。归肺、心经。

【功效】滋补强壮，补肾壮阴，强心。

【传统应用】①心功能衰竭；②阳痿；③糖尿病；④神经衰弱；⑤贫血；⑥肺结核；⑦急性肝损伤。

【主要化学成分】本品含咖啡酸，伞形花内酯，酪醇，没食子酸，没食子酸乙酯，山奈酚，β-谷甾醇，胡萝卜苷及红景天苷等。

【现代中药药理学研究】高山红景天水煎剂具有镇静、催眠，抗炎升压的作用；水煎液口服能保肝，抗肝纤维化，抗柯萨奇病毒等，抑制白血病 K562 细胞生长，延长癌患者生存时间，抗疲劳，抗高温，抗缺氧，抗辐射，抗衰老，降肾上腺素型高血糖，促进 ATP 合成，增强甲状腺皮质和卵巢功能。

【用量】3~9g。

高良姜

Gaoliangjiang

【来源】本品为姜科植物高良姜的干燥根茎。夏末秋初采挖，除去须根及残留的鳞片，洗净，切段，晒干。产于广东、广西、台湾等地。

【性味与归经】辛，热。归脾、胃经。

【功效】散寒止痛，温中止呕。

【传统应用】①胃寒冷痛；②胃寒呕吐。

【主要化学成分】本品含挥发油0.5%~1.5%，其中主要成分是1,8-桉叶素和桂皮酸甲酯，尚有丁香油酚、蒎烯、荜澄茄烯等。根茎尚含黄酮类高良姜素、山奈素、山奈酚、槲皮素、异鼠李素等和一种辛辣成分，称高良姜酚等。

【现代中药药理学研究】高良姜水提物能抑制前列腺素合成酶,抑制毛细血管通透性,提示高良姜有显著的抗炎、镇痛作用;水提物灌胃具有抗血栓,抗凝血,抗血小板聚集,改善微循环,抗胃溃疡作用,抗氧化;高良姜总黄酮能抑制小肠自发性收缩,抗缺氧;水煎液抗炭疽菌、溶血性链球菌、白喉杆菌、金黄色葡萄球菌、肺炎球菌、白色葡萄球菌、枯草杆菌、结核杆菌;高良姜素能诱导肝癌细胞凋亡,有量-效关系。高良姜素能明显提高缺血性脑卒中大鼠脑线粒体 Na^+-K^+-ATP 酶和 $Ca^{2+}-Mg^{2+}-ATP$ 酶活性,缓解缺血脑细胞的能量代谢障碍,是其发挥脑缺血保护作用的可能机制之一[220];高良姜素能显著改善 D-半乳糖致衰老小鼠学习记忆能力,提高大脑海马区 SOD、GPx、CAT 活性,降低 MDA 的含量,具有较好的抗氧化能力[221];高良姜总黄酮对小鼠铅中毒损伤有保护作用[223];高良姜多糖具有较强的酪氨酸酶抑制活性[224];高良姜总黄酮对营养性肥胖合并高脂血症大鼠有降脂减肥作用[225];高良姜可降低急性酒精性肝损伤小鼠肝脏系数,并降低急性酒精性肝损伤小鼠血清中ALT、AST含量的升高[226]。

【用量】3~6g。

拳 参

Quanshen

【来源】本品为蓼科植物拳参的干燥根茎。春初发芽时或秋季茎叶将枯萎时采挖,除去泥沙,晒干,去须根。产于东北各地。

【性味与归经】苦、涩,微寒。归肺、肝、大肠经。

【功效】清热解毒,凉血止血,镇肝息风。

【传统应用】①痈肿瘰疬,毒蛇咬伤;②热病神昏,惊痫抽搐;③热泻热痢;④血热出血。此外,本品还能利湿,也可用于水肿、小便不利等证。

【主要化学成分】本品含鞣质8.7%~25.0%,淀粉12%~45.81%,糖类5.7%~7.5%,及果胶、树胶、黏液质、树脂等。鞣质中,有可水解鞣质和缩合鞣质,尚有没食子酸、并没食子酸、D-儿茶酚、L-表儿茶酚、6-没食子酰葡萄糖和3,6-二没食子酰葡萄糖等。

【现代中药药理学研究】拳参提取物对金黄色葡萄球菌、绿脓杆菌、枯草杆菌、大肠杆菌、变形杆菌、痢疾杆菌、肺炎链球菌、脑膜炎双球菌、溶血性链球菌等均有抑制作用;具有明显的镇痛作用,与氨基比林效果相当;拳参醇提物降低收缩血管物质AngA和ET含量,升高ANP含量,改善心肌肥厚,抗心律失常,抗脑缺血,收缩主动脉,抑制中枢,抗氧化。外用有一定的止血作用。

有学者报道:用拳参制成片剂,每片含药0.3g。每次4片,日服3次。治疗菌痢80例,平均服药6.6天,结果治愈71例,好转5例,无效4例。有效病例平均1天退热,其他症状体征的平均消失时间为:腹痛3.8天,里急后重2.7天,脓血便2.9天,便次复常3.3天。也有用拳参1两,水煎服,每天

1~2 次；治疗菌痢、肠炎共 130 例，均有一定效果。

有学者报道取拳参洗净晒干粉碎，加淀粉调匀压成 0.3g 的片剂。成人每次 4~6 片，小儿酌减。治疗 12 例肺结核，服药时间最长者半年，最短者 40 天。结果 3 例原发综合征均痊愈；9 例浸润型肺结核痊愈 5 例，好转 3 例，1 例无效。

【用量】4.5~9g。

【临床应用】

方名：韩氏痛经方。

适应证：经期腹痛。

每剂中药饮片所需量：桃仁 15g，红花 10g，川芎 9g，醋香附 12g，当归 6g，淫羊藿 15g，高良姜 6g，石韦 10g，白芍 15g，夏天无 10g，甘草 6g。

病因病理机制：痛经与黄体功能不全孕激素分泌减少，导致内膜分泌欠佳，前列腺素升高导致的血管平滑肌收缩、痉挛，导致局部缺血缺氧相关。

中医治疗关键靶点：降低血液黏稠度，抑制前列腺素合成释放。

中药药理学基础：桃仁能增加肠氧耗，改善肠学动力学；红花能抑制血管内皮细胞的细胞间黏附因子 -1 表达，扩张血管，改善微循环；山楂有收缩子宫、促进子宫复原、止痛作用；川芎减少静脉壁白细胞黏附，抑制红细胞聚集，抑制血管平滑肌增生，保护内皮细胞；香附有雌激素样作用，降低平滑肌张力；当归具有调节子宫平滑肌收缩，解除痉挛作用；淫羊藿能增强下丘脑 - 垂体 - 性腺轴及肾上腺皮质轴、胸腺轴等内分泌系统的分泌功能，有雌激素样作用，升高睾酮；高良姜、石韦抑制前列腺素合成；夏天无对子宫平滑肌和肠平滑肌具有松弛和解痉作用；甘草、白芍合用解痉，松弛平滑肌。

凌霄花

Lingxiaohua

【来源】本品为紫葳科植物凌霄或美洲凌霄的干燥花及根。夏、秋二季花盛开时采收，干燥。根春秋采，洗净，切片晒干。产于江苏、浙江等地。

【性味与归经】花：甘、酸，寒。根：苦，凉。花：归肝、心包经。

【功效】破瘀通经，凉血祛风。

【传统应用】①血瘀经闭、癥瘕积聚及跌打损伤；②风疹、皮癣、皮肤瘙痒、痤疮；③便血、崩漏。

【主要化学成分】本品含齐墩果酸，山楂酸，芹菜素，阿江榄二酸，糠醛，糠醇，桂皮酸，胡萝卜苷等。

【现代中药药理学研究】煎剂对福氏痢疾杆菌、伤寒杆菌有不同程度的抑制作用；芹菜素对平滑肌有中度解痉作用，并能抗溃疡；凌霄花醇提物能抑制红细胞和血小板聚集，降低血液黏度，改善红细胞功能，抑制胆固醇合成，抗生育；凌霄花＋石膏，治酒渣鼻，痤疮，荨麻疹。β－谷甾醇有降血胆固醇、止咳、抗癌、抗炎等作用。

【用量】5～9g。

益智仁

Yizhiren

【来源】本品为姜科植物益智的果实。5～6月间果实呈褐色、果皮茸毛减少时采摘，除去果柄，晒干。产于广东等地。

【性味与归经】辛，温。归脾、肾经。

【功效】暖肾固精缩尿，温脾开胃摄唾。

【传统应用】①下元虚寒遗精、遗尿、小便频数；②脾胃虚寒，腹痛吐泻及口涎自流。

【主要化学成分】本品含挥发油1%～2%，油中含桉油精55%以及姜烯、姜醇。果皮的刺激性成分含丰富的B族维生素及维生素C，以及微量元素锰、锌、钾、钠、钙、镁、磷、铁、铜等。

【现代中药药理学研究】益智仁的甲醇提取物对豚鼠左心房收缩力有明显增强作用。益智仁的水提取物对移植于小鼠腹腔中的腹水型肉瘤细胞的增长有中等强度的抑制作用；益智水提物具有镇静，镇痛作用；抗脑痴呆、抗帕金森方面，能明显抑制乙酰胆碱酯酶活性，提高乙酰胆碱含量，减少脑皮层 IL-1β、IL-6、TNF-α 的表达。抑制由 MPTP 所致的 DA 下降，抑制 DA 分解，保护神经元，可明显抑制动物脑内纹状体 5-HT 含量降低；延缓衰老，抗应激，抗疲劳。多用于血管性痴呆、失眠、儿童多动症。

【用量】3~9g。

益母草

Yimucao

【来源】本品为唇形科植物益母草的新鲜或干燥地上部分。鲜品春季幼苗期至初夏花前期采割；干品夏季茎叶茂盛、花未开或初开时采割，晒干，或切段晒干。全国大部地区均产。

【性味与归经】苦、辛，微寒。归肝、心包经。

【功效】活血调经，利水消肿，清热解毒。

【传统应用】①血滞经闭、痛经、经行不畅、产后恶露不尽、瘀滞腹痛；②水肿，小便不利；③跌打损伤，疮痈肿毒，皮肤瘾疹。

【主要化学成分】含益母草碱、水苏碱、益母草定、益母草宁等多种生物碱、苯甲酸、多量氯化钾、月桂酸、亚麻酸、油酸、甾醇、维生素A、芸香苷等黄酮类。又含精氨酸、4-胍基-1-丁醇、4-胍基-丁酸、水苏糖等。

【现代中药药理学研究】煎剂、乙醇浸膏及所含益母草碱对多种动物的子宫有兴奋作用。但多数报道作用有限；对小鼠有一定的抗着床和抗早孕作用。这一作用也有待进一步研究；益母草生物碱和总黄酮抗心肌缺血，改善血瘀动物的血液流变性，改善微循环，抑制炎症增生反应，利尿，改善肾血流量，提供 NK 细胞活性。可用于急性肾炎、冠心病、盆腔炎、脑梗死，对淋巴循环障碍有非常好的改善作用。

【用量】9~30g。

浙贝母

Zhebeimu

【来源】本品为百合科植物浙贝母的干燥鳞茎。初夏植株枯萎时采挖，洗净。大小分开，大者除去芯芽，习称"大贝"；小者不去芯芽，习称"珠贝"。分别撞擦，除去外皮，拌以煅过的贝壳粉，吸去擦出的浆汁，干燥；或取鳞茎，大小分开，洗净，除去芯芽，趁鲜切成厚片，洗净，干燥，习称"浙贝片"。产于浙江、安徽。

【性味与归经】苦，寒。归肺、心经。

【功效】清热化痰，散结消痈。

【传统应用】①风热、痰热咳嗽；②瘰疬，瘿瘤，乳痈疮毒，肺痈。

【主要化学成分】本品含浙贝母碱、去氢浙贝母碱、贝母醇。此外还有四种含量极少的生物碱：贝母丁碱、贝母芬碱、贝母辛碱和贝母替定碱等。

【现代中药药理学研究】浙贝母碱在低浓度下对支气管平滑肌有明显扩张作用。浙贝母碱及去氢浙贝母碱有明显镇咳作用，还有中枢抑制作用，能镇静、镇痛。此外，大剂量可使血压中等程度降低，呼吸抑制，小量可使血压微升。浙贝母醇提物镇咳祛痰，松弛平滑肌，抑制毛细血管通透性，抗菌，溶解胆结石，抗胃肠多种原因诱发的溃疡，抗 6 株幽门螺杆菌，逆转细菌耐药性，对白血病有诱导分化作用，抑制肺癌。

【用量】4.5～9g。

娑罗子

Suoluozi

【来源】本品为七叶树科植物七叶树、浙江七叶树 或天师栗的干燥成熟种子。秋季果实成熟时采收,除去果皮,晒干或低温干燥。产于陕西、四川等地。

【性味与归经】甘，温。归肝、胃经。

【功效】疏肝解郁，和胃止痛。

【传统应用】①胸闷胁痛、脘腹胀痛；②妇女经前乳房胀痛。

【主要化学成分】本品含脂肪油31.8%，淀粉36%，纤维14.7%，粗蛋白1.1%。同属植物日本七叶树的种子中分出玉蕊醇C、七叶树苷元、原七叶树苷元和16-脱氧玉蕊醇C。其中主成分为油酸及硬脂酸甘油酯，另含淀粉、纤维粗蛋白及七叶皂苷等。

【现代中药药理学研究】娑罗子所含七叶皂苷有抗炎作用；七叶皂苷对大鼠脑水肿有保护作用；娑罗子水煎剂可明显抑制胃酸分泌，对胃酸相关性胃黏膜损伤有明显保护作用，抑制胃酸分泌与西咪替丁相当；娑罗子总皂苷对人和动物（大鼠、羊）的精子均有明显的体外杀精作用，对阴道和阴茎黏膜无刺激性，无全身毒性，是一种很有希望的杀精子剂；娑罗子皂苷降低肾上腺素内VC含量，抗关节炎与氢化可的松相当，有促肾上腺皮质激素样作用；娑罗子皂苷可抑制组胺所致的小鼠毛细血管和醋酸所致小鼠腹腔毛细血管通透性增加。

【用量】3~9g。

海 藻

Haizao

【来源】本品为马尾藻科植物海蒿子或羊栖菜的干燥藻体。前者习称"大叶海藻"，后者习称"小叶海藻"。夏、秋二季采捞，除去杂质，洗净，晒干。产于山东、辽宁等地。

【性味与归经】苦、咸，寒。归肝、胃、肾经。

【功效】消痰软坚，利水消肿。

【传统应用】①瘿瘤、瘰疬、睾丸肿痛；②痰饮水肿。

【主要化学成分】本品含藻胶酸19.0%，粗蛋白9.69%，甘露醇9.07%，灰分30.65%，钾5.99%，碘0.017%。又含马尾藻多糖，其组成中含D-半乳糖、D-甘露糖、D-木糖、L-岩藻糖、D-葡萄糖醛酸和多肽等。

【现代中药药理学研究】《中药学》认为"海藻因含碘化物，对缺碘引起的地方性甲状腺肿大有治疗作用，并对甲状腺功能亢进、基础代谢率增高有暂时抑制作用。"

《现代中药基础研究》认为"海藻促进甲亢,诱导甲状腺细胞凋亡;对单纯疱疹病毒有明显的拮抗作用,促进血管内皮细胞增生活性,修复内皮细胞氧化损伤,诱导白血病 HL60 细胞凋亡,抗氧化,降血脂。"藻胶酸钠在作为外科敷料、制药工业、食品保存、纺织工业、造纸工业、照相等方面也有广泛的用途。

【用量】6~12g。

【临床应用】

方名:韩氏乳腺增生方。

适应证:乳腺增生。

每剂中药饮片所需量:柴胡 10g,陈皮 12g,黄芪 10g,紫草 10g,砂仁 6g,女贞子 15g,升麻 10g,海藻 10g,枸杞子 10g,川芎 9g。

病因病理机制:乳腺增生属退行性病变,与内分泌代谢失常,雌激素增多,雄激素减少相关。乳腺组织增生,与炎症肿瘤关系不大。

中医治疗关键靶点:调节胆碱、前列腺素分泌,促进增加雄激素合成分泌。

中药药理学基础:柴胡抗抑郁,升高血清促肾上腺皮质激素,抑制组胺释放,抗增生作用;陈皮可拮抗肾上腺素引起的血管收缩;黄芪能抑制血小板聚集,提高前列腺环素(PCI_2)和一氧化氮(NO)水平;紫草抗促性腺激素,止血;砂仁有明显的对抗由胶原和肾上腺素所诱发的内皮细胞损伤;女贞子升高前列腺素(PGE_2、PGE_{2a})水平;升麻明显抑制 Ox - LDL 诱导内皮细胞 IL - 6、TNF - α分泌,明显抑制 TNF - α 引起的血管平滑肌细胞增生;海藻抑制血管内皮细胞增生活性,修复内皮细胞氧化损伤;枸杞子可提高血睾酮水平;川芎减少静脉壁白细胞黏附,抑制红细胞聚集,抑制血管平滑肌增生,保护内皮细胞。

海桐皮

Haitongpi

【来源】本品为豆科植物刺桐的干皮。全年可收,而以春季较易剥取,将树砍伐剥取干皮,刮去棘刺及灰垢,晒干。产于广西、云南、福建、湖北等地。

【性味与归经】苦、辛，平。归肝、脾、胃经。

【功效】祛风湿，通络止痛，杀虫止痒。

【传统应用】①风湿痹证；②疥癣，湿疹。

【主要化学成分】本品含刺桐灵碱、氨基酸和有机酸。种子含油，油中含饱和有机酸 36.7% 和不饱和有机酸（油酸、亚油酸）63.3%，另含下箴刺桐碱等。

【现代中药药理学研究】海桐皮有抗炎、镇痛、镇静作用；并能增强心肌收缩力；且有降压作用；对金黄色葡萄球菌有抑制作用，对堇色毛癣菌等皮肤真菌亦有不同程度的抑制作用。

【用量】6~12g。

海螵蛸

Haipiaoxiao

【来源】本品为乌贼科动物无针乌贼的干燥内壳。收集乌贼鱼的骨状内壳，洗净，干燥。产于浙江、福建、广东、山东、江苏、辽宁沿海地区。

【性味与归经】咸、涩，温。归脾、肾经。

【功效】固精止带，收敛止血，制酸止痛，收湿敛疮。

【传统应用】①遗精，带下；②崩漏，吐血，便血及外伤出血；③胃痛吐酸；④湿疮，湿疹，溃疡不敛。

【主要化学成分】本品含碳酸钙80%~85%，壳角质6%~7%，黏液质10%~15%，并含少量氯化钠、磷酸钙、镁盐等。

【现代中药药理学研究】海螵蛸具有抗消化性溃疡、抗肿瘤、抗放射作用。海螵蛸又名乌贼骨所含碳酸钙能中和胃酸，促进胃溃疡愈合，缓解烧心感，促进骨折愈合，促骨血管形成。

【用量】5~9g。

海金沙

Haijinsha

【来源】本品为海金沙科植物海金沙的干燥成熟孢子。秋季孢子未脱落时采割藤叶，晒干，搓揉或打下孢子，除去藤叶。产于华东、中南、西南地区及陕西、甘肃等地。

【性味与归经】甘、咸，寒。归膀胱、小肠经。

【功效】利尿通淋，止痛。

【传统应用】淋证。

【主要化学成分】本品含脂肪油。另含一种水溶性成分海金沙素。从孢子中分得反式－对－香豆酸。另含脂肪油，经分析有肉豆蔻酸、棕榈酸、十六碳烯酸、硬脂酸、油酸、亚油酸、十八碳三烯酸、廿碳烷酸等。

【现代中药药理学研究】本品煎剂对金黄色葡萄球菌、绿脓杆菌、福氏痢疾杆菌、伤寒杆菌、流感病毒、HIV 病毒和乙肝病毒表面抗原 HBsAg 等均有抑制作用。海金沙还有利胆、抗氧化作用；海金沙孢子能抑制睾酮与还原酶活性，促进睾酮处理过的毛发再生长，促毛发生长。

【用量】6～15g。

海风藤

Haifengteng

【来源】本品为胡椒科植物风藤的干燥藤茎。夏、秋二季采割，除去根、叶，晒干。产于福建、浙江及台湾等地。

【性味与归经】辛、苦，微温。归肝经。

【功效】祛风湿，通络止痛。

【传统应用】①风寒湿痹；②跌打损伤。

【主要化学成分】本品含细叶青蒌藤素，细叶青蒌藤烯酮，细叶青蒌藤醌醇，细叶青蒌藤酰胺，β－谷甾醇，豆甾醇及挥发油等。

【现代中药药理学研究】海风藤能对抗内毒素性休克；能增加心肌营养血流量，降低心肌缺血区的侧支血管阻力；可降低脑干缺血区兴奋性氨基酸含量，对脑干缺血损伤具有保护作用；能明显降低小鼠胚卵的着床率。酮类化合物有抗氧化作用，并拮抗血栓形成，延长凝血时间；酚类化合物、醇类化合物有抗血小板聚集作用；海风藤醇提物能抑制 TNF－α、IL－6，抑制 PAF（血小板活化因子），具有明显的抗炎、镇痛作用；海风藤提取物能降低脑内早老素 1 基因表达，减少海马和皮层 Aβ 沉积所形成的老年斑，稳定脑线粒体功能，抑制神经元凋亡，是治疗脑痴呆的药理学基础。

【用量】6～12g。

海 参

Haishen

【来源】本品为刺参科刺参属动物的刺海参、绿刺参、花刺参的全体。海参捕得后，除去内脏，洗净腔内泥沙，入适当的盐水中烧煮约 1 小时，捞起放冷，经曝晒或烘焙至八、九成干时，再入蓬叶液中略煮，至颜色转黑时，取出晒干。产于海南及雷州半岛、西沙群岛等沿岸浅海。

【性味与归经】甘、咸，平。归肝、肾经。

【功效】补肾益精，养血润燥，止血。

【传统应用】①精血亏损；②虚弱劳怯；③阳痿；④小便数频；⑤肠燥便秘；⑥肺虚咳嗽、咯血。

【主要化学成分】本品含蛋白质高达 90%（加工流失严重，食用时蛋白质就不足 10%），脂肪约占 4%，多糖占 6% 左右，海参的无机成分中含钙、锰、铁、锌、铜、硒等。

【现代中药药理学研究】海参黏多糖抗凝血酶，促纤维蛋白原溶解，有类似肝素样作用，抗肺癌转移，增强免疫功能，抗真菌，抗疲劳，抗诱变，抗皮质神经元凋亡。多用于再生障碍性贫血。

海参加工方法：第一步：优质海参放入器皿中，倒入纯净水漫过海参，放入冰箱泡发 48 个小时。每天换水一到两次。第二步取出海参，打开肚子去沙嘴和牙齿等杂质。第三步清洗干净后，加水微火慢煮一个小时到一个半小时。时间到后关火盖焖 3～4 个小时。将焖好的海参捞出加纯净泡发水 72 小时，每天换水 1～2 次。发好后沥干水分即可蒸炸煎炒使用。

【用量】15～30g。

海 马

Haima

【来源】本品为海龙科动物线纹海马刺海马、大海马、三斑海马或小海马（海蛆）的干燥体。夏、秋二季捕捞，洗净，晒干；或除去皮膜及内脏，晒干。产于福建、广东等地。

【性味与归经】甘，温。归肝、肾经。

【功效】补肾壮阳，调气活血。

【传统应用】①阳痿、遗精遗尿；②肾虚作喘；③癥瘕积聚，跌打损伤；④疔疮肿毒。

【主要化学成分】

1. 三斑海马含有谷氨酸，天冬氨酸，甘氨酸，脯氨酸，丙氨酸，亮氨酸等 17 种氨基酸；钙、磷、钠、钾、镁、铁、锶、硅等 19 种无机元素。

2. 刺海马含有蛋白质，脂肪，多种氨基酸。皮肤黄色素为 $-\gamma-$ 胡萝卜素，虾青素，刺蛄素，黑色素。另含乙酰胆碱酯酶、胆碱酯酶、蛋白酶等。

3. 大海马中含精氨酸，天冬氨酸，丙氨酸，某氨酸，脯氨酸，谷氨酸等 20 多种氨基酸，尚含有药用价值较高的牛磺酸。另外还含有大量的钙、镁、钾、钠、铁，较多的锌、锰、铜和少量的铬、钴、硒等无机元素等。

【现代中药药理学研究】海马的乙醇提取物，可延长正常雌小鼠的动情期，并使子宫及卵巢（正常小鼠）重量增加。海马能延长小鼠缺氧下的存活时间，延长小鼠的游泳时间，显示了较好的抗应激能力；海马生药粉能增强免疫功能，抗血栓，抗疲劳，抗前列腺增生。以小鼠前列腺、精囊、肛提肌的重量作为指标，海马提取液表现雄性激素样作用，其效力较蛇床子、淫羊藿弱，但比蛤蚧强。

【用量】3～9g。

浮　萍

Fuping

【来源】本品为浮萍科植物紫萍的干燥全草。6～9月采收，洗净，除去杂质，晒干。产于全国各地。

【性味与归经】辛，寒。归肺经。

【功效】发汗解表，透疹止痒，利尿消肿。

【传统应用】①风热感冒；②麻疹不透；③风疹瘙痒；④水肿尿少。

【主要化学成分】本品含荭草素，木犀草素－7－单糖苷，牡荆素，芹菜素－7－单糖苷，β－胡萝卜素，叶黄素，环氧叶黄素，蓬黄质及新黄质。还含脂类8%及蛋白质24.4%，脂类所含脂肪酸主要为亚麻酸、棕榈酸及亚油酸等。

【现代中药药理学研究】浮萍有利尿作用，其有效成分主要为醋酸钾及氯化钾。浮萍水浸膏有强心作用，并能收缩血管使血压上升。此外，尚有解热及抑菌作用。可用于顽固性荨麻疹、鹅掌风、痤疮。

【用量】3～9g。

通　草

Tongcao

【来源】本品为五加科植物通脱木的干燥茎髓。秋季割取茎，截成段，趁鲜取出髓部，理直，晒干。产于贵州、云南、台湾、广西、四川等地。

【性味与归经】甘、淡，微寒。归肺、胃经。

【功效】利尿通淋，通气下乳。

【传统应用】①淋证，水肿；②产后乳汁不下。

【主要化学成分】本品含灰分5.95%、脂肪1.07%、蛋白质1.11%、粗纤维48.73%、戊聚糖5.83%。尚含糖醛酸28.04%，其一部分存在于聚β–D–半乳糖醛酸(这种多糖溶于草酸铵溶液)。另含溶于入NaOH溶液的多糖，其水解产物中含半乳糖醛酸、半乳糖、葡萄糖和木糖等。

【现代中药药理学研究】通草有利尿作用，并能明显增加尿钾排出量，有促进乳汁分泌等作用。通草多糖具有一定调节免疫和抗氧化的作用。

【用量】3～5g。

桑　枝

Sangzhi

【来源】本品为桑科植物桑的干燥嫩枝。春末夏初采收，去叶，晒干，或趁鲜切片，晒干。产于江苏、浙江、安徽、湖南、河北、四川等地。

【性味与归经】微苦，平。归肝经。

【功效】祛风湿，利关节。

【传统应用】风湿痹证。此外，本品尚能利水，治水肿；祛风止痒，治白癜风、皮疹瘙痒；生津液，治消渴。

【主要化学成分】本品含鞣质，蔗糖，果糖，水苏糖，葡萄糖，麦芽糖，棉子糖，阿拉伯糖，木糖；茎含黄酮类成分：桑素，桑色烯，环桑素，环桑色烯。木材含桑色素，柘树素，白桑八醇等。

【现代中药药理学研究】桑枝有较强的抗炎活性，可提高人体淋巴细胞转化率，具有增强免疫的作用。口服桑枝提取物治疗Ⅱ型糖尿病，效果与拜糖平相同；桑枝30g配白芥子15g水煎服，对肩周炎有显效。

【用量】9～15g。

桑　葚

Sangshen

【来源】本品为桑科植物桑的干燥果穗。4～6月果实变红时采收，晒干，或略蒸后晒干。产于江苏、浙江、安徽、湖南、河北、四川等地。

【性味与归经】甘、酸，寒。归心、肝、肾经。

【功效】滋阴补血，生津润燥。

【传统应用】①肝肾阴虚证；②眩晕耳鸣；③须发早白；④津伤口渴、消渴及肠燥便秘等症。

【主要化学成分】本品含糖、糅酸、苹果酸及维生素 B_1、维生素 B_2、维生素 C 和胡萝卜素。桑葚油的脂肪酸主要由亚油酸和少量的硬脂酸、油酸等。

【现代中药药理学研究】桑葚有中度促进淋巴细胞转化的作用；对粒系粗细胞的生长有促进作用；其降低红细胞膜 $Na^+ - K^+ - ATP$ 酶的活性，可能是其滋阴的作用原理之一；其有防止环磷酰胺所致白细胞减少的作用；桑葚水煎液增强 IL-2 诱生活性和 NK 细胞杀伤力，促进淋巴细胞转化，促进 T 淋巴细胞成熟，促进体液免疫，增加免疫器官重量，促进造血功能，抗衰老。多用于再生障碍性贫血，血虚头晕，老年便秘，失眠。

【用量】9~15g。

【临床应用】

方名：韩氏便秘方。

适应证：便秘 。

每剂中药饮片所需量：莱菔子9g，赤芍12g，白芍15g，知母15g，大黄10g，香附12g，肉苁蓉10g，桑葚12g，小茴香3g。

病因病理机制：便秘与缺乏胆碱肠蠕动减弱和肠道对水和电解质的吸收、分泌相关，水和电解质的吸收、分泌受体液因素和自主神经系统调控。影响便秘的因素有：①醛固酮作用在结肠，刺激上皮细胞肠腔膜上的 Na^+ 通道和基底侧膜上的 $Na^+ - K^+ - ATP$ 酶合成增加，促进水和电解质吸收；②糖皮质激素能作用在小肠和大肠，能增加肠上皮基底侧膜上的 $Na^+ - K^+ - ATP$ 数目增多，促进水和电解质吸收；③肾上腺素能作用在回肠上皮细胞 α 受体，通过增加 Na^+ 吸收，抑制 Na^+ 分泌，能减少水和电解质分泌；④生长抑素和阿片样物质也有类似作用；⑤交感神经兴奋可促进肠道对水和电解质的吸收。副交感神经兴奋可促进水电解质的分泌。炎性介质可刺激腺细胞分泌水和电解质。

中医治疗关键靶点：增加肠蠕动，促进平滑肌收缩。

中药药理学基础：莱菔子浸膏 2.4g/(kg·d) 对便秘小鼠有通便作用；赤

芍抑制胆碱酯酶,降低 $Na^+ - K^+ - ATP$ 酶的活性;白芍能兴奋空肠的 M1 和 M2 胆碱受体,能推进排便速度;知母能兴奋空肠的 M1 和 M2 胆碱受体和上调胆碱受体;大黄中大黄蒽醌类化合物能调节结肠水通道蛋白表达,增加肠蠕动,抑制肠内水分吸收,促进排便;香附能促进小鼠排便速度;肉苁蓉含甜菜碱,能促进排便速度;桑葚降低红细胞膜 $Na^+ - K^+ - ATP$ 酶的活性;小茴香能增进小肠蠕动,有胆碱组胺样作用。

桑 叶

Sangye

【来源】本品为桑科植物桑的干燥叶。初霜后采收,除去杂质,晒干。产于江苏、浙江、安徽、湖南、河北、四川等地。

【性味与归经】甘、苦,寒。归肺、肝经。

【功效】疏散风热,清肺润燥,平抑肝阳,清肝明目。

【传统应用】①风热感冒,温病初起;②肺热咳嗽、燥热咳嗽;③肝阳上亢;④目赤昏花。本品尚能凉血止血。

【主要化学成分】本品含芸香苷、槲皮素、异槲皮苷、槲皮素 - 3 - 三葡糖苷、微量的 β - 谷甾醇和菜油甾醇、昆虫变态激素牛膝甾酮和蜕皮甾酮、溶血素、绿原酸。挥发油成分中有乙酸、丙酸、邻苯甲酚、间苯甲酚、丁香油酚等,又含草酸、延胡索酸、酒石酸、柠檬酸、琥珀酸、棕榈酸、羟基香豆精、蔗糖、果糖、葡萄糖、天门冬氨基酸和谷氨酸等氨基酸。并含维生素 C - 200 ~ 300mg%,谷胱甘肽 140 ~ 400mg%,叶酸 105μg%,5 - 甲酰四氢叶酸 22μg%,维生素 B_1 - 460μg%,维生素 B_2 - 300 ~ 800μg%,腺嘌呤、胆碱、胡芦巴碱,以及铜 10ppm、锌 16ppm、硼 35ppm、锰 270ppm 等。

【现代中药药理学研究】桑叶水煎液对多种原因引起的动物高血糖症均有降糖作用,能抑制 α - 葡萄糖苷酶活性,有效成分生物碱,促进胰岛素释放与抗氧化有关,提高糖耐量,提高胰岛素敏感性,促进糖吸收利用,降低餐后峰值,抑制蛋白、脂肪分解;脱皮激素还能降低血脂水平,抗氧化清除,抗伤寒杆菌、链球菌，抗动脉血栓形成，增强纤溶活血，镇咳。对人体能促进蛋白质合成，排除体内胆固醇，降低血脂。

蜜桑叶：增强其润肺止咳。

【用量】5~9g。

桑螵蛸

Sangpiaoxiao

【来源】本品为螳螂科昆虫大刀螂、小刀螂或巨斧螳螂的干燥卵鞘。以上三种分别习称"团螵蛸""长螵蛸"及"黑螵蛸"。深秋至次春采收，除去杂质，蒸至虫卵死后，干燥。产于广西、云南、湖北、湖南、河北、辽宁等地。

【性味与归经】甘、咸，平。归肝、肾经。

【功效】固精缩尿，补肾助阳。

【传统应用】①遗精滑精，遗尿尿频，白浊；②阳痿。

【主要化学成分】本品含蛋白质及脂肪等。卵囊附着的蛋白质膜上，含柠檬酸钙、卵黄球含糖蛋白及脂蛋白等。

【现代中药药理学研究】本药具有轻微抗利尿及敛汗作用。本药还具有促进消化液分泌；降低血糖、血脂及抑制癌症作用；桑螵蛸水煎液耐缺氧，抗疲劳，增强免疫，刺激生殖器官发育，抗利尿。

【用量】5~9g。

桑白皮

Sangbaipi

【来源】本品为桑科植物桑的干燥根皮。秋末叶落时至次春发芽前采挖根部，刮去黄棕色粗皮，纵向剖开，剥取根皮，晒干。产于安徽、河南、浙江、江苏、湖南等地。

【性味与归经】甘，寒。归肺经。

【功效】泻肺平喘，利水消肿。

【传统应用】①肺热咳喘；②水肿。

【主要化学成分】本品含伞形花内酯、东莨菪素和黄酮成分桑根皮素、桑素、桑色烯、环桑素、环桑色烯等。又含有作用类似乙酰胆碱的降压成分，并含鞣质5.6%，黏液素9%等。

【现代中药药理学研究】本品有轻度止咳作用，并能利尿，尿量及钠、钾、氯化物排出量均增加，抗组胺、5-HT诱发的哮喘，抗缓激肽和透明质酸诱发的水肿；煎剂及其乙醇、乙醚、甲醇的提取物，有不同程度的降压作用；对神经系统有镇静、安定、抗惊厥、镇痛、降温作用；对肠和子宫有兴奋作用；煎剂对金黄色葡萄球菌、伤寒杆菌、痢疾杆菌有抑制作用，抗HIV病毒、Ⅱ型鼻病毒。本品对子宫颈癌JTC28、结肠癌、肺癌细胞有抑制作用。另外还具有抗干眼症，耐缺氧作用。

【用量】6～12g。

桑寄生

Sangjisheng

【来源】本品为桑寄生科植物桑寄生的干燥带叶茎枝。冬季至次春采割，除去粗茎，切段，干燥，或蒸后干燥。产于广东、广西等地。

【性味与归经】苦、甘，平。归肝、肾经。

【功效】祛风湿，补肝肾，强筋骨，安胎。

【传统应用】①风湿痹证；②崩漏经多，妊娠漏血，胎动不安。此外，本品尚能降血压，可用于高血压病。

【主要化学成分】本品含齐墩果酸，β-香树脂醇，内消旋肌醇，黄酮类化合物，尚分离出蛇麻脂醇，β-谷甾醇及一黄酮苷等。

【现代中药药理学研究】注射液对冠状血管有扩张作用，并能减慢心率；萹蓄苷有利尿作用；煎剂或浸剂在体外对脊髓灰质炎病毒和多种肠道病毒均有明显抑制作用，能抑制伤寒杆菌及葡萄球菌的生长；提取物对乙型肝炎病毒表面抗原有抑制活性。桑寄生注射液降压维持时间较短，但能消除或降低血压升高所致的应激性反应；醇提物能抑制雌二醇活性；水提物降血脂，抗氧化，抗柯萨奇病毒 B_3，抗骨质疏松。动物实验证明，对缺血性心梗和改善心肌中 cAMP/cGMP 比值有效，但作用有限。降压作用依据缺乏。

【用量】9～15g。

贯 众（绵马贯众）

Guanzhong

【来源】本品为鳞毛蕨科植物粗茎鳞毛蕨的干燥根茎及叶柄残基。秋季采挖，削去叶柄，须根，除去泥沙，晒干。产于黑龙江、吉林、辽宁。

【性味与归经】苦，微寒；有小毒。归肝、胃经。

【功效】清热解毒，凉血止血，杀虫。

【传统应用】①风热感冒，温毒发斑；②血热出血；③虫疾。此外，本品还可用于治疗烧烫伤及妇人带下等病证。

【主要化学成分】含绵马素、三叉蕨酚、黄三叉蕨酸、绵马次酸、挥发油、绵马鞣质等。

【现代中药药理学研究】本品所含绵马酸、黄绵马酸有较强的驱虫作用，对绦虫有强烈毒性，可使绦虫麻痹而排出，也有驱除绦虫、蛔虫等寄生虫的作用；绵马贯众保肝，抗柯萨奇病毒、流感病毒，抗菌，抗肿瘤，兴奋子宫平滑肌，抗早孕堕胎，抗氧化。

【用量】4.5～9g。

十一画

黄荆叶

Huangjingye

【来源】本品为马鞭草科植物黄荆的叶片。夏初未开花时采集净叶，堆叠踏实，使其发汗，倒出晒至半干，再堆叠踏实，待绿色变黑润，再晒至足干。产于广东、广西等地。

【性味与归经】辛、苦，凉。归肺、肝、小肠经。

【功效】解表清热，利湿解毒。

【传统应用】①感冒、中暑、吐泻、痢疾黄疸；②跌打肿痛。

【主要化学成分】本品含紫花牡荆素，木犀草素-7-葡萄糖苷，桉油精，莰烯，β-丁香烯黄荆素，木犀草素-7-葡萄糖苷，艾黄素，淡紫花牡荆苷，原儿茶酸等。

【现代中药药理学研究】黄荆叶醇提物镇痛，抗惊厥，抗炎，保肝，降AST、ACT，减少活性氧，抑制组胺释放，抗诱变，抗大肠杆菌、白喉杆菌、伤寒杆菌等。多用于慢性支气管炎、外感、肠炎。

【用量】15～30g。

黄荆子

Huangjingzi

【来源】本品为马鞭草科植物黄荆的果实。秋季果实成熟时采收，用手搓下，晒干，扬净。产于广东、广西等地。

【性味与归经】辛、苦，温。归肺、肝、胆经。

【功效】祛风，理气止痛，止咳平喘。

【传统应用】①感冒、咳嗽、哮喘；②风湿痹痛；③消化不良；④肠炎。

【性味与归经】本品含精油 0.1%，油中含 1，8 - 桉叶素、1 - 香桧烯、1 - 2 - 蒎烯、莰烯、石竹烯以及二萜类、倍半萜醇及奥类化合物等。尚含黄酮类及强心苷等。

【现代中药药理学基础】黄荆子水煎液解热，镇痛，催眠，抗炎，平喘，抗排卵，有雌激素样作用，抗雄激素，抗乳腺癌、宫颈癌、卵巢癌、胃癌、肝癌、白血病；黄荆子煎剂对豚鼠支气管平滑肌有扩张作用。小鼠离体肺灌流实验也表明，煎剂可解除气管、支气管痉挛。黄荆子作用较黄荆根强，不同提取物，以含黄酮及强心苷部分效力较好。

【用量】5～10g。

黄 芩

Huangqin

【来源】本品为唇形科植物黄芩的干燥根。春、秋二季采挖，除去须根及泥沙，晒后撞去粗皮，晒干。产于河北、内蒙古、山西、山东、陕西等地。

【性味与归经】苦，寒。归肺、胆、脾、大肠、小肠经。

【功效】清热燥湿，泻火解毒，止血，安胎。

【传统应用】①湿温、暑湿、胸闷呕恶，湿热痞满、黄疸泻痢；②肺热咳嗽、高热烦渴；③血热吐衄；④痈肿疮毒；⑤胎动不安。

【主要化学成分】本品含黄芩苷元、黄芩苷、汉黄芩素、汉黄芩苷和黄芩新素，还含苯甲酸、β - 谷甾醇等。茎叶中含黄芩素苷等。

【现代中药药理学研究】黄芩苷、黄芩苷元对豚鼠离体气管过敏性收缩及整体动物过敏性气喘，均有缓解作用，并与麻黄碱有协同作用，能降低小鼠耳毛细血管通透性；本品还有镇静、保肝、利胆、抑制肠管蠕动、抗氧化、调节 cAMP 水平、抗肿瘤等作用；黄芩水提物对前列腺素生物合成有抑制作用；

黄芩保护神经细胞，升高 GABA 含量，解热与氨基比林 100mg/kg 相当，抗炎与抗 PGE_2 相关，抑制 HIV-1，抗心肌缺血，拮抗 α_1 受体、β_1 受体和 β_2 受体，并能抑制去甲肾上腺素和 K^+ 引起的细胞 Ca^{2+} 升高，进而降低血压；降血糖机制与促进肌糖原合成和改善肾脏功能有关；黄芩素、黄芩苷降血脂，抗肺损伤，抗胰腺炎，改善肝组织病理，抗肝纤维化，抗 10 株幽门螺杆菌，白色念珠菌等杆菌，抗甲型流感病毒，松弛子宫平滑肌，抑制 PM 呼吸爆发，有效诱导 CA46 细胞凋亡，抗辐射。

【用量】3～9g。

【临床应用】

方名：韩氏输卵管不通不孕方。

适应证：输卵管不通不孕。

每剂中药饮片所需量：黄芪 12g，丹参 10g，黄芩 10g，川芎 9g，桃仁 15g，赤芍 12g，水蛭 6g，黄柏 15g，野菊花 12g，威灵仙 12g，山茱萸 12g，女贞子 15g。

病因病理机制：本方适应于慢性输卵管炎症（感染）导致的输卵管不通。

中医治疗关键靶点：降低血液黏稠度，抑制致炎因子，抗炎。

中药药理学基础：黄芪抗菌，抗病毒，溶栓，提高前列腺环素（PCI_2）；丹参促进胶原降解可能是通过增加胶原酶的产生或增强胶原酶的活性；黄芩能降低血清 TNF-α 和可溶性细胞黏附分子；黄芩素为强力的白三烯 B_4 生物合成抑制剂；川芎减少静脉壁白细胞黏附，抑制红细胞聚集，抑制血管平滑肌增生，保护内皮细胞；桃仁抗凝血酶和 ADP 诱导的血小板聚集，抗肉芽肿；赤芍抑制 ADP，抗凝血酶活性，激活纤溶酶原活性，降低纤维蛋白原含量和红细胞集聚指数；水蛭能阻止凝血酶催化的进一步的血瘀反应，降低中性粒细胞浸润，保护神经细胞，保护血管损伤；黄柏抗病原微生物感染，抗炎；野菊花抗菌，能抑制腹腔巨噬细胞产生 IL-1，使过低的 IL-2 水平恢复，降低 TNF-α 表达；威灵仙抗革兰阴性杆菌；山茱萸有糖皮质激素样作用，能抑制 TNF-α 和 IL-1 诱导的内皮细胞分泌黏附因子，抑制 T 细胞膜 CD3、CD4、CD8 表达；女贞子升高前列腺素水平。

黄 芪

Huangqi

【来源】本品为豆科植物蒙古黄芪或膜荚黄芪的干燥根。春、秋二季采挖，除去须根及根头，晒干。产于黑龙江、吉林、内蒙古、河北、山西和西藏等地。

【性味与归经】甘，温。归肺、脾经。

【功效】补气升阳，固表止汗，利水退肿，生津养血，行滞通痹，化毒排脓，敛疮生肌，含有钪、铬、锰、镓。

【传统应用】①脾气虚证；②肺气虚证；③气虚自汗证；④气血亏虚，疮疡难溃难腐，或溃久难敛。

【主要化学成分】本品含黄芪甲苷，山柰酚，异鼠李素，槲皮素，多糖和微量元素铬、锰、锌、铁、铜、硒、钼等。

【现代中药药理学研究】黄芪能促进机体代谢、抗疲劳、抗衰老、促进血清和肝脏蛋白质的更新；有明显的利尿作用，能消除实验性肾炎尿蛋白；能改善动物贫血现象；能升高低血糖，降低高血糖；能兴奋呼吸；有较广泛的抗菌作用；抗心律失常，降低血压，减少血栓形成；还有降血脂、抗衰老、抗缺氧、抗辐射等作用；黄芪多糖能增强和调节机体免疫功能，提高血清 IgG、IgM、IgA、C_3、C_4 含量，降低血清 IL-4，升高血清 IL-6、IFN-γ 水平；黄芪多糖抗心力衰竭，强心，促 ATP 生成，心肌酶活性降低，保护心肌线粒体，升高 NOS，减少心肌细胞内钙超载，恢复再灌后心肌内 ATP 含量，升高上清液 IFN-γ、IL-1β；抗菌抗炎，黄芪多糖灌胃能使细菌菌落形成单位数明显降低，气管黏膜病理变化减轻，纤毛损伤及黏附的绿脓杆菌数明显减少；黄芪多糖能抑制流感病毒增生，对流感引起的小鼠肺炎有明显的抑制作用，对小鼠病毒性心肌炎有良好的治疗作用；水提物抗血栓，抗衰老，抗疲劳，抗病毒性心肌炎，解毒保肝，升高血清胰岛素水平，降低血糖水平显著，降低心肌 Ang Ⅱ 水平。多用于肾病综合征和糖尿病、肾病、急性肾炎和心脏血管疾病。

蜜黄芪：增强补中益气作用。

【用量】9～30g。

【临床应用】

方名：韩氏心绞痛方。

适应证：急性冠状动脉综合征 。

每剂中药饮片所需量：砂仁6g,桃仁12g,川芎6g,丹参12g,玉竹15g,薤白15g,蒺藜15g,槲寄生9g,黄芪10g,水蛭6g,半边莲15g,升麻6g,蝉蜕5g,赤芍15g。

病因病理机制：急性冠状动脉综合征,是介于稳定心绞痛和心肌梗死之间急性发作的临床表现。包括Q波、ST段抬高或非ST段抬高。发作受环境因素影响较大。与冠状动脉粥样硬化、斑块、血栓、血液黏稠度、内皮损伤、致炎因子、自由基等相关。

中医治疗关键靶点：稳定纤维帽,抑制血小板集聚,抑制致炎因子和自由基,抑制新生血管生成,增加心肌血氧供给,降血脂。

中药药理学基础：砂仁有明显的对抗由胶原和肾上腺素所诱发的小鼠急性死亡的作用,对花生四烯酸诱发的小鼠急性死亡有明显保护作用;桃仁扩张血管,抗凝血酶和ADP诱导的血小板聚集,促进创口愈合,抑制肉芽肿,免疫抑制,干预ApoE是稳定斑帽的中药药理学基础;川芎扩张血管,减少静脉壁白细胞黏附,抑制红细胞聚集,降血脂,抗血小板集聚,降低IL-6、TNF-α水平,抑制自由基;丹参改善微循环,扩张冠脉,增加冠脉血流量,改善心肌缺血,促进心肌缺血或损伤的恢复,缩小心肌梗死范围,能提高缺氧耐受能力,增加红细胞带氧,促进胶原降解,清除氧自由基;玉竹耐缺氧,提高巨噬细胞的吞噬百分数和吞噬指数,抑制巨噬细胞TNF-α、IL-1生成;薤白 提高PGI₁含量,抗应激,抗缺氧,清除氧自由基,降低血清过氧化脂质明显;蒺藜降低心肌细胞TNF-α、IL-1β含量,降低心肌耗氧量显著,能降低肾上腺素诱发的血液黏稠,抗血小板聚集,降低血清C蛋白水平;槲寄生能增加冠脉流量,保护心肌细胞,明显缩小梗死面积,降低血清乳酸脱氢酶和MD含量,提高SOD活性,抑制DAF诱导心肌细胞内钙超载,抗心律失常,抗室颤,抗正性肌力;黄芪提高PGI-1含量,有明显的溶栓作用,抗心肌缺血损伤,显著扩张冠状动脉;升麻明显抑制Ox-LDL诱导内皮细胞IL-6、TNF-α分泌,明显抑制TNF-α引起的血管平滑肌细胞增生;蝉蜕显著改善高血脂患者血液黏稠度、体外血栓形成、红细胞聚集指数;赤芍降低外源性凝血因子,抑制 ADP,抗凝血酶活性,激活纤溶酶原活性,降低纤维蛋白原含量和红细胞集聚指数。

黄药子

Huangyaozi

【来源】本品为薯蓣科薯蓣属植物黄独的块茎。冬前采挖块茎,洗净,切片晒干。产于湖北、湖南、江苏等地。

【性味与归经】苦,寒,小毒。归肺、肝经。

【功效】化痰散结消瘿,清热解毒。

【传统应用】①瘿瘤;②疮疡肿毒,咽喉肿痛,毒蛇咬伤。

【主要化学成分】本品含蔗糖约 22.5%、还原糖 0.69%、淀粉 2.5%、皂苷、鞣质和碘。还含黄独素 B、黄独素 C 与薯蓣皂苷元。从湘西购得的黄药子每公斤含碘量 14.3mg 等。

【现代中药药理学研究】黄药子对缺碘所致的动物甲状腺肿有一定的治疗作用。水煎剂或醇浸物水液对离体肠管有抑制作用,而对未孕子宫则有兴奋作用,此外有止血作用。水浸剂体外对多种致病真菌有不同程度的抑制作用。能直接抑制心肌,醇浸物水液的抑制作用较水煎剂强。黄药子能使血中甲状腺素浓度增加,抑制垂体前叶分泌促甲状腺素,消退甲状腺肿大,抗乳房链球菌、白色念珠菌等,抗结肠癌、白血病、胃癌和鼻咽癌。

【用量】3~9g。

黄　柏

Huangbai

【来源】本品为芸香科植物黄皮树或黄檗的干燥树皮。前者习称"川黄柏",后者习称"关黄柏"。剥取树皮后,除去粗皮,晒干。产于辽宁、吉林、河北等地。

【性味与归经】苦，寒。归肾、膀胱经。

【功效】清热燥湿，泻火除蒸，解毒疗疮。

【传统应用】①湿热带下、热淋；②湿热泻痢、黄疸；③湿热脚气、痿证；④骨蒸劳热，盗汗，遗精；⑤疮疡肿毒、湿疹瘙痒。

【主要化学成分】本品含小檗碱、药根碱、木兰花碱、黄柏碱、N－甲基大麦芽碱、掌叶防己碱、蝙蝠葛碱等生物碱；另含黄柏酮、黄柏内酯、白鲜交酯、黄柏酮酸、青荧光酸、7－脱氢豆甾醇、β－谷甾醇、菜油甾醇。根皮含小檗碱、药根碱、黄柏碱、N－甲基大麦芽碱。木材也含小檗碱。新鲜叶含黄柏苷、脱氢黄柏苷、脱氢异黄柏苷、异黄柏苷等。

【现代中药药理学研究】黄柏降低血清 IFN－γ 水平，抑制巨噬细胞产生 IL－β、TNF－α，抑制脾细胞产生 IL－2，抑制 IgM 生成，提示黄柏抗变态反应；黄柏水煎液有明显的降压作用，降肾性高血压，对于肾上腺素或去甲肾上腺素性高血压，能促进血压升高，同时减慢心率；黄柏根碱抗心律失常；水提物抗胃溃疡，抗金黄色葡萄球菌、白色葡萄球菌、肺炎球菌、枯草杆菌、绿脓杆菌、痢疾杆菌、大肠杆菌、伤寒杆菌、阴道加德纳杆菌、痤疮丙酸杆菌、幽门螺旋杆菌、淋病杆菌，皮肤多种癣菌，腹股沟表皮癣菌、白色念珠菌、螨虫、单纯疱疹病毒、支原体等；黄柏水煎液能降低高尿酸血症，抑制肝脏黄嘌呤氧化酶活性，黄柏苍术合用能显著降低高尿酸小鼠血清尿酸水平。据称，黄柏对结核患者的临床症状及 X 线检查有好转，且优于黄连。

【用量】3～12g。

【临床应用】

方名：韩氏阴道炎方。

适应证：阴道炎 。

每剂中药饮片所需量：石榴皮 9g，苦参 10g，黄柏 12g，大黄 10g，鱼腥草 20g，威灵仙 20g，葶苈子 9g，山茱萸 12g，陈皮 15g，白头翁 10g，仙鹤草 20g，野菊花 15g。

病因病理机制：阴道炎主要是由阴道滴虫、假丝酵母菌、加德纳杆菌、白色念珠菌、衣原体等混合感染所致的一种疾病。

中医治疗关键靶点：杀虫，抗菌，抗炎。

中药药理学基础：石榴皮对阴道滴虫有较强的杀伤作用；苦参对大肠杆菌、金黄色葡萄球菌、甲型链球菌、乙型链球菌有明显的抑制作用；黄柏抗阴道加德纳菌、淋球菌，抑制巨噬细胞产生 IL-β、TNF-α；大黄种大黄素对炎症反应 TNF-α、IL-1、IL-6 有抑制作用，对多种革兰阳性和阴性细菌均有抑制作用；鱼腥草抗大肠杆菌、卡纳球菌等，抗病毒，抗过敏，增加白细胞吞噬能力；威灵仙抗革兰阴性杆菌作用较强；葶苈子抗酵母菌；山茱萸有糖皮质激素样作用，能抑制 TNF-α 和 IL-1 诱导的内皮细胞分泌黏附因子，抑制 T 细胞膜 CD3、CD4、CD8 表达；陈皮增强溶菌酶含量；白头翁中白头翁素抗金黄色葡萄球菌，链球菌，结核杆菌，伤寒杆菌，志贺痢疾杆菌，大肠杆菌，副伤寒杆菌，黄曲霉菌等，抗阴道滴虫；仙鹤草抗菌，杀虫，显著增强 IL-2、NK 细胞活性；野菊花对白色念珠菌有较强的抑制作用，抑制腹腔巨噬细胞产生 IL-1，使过低的 IL-2 水平恢复，降低 TNF-α 表达。是治疗阴道炎的药理学基础。

黄　连

Huanglian

【来源】本品为毛茛科植物黄连、三角叶黄连或云连的干燥根茎。以上三种分别习称"味连""雅连""云连"。秋季采挖，除去须根及泥沙，干燥，除去残留须根。产于四川、湖北等地。

【性味与归经】苦，寒。归心、脾、胃、肝、胆、大肠经。

【功效】清热燥湿，泻火解毒。

【传统应用】①湿热痞满，呕吐吞酸；②湿热泻痢；③高热神昏，心烦不寐，血热吐衄；④痈肿疔疮，目赤牙痛；⑤消渴；⑥外治湿疹、湿疮、耳道流脓。

【主要化学成分】本品含小檗碱 7%~9%、黄连碱，甲基黄连碱、掌叶防己碱、非洲防己碱等生物碱，尚含黄柏酮、黄柏内酯等。

【现代中药药理学研究】黄连小檗碱能抑制 DA 生物合成，抑制神经元活动是治疗失眠的药理学基础；抗炎与抑制 PGE_2 含量相关；免疫抑制方面，小檗碱能抑制腹腔巨噬细胞产生 IL-1、TNF-α，抑制脾细胞产生 IL-2，降低血清 IFN－γ 水平，说明黄连能减轻炎症损伤；小檗碱具有正性肌力负性频率作用，同时具有抑制心肌纤维化，降低电位，纠正心律，抗心肌缺血，改善心肌肥厚，抑制心血管内膜增生等作用或功能；小檗碱能有效阻滞 L 型钙通道，抑制钾离子通道，提示小檗碱能强心、抗脑缺血；小檗碱抗血小板聚集，与抑制血小板内 α_2 受体相关；降血压与阻滞 α 受体相关；小檗碱降血糖 2～4 小时内作用最强，对葡萄糖和肾上腺素引起的高血糖均有效，能提高葡萄糖利用，抑制线粒体葡萄糖氧化反应，提高 AMP/ATP 比例，诱导 AMPPK 活化，改善胰岛素抵抗，抑制 β 细胞凋亡；小檗碱能降低血脂，抗胃溃疡，抑制肠平滑肌痉挛，保护肝损伤；黄连水浸液抗多种革兰阳性菌、革兰阴性菌、结核杆菌、绿脓杆菌、金黄色葡萄球菌、大肠埃希菌、阴道加德纳杆菌，厌氧菌、幽门螺杆菌；黄连提取液对 TNF－α 刺激的人角质形成的细胞株 colo－16 细胞增生有抑制作用，提示对银屑病治疗有积极意义；小檗碱有抗鼻咽癌、结肠癌、宫颈癌、抗肺癌转移作用。

【用量】2～5g。

黄　精

Huangjing

【来源】本品为百合科植物滇黄精、黄精或多花黄精的干燥根茎。按形状不同，习称"大黄精""鸡头黄精""姜形黄精"。春、秋二季采挖，除去须根，洗净，置沸水中略烫或蒸至透心，干燥。产于贵州、湖南、浙江、广西、河北、内蒙古、辽宁、山西等地。

【性味与归经】甘，平。归脾、肺、肾经。

【功效】补气养阴，健脾，润肺，益肾。

【传统应用】①阴虚肺燥，干咳少痰及肺肾阴虚的劳咳久咳；②脾虚阴伤证；③肾精亏虚。

【主要化学成分】本品含吖丁啶羧酸、天门冬氨酸、高丝氨酸、二氨基丁酸、洋地黄糖苷以及多种醌类化合物。叶含牡荆素木糖苷和 5, 4'－二羟基黄酮的糖苷等。

【现代中药药理学研究】有增加冠脉流量及降压作用,并能降血脂及减轻冠状动脉粥样硬化程度;黄精水煎液能明显改善小鼠学习记忆功能;黄精皂苷抑制脑组织 MDA 生成,提高 SOD 含量,黄精多糖能提高脑内 5 – HT 含量,保护神经元,提示黄精具有抗抑郁作用;黄精多糖能抗动脉粥样硬化,抗心肌缺血,抗氧化;黄精多糖具有降血糖,减轻血糖急性升高,促进胰岛素分泌,抑制肾上腺素诱发的高血糖作用。但也有报道血糖先升后降;黄精多糖能增强免疫功能,抑制白血病 HL – 60 细胞,抗伤寒杆菌、结核杆菌、耐酸杆菌,抗疲劳,提高精子质量。还有抑制肾上腺皮质的作用和抗衰老作用。体外试验表明、黄精水提出液(1:320)对伤寒杆菌、金黄色葡萄球菌、抗酸杆菌有抑制作用,2% 黄精在沙氏培养基内对常见致病真菌有不同程度的抑制作用。黄精总皂苷能增强慢性应激抑郁模型大鼠的免疫功能[227];黄精提取液对营养性肥胖有预防和减肥作用,作用机制可能与提高血清瘦素水平有关[228];黄精多糖对 I 型糖尿病大鼠心肌有保护作用,其机制可能与降低血糖、血脂、抑制炎性反应有关[229];黄精水煎液低剂量组对提高小鼠的运动能力有较好效果,建议运动员在饮食中适量增加黄精的摄入,对提高其运动能力有帮助[230]。

取黄精捣碎,以 95% 酒精浸 1～2 天,蒸馏去大部分酒精,使浓缩,加 3 倍水,沉淀,取其滤液,蒸去其余酒精,浓缩至稀糊状,即成为黄精粗制液。使用时直接搽涂患处,每日 2 次。一般对足癣、腰癣都有一定疗效,尤以对足癣的水疱型及糜烂型疗效最佳。对足癣的角化型疗效较差,可能是因真菌处在角化型较厚的表皮内,而黄精无剥脱或渗透表皮能力之故。

【用量】9～15g。

【临床应用】

方名:韩氏精子减少症方。

适应证:精子数量减少 。

每剂中药饮片所需量:人参 3g,黄精 15g,鹿茸 2g,巴戟天 9g,枸杞子 6g,女贞子 15g,菟丝子 12g,冬虫夏草 5g,淫羊藿 20g。

病因病理机制:精子减少与快餐,咖啡,铅中毒,内分泌异常雄激素缺乏,阴囊温度过高,泌尿生殖系统炎症,隐睾等导致精子合成障碍有关。本方适应于内分泌异常雄激素缺乏导致的精子数量减少。

中医治疗关键靶点：促进精子生成，促进雄激素增加。

中药药理学基础：人参增加精囊重量，提高雄激素；黄精提高精子质量；鹿茸对精子异常不育症有明显的治疗作用；巴戟天对精子膜结构和功能具有保护作用；枸杞子促进睾酮合成；女贞子促进前列腺素合成；菟丝子保护精子，促雄性生殖器官附睾重量增加；冬虫夏草促进精子合成；淫羊藿促进性器官发育，有雌激素样作用，提高睾酮含量，保护精子。是治疗精子减少症的中药药理学基础。

菟丝子

Tusizi

【来源】本品为旋花科植物菟丝子的干燥成熟种子。秋季果实成熟时采收植株，晒干，打下种子，除去杂质。产于陕西、贵州、云南、四川等地。

【性味与归经】甘，温。归肝、肾、脾经。

【功效】补肾益精，养肝明目，止泻安胎。

【传统应用】①肾虚腰痛、阳痿遗精、尿频及宫冷不孕；②肝肾不足，目暗不明；③脾肾阳虚，便溏泄泻；④用于肾虚胎动不安。此外，本品亦可治肾虚消渴。

【主要化学成分】本品含 β-胡萝卜素、γ-胡萝卜素、5，6-环氧-α-胡萝卜素、蒲公英黄质和叶黄素等。

【现代中药药理学研究】菟丝子水煎剂能明显增加黑腹果蝇交配次数；菟丝子灌胃对大鼠半乳糖性白内障有治疗作用；菟丝子水煎剂连续灌胃1个月，能明显增强小鼠心肌组织匀浆乳酸脱氢酶的活性，对心肌过氧化氢酶及脑组织的乳酸脱氢酶和过氧化氢酶活性有增强趋势。菟丝子水提液能保护神经元，改善记忆障碍，抗氧化，保护精子，促雄性生殖器官附睾重量增加，补肾安胎，逆转流产，壮阳，增强免疫，抗女性骨质疏松，保肝。

【用量】6~12g。

菊 苣

Juju

【来源】本品系维吾尔族习用药材。为菊科植物毛菊苣及菊苣的地上部分。秋季采割,除去杂质,晒干。产于贵州、云南及西藏等地。

【性味与归经】微苦、咸,凉。归脾、肝、膀、胱经。

【功效】清肝利胆,健胃消食,利尿消肿。

【传统应用】①湿热黄疸;②胃痛食少;③水肿尿少。

【主要化学成分】本品含苦味物质马栗树皮素、马栗树皮苷、野莴苣苷、山莴苣素和山莴苣苦素。根含山莴苣素、α-山莴苣醇、野莴苣苷。叶含单咖啡酰酒石酸、菊苣酸。新鲜花瓣含花色苷。

【现代中药药理学研究】菊苣提取物能提高肝脏脂肪代谢,降尿酸,能综合调节糖、脂肪、尿酸相交互紊乱,保肝;醇提物抗玉米大斑病菌、小麦赤霉病菌和烟草赤星病菌。

【用量】9~18g。

菊 花

Juhua

【来源】本品为菊科植物菊的干燥头状花序。9~11月花盛开时分批采收,阴干或焙干,或熏、蒸后晒干。药材按产地和加工方法不同,分为"亳菊""滁菊""贡菊""杭菊"。产于全国各地。

【性味与归经】甘、苦,微寒。归肺、肝经。

【功效】疏散风热,平抑肝阳,清肝明目,清热解毒。

【传统应用】①风热感冒,温病初起;②肝阳上亢;③目赤昏花;④疮痈肿毒。

【主要化学成分】本品含挥发油,并有腺嘌呤、胆碱、水苏碱等。花又含菊苷、氨基酸、黄酮类及微量维生素 B_1。挥发油主要含龙脑、樟脑、菊油环酮等。黄酮类有木犀草素 – 7 – 葡萄糖苷、大波斯菊苷、刺槐苷。

【现代中药药理学研究】菊花水浸剂或煎剂,对金黄色葡萄球菌、多种致病性杆菌及皮肤真菌均有一定抗菌作用。本品对流感病毒 PR_3 和钩端螺旋体也有抑制作用。菊花制剂有扩张冠状动脉,增加冠脉血流量优于丹参,抑制血管平滑肌细胞凋亡,提高心肌耗氧量,缩短凝血时间;对自发性高血压有显著降压作用;菊花挥发油能解热,提取物抗疲劳,耐缺氧,降血脂,抗氧化,抗衰老,抗炎,保肝,保护眼睛抗氧化损伤,抗突变,抑制皮肤癌形成,抗幽门螺杆菌、单纯疱疹、HIV – 1 等;菊花水煎醇沉制剂对离体兔心有显著扩张冠脉,增加冠脉流量的作用。于接近心插管的恒压灌流液中注入 1g 生药时,可使 2 分钟内冠脉流量增加约 62%,并使心率平均减慢 20% 左右;在对菊花酚性成分研究中发现,杭白菊酚性部分可以增加豚鼠离体心脏冠脉流量,提高小鼠对减压缺氧的耐受能力,总之菊花制剂能扩张冠脉,从而减轻心肌缺血状态,虽有使心收缩力加强与耗氧量增加的作用,但是仍以扩张冠脉占优势。

【用量】5 ~ 9g。

常　山

Changshan

【来源】本品为虎耳草科植物常山的干燥根。其嫩叶称"蜀漆",亦供药用。根秋季采挖,除去须根,洗净,晒干。枝叶夏季采集,晒干。产于四川、贵州、湖南等地。

【性味与归经】苦、辛,寒;有毒。归肺、肝、心经。

【功效】涌吐痰涎,截疟。

【传统应用】①痰饮停聚;②胸膈痞塞;③疟疾。

【主要化学成分】本品含有效成分黄常山碱,简称常山碱,根含生物碱总量约 0.1%,主要为黄常山碱甲、乙及丙,三者为互变异构体。还含黄常山定以及 4 – 喹唑酮、伞形花内酯。

【现代中药药理学研究】常山抗室性期前收缩,改善急性心肌缺血导致的心律失常；常山酮可抑制人瘢痕纤维细胞的Ⅰ型胶原合成；常山酮抗16种球虫，水煎液抗阴道滴虫效果显著。常山总提物在治疗氯喹敏感株和耐氯喹株疟原虫所致动物疟疾时，谷氨酸脱氢酶（GLDH）活力分别在治疗中的第5天和第7天消失，提示有良好疗效。

【用量】5～9g。

野菊花

Yejuhua

【来源】本品为菊科植物野菊的干燥头状花序。秋、冬二季花初开放时采摘，晒干，或蒸后晒干。产于吉林、辽宁、河北、山西、陕西、甘肃、青海、新疆等地。

【性味与归经】苦、辛，微寒。归肝、心经。

【功效】清热解毒。

【传统应用】①痈疽疔疖，咽喉肿痛；②目赤肿痛，头痛眩晕。此外，本品内服并煎汤外洗也用治湿疹、湿疮、风疹痒痛。

【主要化学成分】本品含刺槐素-7-鼠李糖葡萄糖苷、野菊花内酯、矢车菊苷、苦味素、α-侧柏酮。又含挥发油，内含dl-樟脑、廿四烷、廿六烷等。另含维生素A类物质及维生素B_1。

【现代中药药理学研究】有抗病原微生物作用，对金黄色葡萄球菌、白喉杆菌、痢疾杆菌、流感病毒、疱疹病毒以及钩端螺旋体均有抑制作用，对白色念珠菌有较强的抑制作用；研究表明野菊花有显著的抗炎作用，但其所含抗炎成分及机制不同，其挥发油对化学性致炎因子引起的炎症作用强，而其水提物则对异性蛋白致炎因子引起的炎症作用较好。此外尚有明显的降血压作用。野菊花水煎液能抑制腹腔巨噬细胞产生IL-1，使过低的IL-2水平恢复，降低TNF-α表达，抗慢性心力衰竭，改善心肌肥厚指数，降低AngⅡ、ALD和TNF-α。

【用量】9～15g。

雪上一枝蒿

Xueshangyizhihao

【来源】本品为毛茛科植物短柄乌头、展毛短柄乌头、曲毛短柄乌头、宣威乌头、小白撑、铁棒锤、伏毛铁棒锤等多种乌头属植物的块根。产于云南、四川等地。

【性味与归经】苦、麻，温；大毒。归肝经。

【功效】祛风湿，活血止痛。

【传统应用】①疼痛证；②疮疡肿毒，虫蛇咬伤。

【主要化学成分】本品含有6种生物碱：乌头碱、次乌头碱以及一枝蒿乙素、戊素和己素。

【现代中药药理学研究】雪上一枝蒿对蛙心有近似洋地黄样作用，其所致心功能障碍，可被阿托品拮抗；一枝蒿甲、乙对心呈乌头碱样作用；宣威乌头有抗肿瘤作用；准噶尔乌头碱和欧乌头碱具有抗生育活性；铁棒锤可引起心律失常和血压下降。

《全展选编·口腔疾病》用雪上一枝蒿酒精提取物（制法：取雪上一枝蒿块根研粉，浸于无水酒精中，24小时后过滤，将滤液蒸去酒精，得棕褐色胶状物）1g，雪上一枝蒿粉0.5g，蟾酥细粉1g，羊毛脂0.8g，共置于乳钵内充分调匀，研成软膏状，即为牙髓失活剂。在原有的穿髓孔处封入米粒大的药剂，1~2天后观察牙髓失活效果，行无痛去髓术。

【用量】0.5~1g。

蛇床子

Shechuangzi

【来源】本品为伞形科植物蛇床的干燥成熟果实。夏、秋二季果实成熟时采收，除去杂质，晒干。产于河北、山东、江苏、浙江等地。

【性味与归经】辛、苦，温；有小毒。归肾经。

【功效】杀虫止痒，燥湿，温肾壮阳。

【传统应用】①阴部湿痒，湿疹，疥癣；②寒湿带下，湿痹腰痛；③肾虚阳痿，宫冷不孕。

【主要化学成分】本品含挥发油1.3%，主要成分为蒎烯、莰烯、异戊酸龙脑酯、异龙脑。又含甲氧基欧芹酚，蛇床明素，异虎耳草素，佛手柑内酯，二氢山芹醇及其当归酸酯、乙酸酯和异戊酸酯，蛇床定，异丁酰氧基二氢山芹醇乙酸酯。根含蛇床明素、异虎耳草素、别欧芹属素乙、花椒毒酚、欧芹属素乙等。

【现代中药药理学研究】蛇床子素能增加肺血流量且优于氨茶碱，有较强的扩张支气管作用，有较强的解痉、平喘、祛痰作用，但能被普萘洛尔阻断，对剂量有依赖关系；有较强的抑制皮肤过敏作用，抑制迟发型超敏反应作用明显；蛇床子素有钙拮抗活性，功效与维拉帕米相似，能减少外周阻力，是治疗高血压的药理学依据。能减轻脑水肿降低脑梗死范围，降低脑中 MPO 活性和 IL－8 含量，保护脑缺血损伤。能明显抑制大鼠静脉血栓形成；在体外能将阴道滴虫病全部杀死，也有人报道作用相左，能抑制多种癣菌，临床报道杀虫止痒作用较强；蛇床子浸膏液有雌激素样作用，能使子宫、卵巢重量增加，是治疗不孕不育的药学基础；蛇床子素和蛇床子香豆素能增强腺垂体－肾上腺皮质轴的功能，提示能改善肾阳虚；蛇床子素具有局麻催眠，抗胃癌、肺癌，抗骨质疏松，抗瘢痕形成，降低血脂，保肝，抗凝血作用。蛇床子总香豆素（TCFC）能防治泼尼松引起的骨质疏松[231]；蛇床子总香豆素（TCFC）抗骨质疏松的作用与其增加成骨细胞的数量，促进细胞胶原蛋白及骨碱性磷酸酶（ALP）的活性有关[232]；蛇床子总香豆素能够预防腰椎、股骨上段骨密度丢失，使骨小梁面积明显增加，矿化沉积率增高，且血清 IGF－1 及血清 25－OH 维生素 D 浓度值升高[233]；蛇床子总香豆素可通过改善线粒体形态降低心肌梗死大鼠的心肌损伤[234]。

有学者报道先用 10% 蛇床子煎液 500ml 冲洗阴道，然后放入 0.5g 的蛇床子阴道用片剂（由蛇床子的提取物制成）2 片。连续治疗 5～7 天为 1 个疗程。经近百例观察，多数经 1 个疗程即可治愈，滴虫转阴，痒感消失，阴道清洁，白带消失或显著减少。此外，试用于非滴虫性阴道炎，也有减少白带分泌的作用。对有宫颈糜烂者，应用后未见不良反应。

【用量】3～9g。

银　耳

Yiner

【来源】本品为真菌类银耳科银耳属植物银耳以子实体入药。春秋采收，用老斑竹浸猪油制成竹刀采割，将鲜银耳以清水洗净后，晒干即成。产于西南及陕西、江苏、安徽、浙江、江西、福建等地。

【性味与归经】甘、淡，平。归肺、胃、肾经。

【功效】滋阴润肺，养胃生津，益气和血，补脑强心。

【传统应用】①虚劳咳嗽，痰中带血；②虚热口渴。

【主要化学成分】本品含银耳子实体多糖（TP），银耳孢子多糖（TSP），多糖 TP－1，糖蛋白 TP，细胞壁多糖，葡萄糖醛酸木糖甘露聚糖，中性多糖，酸性杂多聚糖等。

【现代中药药理学研究】银耳孢子多糖对肝癌、宫颈癌、淋巴癌有明显的抑制作用，与 IL－2 有明显的协同作用，与 5－FU 合用有增效作用；银耳粗多糖能使 IgG、IgA、IgM 不同程度含量增加，可促进小鼠脾细胞 IL－2、IL－6、TNF－α 表达量，提示银耳粗多糖能增加细胞免疫和体液免疫；银耳能促进肝脏蛋白质合成和核酸合成，抗放射和促进造血功能；不同剂型的银耳多糖能使小鼠心脏组织 SOD 活力和脑组织 CSH－P_x 活力有不同程度的升高，提示银耳能抗氧化、清除氧自由基和延缓衰老；银耳有显著的降血糖作用，能增加肾上腺素对肝糖原的分解和减少饮水量；还具有抗炎、抗胃溃疡、抗血栓、抗凝血、抗乙肝病、增加化疗后白细胞、降血脂的作用。

【用量】9～15g。

银杏叶

Yinxingye

【来源】本品为银杏科植物银杏（白果树、公孙树）的干燥叶。秋季叶尚绿时采收，及时干燥。产于全国各地。

【性味与归经】甘、苦、涩，平。归心、肺经。

【功效】活血化瘀，通络止痛，敛肺平喘，化浊降脂。

【传统应用】①瘀血阻络；②胸痹心痛；③中风偏瘫；④肺虚咳嗽。

【主要化学成分】本品含银杏双黄酮，7-去甲基银杏叶双黄酮，银杏三内酯，山奈黄素，白果酸，白果醇等。

【现代中药药理学研究】银杏叶注射对多巴胺神经元细胞有明显的保护作用，对谷氨酸兴奋毒性损害下的神经元有最佳保护作用，是治疗帕金森的药理学基础；水煎剂能促进学习和记忆，抗脑梗死损伤，抗心肌梗死，促进侧支血管形成，保护心肌缺血，抗心肌缺血再灌注；抗肝癌和白血病 HL-60 细胞增生，抗肺纤维化，保护白细胞；改善胰岛素抵抗，增加胰岛素敏感性，保护 β 细胞；还具有抗应激性胃溃疡和降血脂的作用。

【用量】9~12g。

银柴胡

Yinchaihu

【来源】本品为石竹科繁缕属植物银柴胡的干燥根。春、夏间植株萌发或秋后茎叶枯萎时采挖；栽培品于种植后第三年9月中旬或第四年4月中旬采挖，除去残茎、须根及泥沙，晒干。产于宁夏、内蒙古、陕西等地。

【性味与归经】甘，微寒。归肝、胃经。

【功效】清虚热，除疳热。

【传统应用】①阴虚发热；②疳积发热。

【主要化学成分】本品含有菠菜甾醇，7-豆甾烯醇，银柴胡环肽Ⅰ，豆甾醇，α-菠菜甾醇-葡萄糖苷，7-豆甾烯醇葡萄糖苷，β-谷甾醇等。

【现代中药药理学研究】银柴胡水煎液有明显解热作用；银柴胡能抗伤寒、副伤寒，抑制 PGE_2、5-HT 和组胺导致的炎症，抗动脉硬化，抗菌，杀精子。

【用量】3~9g。

猪 苓

Zhuling

【来源】本品为多孔菌科真菌猪苓的干燥菌核。春、秋二季采挖，除去泥沙，干燥。产于陕西、河南、河北、四川、云南等地。

【性味与归经】甘、淡，平。归肾、膀胱经。

【功效】利水消肿，渗湿。

【传统应用】水肿，小便不利，泄泻。

【主要化学成分】本品含麦角甾醇，多孔菌甾酮，生物素，糖类，蛋白质等。

【现代中药药理学研究】其利尿机制是抑制肾小管对水及电解质的重吸收。猪苓多糖有抗肿瘤、防治肝炎的作用，能诱导癌细胞凋亡，增加化疗效果，抗肺癌转移，明显提高摄食量，饮水量和血糖量，降低血铜含量；猪苓水及醇提取物分别有促进免疫作用，能诱导巨噬细胞产生 IL−1，抑制 IgE、IgG 免疫反应，抑制 IgM 分泌细胞生产，增加 IL−2 分泌量；猪苓提取物能增强血小板聚集，抗诱变，抗皮肤色素沉着，防止肾结石。

【用量】6~12g。

麻 黄

Mahuang

【来源】麻黄科植物草麻黄、中麻黄或木贼麻黄的干燥草质茎。秋季采割绿色的草质茎，晒干。产于辽宁、吉林、内蒙古、河北、山西等地。

【性味与归经】辛、微苦，温。归肺、膀胱经。

【功效】发汗解表，宣肺平喘，利水消肿。

【传统应用】①风寒感冒；②咳嗽气喘；③风水水肿。

【主要化学成分】草麻黄茎含生物碱 1%~2%，其中 40%~90% 为麻黄碱；其次为伪麻黄碱及微量的 1−N−甲基麻黄碱、d−N−甲基伪麻黄碱、1−去甲基麻黄碱、d−去甲基伪麻黄碱、麻黄次碱；又含儿茶鞣质 6% 和挥发油，挥发油中含有 1 - α - 松油醇等。

【现代中药药理学研究】麻黄挥发油兴奋汗腺发汗作用，麻黄碱能使处于高温环境中的人汗腺分泌增多增快，使健康人心率和收缩压升高。麻黄挥发油乳剂有解热作用。麻黄碱和伪麻黄碱均有抑制组胺释放、抗过敏、缓解支气管平滑肌痉挛的作用，甘草能增加疗效，禁忌与氨茶碱合用，与苯海拉明、青霉素有协同作用；麻黄碱很容易产生耐药性，所以不长时间应用；伪麻黄碱、麻黄浸膏具有利尿，抗肾衰竭，抗凝血，兴奋骨骼肌作用；麻黄提取物和 L - 麻黄碱具有抑制高血糖的作用，均能促进萎缩的胰岛再生，恢复胰岛素分泌；能使冠状血管扩张，增加冠脉流量，与垂体后叶素合用于升压时，能克服大量垂体后叶素所引起的冠状血管收缩及心脏抑制；麻黄碱对支气管平滑肌的解痉作用较持久，特别在支气管处于痉挛状态时其作用更显著；麻黄碱对骨骼肌有抗疲劳作用，能促进被箭毒所抑制的神经肌肉间的传导，可用于重症肌无力的治疗；收缩鼻黏膜血管之作用方面，麻黄碱最强，麻黄碱使冠脉、脑、肌肉血管扩张，血流量增加；使肾、脾等内脏和皮肤、黏膜血管收缩，血流量降低；麻黄碱溶液用于黏膜，能满意地消除血管充血，且不伴有后扩张。麻黄碱以鼻黏膜血管的收缩作用比伪麻黄碱强，维持时间亦较长。麻黄煎剂体外试验对金黄色葡萄球菌、甲型链球菌、乙型链球菌、炭疽杆菌、白喉杆菌、绿脓杆菌、痢疾杆菌、伤寒杆菌表现不同程度的抗菌作用。麻黄挥发油对流感嗜血杆菌、大肠杆菌、白色念珠球菌均有不同程度的抑菌作用，对亚洲甲型流感病毒有抑制作用，对甲型流感病毒 PR 株感染的小鼠有治疗作用。麻黄煎剂对亚洲甲型流感病毒的最低抑制浓度为 2mg/ml。

炙麻黄：止咳平喘。

【用量】2~9g。

鹿 茸

Lurong

【来源】本品为鹿科动物梅花鹿或马鹿的雄鹿未骨化密生茸毛的幼角。前者习称"花鹿茸"，后者习称"马鹿茸"。夏、秋二季锯取鹿茸，经加工后，阴干或烘干。产于黑龙江、吉林、内蒙古、新疆、青海、甘肃等地。

【性味与归经】甘、咸，温。归肾、肝经。

【功效】补肾阳，益精血，强筋骨，调冲任，托疮毒。

【传统应用】①肾阳虚衰，精血不足证；②肾虚骨弱，腰膝无力；③妇女冲任虚寒，崩漏带下；④疮疡久溃不敛，阴疽疮肿内陷不起。

【主要化学成分】本品含胆甾醇肉豆蔻酸酯，胆甾醇油酸酯，胆甾醇棕相酸酯，胆甾醇硬脂酸酯，胆甾醇，胆甾 $-5-$ 烯 $-3\beta-$ 醇 -7 酮，胆甾 $-5-$ 烯 $-3\beta,7\alpha-$ 二醇，胆甾 $-5-$ 烯 $-3\beta,7\beta-$ 二醇，尿嘧啶，次黄嘌呤，肌酐，烟酸，尿素，对羟基苯甲醛，对 $-$ 羟基苯甲酸尿苷等。

【现代中药药理学研究】大剂量鹿茸精使心缩幅度缩小，心率减慢，并使外周血管扩张，血压降低。中等剂量鹿茸精引起离体心脏活动明显增强，心缩幅度增大，心率加快，结果使心脉搏输出量和百分输出量都增加。鹿茸具有明显的抗脂质过氧化作用及抗应激作用；鹿茸提取物能保护心肌细胞，扩张冠脉血管，促进心肌功能恢复，促进坐骨神经功能恢复和再生，改善学习和记忆，抑制单胺氧化酶，保护脑组织，增加肝脏蛋白质合成，对精子异常不育症有明显的治疗作用，有雄激素样作用，抗胃溃疡，促进创伤愈合，抗应激，促进骨折愈合，促进造血功能。

【用量】1~2g。

鹿衔草

Luxiancao

【来源】本品为鹿蹄草科植物鹿蹄草或卵叶鹿蹄草的干燥全草。产于浙江、安徽、贵州、陕西等地。

【性味与归经】甘、苦，温。归肝、肾经。

【功效】祛风湿，强筋骨，止血。

【传统应用】①风湿痹证；②月经过多，崩漏，咯血，外伤出血；③久咳劳嗽。此外，本品尚可用于泻痢日久。

【主要化学成分】本品含熊果酚苷7.93%，鞣质18%，及肾叶鹿衔草苷、挥发油,还含蔗糖、蔗糖酶、苦杏仁酶等。干叶含高熊果酚苷、异高熊果酚苷等。

【现代中药药理学研究】鹿衔草有抗炎、降压作用;能扩张心、脑、脾、肾、四肢、耳血管,增加血流量,抗缺血性心律失常;能明显升高血浆 cAMP 含量;增强免疫功能;对伤感杆菌有较强的抑制作用;所含 N - 苯基 - 2 - 萘胺、伞形梅笠草素、鹿衔草素、没食子酸等对 P388 淋巴细胞白血病有抑制作用。熊果酚苷在体外能抑制胰岛素降解,口服可致糖尿。

【用量】9～15g。

旋覆花

Xuanfuhua

【来源】本品为菊科植物旋覆花、线叶旋覆花或大花旋覆花等的头状花序。夏、秋采摘即将开放的花序,晒干。产于河南、江苏、辽宁等地。

【性味与归经】咸,温。归肺、肝、胃经。

【功效】降气行水化痰,降逆止呕。

【传统应用】①咳喘痰多,痰饮蓄结,胸膈痞满;②噫气,呕吐。

【主要化学成分】本品含倍半萜内酯化合物大花旋覆花素和旋覆花素。花含槲皮素、异槲皮素、咖啡酸、绿原酸、菊糖及蒲公英甾醇等多种甾醇。

【现代中药药理学研究】旋覆花有明显的镇咳、祛痰作用,旋覆花黄酮类对组胺引起的豚鼠支气管痉挛性哮喘有明显的保护作用,对离体支气管痉挛亦有对抗作用,并有较弱的利尿作用。

【用量】7～15g。

商 陆

Shanglu

【来源】本品为商陆科植物商陆或垂序商陆的干燥根。秋季至次春采挖,除去须根及泥沙,切成块或片,晒干或阴干。产于河南、安徽、湖北等地。

【性味与归经】苦,寒;有毒。归肺、脾、肾、大肠经。

【功效】泻下逐水，消肿散结。

【传统应用】①水肿，臌胀；②疮痈肿毒。

【主要化学成分】本品含商陆碱、多量硝酸钾、皂苷等。

【现代中药药理学研究】本品有明显的祛痰作用；生物碱部分有镇咳作用；小剂量利尿，而大剂量反使尿量减少；对痢疾杆菌、流感杆菌、肺炎双球菌及部分皮肤真菌有不同程度的抑制作用。商陆醋制止咳、平喘、祛痰效果加强，利尿效果减弱；商陆皂苷甲抑制淋巴细胞 TNF-α 表达；商陆多糖促淋巴细胞 IL-2 分泌，增强淋巴细胞 IL-3、IL-6 活性，抑制滑膜细胞 IL-1 产生，抑制淋巴细胞 IL-6 生产；商陆水煎液能降低肾小球细胞过度凋亡，抗甲乙肝病毒，丙肝病毒，HIV 和流感病毒；商陆皂甲可阻断或抑制人淋巴细胞对角质形成细胞的促增生作用，是治疗银屑病的药理学依据。可用于肾性水肿、紫癜，乳腺增生，银屑病。

醋商陆：降低毒性。

【用量】3~9g。

密蒙花

Mimenghua

【来源】本品为马钱科植物密蒙花的干燥花蕾及其花序。春季花未开放时采收，除去杂质，干燥。产于湖北、四川、陕西、河南等地。

【性味与归经】甘，微寒。归肝经。

【功效】清热泻火，养肝明目，退翳。

【传统应用】①目赤肿痛、畏光多泪、眼生翳膜；②肝虚目暗、视物昏花。

【主要化学成分】本品含醉鱼草苷、刺槐素等多种黄酮类。

【现代中药药理学研究】本品所含刺槐素有维生素 P 样作用，能减轻甲醛性炎症，能降低皮肤、小肠血管的通透性及脆性，有解痉及轻度利胆、利尿作用；密蒙花水提液能抑菌和调节免疫，抑制新生血管，抗干眼症，抑制泪腺导管及腺上皮细胞 IL-1β，TNF-α 表达。多用于结膜炎，小儿目眨。

【用量】3~9g。

淫羊藿

Yinyanghuo

【来源】本品为小檗科植物淫羊藿、箭叶淫羊藿、柔毛淫羊藿、巫山淫羊藿、或朝鲜淫羊藿的干燥地上部分。夏、秋季茎叶茂盛时采割，除去粗梗及杂质，晒干或阴干。产于黑龙江、吉林、辽宁、山东、四川、贵州、陕西、甘肃等地。

【性味与归经】辛、甘，温。归肝、肾经。

【功效】补肾壮阳，祛风除湿。

【传统应用】①肾阳虚衰，阳痿尿频，腰膝无力；②风寒湿痹，肢体麻木。

【主要化学成分】本品含淫羊藿苷，叶尚含挥发油、蜡醇、卅一烷、植物甾醇、鞣质、油脂。脂肪油中的脂肪酸有棕榈酸、硬脂酸、油酸、亚油酸等。

【现代中药药理学研究】淫羊藿能增强下丘脑 - 垂体 - 性腺轴及肾上腺皮质轴、胸腺轴等内分泌系统的分泌功能，淫羊藿提取液能影响"阳痿"模型小鼠 DNA 合成，并促进蛋白质的合成，调节细胞代谢，明显增强动物体重及耐冻时间；淫羊藿醇浸出液能显著增强离体兔心冠脉流量，淫羊藿煎剂及水煎乙醇浸出液给兔、猫、大鼠静脉注射，均呈降压作用；淫羊藿苷或提取物能增强学习记忆，促进睡眠，保护神经元，强心，抗心功能衰竭，抗心肌缺血，保护心肌细胞氧化损伤；淫羊藿总黄酮降压与 GABA 受激活有关，为治疗更年期高血压提供了科学依据；淫羊藿苷能保护血管内皮细胞，抑制脑线粒体肿胀，提高呼吸链复合体酶活性，上调 IL - 2 受体，抗肝损伤，抑制乳腺癌骨转移，抗氧化，抗骨质疏松，促骨生成，抑制破骨，促进骨细胞活性，促性器官发育，有雌激素样作用，保护精子，抗哮喘。淫羊藿醇提物对儿茶酚胺类有拮抗作用，其作用与普萘洛尔相似。小鼠腹腔注射 10% 淫羊藿煎剂 20ml/kg，有明显的镇静作用。淫羊藿可调节 M 受体 cGMP 系统，其炮制品亦能明显提高性功能，并增加附性器官重量，提高血浆睾酮含量。另有抗衰老作用。淫羊藿苷能促进成骨分化相关基因的表达；能明显增加钙结节沉积；能显著促进骨小梁的生成[235]；淫羊藿和女贞子提取物能够增加维 A 酸诱导的骨质疏松（OP）大鼠骨密度（BMD），逆转骨组织病理结构，上调性激素受体蛋白表达，对维 A 酸诱导的 OP 大鼠具有潜在的保护作用[236];淫羊藿苷可明显改善急性痛风性关节炎模型大鼠关节肿胀和步态异常,显著降低白细胞浸润和 IL - 1β,IL - 6,TNF - α,PGE₂ 含量,明显降低 COX - 2 蛋白表达($P < 0.05$)[237]。

【用量】3~9g。

【临床应用】

方名:韩氏传导阻滞方。

适应证:心脏传导异常。

每剂中药饮片所需量:人参 3g,虎杖 12g,半边莲 20g,水蛭 6g,丹参 12g,蒺藜 15g,淫羊藿 20g,五味子 6g,当归 6g,地龙 10g,赤芍 12g。

病因病理机制:心脏传导阻滞是指冲动在心脏传导系统发生的传导减慢或阻滞。与迷走神经张力增高,冠状动脉痉挛,高血压,心肌炎,冠状动脉硬化,血液黏稠,心肌缺血缺氧等密切相关。感染导致的心肌炎不适应本方治疗。

中医治疗关键靶点:降低血液黏稠,改善缺血缺氧。

中药药理学基础:人参中人参皂苷可使心搏振幅及心率显著增加,对高级神经活动的兴奋和抑制过程均有增强作用;人参皂苷能增强神经活动过程的灵活性;虎杖水煎液加快心率扩张血管,保护心脏,恢复心肌细胞搏动,减小心肌缺血损伤;半边莲水煎剂兴奋呼吸,大剂量加快心率,抑制胶原表达;水蛭水煎剂有强抗凝血作用,能显著延长纤维蛋白的凝聚时间;丹参能改善血液流变学,抑制凝血,抗纤溶,抑制血小板聚集,稳定红细胞膜,耐缺氧;蒺藜其水溶性部分有利尿作用,蒺藜总皂苷有显著的强心作用;淫羊藿中淫羊藿苷保护神经元,强心,抗心功能衰竭,抗心肌缺血,保护心肌细胞氧化损伤,抑制脑线粒体肿胀,提高呼吸链复合体酶活性;五味子有加强和调节心肌细胞和心脏能量代谢,改善心肌的营养和功能;当归对动物和人离体细胞内 2、3 - 二磷酸生成有促进作用,降低血红蛋白与氧的亲和力,促进带氧血红蛋白在组织中释放氧,从而增加了红细胞运输氧的功能;地龙可显著降低血清血管紧张素酶活性,降低肾醛固酮水平,升高血浆和肾脏 6 - 酮 - 前列腺素 - Fla 含量,减轻心肌细胞肥大;赤芍降低肺动脉压,降低外源性凝血因子,抑制 ADP,抗凝血酶活性,激活纤溶酶原活性,降低纤维蛋白原含量和红细胞聚集指数。是治疗传导阻滞的中药药理学基础。

淡竹叶

Danzhuye

【来源】本品为禾本科植物淡竹叶的干燥茎叶。夏季未抽花穗前采割，晒干。产于浙江、江苏、湖南、湖北、广东等地。

【性味与归经】甘、淡，寒。归心、胃、小肠经。

【功效】清热泻火，除烦，利尿。

【传统应用】①热病烦渴；②口疮尿赤、热淋涩痛。

【主要化学成分】本品含三萜化合物：芦竹素，印白茅素，蒲公英赛醇和无羁萜。另外地上部分含酚性成分、氨基酸、有机酸、糖类。

【现代中药药理学研究】本品水浸膏有退热作用；本品利尿作用较弱而增加尿中氯化物的排出量作用则较强；其粗提物有抗肿瘤作用；其水煎剂对金黄色葡萄球菌、溶血性链球菌有抑制作用。此外，还有升高血糖作用。

【用量】6～9g。

淡豆豉

Dandouchi

【来源】本品为豆科植物大豆的成熟种子的发酵加工品。产于全国各地。

【性味与归经】苦、辛，凉。归肺、胃经。

【功效】解表，除烦，宣发郁热。

【传统应用】①外感表证；②热病烦闷。

【主要化学成分】本品含蛋白质、脂肪、胆碱、黄嘌呤、次黄嘌呤、胡萝卜素、维生素 B_1、维生素 B_2、烟酸、天冬酰胺、甘氨酸、苯丙氨酸、亮氨酸、异亮氨酸等。

【现代中药药理学研究】淡豆豉有微弱的发汗作用，并有健胃、助消化作用；淡豆豉提取物能防止动脉硬化，抗心肌缺血，降血脂，降血糖，降葡萄糖引起的高血糖，抗骨质疏松，抗氧化。

【用量】6～12g。

续　断

Xuduan

【来源】本品为川续断科植物川续断的干燥根。秋季采挖，除去根头及须根，用微火烘至半干，堆置"发汗"至内部变绿色时，再烘干。产于湖北、四川、湖南、贵州等地。

【性味与归经】苦、辛，微温。归肝、肾经。

【功效】补益肝肾，强筋健骨，止血安胎，疗伤续折。

【传统应用】①阳痿不举，遗精遗尿；②腰膝酸痛，寒湿痹痛；③崩漏下血，胎动不安；④跌打损伤，筋伤骨折。此外，本品活血、祛瘀、止痛。

【主要化学成分】本品含环烯醚萜糖苷：当药苷，马钱子苷，茶茱萸苷。生物碱，挥发油，续断碱等。

【现代中药药理学研究】续断有抗维生素 E 缺乏症的作用。对疮疡有排脓、止血、镇痛、促进组织再生作用。可促进去卵巢小鼠子宫的生长发育。川断水煎液抗老年性痴呆（AD），促进学习记忆，抗炎，抗氧化，兴奋子宫平滑肌，促骨伤愈合，抗骨质疏松。续断可降低骨关节（KOA）滑膜 IL-1β、OPN（骨桥蛋白）和 VEGF 水平[239]。

【用量】9~15g。

【临床应用】

方名：韩氏月经量少方。

适应证：月经量少。

每剂中药饮片所需量：柴胡 12g，薏苡仁 10g，肉苁蓉 10g，蛇床子 15g，续断 12g，当归 6g，熟地黄 6g，红花 9g，桃仁 12g，赤芍 12g。

病因病理机制：月经量少与精神因素紧张、压抑、瘀血等，导致卵巢分泌障碍或卵巢发育不良有关。

中医治疗关键靶点：调节神经递质，促卵，降低血液黏稠度。

中药药理学基础：柴胡调节神经递质；薏苡仁诱发排卵；肉苁蓉促进卵巢

孕激素分泌,增强雌激素和孕激素受体表达,有促黄体生成素释放激素样作用;蛇床子有雌激素样作用,能使子宫、卵巢重量增加;续断可促进子宫的生长发育;当归能显著促进血红蛋白及红细胞生成,促进造血,重建骨髓,调节子宫平滑肌功能;熟地黄促进造血功能;红花提取物兴奋子宫,有雌激素样作用,抑制血小板聚集,抗血栓形成,促纤溶,开放毛细血管;桃仁抗凝血酶和 ADP 诱导的血小板聚集;赤芍抑制 ADP,抗凝血酶活性,激活纤溶酶原活性,降低纤维蛋白原含量和红细胞聚集指数。

羚羊角

Lingyangjiao

【来源】本品为牛科动物赛加羚羊的角。猎取后锯取其角,晒干。产于新疆、西藏。

【性味与归经】咸,寒。归肝、心经。

【功效】平肝息风,清肝明目,散血解毒。

【传统应用】①肝风内动,惊痫抽搐;②肝阳上亢,头晕目眩;③肝火上炎,目赤头痛;④温热病壮热神昏,热毒发斑。此外,本品有解热、镇痛之效。

【主要化学成分】本品含磷酸钙、角蛋白及不溶性无机盐等,其中角蛋白含量最多。羚羊角的角蛋白含硫只有 1.2%,是角蛋白中含硫最少者之一。

【现代中药药理学研究】羚羊角外皮浸出液对中枢神经系统有抑制作用,有镇痛作用,并能增强动物耐缺氧能力;煎剂有抗惊厥、解热作用;煎剂或醇提取液有降压作用,其小剂量可使离体蟾蜍心脏收缩加强,中等剂量或大剂量可抑制心脏。

【用量】1～3g。

十二画

斑 蝥

Banmao

【来源】本品为芫菁科昆虫南方大斑蝥或黄黑小斑蝥的干燥体。夏、秋二季捕捉，闷死或烫死，晒干。产于全国各地。

【性味与归经】辛，热，有大毒。归肝、胃、肾经。

【功效】破血逐瘀，散结消癥，攻毒蚀疮。

【传统应用】①癥瘕、经闭；②痈疽恶疮、顽癣、瘰疬等。

【主要化学成分】本品含斑蝥素 1% ~ 1.2%，脂肪 12% 及树脂、蚁酸、色素等。黄黑小斑蝥（台湾产者）含斑蝥素 0.97%，但亦有达 1.3% 者。此外，一般斑蝥属含斑蝥素 1% ~ 1.5%。

【现代中药药理学研究】斑蝥素有抗癌作用，尤其对小鼠腹水型肝癌及网状细胞肉瘤有抑制作用，它能抑制癌细胞蛋白质的合成，从而抑制其生长分化。斑蝥素的各种衍生物能刺激骨髓而有升高白细胞的作用；斑蝥素还有免疫增强作用、抗病毒、抗菌作用以及促雌激素样作用。斑蝥丹灸对家兔实验踝关节炎有明显消肿作用。此外，斑蝥素可刺激人和动物皮肤发红起泡。

有报道：用斑蝥贴敷穴位治疗四肢关节、腰背部的风湿痛（包括职业性良性关节炎、肌纤维炎、风湿性关节炎、因神经血管疾病或外伤而引起的关节疼痛等）及神经痛（肋间神经痛、三叉神经痛、手术或外伤瘢痕区的反射性神经痛等）、传染性肝炎恢复期的肝区痛等，均有一定的近期疗效。据数百例的观察，有效率在 90% 以上。大多数患者经 1 ~ 3 次治疗后，症状即消失或有不同程度的改善，尤以对急性风湿痛疗效显著。对增生性关节炎无明显效果，对有明显不可逆性的关节病变亦不适用。

半数致死量为 1.25mg/kg。斑蝥素 30mg 即可使人死亡。

【用量】0.003~0.006g。

款冬花

Kuandonghua

【来源】本品为菊科植物款冬的干燥花蕾。12 月或地冻前当花尚未出土时采挖，除去花梗及泥沙，阴干。产于陕西、山西、河南、甘肃、青海、四川、内蒙古等地。

【性味与归经】辛、微苦，温。归肺经。

【功效】润肺下气，止咳化痰。

【传统应用】①新久咳嗽；②喘咳痰多；③痨嗽咯血。炙款冬花：长于内伤久咳。

【主要化学成分】本品含苦味苷 2.63%、没食子酸、弹性橡胶样物质、糊精、黏液、菊糖、植物甾醇、硬脂酸及棕榈酸甘油酯、酒石酸、苹果酸、转化糖、胆碱、碳氢化合物和皂苷。灰分中含锌甚多，达 3.26%。

【现代中药药理学研究】煎剂及乙醇提取物有镇咳作用，乙酸乙醇提取物有祛痰作用，醚提取物小量略有支气管扩张作用，醇、醚提取物有呼吸兴奋作用。醚提取物及煎剂有升血压作用；醚提取物能抑制胃肠平滑肌，有解痉作用；提取物及款冬花素有抗血小板激活因子作用。

【用量】5~9g。

葛 根

Gegen

【来源】本品为豆科植物野葛或甘葛藤的干燥根。秋、冬二季采挖，野葛多趁鲜切成厚片或小块；干燥；甘葛藤习称"粉葛"，多除去外皮，用硫黄熏后，稍干，截段或再纵切两半，干燥。产于河南、湖南、浙江、四川等地。

【性味与归经】甘、辛,凉。归脾、胃经。

【功效】解肌退热,透疹,生津止渴,升阳止泻。

【传统应用】①表证发热,项背强痛;②麻疹不透;③热病口渴,消渴证;④热泄热痢,脾虚泄泻。

【主要化学成分】本品异黄酮成分葛根素、葛根素木糖苷、大豆黄酮、大豆黄酮苷及 β-谷甾醇、花生酸,又含多量淀粉(新鲜葛根中含量为 19%~20%)。

【现代中药药理学研究】葛根总黄酮能扩张冠脉血管和脑血管,增加冠脉血流量和脑血流量,降低心肌耗氧量,增加氧供应。葛根能直接扩张血管,使外周阻力下降,而有明显降压作用。但也有报道葛根水煎剂口服对高血压狗无明显的降压作用。但改善高血压症状效果确切明显;葛根还具有明显解热作用,并有轻微降血糖作用;葛根增强学习记忆,抗脑缺血,保护神经细胞,抗心肌缺血,抗心肌纤维化,心脏疾病,保护心肌细胞,保护血管内皮细胞,抗肝脏损伤,抑制脂肪肝变性,抗血小板聚集,抗骨质疏松,改善血液流变学,抗肺癌,抗糖尿病脏器损伤,抗运动性疲劳,上调葡萄糖转运体4(GLUT-4)mRNA 表达,抗氧化,抗衰老,解酒;有报道:葛根(品种未注明)煎剂给家兔口服,开始2小时血糖上升,随即下降,第3、第4小时下降最低,对家兔肾上腺素性高血糖不仅无对抗作用,反而使之增高,但能促进血糖提早恢复正常。葛根水提取物也能使家兔血糖初上升后下降,对饥饿家兔升血糖作用更显著,乙醚提取物对糖代谢则无明显影响。郑炜研究认为"葛根素能从多方面逆转胰岛素抵抗和糖尿病所致的心血管并发症。"有人报道,葛根素对四氧嘧啶性高血糖效果明显。

【用量】9~15g。

葱 白

Congbai

【来源】本品为百合科葱属植物葱,以鳞茎或全草入药。全草四季可采,洗净鲜用;葱白(鳞茎)用时需剥去外膜,去须根及叶。产于全国各地。

【性味与归经】辛,温。归肺、胃经。

【功效】发汗解表，散寒通阳。

【传统应用】①风寒感冒；②阴盛格阳。散结通络下乳之功；治疮痈肿毒，兼有解毒散结之功。

【主要化学成分】本品含挥发油，油中主要成分为蒜素；又含二烯丙基硫醚。叶鞘和鳞片细胞中有草酸钙结晶体。又含维生素 C 97mg%（湿重计）、维生素 B_1、维生素 B_2、烟酸、痕量的维生素 A、脂肪油和黏液质。脂肪油中含棕榈酸、硬脂酸、花生酸、油酸和亚油酸。黏液汁中主要成分为多糖类，其中有 20% 纤维素、3% 半纤维素、41% 原果胶及 24% 水溶性果胶。

【现代中药药理学研究】对白喉杆菌、结核杆菌、痢疾杆菌、链球菌有抑制作用，对皮肤真菌也有抑制作用。此外还有发汗解热、利尿、健胃、祛痰作用；葱白增加脑血流量，改善脑组织缺血缺氧，改善急性心肌缺血，保护血管内皮细胞，降低肝脏脂肪，保护肾损伤，减少蛋白尿，抗病原体，抗宫颈癌。

治疗小儿蛲虫、蛔虫有效。取食用大葱及大蒜，去叶、皮、根须，洗净。葱白每两加水 100ml，大蒜每两加水 200ml，分别用微火煮烂，纱布过滤，装瓶备用。在傍晚或临睡前，任选一种煎液灌肠。剂量：4～5 岁 10ml，7 岁 15ml。治疗后以棉拭漂浮法检查虫卵。结果：葱白煎液治疗 116 例，阴转 86 例，阴转率为 74.1%；大蒜煎液治疗 38 例，阴转 29 例，阴转率为 76.3%。均以男孩的阴转率较高；在年龄方面，葱液的阴转率随年龄的增长而递减，蒜液随年龄的增长而增高。

【用量】9～15g。

滑　石

Huashi

【来源】本品为硅酸盐类矿物滑石族滑石，主要含水硅酸镁。采挖后，除去泥沙及杂石。产于江西、山东、广西、辽宁等地。

【性味与归经】甘、淡，寒。归膀胱、肺、胃经。

【功效】利尿通淋，清热解暑，收湿敛疮。

【传统应用】①热淋，石淋，尿热涩痛；②暑湿，湿温；③湿疮，湿疹，痱子。

【主要化学成分】硅酸镁，其中 MgO 31.7%，氧化硅 63.5%，水 4.8%。通常一部分 MgO 为 FeO 所替换。此外还含氧化铝等杂质。

【现代中药药理学研究】本品有吸附和收敛作用，内服能保护肠壁。滑石粉撒布创面形成被膜，有保护创面，吸收分泌物，促进结痂的作用。在体外，10%滑石粉对伤寒杆菌、甲型副伤寒杆菌有抑制作用。

【临床应用】

【用量】10~20g。

葶苈子

Tinglizi

【来源】本品为十字花科植物独行菜或播娘蒿的干燥成熟种子。前者习称"北葶苈子"，后者习称"南葶苈子"。夏季果实成熟时采割植株，晒干，搓出种子，除去杂质。产于山东、河南、安徽、江苏、浙江、福建等地。

【性味与归经】辛、苦，大寒。归肺、膀胱经。

【功效】泻肺平喘，利水消肿。

【传统应用】①痰涎壅盛，喘息不得平卧；②水肿，悬饮，胸腹积水，小便不利。

【主要化学成分】含挥发油，为异硫氰酸苄酯、异硫氰酸烯丙酯、二烯丙基二硫化物，脂肪油获得率15%~20%，含亚麻酸7.54%，亚油酸32.5%，油酸25.1%，芥酸21.4%，棕榈酸9.64%，硬脂酸3.81%，非皂化部分含谷甾醇及少量黄色物质。种子中尚分出两种强心苷，其一名七里香苷甲等。

【现代中药药理学研究】两种葶苈子提取物均有强心作用，能使心肌收缩力增强，心率减慢，对衰弱的心脏可增加输出量，降低静脉压。尚有利尿作用。葶苈子的苄基芥子油具有广谱抗菌作用，对酵母菌等20种真菌及数十种其他菌株均有抗菌作用。葶苈子在很低剂量，即可发挥显著的抗癌效果；葶苈子能调节血脂，抗肺动脉高压，抗抑郁。

【用量】3~9g。

萹 蓄

Bianxu

【来源】本品为蓼科植物萹蓄的干燥地上部分。夏季叶茂盛时采收，除去根及杂质，晒干。产于全国各地。

【性味与归经】苦，微寒。归膀胱经。

【功效】利尿通淋，杀虫止痒。

【传统应用】①淋证；②虫证，湿疹，阴痒。

【主要化学成分】萹蓄苷、槲皮苷、d-儿茶精、没食子酸、咖啡酸、草酸、硅酸、绿原酸、p-香豆酸、黏质、葡萄糖、果糖及蔗糖等。

【现代中药药理学研究】萹蓄有显著的利尿作用。有驱蛔虫、蛲虫及缓下作用。对葡萄球菌、福氏痢疾杆菌、绿脓杆菌及多种皮肤真菌均有抑制作用。其水及乙醇提取物能促进血液凝固，增强子宫张力。静脉注射有降压作用。多用于泌尿系感染、睾丸鞘膜积液。

【用量】9~15g。

硫 磺

Liuhuang

【来源】本品为自然元素类矿物硫族自然硫，采挖后，加热熔化，除去杂质；或用含硫矿物经加工制得。产于山西、陕西、河南、山东、湖北等地。

【性味与归经】酸，温，有毒。归肾、大肠经。

【功效】有毒，外用解毒，杀虫疗疮。

【传统应用】①外治疥癣；②内治阳痿足冷；③虚喘冷哮。

【主要化学成分】本品含硫、碲、硒、砷等。

【现代中药药理学研究】硫黄水煎液能麻痹中枢神经，抗炎，镇咳，祛痰，泻下，抑制变态反应性炎症。外用杀菌杀虫。

【临床应用】治疗蛲虫：取硫黄粉内服，2～5岁每次0.3g，6～7岁0.5g，每天3次，进餐时服；同时每天洗涤肛门1次，并用硫黄粉扑于肛门及其周围。治疗57例，用药2周后，51例连续3天做虫卵和成虫检查，结果转阴者26例，治愈率为60.98%。在治疗期间无不良反应出现。

【用量】1.5～3g。

雄 黄

Xionghuang

【来源】本品为硫化物类矿物雄黄族雄黄，主含二硫化二砷（As_2S_2）。采挖后，除去杂质。或由低品位矿石浮选生产的精矿粉。产于湖南、湖北、贵州、云南、四川等地。

【性味与归经】辛，温，有毒。归肝、大肠经。

【功效】解毒杀虫，燥湿祛痰，截疟，有毒。

【传统应用】①痈肿疔疮；②蛇虫咬伤；③虫积腹痛；④惊痫、疟疾。

【主要化学成分】本品含有二硫化二砷（As_2S_2），并含有硅、铅、铁、钙、镁等杂质。

【现代中药药理学研究】雄黄镇痛，抗炎，抗哮喘，低浓度雄黄对HL-60细胞具有诱导分化，促进癌细胞凋亡，降低端粒酶活性，有效成分AS2O3。中毒可用防己10g，甘草10g，绿豆100g水煎顿服。

【用量】0.05～0.1g。

紫 草

Zicao

【来源】本品为紫草科植物新疆紫草、紫草或内蒙古紫草的干燥根。春、秋二季采挖，除去泥沙，干燥。产于新疆、甘肃及西藏西部。

【性味与归经】甘、咸，寒。归心、肝经。

【功效】清热凉血，活血，解毒透疹。

【传统应用】①温病血热毒盛，斑疹紫黑，麻疹不透；②疮疡，湿疹，水火烫伤。

【主要化学成分】本品含乙酰紫草醌、异丁酰紫草醌、β，β－二甲基丙烯紫草醌、β－羟基异戊酰紫草醌、3，4－二甲基戊烯－3－酰基紫草醌等。

【现代中药药理学研究】本品煎剂、紫草素、二甲基戊烯酰紫草素、二甲基丙烯酰紫草素对金黄色葡萄球菌、大肠杆菌、肺炎双球菌、卡他球菌、枯草杆菌等具有抑制作用；紫草素对大肠杆菌、伤寒杆菌、痢疾杆菌、绿脓杆菌及金黄色葡萄球菌均有明显抑制作用；水煎液对表皮癣菌也有效；其乙醚、水、乙醇提取物均有一定的抗炎作用；新疆紫草中提取的紫草素及石油醚部分有抗肿瘤作用；本品有抗生育、解热等作用；紫草抗炎抗表态反应，解热，抗生育，兴奋子宫，抗促性腺激素，止血，降血糖作用明显，但机制不明，保肝。

采用2%、10%、20%、40%紫草菜油浸剂，或用紫草乙醚提出物配成1%菜油制剂，局部应用。

1. 试治婴儿臀部皮炎100例，用药后无1例发生糜烂情况。

2. 妇女尿生殖瘘患者，因经常漏尿而造成阴部的湿疹、糜烂、溃疡以及各种原因所致的阴道溢液增多，涂紫草油后3～5天左右即可见效。曾治疗28例，痊愈24例。

3. 用于阴道炎，一般在涂药后4～6天可以治愈，而且复发率很低。曾治疗234例，治愈率77.7%。

4. 子宫颈炎如合并盆腔炎或重度糜烂、充血，并有脓性分泌物者，易引起流血、感染及盆腔炎急性发作，可采用紫草油涂抹。根据病情轻重，连续1～3周，可使充血及脓性分泌物消失，直至痊愈。治疗182例，痊愈96例。紫草油的浓度愈高，效果愈好，增加浓度并无任何不良反应。紫草油似无抑菌作用，其临床疗效的原理，需进一步研究。

【用量】5～9g。

【临床应用】

方名：韩氏高雌激素功血方。

适应证：高雌激素性功能性出血。

每剂中药饮片所需量：肉苁蓉 12g，枸杞子 6g，蒲黄 10g，柴胡 10g，地榆 15g，荆芥炭 15g，续断 12g，大蓟 15g，紫草 10g，仙鹤草 20g。

病因病理机制：正常月经的发生是基于排卵后黄体生命结束，雌激素和孕激素撤退，是子宫内膜功能层皱缩坏死而脱落出血。其有明显的规律性和自限性。功能性出血的发生与紧张、恐惧、忧伤和环境变化等诱发内分泌系统代谢紊乱进而影响丘脑－垂体－卵巢轴功能紊乱，同时凝血功能降低，内膜组织脆性增强，内膜结构异常和内膜剥脱不完整，雄激素缺乏等导致功血。可分为无排卵性低水平雌激素可诱发间断性少量出血；无排卵性高雌激素水平，可引起长时间闭经，因无孕激素参与，内膜无限制增生，却无致密体坚固支持，致突破性出血，量多为显著特点；育龄期性功血，主要是由于卵泡发育不良或下丘脑垂体功能不足，引起排卵后黄体酮功能不足或黄体期短缩或黄体功能不全，导致子宫内膜不规则出血。

中医治疗关键靶点：止血，升高雄激素。

中药药理学基础：肉苁蓉促进卵巢孕激素分泌，增强雌激素和孕激素受体表达，有促黄体生成素释放激素样作用；枸杞子可提高血睾酮水平；蒲黄有促进凝血作用；柴胡调节神经递质；地榆煎剂可明显缩短出血和凝血时间；荆芥炭能明显缩短出血时间；续断可促进子宫的生长发育；大蓟水煎剂能显著缩短凝血时间；紫草抗生育，兴奋子宫，抗促性腺激素，止血；仙鹤草提高血小板黏附性、聚集性，促进伪足伸展。

紫花地丁

Zihuadiding

【来源】本品为堇菜科植物紫花地丁的干燥全草。春、秋二季采收，除去杂质，晒干。产于全国各地。

【性味与归经】苦、辛，寒。归心、肝经。

【功效】清热解毒，凉血消肿。

【传统应用】①疗疮肿毒，乳痈肠痈；②毒蛇咬伤。此外，还可用于肝热目赤肿痛以及外感热病。

【主要化学成分】本品含有机酸、黄酮及其苷类、酚性成分、糖类、氨基酸、多肽及蛋白质、皂苷、植物甾醇、鞣质等 10 种有效成分。富集铜、铁、锰、锌、镁等微量元素。

【现代中药药理学研究】紫花地丁水煎液、黄酮苷对结核杆菌、链球菌、沙门菌、表皮葡萄球菌、腐生菌、粪肠球菌、痢疾杆菌、金黄色葡萄球菌、肺炎球菌、皮肤真菌及钩端螺旋体有抑制作用。苦地丁注射液对骨髓灰质炎、柯萨奇、单纯疱疹、HIV 有确切的抗病毒作用；免疫方面能抑制巨噬细胞分泌 TNF - α，抑制淋巴细胞分泌 IL - 2，说明紫花地丁能调控免疫细胞功能，减少巨噬细胞释放炎症介质。实验证明，其提取液对内毒素(革兰阴性杆菌中的一种成分 - 脂多糖)有直接摧毁作用。本品尚有解热、消炎、消肿等作用。

【用量】15～30g。

紫 菀

Ziwan

【来源】本品为菊科植物紫菀的干燥根及根茎。春、秋二季采挖，除去有节的根茎(习称"母根")和泥沙，编成辫状晒干，或直接晒干。产于东北、华北、陕西、甘肃南部。

【性味与归经】辛，苦，温。归肺经。

【功效】润肺化痰止咳。

【传统应用】咳嗽有痰。

【主要化学成分】本品含无羁萜醇、无羁萜、紫菀酮、紫菀皂苷、槲皮素，挥发油中含毛叶醇、乙酸毛叶酯、茴香醚、烃、脂肪酸、芳香族酸等。

【现代中药药理学研究】水煎剂及苯、甲醇提取物均有显著的祛痰作用，目前，初步认为祛痰的有效成分为丁基 - D - 核酮糖苷；根与根茎的提取物中分离出的结晶之一有止咳作用。体外试验证明，紫菀对大肠杆菌、痢疾杆菌、伤寒杆菌、副伤寒杆菌、绿脓杆菌有一定抑制作用；所含无羁萜醇对小鼠艾氏腹水癌有抗癌作用；槲皮素有利尿作用。

蜜紫菀：长于肺虚久咳。

【用量】5～9g。

紫 苏

Zisu

【来源】本品为唇形科植物紫苏的干燥茎。秋季果实成熟后采割，除去杂质，晒干，或趁鲜切片，晒干。产于全国各地。

【性味与归经】辛，温。归肺、脾经。

【功效】解表散寒，行气宽中。

【传统应用】①风寒感冒；②脾胃气滞。紫苏也能解鱼蟹毒，和中解毒。

【主要化学成分】本品含紫苏酮，异白苏烯酮，白苏烯酮，紫苏为然，亚麻酸乙酯，亚麻酸及 β - 谷甾醇等。

【现代中药药理学研究】紫苏叶水煎液能延长睡眠时间，解热；迷迭香酸有抗抑郁作用；紫苏叶提取物能抗动脉粥样硬化，降血脂，止血，抗凝血，使毛细血管血流减慢，抗 ADP 促小肠运动，抑制肾小球细胞增生，抗炎抑制 TNF - α 产生；免疫方面紫苏叶醇提物能抑制 IgE、IgG、IL - 4、IL - 5、IL - 10 生成；水煎液能抗 I 型过敏反应；醇提物抗诱变，抗肝癌；水煎液灌胃能抗急性酒精中毒，可下调肝组织 IL - 6、iNOS、TNF - α 基因表达；抗金黄色葡萄球菌、乙型链球菌、白喉杆菌、炭疽杆菌、伤寒杆菌、绿脓杆菌、变形杆菌、肺炎杆菌、枯草杆菌、红色发癣菌、须发癣菌、硫黄样断发癣菌、石膏样小孢子癣菌、絮状表皮癣菌、乙型肝炎表面抗原等多种微生物；苏叶煎剂有促进消化液分泌，增进胃肠蠕动的作用；水煎液能止咳，祛痰，平喘，能减少支气管分泌，缓解支气管痉挛。紫苏油可使血糖上升。

【用量】5～9g。

紫苏子

Zisuzi

【来源】本品为唇形科植物紫苏的干燥成熟果实。秋季果实成熟时采收，除去杂质，晒干。产于全国各地。

【性味与归经】辛，温。归肺经。

【功效】降气化痰，止咳平喘，润肠通便。

【传统应用】①咳喘痰多；②肠燥便秘。

【主要化学成分】本品含蛋白质17%、油51.7%，油中富含不饱和脂肪酸和亚麻酸56.8%，亚油酸。

【现代中药药理学研究】紫苏油有明显的降血脂作用，给易于卒中的自发性高血压大鼠喂紫苏油可延长其存活率，使生存时间延长。紫苏油还可提高实验动物的学习能力；紫苏子醇提物抗过敏，降低IgE水平，也明显降低组胺释放，抑制白三烯产生；水提物抗肝损伤；挥发油抗血小板聚集，降低胶原蛋白浓度，抑制ADP、花生四烯酸和血小板活化因子诱发的血小板聚集；紫苏子能降血脂，镇咳，祛痰，平喘，能明显抑制化学致癌，减少乳腺癌体积和重量，对其他癌也有抑制作用，抗应激，提高视网膜反射能力。

【用量】3~9g。

紫河车

Ziheche

【来源】本品为健康人的干燥胎盘。将新鲜胎盘除去羊膜及脐带，反复冲洗至去净血液，蒸或置沸水中略煮后，干燥。

【性味与归经】甘、咸，温。归心、肺、肾经。

【功效】补肾益精，养血益气。

【传统应用】①阳痿遗精、腰酸头晕耳鸣；②气血不足诸证；③肺肾两虚之咳喘。

【主要化学成分】本品含有多种有应用价值的酶，如溶菌酶、激肽酶、组胺酶、催产素酶等。另含红细胞生成素、磷脂(其中卵磷脂占45.5%~46.5%、多种多糖。

【现代中药药理学研究】胎盘含绒毛膜促性腺激素，有促进乳腺和女性生殖器官发育的功能，增强机体抵抗力，具有免疫及抗过敏作用。因蛋白质口服无效，所以紫河车口服无论哪种剂型疗效作用有限。

【用量】2~3g。

蛤蟆油

Hamayou

【来源】本品为蛙科动物中国林蛙雌蛙的输卵管，经采制干燥而得。由于历史因素延续，中国南方、港澳台地区及东南亚一些国家的华人，亦习惯上把蛤蟆油药材俗称为雪蛤，林蛙俗称蛤什蟆。产于东北等地。

【性味与归经】甘、咸，平。归肺、肾经。

【功效】补肾益精，养阴润肺。

【传统应用】①病后虚弱；②神疲乏力；③心悸失眠；④盗汗；⑤虚劳咯血。

【主要化学成分】本品含粗蛋白，脂肪和色氨酸、赖氨酸、蛋氨酸等 19 种氨基酸；维生素 A、维生素 B_1、维生素 B_2、维生素 C、维生素 D、维生素 E；还有睾酮、雌酮、黄体酮、雌二醇；三碘甲状腺原氨酸 T_3 和甲状腺素 T_4，以及钾、钠、镁等多种微量元素。

【现代中药药理学研究】连续灌胃两个月能使动物血清中 DOS、CSH-P_X 含量升高，肝脏和大脑组织 MDA 含量降低，说明能抗氧化、抗衰老；连续灌胃十五天能促进去势大鼠性器官发育，能促进幼小小鼠阴道开放和动情期开放，抗疲劳，增强免疫功能。

【用量】5~15g。

蛤　蚧

Gejie

【来源】本品为壁虎科动物蛤蚧的干燥体。全年均可捕捉，除去内脏，拭净，用竹片撑开，使全体扁平顺直，低温干燥。产于广东、广西、云南、贵州等地。

【性味与归经】咸，平。归肺、肾经。

【功效】补肺益肾，纳气平喘，助阳益精。

【传统应用】①肺虚咳嗽、肾虚作喘、虚劳喘咳；②肾虚阳痿。

【主要化学成分】本品含肌肽，胆碱，肉毒碱，鸟嘌呤，蛋白质，胆甾醇；甘氨酸，脯氨酸，谷氨酸等14种氨基酸；钙、磷、锌等18种微量元素。

【现代中药药理学研究】具有双向性激素作用。提取物小鼠腹腔注射能明显增强脾重，能对抗泼尼松和环磷酰胺的免疫抑制作用，提取物对小鼠遭受低温、高温、缺氧等应激刺激有明显保护作用，认为有"适应原"样作用；抗衰老，平喘，降低 IL-8、TNF-α、IL-4 水平，提高 IFN-γ；蛤蚧身和尾的醇提物均可加强豚鼠白细胞的运动力、肺和支气管吞噬细胞对细菌的吞噬功能和腹腔吞噬细胞的吞噬功能，蛤蚧提取物能显著增加小鼠脾重，并能对抗泼尼松的免疫抑制作用，还能提高小鼠静脉注射碳粒的廓清指数，提高正常小鼠免疫后血清的溶血含量，蛤蚧尾醇提物能增强血清中溶菌酶活性，提高抗体效价和提高小鼠淋巴细胞转化率。

【用量】3~6g。

黑芝麻

Heizhima

【来源】本品为芝麻科植物芝麻的干燥成熟种子。秋季果实成熟时采割植株，晒干，打下种子，除去杂质，再晒干。产于全国各地。

【性味与归经】甘，平。归肝、肾、大肠经。

【功效】补肝肾，益精血，润肠燥。

【传统应用】①精血亏虚；②头昏眼花；③耳鸣耳聋；④须发早白。

【主要化学成分】本品含亚油酸，棕榈酸，硬脂酸，花生油酸，木质素，芝麻素，芝麻林素，卵磷脂，植物甾醇，胡麻苷，芝麻糖，车前糖等。以及锌、钾、磷、钙等多种微量元素。

【现代中药药理学研究】黑芝麻保肝，保护急性肝损伤，抗动脉粥样硬化。顽固性呃逆，黑芝麻炒+白糖(3:1)，一次吃10~30g，一天3次。

【用量】9~15g。

锁 阳

Suoyang

【来源】本品为锁阳科植物锁阳的干燥肉质茎。春季采挖,除去花序,切段,晒干。产于甘肃、新疆、内蒙古。

【性味与归经】甘,温。归脾、肾、大肠经。

【功效】补肾助阳,润肠通便。

【传统应用】①肾阳亏虚,精血不足之阳痿、不孕、下肢痿软、筋骨无力等;②血虚津亏肠燥便秘。

【主要化学成分】本品含锁阳萜,乙酰熊果酸,熊果酸。脂肪油中含链烷烃混合物(0.07%),甘油酯(0.79%),脂肪酸组成主要为棕榈酸,油酸,亚油酸,甾醇(0.01%)包含β-谷甾醇,菜油甾醇,β-谷甾醇棕榈酸酯,胡萝卜甾醇;还含鞣质(约7%)及天冬氨酸,脯氨酸,丝氨酸,丙氨酸等为主的15种氨基酸。

【现代中药药理学研究】灌胃锁阳醇提物,可使吞噬功能低下小鼠的巨噬细胞吞噬红细胞能力有所恢复;静脉滴注锁阳醇提物可使幼年大鼠血浆睾酮含量显著提高,提示锁阳有促进动物性成熟作用;锁阳水浸液对实验动物有降低血压、促进唾液分泌作用,能使细胞内 DNA 和 RNA 合成率增加;锁阳水煎液改善铝中毒,抗癫痫,保护神经元,抗心肌缺血,抗缺氧损伤,抗疲劳,促进肾上腺皮质分泌。灌胃 0.5~2g/kg 锁阳醇提物,连续10天,可使正常小鼠脾脏直接溶血空斑形成细胞数明显增加,并呈一定量-效关系,灌胃15天可使幼年大鼠血浆睾酮含量显著增高。结果提示,锁阳对于机体非特异性免疫功能及细胞免疫功能均有调节作用,其作用在免疫受抑制状态下尤为明显;对体液免疫功能也有增强作用,并有促进动物性成熟作用。锁阳还可对抗长期紧张等因素引起的小鼠性行为减少。连续9天灌饲锁阳水煎剂使小鼠血浆睾酮浓度显著降低、睾丸显著萎缩,而抑制量的氢化可的松注射剂却不能使小鼠血浆睾酮浓度及睾丸湿重显著改变。锁阳水浸液对实验动物降低血压、促进唾液分泌作用,对阳虚动物肝、脾核酸合成有下降作用,能使细胞内 DNA 和 RNA 合成率增加。小剂量锁阳水煎液能明显增加肠蠕动,排便效果明显,大剂量则导致肠功能紊乱而便秘。

【用量】5~9g。

鹅不食草

Ebushicao

【来源】本品为菊科植物鹅不食草的干燥全草。夏、秋二季花开时采收,洗去泥沙,晒干。产于全国各地。

【性味与归经】辛,温。归肺、肝经。

【功效】发散风寒,通鼻窍,止咳,解毒。

【传统应用】①风寒感冒;②鼻塞不通;③寒痰咳喘;④疮痈肿毒。

【主要化学成分】含多种三萜成分、蒲公英赛醇、蒲公英甾醇、山金车烯二醇及另一种未知的三萜二醇,尚含有豆甾醇、谷甾醇、黄酮类、挥发油、有机酸等。

【现代中药药理学研究】其挥发油及醇提液部分有祛痰、止咳、平喘作用;鹅不食草挥发油能抑制 5-HT、PGE_2、TNF-α 炎症介质释放;挥发油滴鼻液能抑制血清组胺释放及抗过敏性鼻炎,改善症状效果明显;抗血小板聚集,保肝,抗诱变,抗病原体,杀钉螺。

陈鹤风等报道鹅不食草提取物 10g、凡士林 90g 制成软膏涂抹双侧鼻腔,治鼻炎、鼻旁窦炎、鼻息肉有特效。

治疗百日咳:据 300 余例的观察,治愈率一般在 90% 左右。大都在用药后 24 小时内典型痉咳开始减轻。

【用量】6~9g。

番泻叶

Fanxieye

【来源】本品为豆科植物狭叶番泻或尖叶番泻的干燥小叶。产于台湾、广西、云南等地。

【性味与归经】甘、苦，寒。归大肠经。

【功效】泻下通便。

【传统应用】①热结便秘；②腹水肿胀。

【主要化学成分】本品含番泻苷 A、番泻苷 B、番泻苷 C、番泻苷 D，大黄酚，大黄素，大黄素甲醚，3 - 甲基 - 8 - 申氧基 - 2 - 乙酰基 - 1，6 - 萘二酚 - 6 - O - β - D - 葡萄糖苷，小叶中含山奈酚。

【现代中药药理学研究】泻下时可伴有腹痛。其有效成分主要为番泻苷 A、番泻苷 B，经胃、小肠吸收后，在肝中分解，分解产物经血行而兴奋骨盆神经节以收缩大肠，引起腹泻。蒽醌类对多种细菌（葡萄球菌、大肠杆菌等）及皮肤真菌有抑制作用；番泻叶总苷具有止血，促进肠管运动，泻下，松弛骨骼肌，抑制 IgG、IgM、IL - 2 及 NK 活性作用。多用于清洁肠道和肠梗阻。

【用量】2 ~ 6g。

十三画

瑞 香

Ruixiang

【来源】为瑞香科植物瑞香的花。产于江西等地。

【性味与归经】甘，辛，平。归肺、胃、肝经。

【功效】祛风湿，活血止痛。

【传统应用】①风湿痹痛；②咽炎、牙痛；③跌打损伤；④坐骨神经痛。

【主要化学成分】本品含挥发油，其组成成分有二十九烷，二十八烷，二十六烷，十九烯，罗勒烯，丁香烯，亚麻酸甲酯，橙花醛，香茅醛，苯甲醛，香茅醇，金合欢醇，牻牛儿醇，瑞香素，木犀草素，芹菜素，瑞香苷，瑞香素 - 8 - 葡萄糖苷等。

【现代中药药理学研究】毛瑞香素能阻抗 HIV - 1 感染细胞中多核体的形成；能明显改善心肌缺血，缩小心肌梗死模型梗死面积，提高血清 SOD 活性，降低 MDA 含量，抑制胶质纤维酸性蛋白的表达，提示瑞香能改善微循环、抗衰老和抗氧化；抑制迟发型超敏反应，抗疟，抗寄生虫，降低血清尿酸。可用于血栓闭塞性脉管炎、关节炎。

【用量】3 ~ 6g。

蒺 藜

Jili

【来源】本品为蒺藜科植物蒺藜的干燥成熟果实。秋季果实成熟时采割植株，晒干，打下果实，除去杂质。产于河南、河北、山东、安徽、江苏等地。

【性味与归经】辛、苦，微温；有小毒。归肝经。

【功效】平肝解郁，活血祛风，明目止痒。

【传统应用】①肝阳上亢，头晕目眩；②胸胁胀痛，乳闭胀痛；③风热上攻，目赤翳障；④风疹瘙痒，白癜风。

【主要化学成分】本品含甾体皂苷，其皂苷元为薯蓣皂苷元，鲁斯可皂苷元，海可皂苷元，吉托皂苷元等。另含蒺藜苷、山柰酚－3－芸香糖苷、紫云英苷、哈尔满碱等。

【现代中药药理学研究】其水溶性部分有利尿作用；蒺藜总皂苷有显著的强心作用、有提高机体免疫功能、强壮、抗衰老等作用；蒺藜水煎液有降低血糖，控制增重，降低血脂作用；水提取物有抗过敏作用；蒺藜皂苷能降低收缩压，保护内皮细胞，抗心肌缺血，保护心肌细胞，降低心肌细胞 $TNF-\alpha$、$IL-1\beta$ 含量，降低心肌耗氧量显著；能降低肾上腺素诱发的血液黏稠，抗血小板聚集；抗动脉硬化，降低血清 C 蛋白水平，减少主动脉内壁斑块明显，使动脉内皮缺损及增厚减轻；保护脑神经细胞，改善记忆，抗抑郁，保护视神经。

【用量】6~9g。

蒲 黄

Puhuang

【来源】本品为香蒲科植物水浊香蒲、东方香蒲、或同属植物的干燥花粉。夏季采收蒲棒上部的黄色雄花序，晒干后碾轧，筛取花粉。剪取雄花后，晒干，成为带有雄花的花粉，即为草蒲黄。产于全国各地。

【性味与归经】甘，平。归肝、心包经。

【功效】止血，化瘀，利尿。

【传统应用】①出血证；②瘀血痛证；③血淋尿血。

【主要化学成分】本品含异鼠李素的苷、甘五烷、挥发油及脂肪油约10%。脂肪油含游离的棕榈酸和硬脂酸约30%，谷甾醇约13%，此外尚含棕榈酸、硬脂酸及油酸的甘油酯、α－香蒲甾醇等。

【现代中药药理学研究】本品有促进凝血作用，且作用显著而持久；蒲黄多种制剂能够降低血压、减轻心脏负荷，增加冠脉血流量，改善微循环，蒲黄提高心肌及脑对缺氧的耐受性或降低心、脑等组织的耗氧量，对心脑缺氧有保护作用，其原理可能为阻止心肌中 ATP 及 ADP 含量降低，使大脑皮层细胞膜上 $Na^+ - K^+ - ATP$ 酶及 $Mg - ATP$ 酶活力增强，加速 ATP 分解，并使中枢抑制加强，提高缺氧耐力，还可使缺氧心、肝超氧化物歧化酶恢复或接近正常水平，提高脑组织及动脉血氧分压，降低氧耗量及乳酸含量；减轻心肌缺血性病变；蒲黄水煎剂对热板止痛作用与吗啡相当，抗心肌缺血，抑制心肌细胞线粒体生成，保护脑细胞，抗动脉硬化，保护血管内皮细胞，双向调节血液，小剂量止血，大剂量活血，抗血栓，改善脂肪胰岛素抵抗，降血糖与罗格列酮相似，兴奋子宫平滑肌；蒲黄水溶性部分可用于治疗与免疫过敏及感染有关的特发性溃疡性结肠炎；还可预防动物肠粘连的形成。蒲黄水溶部分体外对金黄色葡萄球菌、弗氏痢疾杆菌、绿脓杆菌、大肠杆菌、伤寒杆菌、史密氏痢疾杆菌及 2 型副伤寒杆菌均有较强的抑制作用；槲皮素也具有抗菌、抗过敏、解痉等作用。

【用量】5 ~ 9g。

蒲公英

Pugongying

【来源】本品为菊科植物蒲公英、碱地蒲公英或同属数种植物的干燥全草。春至秋季花初开时采挖，除去杂质，洗净，晒干。产于全国各地。

【性味与归经】苦、甘，寒。归肝、胃经。

【功效】清热解毒，消肿散结，利湿通淋。

【传统应用】①痈肿疔毒，乳痈内痈；②热淋涩痛，湿热黄疸。此外，本品还有清肝明目。

【主要化学成分】本品含蒲公英醇、蒲公英赛醇、ψ - 葡公英甾醇、蒲公英甾醇、β - 香树脂醇、豆甾醇、β - 谷甾醇、胆碱、有机酸、果糖、蔗糖、葡萄糖、葡萄糖苷以及树脂、橡胶等。叶含叶黄素、蝴蝶梅黄素、叶绿醌、维生素 C 50～70mg/100g 和维生素 D 5～9mg/100g。花中含山金车二醇、叶黄素和毛茛黄素。花粉中含 β－谷甾醇、5z－豆甾－7－烯－3β－醇、叶酸和维生素 C。绿色花萼中含叶绿醌。花茎中含 β－谷甾醇和 β－香树脂醇。

【现代中药药理学研究】本品煎剂或浸剂，对金黄色葡萄球菌、溶血性链球菌及卡他球菌有较强的抑制作用，对肺炎双球菌、脑膜炎双球菌、白喉杆菌、福氏痢疾杆菌、绿脓杆菌、甲型链球菌、乙型链球菌、丙型肝炎病毒及钩端螺旋体等也有一定的抑制作用，和 TMP（磺胺增效剂）之间有增效作用；蒲公英 20g/kg，抗胃溃疡、抗幽门螺杆菌与甲硝唑相当，促进胃肠运动，保肝利胆，提高脑组织 NE、DA、5－HT 含量，使心肌线粒体和肌浆网结构明显改善，降低 IL－8。多用于上呼吸道感染、扁桃体发炎、咽炎，急性局部感染。

【用量】9～15g。

【临床应用】

方名：韩氏痤疮方。

适应证：痤疮。

每剂中药饮片所需量：蒲公英 15g，大青叶 15g，制大黄 10g，黄柏 15g，牡丹皮 10g，龙眼肉 10g，玄参 12g，徐长卿 10g，露蜂房 9g。

病因病理机制：痤疮是以毛囊腺为单位的一种慢性炎症性疾病，与内分泌异常，痤疮杆菌、链球菌感染或其他细菌感染相关。

中医治疗关键靶点：抗菌抗炎，抑制雄激素分泌。

中药药理学基础：蒲公英对金黄色葡萄球菌、溶血性链球菌及卡他球菌有较强的抑制作用；大青叶抗链球菌，抗病毒；大黄抗痤疮丙酸杆菌，抗炎，抑制致炎因子；黄柏抗痤疮丙酸杆菌、杀螨，抑制巨噬细胞产生 IL－φ、TNF－α；牡丹皮抗金黄色葡萄球菌，抗炎；降低血清中 IL－1、IL－2、IL－6、TNF－α 水平；龙眼肉抑制雄激素；玄参抗菌，抑制中性粒细胞生成白三烯；徐长卿抗迟发型超敏反应；露蜂房抗变形链球菌感染，抗炎。是治疗痤疮的中药药理学基础。

槐　花

Huaihua

【来源】本品为豆科植物槐的干燥花及花蕾。夏季花开放或花蕾形成时采收，及时干燥，除去枝、梗及杂质。前者习称"槐花"，后者习称"槐米"。产于河北、山东、江苏、辽宁等地。

【性味与归经】苦，微寒。归肝、大肠经。

【功效】凉血止血，清肝泻火。

【传统应用】①血热出血证；②目赤、头痛。

【主要化学成分】本品含芸香苷，花蕾中含量多，开放后含量少。又从干花蕾中得三萜皂苷0.4%，水解后得白桦脂醇、槐花二醇和葡萄糖、葡萄糖醛酸等。

【现代中药药理学研究】槐花水浸剂能够明显缩短出血和凝血时间，制炭后增加血小板数量，促进凝血作用更强；其煎液有减少心肌耗氧量，保护心功能的作用；另对堇色毛癣菌、许兰黄癣菌、奥杜盎小芽孢癣菌、羊毛状小芽孢癣菌、星状奴卡菌等皮肤真菌有不同程度的抑制作用；槐花水煎液扩张血管，降低外周阻力，抗心动过速，抗室性、房性期前收缩，抗心绞痛。芸香苷能显著抑制大鼠创伤性水肿，并能阻止结膜炎、耳郭炎、肺水肿的发展；槲皮素能降低肠、支气管平滑肌的张力，其解痉作用较芸香苷强5倍。

有报道治疗颈淋巴结核：取槐米2份，糯米1份，炒黄研末，每天晨空腹服2匙（约10g）。服药期间禁止服糖。临床治疗30多例，均获治愈。

【用量】5~9g。

槐　角

Huaijiao

【来源】本品为豆科植物槐的干燥成熟果实。冬季采收，除去杂质，干燥。产于河北、山东、江苏、辽宁等地。

【性味与归经】苦，寒。归肝、大肠经。

【功效】清热泻火，凉血止血。

【传统应用】①肠热便血；②痔疮出血；③肝热头痛；④晕眩目赤。

【主要化学成分】本品含 9 个黄酮类和异黄酮类化合物，其中有染料木素、槐属苷、槐属双苷、山奈酚糖苷－C、槐属黄酮苷和芸香苷，芸香苷的含量很高，幼果中达 46%。槐属苷含量为 1.5～2.0%，槐属黄酮苷含量为 0.8%。另含槐糖 0.4%。

【现代中药药理学研究】家兔注射槐角浸膏后 1 小时血糖升高，同时出现尿糖，但此反应仅为一时性，注射后 1 日即恢复；槐角有正性肌力作用，改善毛细血管通透性；抗水疱型口炎病毒，抗肺、胃癌，抗氧化耐缺氧。可用于急性泌尿系感染和顽固性便秘。

【用量】6～9g。

雷公藤

Leigongteng

【来源】本品为卫矛科雷公藤属植物雷公藤，以根、叶、花及果入药。根秋季采；叶夏季采；花、果夏秋采。产于江苏、浙江、湖北、湖南、安徽、河南、陕西等地。

【性味与归经】苦、辛，凉。有大毒。归心、肝经。

【功效】祛风湿，活血通络，消肿止痛，杀虫解毒。

【传统应用】①风湿顽痹；②麻风、顽癣、湿疹、疥疮、皮炎、皮疹；③疔疮肿毒。

【主要化学成分】本品含雷公藤定碱、雷公藤扔碱、雷公藤晋碱、雷公藤春碱和雷公藤增碱等生物碱等。

【现代中药药理学研究】雷公藤有抗炎、镇痛、抗肿瘤、抗生育作用。雷公藤红素可明显抑制血清溶血素，抑制巨噬细胞产生 IL－1、IL－2 且有量－效关系，可直接抑制 IL－2 基因表达，降外周血 IL－2 受体水平，同时抑制 T 细胞分泌 IL－1β、IL－6、IL－8、TNF－α、TFN－γ、MIP－1β、CD4，增强外周血 IL-10 表达，抑制肿瘤血管形成，抗雄性生殖器官，抗排异反应，致突变致畸。服雷公藤中毒后 4 小时内用催吐剂、泻剂，一般均能痊愈。

用雷公藤(取木质部，法同上)5 钱，加水 400ml，文火煎 2 小时(不加盖)，得药液 150ml，残渣再加水煎取 100ml，混合后早晚 2 次分服，7~10 天为 1 个疗程，疗程间停药 2~3 无治疗 50 例，用药 1~20 个疗程不等，多数为 5~6 个疗程。其中 44 例有不同程度的好转或缓解。

【用量】0.5~1.5g。

蜈　蚣

Wugong

【来源】本品为蜈蚣科动物少棘巨蜈蚣的干燥体。春、夏二季捕捉，用竹片插入头尾，绷直，干燥。产于陕西、江苏、浙江、河南、湖北等地。

【性味与归经】辛，温，有毒。归肝经。

【功效】息风镇痉，攻毒散结，通络止痛。

【传统应用】①痉挛抽搐；②疮疡肿毒，瘰疬结核；③风湿顽痹；④顽固性头痛。

【主要化学成分】本品含两种类似蜂毒的有毒成分，即组胺样物质及溶血性蛋白质；尚含脂肪油、胆甾醇、蚁酸等。又曾分离出 δ-羟基赖氨酸；氨基酸有组氨酸、精氨酸、鸟氨酸、赖氨酸、甘氨酸、丙氨酸、缬氨酸、亮氨酸、苯丙氨酸、丝氨酸、牛磺酸、谷氨酸等。

【现代中药药理学研究】蜈蚣水提液对士的宁引起的惊厥有明显的对抗作用；其水浸剂对结核杆菌及多种皮肤真菌有不同程度的抑制作用；蜈蚣煎剂能改善小鼠的微循环，延长凝血时间，降低血黏稠度，并有明显的镇痛、抗炎作用；蜈蚣水煎液抗惊厥，抗癫痫，起效快，健脑益智，增强心肌收缩力，抗心肌缺血；降压，拮抗 α、β 受体，扩张血管，抗动脉硬化，阻止动脉粥样斑块形成，抗堇色长癣菌、许兰黄癣菌、奥杜盎小芽孢子菌、腹股沟表皮癣菌、红色表皮癣菌、革兰阴性菌和革兰阳性菌；抗喉癌、肝癌。可用于结核，乳腺炎，颈椎病，腰椎间盘突出，三叉神经痛，高血压。

1. 治疗结核病　取蜈蚣去头足焙干研末内服，每次量约为 3 ~ 5 条，每日 2 ~ 3 次。治疗 7 例不同类型的结核病：结核性胸膜炎、结核性肋膜炎、肺结核、散发性结核、肋骨结核、乳腺结核与颈淋巴结结核，均治愈。服药 2 周后，首先见到食欲增加，面色转红；其后体重、体力亦见增加。服药期间未发现毒性反应。

2. 治疗百日咳　取蜈蚣、甘草等分，焙干研末口服，每日 3 次，每次 1 ~ 2 岁 1.5g，3 ~ 4 岁 2g。连服 5 ~ 7 天为 1 个疗程。治疗 500 余例，有效率 90%。

3. 治疗颌下淋巴结炎　取干蜈蚣 2 条，水煎分 3 次服，每日 1 剂。一般 3 ~ 4 天即可治愈。治疗 6 例，皆有效果。本药对急性与早期效果好；对慢性或晚期化脓性者能控制其扩散而加速局限，并有消除疼痛与肿胀的作用。

4. 治疗骨髓炎　取蜈蚣焙干研末，以 0.5g 装入胶囊或压片内服，每次 1g，每日 3 次，小儿减半；同时用凡士林纱条拌药粉敷于瘘管内，每天 1 次。治疗慢性骨髓炎 28 例，治愈 3 例，好转 25 例；急性骨髓炎 1 例，病情好转。本药对急慢性骨髓炎有抗炎、促进骨包壳新生及使瘘管愈合的作用。但必须采取中西医结合治疗，对急性期及时切开排脓，慢性期取出死骨，始能提高疗效，缩短疗程。

5. 治疗甲沟炎　取蜈蚣 1 条，雄黄、枯矾各 5 分，共研细末；另取新鲜鸡蛋 1 只，一端打破，倾出部分蛋白以手指插入不溢出为标准，然后将药粉装入蛋内搅匀，患指即从蛋孔处插入，用小火沿着蛋壳围烘 1 小时以上。以患指有温热感为度，根据病情轻重每日烘烤 1 ~ 2 次，烘治后用无菌纱布包扎。治疗 12 例，均获满意效果。一般烘治后疼痛很快消失，炎肿亦随即消退。多数病例治疗 1 ~ 5 次症状即可痊愈。如围烘后局部迅速形成脓肿，可以无菌操作切开排脓。

6. 治疗烧烫伤　取活蜈蚣若干条，用麻油浸泡半个月。油以浸过蜈蚣面为度。Ⅰ度烧烫伤用蜈蚣油涂患处，Ⅱ ~ Ⅲ度用纱布浸蜈蚣油敷患处，绷带包扎。治疗 13 例烫伤，4 例烧伤，多数用药 1 ~ 2 次（最多 3 ~ 4 次）即愈。

【用量】3 ~ 5g。

路路通

Lulutong

【来源】本品为金缕梅科植物枫香树的干燥成熟果序。冬季果实成熟后采收，除去杂质，干燥。产于陕西、河南、湖北、安徽、江苏、浙江等地。

【性味与归经】苦，平。归肝、肾经。

【功效】祛风活络，利水，通经。

【传统应用】①风湿痹痛，中风半身不遂；②跌打损伤；③水肿；④经行不畅，经闭；⑤乳少，乳汁不通。此外，本品能祛风止痒，用于风疹瘙痒。

【主要化学成分】本品含28-去甲齐墩果酮酸，苏合香素，即桂皮酸桂皮醇酯，左旋肉桂酸龙脑酯，环氧苏合香素，异环氧苏合香素，氧化丁香烯，白桦脂酮酸，即路路通酮酸，又称路路通酸，24-乙基胆甾-5-烯醇。

【现代中药药理学研究】路路通对蛋清性关节炎肿胀有抑制作用；其甲醇提取物白桦脂酮酸有明显的抗肝细胞毒活性。药理学依据缺乏。

【用量】5~9g。

蜂 毒

Fengdu

【来源】为蜜蜂科昆虫中华蜜蜂等之工蜂尾部螫刺腺内的有毒液体。产于全国各地。

【性味与归经】辛、苦，平。归肝、肺经。

【功效】祛风除湿，散痹止痛。

【传统应用】①风湿痹痛；②哮喘；③荨麻疹。

【主要化学成分】蜂毒以大胡蜂毒性最强，蜜蜂次之。蜂毒的毒性成分有磷脂酶A、脱氧酶抑制因子及多肽类，其中亦含蚁酸等酸类，但非毒性中心成分；蜂毒又含组胺1.0%~1.5%。

【现代中药药理学研究】蜂毒促肾素释放增加，使大脑中去甲肾上腺素、DA、5－HT 浓度增加，增强心肌收缩，抗炎作用优于氢化可的松，抑制白细胞移行，对肝癌、卵巢癌有抑制作用；促肾上腺皮质激素样作用：大白鼠经蜂（意大利种）螫后，肾上腺维生素 C 与胆甾醇含量均降低，两者的降低有平行的趋势，而以维生素 C 降低较明显，此作用与注射促皮质激素相似，1 只蜜蜂的蜂毒螫入大白鼠，其效果约等于 4 个单位的促皮质激素的作用。

有人曾用于治疗风湿性关节炎、类风湿性关节炎、支气管哮喘、结节性红斑、风湿热、风湿性心脏病、荨麻疹、血管神经性水肿、过敏性鼻炎、痛风、美尼尔综合征、坐骨神经痛、甲状腺功能亢进、神经官能症、腰骶神经根炎、虹膜睫状体炎、感觉神经失调，原因不明的关节痛等100 余例，均有不同程度的疗效。例如风湿性关节炎94 例，明显进步者23 例；类风湿性关节炎29 例，明显进步6 例；支气管哮喘13 例，明显进步6 例。不良反应：注射后数分钟或数十分钟出现全身风疹块，或头昏、恶心、脉速、体温升高等，安静休息数十分钟或数小时多可恢复；局部反应有红肿、瘙痒、疼痛，红斑直径在1～10cm 者不须特殊处理，1～3 天能自行消退，如直径超过10cm 者，即不宜再行蜂毒治疗。

【用量】每用1～5 个蜂。捉到蜜蜂后，轻捏头部，然后迅速放于患处，将蜂尾贴于皮肤，使之刺螫，立即感到疼痛，此时蜂毒随螫针注入皮肤内，约 1 分钟，将蜂弹去，拔出螫刺。此时螫处呈现出一小肿包，约指甲大小，20 分钟后，局部红肿、发热，有舒适感。一般24 小时后作用消除，患处恢复常态。第二日或隔日再行刺螫。

蜂 胶

Fengjiao

【来源】本品为蜜蜂科昆虫中华蜜蜂等所分泌的黄褐色或黑褐色的黏性物质。在暖和季节每隔十天左右开箱检查蜂群时刮取，刮取后紧捏成球形，包上一层蜡纸。放入塑料纸袋内，置凉爽处收藏。产于全国各地。

【性味与归经】甘，平。归肝、脾经。

【功效】补虚弱，化浊脂，止消渴。

【传统应用】①体虚早衰；②消渴；③皮肤皲裂。

【主要化学成分】本品含树脂50%～60%，蜂蜡30%芳香挥发油10%和一些花粉等夹杂物。主要有黄酮类、酚类、内酯、香豆精类、醛、酮、甾类化合物，还含有维生素B_1、烟酸、维生素A原和多种氨基酸、糖、多糖等，及必需元素34种：氧、碳、氢、钙、磷、氮、钾、硫、钠、氯、镁、铁、钴、铜、钼、氟、铝、锡、硅、砷、硒、钛、钒、铬、镍、钡、锆、锑、镉、银、铅、锶等。

【现代中药药理学研究】蜂胶能促进学习记忆，抗脑缺血损伤，降低脑中IL-1β、IL-6、TNF-α含量；抗心肌缺血损伤；抗炎镇痛，可明显改善牙周炎症状；改善微循环，促进糖尿病创伤口愈合；降血脂保肝，保护肾脏，抗菌，抗病原微生物，抗甲型、乙型链球菌，抗疲劳；抑制肿瘤细胞生长，抗辐射，抗突变，显著降低mMP-9表达；降低血液流变学，减慢心率，降低心肌耗氧量；降低实验性高血糖，机制不明。

【用量】1～2g。

蜂 蜜

Fengmi

【来源】本品为蜜蜂科昆虫中华蜜蜂或意大利蜂所酿的蜜。春至秋季采收，滤过。产于全国各地。

【性味与归经】甘，平。归肺、脾、大肠经。

【功效】补中，润燥，止痛，解毒。

【传统应用】①脾气虚弱及中虚脘腹挛急疼痛；②肺虚久咳及燥咳证；③便秘证；④解乌头类药毒。

【主要化学成分】蜜因蜂种、蜜源、环境等的不同，其化学组成差异甚大。最重要的成分是果糖和葡萄糖，两者含量合计约70%。尚含少量蔗糖（有时含量颇高），麦芽糖、糊精，树胶，以及含氮化合物、有机酸、挥发油、色素、蜡、植物残片(特别是花粉粒)、酵母、酶类、无机盐等。蜜一般只含微量维生素,其中有维生素 A、维生素 C、维生素 D、胆碱、维生素 B_2、烟酸、泛酸、生物素、叶酸、维生素 B、维生素 K 等。在含氮化合物中有蛋白质、氨基酸,以及转化酶、过氧化氢酶、淀粉酶等酶类,并含乙酰胆碱。灰分中主含镁、钙、钾、钠、硫、磷,以及微量元素铁、锰、铜、镍等。

【现代中药药理学研究】蜂蜜有促进实验动物小肠推进作用,能显著缩短排便时间;能增强体液免疫功能;对金黄色葡萄球菌、乙型溶血链球菌、绿脓杆菌、幽门螺杆菌、部分大肠杆菌有明显的抑杀作用;有解毒作用,以多种形式使用均可减弱乌头毒性,以加水同煎解毒效果最佳;能减轻化疗药物的毒不良反应;有加速肉芽组织生长,促进创伤组织愈合作用;还有保肝、抗肿瘤等作用。肠梗阻,蜂蜜50g、金银花20g,水煎口服,一次喝完,一天可 2 ~ 3 次。

1. 过敏性皮炎及湿疹　用蜂蜜100ml,加氧化锌10g,淀粉20g,制成软膏外搽。用药后可使红疹消退,渗出物减少,痒感消失。治疗尿布皮炎,先用温水洗净患部,而后用蜂蜜涂搽,每日 1 ~ 2 次。

2. 年久不愈的慢性溃疡,可试用10%蜜汁洗涤疮口,然后用纯蜜浸渍的纱布条敷于创面,敷料包扎,间日换药 1 次。曾试治两例下肢溃疡,1 周后即有肉芽新生,约 2 个月即愈。另试治 1 例梅毒性溃疡,结果无效。皮肤与肌肉的外伤,可用10%蜜汁洗涤伤口,然后涂蜜包扎,能防止感染,获得一期愈合。

【用量】15 ~ 30g。

露蜂房

Lufengfang

【来源】本品为胡蜂科昆虫果马蜂、日本长脚胡蜂或异腹胡蜂的巢。秋、冬二季采收,晒干,或略蒸,除去死蜂死蛹,晒干。产于全国各地。

【性味与归经】甘,平。归胃经。

【功效】攻毒杀虫,祛风止痛。

【传统应用】①疮疡肿毒,乳痈,瘰疬,顽癣瘙痒,癌肿;②风湿痹痛,牙痛，风疹瘙痒。

【主要化学成分】本品含露房油,蜂蜡,树脂,多种糖类,维生素和无机盐等。

【现代中药药理学研究】提取物有降压、扩张血管及强心作用，并可抗癌、抗菌和降温；蜂房水提液注射 5.0g/kg 抗炎与氢化可的松 50mg/kg 作用相仿，能增加 T 细胞总数并调节 T 细胞亚群紊乱；强心，改善血液微循环，促进组织再生修复，抑制胃酸，抗革兰阳性菌、皮肤表面感染的真菌、口腔龋菌、变形链球菌、乳酸杆菌等作用较强。可用于急性乳腺炎，流行性腮腺炎，顽固性外伤感染。

治疗急性乳腺炎：取露蜂房剪碎置于铁锅中，以文火焙至焦黄取出，碾为极细粉末。每次 1 钱，用温黄酒冲服，每 4 小时 1 次，3 天为 1 个疗程。1 个疗程后未痊愈者，可再服 1 个疗程。若已有化脓倾向者本法无效，应考虑手术治疗。重症患者配合局部毛巾热敷。治疗 26 例，痊愈 23 例，进步 1 例，无效 2 例。平均治愈时间为 2.1 天。据观察，病程在 10 天以下者，大都可以消散痊愈。服药期间未发现毒性反应和不良反应。

【用量】3 ~ 5g。

锦鸡儿

Jinjier

【来源】本品为豆科锦鸡儿属植物锦鸡儿，以根和花入药。秋季挖根，洗净晒干或除去木心切片晒干。春季采花晒干。产于河北、山东、陕西、江苏、浙江等地。

【性味与归经】苦、辛，平。归肝、脾经。

【功效】活血通脉，调经，清肺益脾，补肾益气，祛风除湿。

【传统应用】①虚损痨热；②妇女白带；③跌打损伤；④心悸、水肿。

【主要化学成分】本品含小檗碱、黄连碱、琥珀酸、阿魏酸、樱黄素等。还有蛋白质、脂肪、糖类、多种维生素、多种矿物质等成分。

【现代中药药理学研究】锦鸡儿抗炎，明显降低关节液 IL - 1、IL - 6，抑制巨噬细胞系统吞噬功能，镇痛，改善血液流变性，抗骨质疏松；水煎液具有抑制细胞免疫功能以及减少 T 细胞数量作用。

【用量】3～15g。

矮地茶

Aidicha

【来源】本品为紫金牛科植物紫金牛的全株。夏、秋季茎、叶茂盛时采挖，除去泥沙，干燥。产于长江流域以南各省区。

【性味与归经】平、辛、苦。归肺、肝经。

【功效】化痰止咳，清利湿热，活血化瘀。

【传统应用】①新久咳嗽、喘满痰多；②湿热黄疸；③经闭瘀阻；④风湿痹痛；⑤跌打损伤。

【主要化学成分】本品含紫金牛酚Ⅰ、Ⅱ，紫金牛素，岩石菜内酯，信筒子醌，酸金牛醌及槲皮苷，挥发油等。

【现代中药药理学研究】矮地茶水煎液止咳平喘，抗炎，抗菌抗病毒。祛痰平喘作用：矮地茶煎剂对小鼠灌胃有明显的祛痰作用（酚红法），作用强度与等计量桔梗相当。

【用量】10～15g。

福寿草

Fushoucao

【来源】本品为毛茛科植物侧金盏花的带根全草。4 月间挖取带根全草，切段，晒干。产于东北地区。

【性味与归经】苦，平。有小毒。

【功效】强心，利尿。

【传统应用】①心悸；②水肿；③癫痫。

【主要化学成分】本品含强心苷、非强心苷和香豆精类物质。强心苷有：加拿大麻苷、加拿大麻醇苷、黄麻属苷 A、铃兰毒苷、K – 毒毛旋花子次苷 – β、索马林等。非强心苷中已分离出的苷元有：厚果酮、异厚果酮、侧金盏花内酯、福寿草酮、降福寿草二酮、12 – O – 烟酰异厚果酮、12 – O – 苯甲酰异厚果酮等。香豆精类物质有：伞形花内酯、东莨菪素。

【现代中药药理学研究】福寿草能使心脏收缩振幅增大，10 分钟后心率减慢，抗心律失常，负性频率作用明显；侧金盏花总苷，能抑制小白鼠的自发活动，增加剂量可出现催眠，大剂量对抗咖啡因的兴奋作用，其浸剂亦表现有镇静作用，侧金盏花属植物的制剂与溴剂合用，可用以治疗过度兴奋、失眠、癫痫；并可拮抗可卡因、印防己毒素引起的惊厥，日本产同属植物不仅作为强心剂，而且具有镇痛作用，用于神经痛。

【用量】0.3 ~ 0.6g。

十四画

蔓荆子

Manjingzi

【来源】本品为马鞭草科植物单叶蔓荆或蔓荆的干燥成熟果实。秋季果实成熟时采收，除去杂质，晒干。产于山东、浙江、江西、福建等地。

【性味与归经】辛、苦，微寒。归膀胱、肝、胃经。

【功效】疏散风热，清利头目。

【传统应用】①风热感冒，头昏头痛；②目赤肿痛。

【主要化学成分】本品含挥发油，主要成分为莰烯和蒎烯，并含有微量生物碱和维生素 A；果实中尚含牡荆子黄酮，即紫花牡荆素。

【现代中药药理学研究】蔓荆子水煎液对枯草杆菌、蜡样芽孢杆菌、表皮炎葡萄球菌、金黄色葡萄球菌、变形杆菌、黄细球菌有较强的抑制作用，对大肠杆菌，伤寒杆菌作用很弱；蔓荆叶蒸馏提取物具有增进外周和内脏微循环的作用；醇提物降压，能舒张去甲肾上腺素引起的高血压；醇提物能抑制致癌物质形成，抗氧化，抗缓激肽，祛痰；水煎液有明显的镇痛，抗炎作用。抗三叉神经痛效果明显，坐骨神经痛也有效。

【用量】5～9g。

榧　子

Feizi

【来源】本品为红豆极科植物榧的种子。果实大小如枣，核如橄榄，呈椭圆形，富有油脂并有一种特殊香气，很能诱人食欲。产于安徽、江苏、浙江、福建、江西、湖南、湖北等地。

【性味与归经】甘，温。归肺、胃、大肠经。

【功效】杀虫消积，润肺止咳，润肠通便。

【传统应用】①钩虫病；②蛔虫病；③绦虫病；④虫积腹痛；⑤肺燥咳嗽；⑥大便秘结。

【主要化学成分】本品含脂肪油，中有棕榈酸，硬脂酸，油酸，亚油酸甘油酯，甾醇。又含草酸，葡萄糖，鞣质等。种子含脂肪油约42%，其中亚油酸70%，不饱和脂肪酸含量高达74.88%，油酸20%，硬脂酸约10%等。

【现代中药药理学研究】榧子嚼服能杀虫，对多种人体虫有效，且对人体毒性较小。香榧中脂肪酸和维生素 E 含量较高，经常食用可润泽肌肤、延缓衰老。食用榧子对保护视力有益，因为它含有较多的维生素 A 等有益眼睛的成分，对眼睛干涩、易流泪、夜盲等症状有预防和缓解的功效。

【用量】15~50g。

槟　榔

Binlang

【来源】本品为棕榈科植物槟榔的干燥成熟种子。春末至秋初采收成熟果实，用水煮后，干燥，除去果皮，取出种子，干燥。产于广西、云南、福建、台湾、广东等地。

【性味与归经】苦、辛，温。归胃、大肠经。

【功效】杀虫消积，行气，利水，截疟。

【传统应用】①多种肠道寄生虫病；②食积气滞，泻痢后重；③水肿，脚气肿痛；④疟疾。

【主要化学成分】本品含生物碱0.3%~0.6%，缩合鞣质15%，脂肪14%及槟榔红色素。生物碱主为槟榔碱，含量0.1%~0.5%；其余有槟榔次碱、去甲基槟榔次碱、去甲基槟榔碱、槟榔副碱、高槟榔碱等。生槟榔含生物碱量比制品为高。

【现代中药药理学研究】能把全虫驱出；能使全虫各部都麻痹；槟榔对蛲虫、蛔虫、钩虫、肝吸虫、血吸虫均有麻痹或驱杀作用；对皮肤真菌、流感病毒、幽门螺旋杆菌均有抑制作用；槟榔碱有拟胆碱作用，兴奋胆碱受体，促进唾液、汗腺分泌，增加肠蠕动，减慢心率，降低血压，滴眼可使瞳孔缩小；槟榔碱有一定的醒酒作用；水煎液能兴奋子宫平滑肌；槟榔碱对心肌细胞和骨髓细胞有一定的损害作用；槟榔碱能抗动脉粥样硬化，保护内皮细胞，抗血栓，抗氧化，诱发口腔黏膜下纤维性变。

炒槟榔：药力缓和。

【用量】3～9g。

酸枣仁

Suanzaoren

【来源】本品为鼠李科植物酸枣的干燥成熟种子。秋末冬初采收成熟果实，除去果肉及核壳，收集种子，晒干。产于河北、陕西、辽宁、河南。

【性味与归经】甘、酸，平。归肝、胆、心经。

【功效】养心益肝，安神，敛汗。

【传统应用】①心悸失眠；②自汗，盗汗。

【主要化学成分】本品含多量脂肪油和蛋白质，酸枣仁皂苷，黄酮苷，白桦脂醇、白桦脂酸。还含维生素等。

【现代中药药理学研究】酸枣仁皂苷、黄酮苷、水及醇提取物分别具有镇静催眠及抗心律失常作用，并能协同巴比妥类药物的中枢抑制作用；其水煎液及醇提取液还有抗惊厥、镇痛、降体温、降原发性高血压作用；此外，酸枣仁还有降血脂、抗缺氧、抗肿瘤、抑制血小板聚集，增强免疫功能及兴奋子宫作用；酸枣仁总皂苷能抗血栓，改善血液流变学，抗心肌缺血和室性期前收缩有效，能明显缩小心肌梗死面积；能抑制谷氨酸释放。

【用量】9～15g。

豨莶草

Xixiancao

【来源】本品为菊科植物豨莶、腺梗豨莶或毛梗豨莶的干燥地上部分。夏、秋二季花开前及花期均可采割，除去杂质，晒干。产于东北地区。

【性味与归经】辛、苦，寒。归肝、肾经。

【功效】祛风湿，利关节，解毒。

【传统应用】①风湿痹痛，中风半身不遂；②风疹，湿疮，疮痈。

【主要化学成分】本品含萜和苷类，如豨莶糖苷，豨莶精醇，异豨莶精醇，豆甾醇，豨莶萜内酯，豨莶萜醛内酯等。

【现代中药药理学研究】豨莶草有抗炎和较好的镇痛作用；有扩张血管降压作用；对细胞免疫、体液免疫及非特异性免疫均有抑制作用；可增强 T 细胞的增生功能。豨莶苷有兴奋子宫和明显的抗早孕作用。豨莶草醇提物能抗炎、镇痛，促进淋巴细胞产生 IL-2，降低关节炎大鼠腹腔巨噬细胞 IL-1 生成，能明显减轻关节局部充血和炎症浸润，并有较好的镇痛效果和抗风湿效果；增加脑血流量，改善脑血液循环，降低全血黏度，抑制血小板聚集，升高 cAMP/cGMP 比值，促进微循环。

【用量】9~12g。

蜘蛛香

Zhizhuxiang

【来源】本品为败酱科植物蜘蛛香的干燥根茎和根。秋季采挖，除去泥沙，晒干。产于四川、贵州等地。

【性味与归经】微苦、辛，温。归心、脾、胃经。

【功效】理气止痛，消食止泻，祛风除湿，镇静安神。

【传统应用】①胃脘胀痛；②食积不化；③腹泻痢疾；④风湿痹痛；⑤腰

膝酸软；⑥失眠。

【主要化学成分】本品含 1，2－双酮物质，碱解或酸解后得异戊酸和己酸，又含蒙花苷异戊酸酯、缬草环臭蚁醛酯苷。以及 1－蒎烯，松油醇，二戊烯，龙脑等。

【现代中药药理学研究】蜘蛛香水提灌胃能镇痛、镇静、抗惊厥，显著降低脑细胞 5－HT、NE、DA，显著提高脑 GABA 含量；对肝癌、宫颈鳞癌、胃腺癌、肺腺癌均有杀死作用，降低内脏敏感性。

【用量】3～6g。

蝉　蜕

Chantui

【来源】本品为蝉科昆虫黑蚱的幼虫羽化时脱落的皮壳。夏、秋二季收集，除去泥沙，晒干。产于山东、河南、河北、湖北、江苏、四川等地。

【性味与归经】甘，寒。归肺、肝经。

【功效】疏散风热，利咽开音，透疹，明目退翳，息风止痉。

【传统应用】①风热感冒，温病初起，咽痛音哑；②麻疹不透，风疹瘙痒；③目赤翳障；④急慢惊风，破伤风证。此外，本品还常用以治疗小儿夜啼不安。

【主要化学成分】本品含甲壳质，蝶啶类色素；异黄质蝶呤，赤蝶呤，蛋白质，氨基酸，有机酸，酚类化合物。丙氨酸，脯氨酸和天冬氨酸等最高；丝氨酸，苏氨酸，谷氨酸，β 丙氨酸，酪氨酸和 γ－氨基丁酸次之；异亮氨酸，苯丙氨酸，亮氨酸较低；缬氨酸，鸟氨酸，蛋氨酸等量最低。

【现代中药药理学研究】蝉蜕具有抗惊厥作用。本品具有镇静作用。蝉蜕尚有解热作用，其中蝉蜕头足较身部的解热作用强；蝉蜕水提物能延长睡眠时间，改善血液流变学，抑制血栓形成，镇咳，祛痰，平喘，使哮喘因子 IL－2、IL－5 含量明显降低；兴奋子宫平滑肌，降低受孕率，抗迟发型超敏反应，蝉蜕液 5g/kg 组明显减轻免疫器官胸腺和脾脏的重量。产后尿潴留每日 30g，水煎，疗效明显。

治疗慢性荨麻疹：取蝉蜕洗净，晒干，炒焦，研末，过筛，炼蜜为丸，每丸重 3 钱；或取蝉蜕 2 份，刺蒺藜 1 份，蜂蜜适量，制成丸剂，每丸重 3 钱，每日服 2 ~ 3 次，每次 1 丸，温开水送下。治疗慢性荨麻疹 30 例，治愈 7 例，显效 15 例，好转 5 例。有效病例服药 2 ~ 3 天后即见症状改善；皮损逐渐消退；服药 5 ~ 7 天症状和皮损可完全消失或基本消失；继续服药 15 ~ 20 天，可巩固疗效，防止复发。

【用量】3 ~ 6g。

熊 胆

Xiongdan

【来源】本品为熊科动物黑熊及棕熊的胆囊。产于东北。

【性味与归经】苦，寒。归肝、胆、心、胃经。

【功效】清热解毒，息风止痉，清肝明目。

【传统应用】①热极生风，惊痫抽搐；②热毒疮痈；③目赤翳障。此外，还可用于黄疸，小儿疳积，风虫牙痛等。

【主要化学成分】本品含胆汁酸类的碱金属盐，又含胆甾醇及胆色素。从黑熊胆中可得约 20% 的牛磺脱氧胆酸，此是熊胆主要成分，被水解则生成牛磺酸与熊去氧胆酸。熊胆又含少量鹅脱氧胆酸及胆酸。熊去氧胆酸为鹅脱氧胆酸的立体异构物，乃熊胆的特殊成分。

【现代中药药理学研究】本品所含胆汁酸盐有利胆作用，可显著增加胆汁分泌量，对胆总管、括约肌有松弛作用；鹅去氧胆酸有溶解胆结石作用。其所含熊去氧胆酸能降低血中胆固醇和三酰甘油，能显著降人肝中甲基戊二酰辅酶 A 还原酶活性，减少胆固醇合成速度，是溶解胆固醇结石的药理学基础，能松弛括约肌促进胆汁分泌，并有很强的解痉作用，能增加肝脏解毒能力，抑制肝硬化进程；能增加脑血流量，减少脑梗死面积；能诱导白细胞分化，使恶性细胞丧失本身特性而获得正常细胞功能，与维 A 酸无协同关系；有明显的镇咳作用，还可明显地降低糖尿病患者的血糖和尿糖，无论单独使用或与胰岛素合用均有效。

【用量】0.2~0.5g。

漏 芦

Loulu

【来源】本品为菊科植物祁州漏芦的干燥根。春、秋二季采挖，除去须根及泥沙，晒干。产于东北、西北、华中等地。

【性味与归经】苦，寒。归胃经。

【功效】清热解毒，消痈散结，通经下乳，舒筋通脉。

【传统应用】①乳痈肿痛，瘰疬疮毒；②乳汁不下；③湿痹拘挛。

【主要化学成分】本品含挥发油，已分离出 24 种成分：柠檬烯，薄荷酮，异薄荷酮，胡薄荷酮，ξ－愈创木烯，α－及β－檀香萜烯，荜草烯，表－β－檀香萜烯，反式丁香烯，α－香柑油烯，须式－β－金合欢烯等。

【现代中药药理学研究】祁州漏芦水煎剂有显著的抗氧化、抗动脉粥样硬化、抗衰老作用。漏芦蜕皮甾醇，能显著增强巨噬细胞的吞噬作用，提高细胞的免疫功能；漏芦水提物提高小鼠脑组织 NOS 活性和 NO 含量，能对抗东莨菪碱导致的记忆障碍，有明显的促进学习和记忆作用；漏芦醇提物能保护肝脏，抑制纤维化；漏芦含有 SOD 类似活性物质，可提高脑内 SOD 活性，降低 MDA 含量，抑 MDA 活性，提示具有抗氧化、抗衰老作用；水煎剂能抗炎，抗疲劳，降低肝糖原，升高 IL－2、IFN－γ 水平；保护肾脏，能降低蛋白尿、血尿素氮、血肌酐以及明显改善肾脏动脉硬化指标，能降低 IgA 肾病模型小鼠血尿、BUS 含量，单用漏芦 50g 水煎后加红糖 50g 抗人遗精有显效；漏芦灌胃能抗肿瘤，逆转耐药株。多用于改善慢性肾衰患者脂代谢紊乱，降低蛋白尿。痤疮，漏芦 50g、甘草 10g，水煎有显效。

【用量】5~9g。

十五画

蕲　蛇

Qishe

【来源】本品为蝰科动物五步蛇的干燥体。多于夏、秋二季捕捉，剖开蛇腹，除去内脏，洗净，用竹片撑开腹部，盘成圆盘状，干燥后拆除竹片。产于蕲春蕲州龙峰山，两湖、三角山一带。

【性味与归经】甘、咸，温，有毒。归肝经。

【功效】祛风，通络，止痉。

【传统应用】①风湿顽痹，中风半身不遂；②小儿惊风，破伤风；③麻风，疥癣。此外，本品有毒，能以毒攻毒，可治瘰疬、梅毒、恶疮。

【主要化学成分】本品含有 3 种毒蛋白，AaT－Ⅰ、AaT－Ⅱ、AaT－Ⅲ，氨基酸类含量高的有天门冬氨酸、亮氨酸、异亮氨酸、丝氨酸、缬氨酸、硫氨酸、酪氨酸、色氨酸等，并含透明质酸酶、精氨酸酯酶及阻凝剂等。透明质酸酶，去纤维酶，凝结因子 cf－1，尖吻蝮蛇毒出血毒素，抗凝血因子，出血蛋白 HP，磷酸酯酶 A，磷酸二酯酶，ADP 酶，ATP 酶，胆碱酯酶，5'－磷酸二酯酶，5'一核苷酸酶，L－氨基酶氧化酶，精氨酸酯酶，蛋白水解酶等。其他：多种氨基酸，骨胶原，脂肪等。

【现代中药药理学研究】蕲蛇有镇静、催眠及镇痛作用；注射液有显著降压作用；水提物能激活纤溶系统；醇提物可增强巨噬细胞吞噬能力，显著增加炭粒廓清率。

【用量】3～9g。

槲寄生

Hujisheng

【来源】本品为桑寄生科植物槲寄生的干燥带叶茎枝。冬季至次春采割，除去粗茎，切段，干燥，或蒸后干燥。产于东北、华北、华东等地。

【性味与归经】苦，平。归肝、肾经。

【功效】祛风湿，补肝肾，强筋骨，安胎。

【传统应用】①风湿痹痛；②腰膝酸软、筋骨无力；③崩漏经多、妊娠崩漏；④胎动不安；⑤头晕目眩。

【主要化学成分】本品含黄酮类化合物:3'-甲基鼠李素,异鼠李素-3-葡萄糖苷,异鼠李素-7-葡萄糖苷,槲寄生新苷Ⅰ、Ⅱ、Ⅲ、Ⅳ、Ⅴ、Ⅵ、Ⅶ。还含三萜类化合物：β-香树脂醇，β-乙酰基香树脂醇，β-香树脂二醇，羽扇豆醇，齐墩果酸，胡萝卜苷，丁香苷，鹅掌楸苷。琥珀酸，阿魏酸，咖啡酸，原儿茶酸等有机酸。

【现代中药药理学研究】槲寄生能增加冠脉流量，保护心肌细胞，明显缩小梗死面积，降低血清乳酸脱氢酶和MD含量，提高SOD活性，抑制DAF诱导心肌细胞内钙超载，抗心律失常，抗室颤，抗正性肌力，抗血小板聚集，抗氧化，抗肿瘤活性效果明显；免疫方面，槲寄生多糖能促进TNF-α生成释放，抑制IL-10释放，增加IgM明显，说明槲寄生具有特殊的免疫调节功能。据报道槲寄生能延长肺癌、肝癌、直肠癌、卵巢癌患者生命，与槲寄生凝集素有明显的抗肿瘤活性相关。

【用量】9~10g。

墨旱莲

Mohanlian

【来源】本品为菊科植物鳢肠的干燥地上部分。花开时采割，晒干。产于江苏、江西、浙江、广东等地。

【性味与归经】甘、酸，寒。归肾、肝经。

【功效】滋补肝肾，凉血止血。

【传统应用】①肝肾阴虚证；②阴虚血热的失血证。

【主要化学成分】本品含皂苷 1.32%，烟碱约 0.08%，鞣质，维生素 A，鳢肠素，多种噻吩化合物如 α – 三联噻吩基甲醇及其乙酸酯等。叶含蟛蜞菊内酯、去甲基蟛蜞菊内酯、去甲基蟛蜞菊内酯 – 7 – 葡萄糖苷等。

【现代中药药理学研究】本品具有提高机体非特异性免疫功能，消除氧自由基以抑制 5 – 脂氧酶，保护染色体，保肝，促进肝细胞的再生，增加冠状动脉流量，延长小鼠在常压缺氧下的生命，提高在减压缺氧情况下小鼠的存活率，并有镇静、镇痛、促进毛发生长、使头发变黑、止血、抗菌、抗阿米巴原虫、抗癌等作用；墨旱莲能抗自由基，抗炎止血，升高外周白细胞，抗诱变，促黑色素生成。

1. 治疗痢疾　取旱莲草 4 两，糖 1 两，水煎温服。通常服 1 剂后开始见效，继服 3~4 剂多可痊愈，无不良反应。

2. 治疗白喉　取新鲜旱莲草的根、茎、叶，用凉开水洗净，捣碎绞汁，加等量蜂蜜口服有效。

【用量】6~12g。

僵　蚕

Jiangcan

【来源】本品为蚕蛾科昆虫家蚕 4~5 龄的幼虫感染（或人工接种）白僵菌而致死的干燥体。多于春、秋季生产，将感染白僵菌病死的蚕干燥。产于陕西、江苏、浙江、广东、广西、四川等地。

【性味与归经】咸、辛，平。归肝、肺、胃经。

【功效】祛风定惊，化痰散结。

【传统应用】①惊痫抽搐；②风中经络，口眼歪斜；③风热头痛，目赤，咽痛，风疹瘙痒；④痰核，瘰疬。

【主要化学成分】本品含蛋白质、脂肪。尚含多种氨基酸以及铁、锌、铜、锰、铬等微量元素。白僵蚕体表的白粉中含草酸铵。

【现代中药药理学研究】僵蚕醇水浸出液对小鼠、家兔均有催眠、抗惊厥作用，对癫痫大、小发作都有效；其提取液在体内、外均有较强的抗凝血、抗血栓作用；僵蚕水煎液能降低纤溶酶原含量，纤维蛋白原含量；抗内毒素损伤；降血糖，每天 5g/kg 疗效与 5mg/kg 格列本脲效果相似；体外试验，对金黄色葡萄球菌、绿脓杆菌有轻度的抑菌作用，其醇提取物体外可抑制人体肝癌细胞的呼吸，可用于直肠瘤型息肉的治疗。僵蚕水煎剂有促进氨中毒作用，肝性脑病慎用。

【用量】5~9g。

【临床应用】

方名:韩氏深部静脉炎方。

适应证:深部静脉炎 。

每剂中药饮片所需量:黄芪 12g,丹参 12g,川芎 9g,赤芍 10g,牡丹皮 9g,水蛭 6g,忍冬藤 30g,大黄 10g,毛冬青 30g,黄芩 10g,桃仁 10g,僵蚕 10g,红花 9g,甘草 6g。

病因病理机制:血栓性静脉炎主要病理机制与白细胞分泌 TNF-α 和 IL-1 促使纤维蛋白沉积,损伤静脉壁相关;血清组胺致使静脉收缩,凝血酶积聚致使静脉血流缓慢;血小板黏附性增高等密切相关。

中医治疗关键靶点:抗菌,抗炎,降低血液黏稠度。

中药药理学基础:黄芪有明显的溶解血凝块作用,并能抑制血小板聚集,提高前列腺环素(PCI₂)和一氧化氮(NO)水平;丹参 在有炎症情况下丹参酮ⅡA 刺激 IL-10 含量增加,丹参促进胶原降解;川芎减少静脉壁白细胞黏附,抑制红细胞聚集,抑制血管平滑肌增生,保护内皮细胞,抗血小板聚集,川芎嗪能增强血浆 IL-10 水平;赤芍中赤芍总苷抗血栓形成,抗血小板聚集,升高血小板 cAMP,降低外源性凝血因子,抑制 ADP,抗凝血酶活性,激活纤溶酶原活性,降低纤维蛋白原含量和红细胞聚集指数;牡丹皮降低血清中 IL-1、IL-2、IL-6、TNF-α 水平,抗菌;水蛭水煎剂有强抗凝血作用,能显著延长纤维蛋白的凝聚时间,水蛭提取物、水蛭素对血小板聚集有明显的抑制作用;忍冬藤抗组胺,抗菌、抗炎;大黄对脂多糖刺激腹腔巨噬细胞过度炎症反应产生的 TNF－α,大黄素对炎症反应 TNF－α、IL－1、IL－6 有抑制作用,降低 TNF－α、IL－8 表达,升高 IL－10 表达;毛冬青抑制金黄色葡萄球菌,奈氏球菌,肺炎球菌,伤寒杆菌,大肠杆菌,Ⅰ型、Ⅱ型疱疹病毒;初步抑菌试验表明,金黄色葡萄球菌对毛冬青极度敏感;变形、痢疾(弗氏)、绿脓杆菌亦属敏感;毛冬青酸能明显抑制 ADP、胶原诱导的血小板集聚,升高血小板 cAMP 含量;黄芩能降低血清 TNF－α 和可溶性细胞黏附分子;抑制白三烯 B_4 生物合成,能降低血清 TNF－α 和可溶性细胞黏附分子,抑制 PM 呼吸爆发;桃仁水提物抗凝血酶和 ADP 诱导的血小板聚集,抑制肉芽肿,免疫抑制;僵蚕水煎液能降低纤溶酶原含量,纤维蛋白原含量;红花提取液能降低致炎因子 IL－6、IL－1β、TNF－α mRNA 表达,升高抗炎因子 IL－10mRNA 表达;免疫方面抑制 IL－2 生成和表达;甘草有皮质激素样作用,增强免疫,抗病毒,抗菌,能抑制巨噬细胞产生 PGE_2。是治疗深部静脉炎的中药药理学基础。

熟地黄

Shudihuang

【来源】本品为生地黄的炮制加工品。产于河南、河北、浙江等地。

【性味与归经】甘,微温。归肝、肾经。

【功效】补血养阴,填精益髓。

【传统应用】①血虚证;②肝肾阴虚证。此外,熟地黄炭能止血,可用于崩漏等血虚出血证。

【主要化学成分】本品含益母草苷,桃叶珊瑚苷,梓醇,地黄苷 A、地黄苷 B、地黄苷 C、地黄苷 D,美利妥双苷,地黄素 A、地黄素 D,地黄氯化臭蚁醛苷等。

【现代中药药理学研究】地黄能对抗连续服用地塞米松后血浆皮质酮浓度的下降,并能防止肾上腺皮质萎缩。地黄煎剂灌胃能显著降低大白鼠肾上腺维生素 C 的含量;熟地黄多糖能提高细胞免疫提高 IL－2、IL－6、EPO 水平；熟地水煎液能增加脑内 SOD、NOS、NO 含量，降低 MDA 含量，提示能抗衰老；熟地黄水煎液能明显抑制胃液量、总酸度，且有一定的量 – 效关系，同时可以减少胃溃疡的发生率和溃疡数；水煎液能升高动物血浆中 T4，降低 T3，提示具有抗甲状腺功能亢进作用；熟地水煎液能保护肾脏功能，熟地黄麦角皂苷能降低肾毒血清肾炎模型小鼠蛋白尿、尿素氮、总胆固醇，明显升高白蛋白；地黄多糖能降低肝脏葡萄糖 – 6 – 磷酸酶活性；促进造血功能，改善学习和记忆，镇静，抗焦虑，抗骨质疏松，改善再障性贫血。

【用量】9~15g。

缬 草

Xiecao

【来源】本品为败酱科植物缬草的根及根茎。9~10 月间采挖，去掉茎叶及泥土，晒干。产于陕西、甘肃、青海、新疆、四川、河北等地。

【性味与归经】辛、苦，温。归心、肝经。

【功效】安神，理气，活血止痛。

【传统应用】①心神不宁，失眠少寐；②惊风，癫痫；③血瘀经闭，痛经，腰腿痛，跌打损伤；④脘腹疼痛。

【主要化学成分】本品含挥发油 0.5% ~2%，主成分为异戊酸龙脑酯；还含龙脑、异松油烯、雅槛蓝树油烯、别香橙烯、荜澄茄烯、γ – 芹子烯、缬草萜烯醇、橙皮酸、缬草烯酸、山萮酸、缬草萜醇酸、异戊酸、缬草酮、缬草烯醛、甘松香油醇、乙酸龙脑酯、喇叭醇等。又含缬草碱、鬃草宁碱、缬草生物碱 A、缬草生物碱 B、猕猴桃碱、缬草宁碱等生物碱。

【现代中药药理学研究】缬草有镇静安神作用，其醇提取物可增强巴比妥的睡眠时间，并有明显扩张冠脉血管，改善心肌缺血，降低心肌耗氧量，抗心律失常作用；缬草总生物碱有抗菌作用；宽叶缬草挥发油对离体肠道平滑肌有明显的松弛和解痉作用，并有显著调节血脂作用；缬草提取物有胆道解痉和增加胆汁流速、溶石、抑制胆囊炎症作用；保护肾脏，抑制肾皮质内 PKC

活性，减少蛋白尿。缬草有种特殊的气味民间常用作诱捕老鼠和猫科动物的诱惑剂。

【用量】3～9g。

赭 石

Zheshi

【来源】本品为氧化物类矿物赤铁矿的矿石。挖出后去净泥土杂质。产于山西、河北、四川、湖南等地。

【性味与归经】苦、甘、平，寒，无毒。归肝、胃、心经。

【功效】平肝潜阳，重镇降逆，凉血止血。

【传统应用】①肝阳上亢，头晕目眩；②呕吐，呃逆，噫气；③气逆喘息；④血热吐衄，崩漏。

【主要化学成分】本品含三氧化二铁，其中铁70%，氧30%，有时含杂质钛、镁、铝、硅和水分。另报道本品除含大量铁质外，并含中等量硅酸及铝化物，小量镁、锰、钙等。

【现代中药药理学研究】本品对肠管有兴奋作用，可使肠蠕动亢进；所含铁质能促进红细胞及血红蛋白的新生；对中枢神经系统有镇静作用。

【用量】15～30g。

十六画

薤 白

Xiebai

【来源】本品为百合科植物小根蒜或薤的干燥鳞茎。夏、秋二季采挖，洗净，除去须根，蒸透或置沸水中烫透，晒干。产于东北、河北、江苏、湖北等地。

【性味与归经】辛、苦，温。归肺、胃、大肠经。

【功效】通阳散结，行气导滞。

【传统应用】①胸痹证；②脘腹痞满胀痛，泻痢里急后重。

【主要化学成分】本品含薤白苷 A、薤白苷 D、薤白苷 E、薤白苷 F，异菝葜皂苷元 $-3-O-\beta-D-$ 吡喃葡萄糖基 $-\beta-D-$ 吡喃乳糖苷，胡萝卜苷，腺苷，$\beta-$ 谷甾醇，$21-$ 甲基二十三(烷)酸，琥珀酸，前列腺素等。

【现代中药药理学研究】薤白提取物能明显降低血清过氧化脂质，抗血小板凝集，抑制 ADP 诱导的血小板集聚，改善血液流变学，降低动脉脂质斑块，具有预防实验性动脉粥样硬化作用；薤白提取物对动物（大鼠、小鼠）心肌缺氧、缺血及缺血再灌注心肌损伤有保护作用，还具有强心，减少室性期前收缩作用；薤白煎剂对痢疾杆菌、金黄色葡萄球菌、肺炎球菌有抑制作用。薤白有良好的解痉，平喘，改善通气功能，提高 PGI -1 含量作用；抗应激，抗缺氧，促进 P53 基因表达，抗氧化，清除氧自由基。

【用量】5 ~ 9g。

薏苡仁

Yiyiren

【来源】本品为禾本科植物薏苡的干燥成熟种仁。秋季果实成熟时采割植株，晒干，打下果实，再晒干，除去外壳、黄褐色种皮及杂质，收集种仁。产于全国各地。

【性味与归经】甘、淡，凉。归脾、胃、肺经。

【功效】利水消肿，渗湿，健脾，除痹，清热排脓。

【传统应用】①水肿，小便不利，脚气；②脾虚泄泻；③湿痹拘挛；④肺痈，肠痈。

【主要化学成分】本品含蛋白质 16.2%，脂肪 4.65%，糖类 79.17%，少量维生素 B_1（330μg%）。种子含亮氨酸、赖氨酸、精氨酸、酪氨酸等氨基酸，以及薏苡素、薏苡酯等三萜化合物。

【现代中药药理学研究】薏苡仁煎剂、醇及丙酮提取物对癌细胞有明显抑制作用，且能抑制肿瘤细胞增生、转移，抑制肿瘤血管生长，放射增敏，增效减毒，促 IL-2 表达，提高癌症生活质量。薏苡仁内酯对小肠有抑制作用。其脂肪油能使血清钙、血糖量下降，并有解热、镇静、镇痛、诱发排卵、抑制肌肉收缩的作用。

炒薏苡仁：宜用于健脾止泻。

【用量】9~30g。

薄　荷

Bohe

【来源】本品为唇形科薄荷属植物薄荷的干燥地上部分。夏、秋二季茎叶茂盛或花开至三轮时，选晴天，分次采割，晒干或阴干。产于华北、华东、华中、华南及西南各地。

【性味与归经】辛,凉。归肺、肝经。

【功效】疏散风热,清利头目,利咽透疹,疏肝行气。

【传统应用】①风热感冒,温病初起;②头痛眩晕,目赤多泪,咽喉肿痛;③麻疹不透,风疹瘙痒;④肝郁气滞,胸闷胁痛。

【主要化学成分】本品含挥发油0.8%~1%,干茎叶含1.3%~2%。油中主成分为薄荷醇,含量77%~78%;其次为薄荷酮,含量为8%~12%,还含乙酸薄荷酯、莰烯、柠檬烯、异薄荷酮、蒎烯、薄荷烯酮、树脂及少量鞣质、迷迭香酸等。

【现代中药药理学研究】薄荷油内服通过兴奋中枢神经系统,使皮肤毛细血管扩张,促进汗腺分泌,增加散热,而起到发汗解热作用;薄荷油抗脑缺血,抗变形杆菌、单纯疱疹病毒、柯萨奇 B_3 病毒,杀螨虫,抗炎,利胆,抗早孕,促进药物透皮吸收。对癌肿放疗区域皮肤有保护作用。

【用量】3~6g。

十七画

檀　香
Tanxiang

【来源】本品为檀香科檀香属植物檀香树干的心材。产于印度、海南、广东等地。

【性味与归经】辛，温。归脾、胃、心、肺经。

【功效】行气止痛，散寒调中。

【传统应用】胸腹寒凝气滞证。

【主要化学成分】本品含挥发油（白檀油）3%～5%。油含 α-檀香萜醇和 β-檀香萜醇90%以上，檀萜烯、α-檀香萜烯和 β-檀香萜烯、檀萜烯酮、檀萜烯酮醇及少量的檀香萜酸、檀油酸、紫檀萜醛等。

【现代中药药理学研究】檀香液给离体蛙心灌流，呈负性肌力作用，对四逆汤、五加皮中毒所致心律失常有拮抗作用；檀香油有利尿作用；对痢疾杆菌、结核杆菌有抑制作用。

办公室、会所等用檀香可以提神醒脑，消除内心的紧张和烦躁，打造优雅环境，让人以饱满的精神投入到工作有益。

【用量】2～5g。

藁　本
Gaoben

【来源】本品为伞形科藁本属植物藁本或辽藁本的干燥根茎及根。秋季茎叶枯萎或次春出苗时采挖，除去泥沙，晒干或烘干。产于湖北、湖南、四川等地。

【性味与归经】辛，温。归膀胱经。

【功效】祛风散寒，除湿止痛。

【传统应用】①风寒感冒，巅顶疼痛；②风寒湿痹。

【主要化学成分】本品含挥发油，其中主要成分是 3 – 丁基苯酞，蛇床酞内酯。辽藁本根含挥发油 1.5% 。泽芹鲜草含挥发油 0.4% 。

【现代中药药理学研究】藁本中性油有镇静、镇痛、解热及抗炎作用，对耳部疼痛有显效；藁本醇提物能耐缺氧，抑制肠运动，抗腹泻，利胆，抗溃疡；抑制肠和子宫平滑肌；藁本内酯不仅对豚鼠离体气管条有松弛作用，而且对乙酰胆碱、组织胺以及氯化钡引起的气管平滑肌痉挛收缩，有明显的解痉作用。该作用不能被普萘洛尔所阻断；藁本中性油能抑制小鼠的自发活动及对抗苯丙胺引起的运动性兴奋，能加强硫喷妥钠的催眠作用，能对抗酒石酸锑钾引起的小鼠扭歪反应及明显延长热板反应的时间，并降低致热动物的体温及正常小鼠的体温，还能对抗二甲苯炎症。

【用量】3 ~ 9g。

十八画

藕　节

Oujie

【来源】本品为睡莲科植物莲的干燥根茎节部。秋、冬二季采挖根茎（藕），切取节部，洗净，晒干，除去须根。产于全国各地。

【性味与归经】甘、涩，平。归肝、肺、胃经。

【功效】收敛止血，化瘀。

【传统应用】用于吐血、咯血、衄血、尿血、崩漏。

【主要化学成分】本品含天酰胺及鞣质。

【现代中药药理学研究】藕节可明显缩短凝血时间，多用于各种出血，减肥与提高胰岛素敏感性指数相关。可用于减肥，血小板减少，紫癜，鼻衄，乳腺增生，鼻息肉。

【用量】9～15g。

覆盆子

Fupenzi

【来源】本品为蔷薇科悬钩子属植物华东覆盆子的干燥果实。夏初果实由绿变绿黄时采收，除去梗、叶，置沸水中略烫或略蒸，取出，干燥。产于浙江、福建、湖北等地。

【性味与归经】甘、酸，温。归肾、膀胱经。

【功效】固精缩尿，益肝肾明目。

【传统应用】①遗精滑精、遗尿尿频；②肝肾不足，目暗不明。

【主要化学成分】本品含有机酸、糖类及少量维生素 C，并含没食子酸，β-谷甾醇，覆盆子酸等。

【现代中药药理学研究】覆盆子对葡萄球菌、霍乱弧菌有抑制作用。同时有雌激素样作用；覆盆子醇提物对氧自由基有较强的清除作用；抗衰老，改善肾血流量，改善肝功能，抗诱变，降血压与提高 NO 水平有关。

【用量】6～12g。

瞿　麦

Qumai

【来源】本品为石竹科石竹属植物瞿麦 或石竹的干燥地上部分。夏、秋二季花果期采割，除去杂质，干燥。产于全国各地。

【性味与归经】苦，寒。归心、小肠经。

【功效】利尿通淋，破血通经。

【传统应用】①淋证；②闭经，月经不调。

【主要化学成分】本品含水分 77.3%，粗蛋白质 2.62%，无氮浸出物 13.18%，粗纤维 4.95%，粗灰分 11.09%，磷酸 0.13%。还含维生素 A 类物质，其含量按维生素 A 计算为 0.3333%。此外尚含少量生物碱。

【现代中药药理学研究】瞿麦煎剂有利尿作用，其穗作用较茎强。还有兴奋肠管，抑制心脏，降低血压，影响肾血容积作用。瞿麦水煎液能兴奋子宫，抗生育，兴奋肠肌，保护肾脏细胞，抗盆腔炎，疗效可靠；瞿麦 50g 水浸液，连服 3 个月治疗肾囊肿有显效。对杆菌和葡萄球菌均有抑制作用；10% 瞿麦煎剂在试管内 8～12 分钟能杀死血吸虫虫体；100% 的煎液 4ml 给感染过血吸虫的家兔，每天 1 次，连续四周，虽病兔都先后死亡，但与对照组相比，发现余虫率减低，体重减轻缓慢，肝脏变化好转。亦有报道，瞿麦体外无杀灭血吸虫作用，体内试验用其最大耐受量或 1/2 的半数致死量，对感染血吸虫轻重不同的小白鼠无降低死亡率及杀灭成虫的作用。

【用量】9～15g。

翻白草

Fanbaicao

【来源】本品为蔷薇种植物翻白草的带根全草。产于东北、华北、华东、四川等地。

【性味与归经】甘、微苦，平。归胃、大肠经。

【功效】清热解毒，止血，止痢。

【传统应用】①湿热泻痢；②痈肿疮毒；③血热出血；④肺热咳喘。

【主要化学成分】本品含延胡索酸，没食子酸，原儿茶酸，槲皮素，柚皮素，山奈酚，间苯二酸等。

【现代中药药理学研究】本品全草煎剂对志贺氏痢疾杆菌、福氏痢疾杆菌、金黄色葡萄球菌和伤寒杆菌均有抑制作用。近来实验研究表明，用大剂量翻白草灌胃给药7天，对正常家兔有明显降血糖作用，能降低空腹血清胰岛素，改善肝脏能量代谢，增加体重，保护β细胞。

【用量】9～15g。

十九画

蟾 酥

Chansu

【来源】本品为蟾蜍科动物中华大蟾蜍或黑眶蟾蜍的干燥分泌物。多于夏、秋二季捕捉蟾蜍，洗净，挤取耳后腺及皮肤腺的白色浆液，加工，干燥。产于河北、山东、四川、湖南、江苏、浙江等地。

【性味与归经】辛，温，有毒。归心经。

【功效】解毒，止痛，开窍醒神。

【传统应用】①痈疽疔疮，瘰疬，咽喉肿痛，牙痛；②痧胀腹痛，神昏吐泻。

【主要化学成分】本品含华蟾蜍毒素，酸解后产生华蟾蜍精、辛二酸和精氨酸。这种蟾酥中尚分出肾上腺素、胆甾醇、辛二酸。辛二酸可与蟾蜍苷元结合，从蟾酥中曾分离华蟾蜍精、惹斯蟾蜍苷元、蟾蜍灵和日本蟾蜍它灵的 3-辛二酸酯等。

【现代中药药理学研究】蟾毒配基类和蟾蜍毒素类均有强心作用，又有抗心肌缺血、抗凝血、升压、抗休克、兴奋大脑皮层及呼吸中枢、抗炎、镇痛及局部麻醉作用。蟾酥能抑制肿瘤细胞增生，诱导肿瘤细胞凋亡，能明显抑制 HL-60 细胞生长，促 P53 表达，多用于肝癌、肺癌、胃癌、乳腺癌、宫颈癌等，与化疗、放疗合用能提高疗效。

有报道用蟾酥治疗骨关节结核及慢性骨髓炎瘘孔：口服蟾酥每日 3 次，每次 5mg，饭后服用，连服至瘘孔闭锁后再巩固 1~2 个月。服药期间，除个别患者出现轻度恶心外，很少出现不良反应。共治骨关节结核瘘孔 14 例，治愈6例，瘘孔呈凹形闭锁，X线检查，提示病骨稳定；有效5例，瘘孔缩小，脓液减少，体温下降；无效3例。

【用量】0.015~0.03g。

鳖　甲

Biejia

【来源】本品为鳖科动物鳖的背甲。全年均可捕捉，以秋、冬二季为多，捕捉后杀死，置沸水中烫至背甲上的硬皮能剥落时，取出，剥取背甲，除去残肉，晒干。产于湖北、安徽、江苏、河南、湖南、浙江、江西等地。

【性味与归经】咸，微寒。归肝、肾经。

【功效】滋阴潜阳，退热除蒸，软坚散结。

【传统应用】①肝肾阴虚证；②癥瘕积聚。

【主要化学成分】本品含骨胶原，碳酸钙、磷酸钙，中华鳖多糖，并含天冬氨酸，苏氨酸，谷氨酸，甘氨酸，丙氨酸，胱氨酸，缬氨酸，蛋氨酸，异亮氨酸，亮氨酸，酪氨酸，苯丙氨酸，赖氨酸，组氨酸，精氨酸，脯氨酸，丝氨酸等17种氨基酸，及钙、钠、铝、钾、锰、铜、锌、磷、镁等10多种微量元素。

【现代中药药理学研究】增强免疫功能；能保护肾上腺皮质功能；能促进造血功能，提高血红蛋白含量；能抑制结缔组织增生，故可消散肿块；有防止细胞突变作用；还有一定镇静作用。鳖甲水煎液能抗肝纤维化，增强免疫功能，抑制肿瘤生长，抗疲劳，耐缺氧，增加血红蛋白。

【用量】9~24g。

二十画

麝 香

Shexiang

【来源】本品为鹿科动物林麝、马麝或原麝成熟雄体香囊中的干燥分泌物。野麝多在冬季至次春猎取，猎获后，割取香囊，阴干，习称"毛壳麝香"；剖开香囊，除去囊壳，习称"麝香仁"。家麝直接从其香囊中取出麝香仁，阴干或用干燥器密闭干燥。产于四川、西藏、云南、陕西、甘肃、内蒙古等地。

【性味与归经】辛，温。归心、脾经。

【功效】开窍醒神，活血通经，消肿止痛。

【传统应用】①闭证神昏；②疮疡肿毒，瘰疬痰核，咽喉肿痛；③血瘀经闭，癥瘕，心腹暴痛，头痛，跌打损伤，风寒湿痹；④难产，死胎，胞衣不下。

【主要化学成分】本品含水分22.56%、灰分3.62%，主要成分为钾、钠、钙、镁、铁、氯、硫酸根、磷酸根等。含氮化合物，其中含碳酸铵1.15%，铵盐中的氨1.89%，尿素0.40%，氨基酸氮1.07%，总氮量9.15%。胆甾醇2.19%，粗纤维0.59%，脂肪酸5.15%，麝香酮1.2%。

【现代中药药理学研究】麝香对中枢神经系统的作用是双向性的，小剂量兴奋，大剂量则抑制，增强中枢神经系统的耐缺氧能力，改善脑循环；麝香具有明显的强心作用，能兴奋心脏，增加心脏收缩振幅，增强心肌功能；麝香对由于血栓引起的缺血性心脏障碍有预防和治疗作用；麝香能促睡眠，抗痴呆，抗脑缺血、缺氧损伤，抗炎，降压，抗颈椎病。麝香对离体及在位子宫均呈明显兴奋作用，后者更为敏感，妊娠的又较非妊娠的敏感，对非妊娠的兴奋作用发生较慢但较持久；天然麝香或麝香酮对小鼠艾氏腹水癌，S37 及 S180 的细胞呼吸抑制率，均高于正常小鼠抑制率；国内采用不同给药途径，并选用不同敏感瘤株，天然与合成麝香酮对 W256 腹水瘤，W256 实体瘤，S_{180} 肉瘤以及 L615 小鼠白血病等瘤谱均无明显的抑制作用，从实验结果看，麝香对离体动物癌细胞有破坏作用，对动物肿瘤组织的细胞呼吸有明显抑制作用，而动物体内抗肿瘤实验未能观察到疗效；用麝香醚溶性部分每日 1mg，麝香酮油剂每日 74mg，连用 7 日，以及从麝香中提出的 3β – 羟基 – 雄烯（5）– 17 酮，5α – 雄烷 – 3，17 – 二酮、3β – 羟基 – 17 – 酮基 – 5 – 雄烯 – 3 – 醋酯和 3β – 羟基 – 17 – 酮基 – 5α 雄甾烷均能增加去势大鼠前列腺和精囊腺的重量，值得注意的是麝香酮并非为甾体物质，却具有雄激素样作用。

【临床应用】

【用量】0.03 ~ 0.1g。

著作处方资料目录

22. 韩氏肾炎方（小蓟）

23. 韩氏鼻衄方（马齿苋）

24. 韩氏下乳方（王不留行）

25. 韩氏胃癌方（天花粉）

26. 韩氏大肠癌方（天冬）

27. 韩氏面神经麻痹方（天麻）

28. 韩氏消化性胃溃疡方（木香）

29. 韩氏强直性脊柱炎方（木瓜）

30. 韩氏保肝方（五味子）

31. 韩氏前列腺炎方（车前草）

32. 韩氏 IgA 肾病方（牛蒡子）

33. 韩氏舒张压高方（牛膝）

34. 韩氏浅静脉炎方（毛冬青）

35. 韩氏动脉炎方（升麻）

36. 韩氏喉源性咳嗽方（化橘红）

37. 韩氏食管反流性胃炎（丹参）

38. 韩氏男子不育方（巴戟天）

39. 韩氏消斑块方（水蛭）

40. 韩氏狼疮性肾炎方（甘草）

41. 韩氏肾结石方（石韦）

42. 韩氏遗精方（石菖蒲）

43. 韩氏前列腺肥大方（龙眼肉）

44. 韩氏早泄方（龙骨）

45. 韩氏肾病综合征低血压方（仙鹤草）

46. 韩氏银屑病关节炎方（白芍）

47. 韩氏急性肾炎方（白茅根）

48. 韩氏肾病综合征高血压方（白术）

49. 韩氏盆腔炎方（白头翁）

50. 韩氏疱疹后遗症方（白附子）

51. 韩氏抗结核方（白及）

52. 韩氏肝癌方（冬凌草）

53. 韩氏乳腺炎方（玄参）

54. 韩氏肺癌方（半枝莲）

55. 韩氏阳痿方（半边莲）

56. 韩氏带状疱疹方（老鹳草）

57. 韩氏更年期方（地黄）

58. 韩氏低雌激素功血方（地榆）

59. 韩氏肾小球疾病方（地龙）

60. 韩氏收缩压高方（地骨皮）

61. 韩氏腹泻方（地锦草）

62. 韩氏习惯性流产方（西洋参）

63. 韩氏痛风方（百合）

64. 韩氏哮喘方（百部）

65. 韩氏心衰方（当归）

66. 韩氏老年痴呆方（肉苁蓉）

67. 韩氏坐骨神经痛方（肉桂）

68. 韩氏筋骨营养素方（肉豆蔻）

69. 韩氏帕金森方（全蝎）

70. 韩氏淋巴瘤方（防己）

71. 韩氏偏头痛方（红花）

72. 韩氏艾迪生病方（麦芽）

73. 韩氏糖尿病基础方（麦冬）

74. 韩氏糖尿病足病方（赤芍）

75. 韩氏隐形肾炎方（苍耳子）

76. 韩氏甲状腺功能低下方（芦根）

77. 韩氏无症状高尿酸血症方（芦笋）

78. 韩氏干咳方（苏木）

79. 韩氏治疗腰椎骨关节病方（牡蛎）

80. 韩氏湿疹方(牡丹皮)

81. 韩氏心动过速方(佛手)

82. 韩氏甲亢方(龟甲)

83. 韩氏鼻炎方(辛夷)

84. 韩氏白血病方(沉香)

85. 韩氏乙肝方(诃子)

86. 韩氏排卵异常不孕方(补骨脂)

87. 韩氏胆结石方(陈皮)

88. 韩氏慢性咽炎方(忍冬藤)

89. 韩氏干燥症方(青蒿)

90. 韩氏关节痛方(青风藤)

91. 韩氏预防脑出血方(苦参)

92. 韩氏血小板减少方(板蓝根)

93. 韩氏胆囊炎方(郁金)

94. 韩氏牛皮癣方(虎杖)

95. 韩氏感冒咳嗽方(罗汉果)

96. 韩氏输尿管结石方(金钱草)

97. 韩氏甲状腺炎方(金银花)

98. 韩氏肺炎方(鱼腥草)

99. 韩氏肾病综合征高血压方(泽泻)

100. 韩氏早搏方(降香)

101. 韩氏育龄期功血方(枸杞子)

102. 韩氏感冒方(桔梗)

103. 韩氏心肌缺血方(砂仁)

104. 韩氏颈椎病方(骨碎补)

105. 韩氏经期腹胀方(香附)

106. 韩氏三高方(姜黄)

107. 韩氏动脉硬化方(桃仁)

108. 韩氏反流性咳嗽方(柴胡)

参 考 文 献

[1] 国家药典委员会．中华人民共和国药典(第一部)．北京:中国医药科技出版社,2015.

[2] 国家中医药管理局．中华本草．上海:上海科学技术出版社,1999.

[3] 高学敏．中药学．北京:中国中医药出版社,2011.

[4] 王本祥,等．现代中药药理与临床．天津:天津科技翻译出版公司,2004.

[5] 周秋丽,王涛,王本祥,等．现代中药基础研究与临床．天津:天津科技翻译出版公司,2012.

[6] 南京中医药大学．中药大辞典(第 2 版)．上海:上海科学技术出版社,2006.

[7] 宋立人,洪恂,丁绪亮,等．现代中药学大辞典．北京:人民卫生出版社,2001.

[8] 严永清,等．中药现代研究的思路与方法．北京:化学工业出版社,2006.

[9] 涂瑶生,谭登平,等．中药配方颗粒研究．广州:广东科技出版社,2011.

[10] 陈灏珠,林果为,王吉耀．实用内科学．北京:人民卫生出版社,2013.

[11] 贾弘提,冯作化,等．生物化学与分子生物学．北京:人民卫生出版社,2010.

[12] 王吉耀．内科学．北京:人民卫生出版社,2010.

[13] 陈杰,李甘地,等．病理学．北京:人民卫生出版社,2010.

[14] 何维,等．医学免疫学．北京:人民卫生出版社,2010.

[15] 杨恬,等．细胞生物学．北京:人民卫生出版社,2010.

[16] 姚泰,等．生理学．北京:人民卫生出版社,2010.

[17] 韩志河．周围血管病．石家庄:河北科学技术出版社,1989.

[18] 刘春芳,曹会杰,程艳梅,等．丁香降气方对反流性食管炎大鼠 IL－23/IL－17 炎症轴的影响．上海中医药杂志,2016,50(2):6－73.

[19] 李佩,舒成仁,肖波,等．小叶丁香总皂苷对衰老模型小鼠的抗氧化作用研究．中华中医药学刊,2016,(2):480－482.

[20] 武楠．甲基丁香酚对变应性鼻炎大鼠鼻黏膜水通道蛋白5的影响．兰州大学,2018.

[21] 廖婉婷,潘文疆,蔡聪艺,等.七叶莲对佐剂性关节炎大鼠的治疗作用.海峡药学,2018,30(6):25－27.

[22] 秦思．七叶莲总三萜抗类风湿性关节炎药效及其机制探究．华侨大学,2016.

[23] 李晓宇,李晶,王一博,等．人参皂苷对酒精性肝损伤的保护作用研究．药物评价研究,2015,38(5):512－515.

[24] 蔡镇. 中药人参煎剂对慢性心力衰竭患者心功能及血浆脑钠肽水平的影响. 中医药信息,2016, 33(1):56 – 59.

[25] 尚文斌,郭超,于希忠,等. 人参皂苷 Rb1 与小檗碱配伍对糖尿病小鼠糖脂代谢的影响. 时珍国医国药,2015,(3):518 – 521.

[26] 魏英,余丽梅,王钰莹,等. 人参总皂苷促进血管新生改善急性心肌梗死大鼠心功能. 中国药理学通报,2016,32(4):559 – 564.

[27] 杨春艳,郭英,李晨,等. 人参皂苷 Rb – 1 对脑缺血大鼠 GFAP 及脑血流的影响. 中国实验方剂学杂志,2018,24(1):119.

[28] 李源,刘颖,袁海峰,等. 人参皂苷 Rg1 对阿尔茨海默病模型大鼠脑片磷酸化 Tau 蛋白及胆碱乙酰基转移酶表达的影响. 中国老年学杂志,2015,35(6):1640 – 1641.

[29] 寇露露,刘海霞,邵好,等. 三棱、莪术抗肿瘤生物活性研究. 吉林中医药,2017,37(7):722 – 724.

[30] 秦翠梅,于洪建,陈建梅,等. 三棱 – 莪术有效组分配伍液对慢性盆腔炎大鼠盆腔粘连的影响. 中成药,2018,40(6):1233 – 1237.

[31] 李文静,李雪岩,崔涛,等. 莪术 – 三棱药对合煎液对大鼠子宫肌瘤的防治作用及机制研究. 中国药房,2017,28(19):2609 – 2612.

[32] 刘抒雯,刘敬霞,虎喜成,等. 三七总皂苷治疗缺血性脑卒中研究进展. 中国实验方剂学杂志,2015,21(15):217 – 220.

[33] 韩淑娴,游云. 三七总皂苷心脑血管药理作用及其溶血反应. 中国中药杂志,2016,41(5):818 – 822.

[34] 董晓华,张成龙,吴志刚,等. 三七皂苷 R1 对大鼠脑缺血再灌注损伤的保护作用. 中国老年学杂志,2015,35(7):1940 – 1942.

[35] 赵唯含,高康丽,李宁飞,等. 黄芪、三七及其配伍对慢性萎缩性胃炎大鼠胃组织 Hedgehog 信号通路的调节作用. 中华中医药杂志,2016,31(5):1951 – 1955.

[36] 祁燕,袁嘉丽,万春平,等. 三七总皂苷对巨噬细胞分泌 NO、TGF – β_1、MMP – 9 的影响研究. 现代中西医结合杂志,2015,24(23):2509 – 2512.

[37] 洪梅,孙文静,毕昱. 三七总皂苷对免疫性肝损伤小鼠的保护作用. 实用临床医药杂志,2011,15(1):9 – 14.

[38] 陈少贤,刘晓颖,林秋雄,等. 三七总皂苷抑制心肌细胞凋亡的作用机制研究. 热带医学杂志,2010,10(1):11 – 14.

[39] 王大伟,史宝明,李小峰,等. 三七总皂苷干预股骨头缺血性坏死兔成骨细胞护骨素基因的表达. 中国组织工程研究与临床康复,2011,15(20):3728 – 3732.

[40] 杨子平. 三七总皂苷对线粒体调控作用的研究进展. 中国中药杂志,2017,42(5):870 – 874.

[41] 臧妍妍,李卫红,郭晓谨,等. 三七总皂苷对拟缺血损伤脑微血管内皮细胞转化生长因子 – β、血管内皮生长因子表达的影响. 云南中医学院学报,2016,39(2):1 – 4.

[42] 曹国琼,过利敏,张海静,等. 三七皂苷类成分治疗阿尔茨海默病研究进展. 中成药,2016,38

（12）:2647 - 2651.

[43] 郭琪,赵晓红,雷虹,等. 干姜及其提取物的抗晕动病作用研究. 实用药物与临床,2015,18
（3）: 268 - 271.

[44] 张燕平,吴宁,王炜妍,等. 甘草干姜汤治疗变应性鼻炎大鼠的实验研究. 贵阳医学院学报,2015,
40（1）:36 - 40.

[45] 罗芬. 大青叶水提物抗甲型流感病毒活性研究. 新乡医学院学报,2017,34（10）:881 - 884.

[46] 彭菲菲,徐艳明,谭洪发,等. 大黄素对类风湿关节炎滑膜细胞增生及转移的抑制作用. 免疫学杂
志,2017,33（1）:34 - 39.

[47] 齐振强,胡洪贞,王祥生,等. 大黄素治疗肾脏疾病的分子细胞机制研究进展. 环球中医药,2015,
（9）:1145 - 1148.

[48] 翟璐,高巧营. 大黄调控肠道水通道蛋白对脓毒症大鼠肠道菌群的影响. 中国实验方剂学杂志,
2016,22（3）:127 - 131.

[49] 王振平,毕佳,陈忠科. 大蓟水煎剂治疗小鼠高血压的研究. 山东大学学报:理学版,2011,46
（7）:7 - 10.

[50] 梁颖,薛立华,闫琳,等. 大蓟醇提物对肾性高血压大鼠血压的影响. 辽宁中医杂志,2011,38
（9）:1895 - 1896.

[51] 杨晓玲,吴凯,朱光荣,等. 大小蓟对脓毒症大鼠心功能和血浆炎症因子水平影响的研究. 宁夏医
学杂志,2016,38（6）:484 - 486.

[52] 李晶,武峻艳,王慧明,等. 山茱萸总苷对去势大鼠骨组织形态学影响的实验研究. 上海中医药杂
志,2010, 44（1）:69 - 72.

[53] 李育,江沛,江励华,等. 山茱萸多糖对自然衰老雌性小鼠卵巢功能的影响. 南京中医药大学学
报,2012,28（1）:57 - 60.

[54] 郭洁,张晓双,刘继平. 山茱萸环烯醚萜总苷对晚期糖基化终末产物诱导的肾系膜炎症反应的调
节. 中成药,2013,35（10）:2067 - 2072.

[55] 侯祥平,李建军,潘爱珍,等. 山茱萸总苷对缺氧/复氧损伤乳鼠心肌细胞钙超载的影响. 中国中
医药科技,2014,21（6）:644 - 646.

[56] 王艳,杨静,沈媛珍. 山茱萸多糖调节小鼠肠道菌群失调的作用. 华西药学杂志,2014, 29（4）:
390 - 392.

[57] 陈丹,李建军,张丽婷,等. 山茱萸总苷及山茱萸多糖对急性心肌梗死大鼠心肌保护作用的影响.
中国中西医结合杂志,2015,35（9）:1090 - 1098.

[58] 齐静姣,张平,郭进武,等. 山茱萸果核提取物对佐剂性关节炎大鼠免疫调节因子的影响. 中国临
床药理学杂志,2016,32（6）:549 - 552.

[59] 赵晨翔,张雅敏,刘宏胜,等. 山茱萸总苷对小鼠免疫性肝损伤治疗作用的初步研究. 天津中医
药,2017, 34（2）:120 - 124.

[60] 李旻,未小明,王爱梅,等.山茱萸多糖对 AD 模型大鼠抗氧化能力的影响.国医论坛,2016,31 (5):64-66.

[61] 李永格,刘庆春.山茱萸多糖对血管性痴呆大鼠学习记忆能力的影响及其机制研究.中国药房, 2016,27(7):889-891.

[62] 王艳,周广举,严宗逊,等.川牛膝在去卵巢大鼠体内的骨保护作用.中国骨质疏松杂志,2015,21 (8):918-921.

[63] 倪受东,夏伦祝,徐先祥,等.太子参多糖对四氧嘧啶糖尿病小鼠的治疗作用.安徽医药,2010,14 (5):521-522.

[64] 姚先梅,段贤春,吴健,等.太子参多糖对实验性糖尿病大鼠血糖、血脂代谢和肾脏病理的影响. 安徽医药,2014,18(1):23-26.

[65] 蔡巧燕,林珊,肖桂清,等.太子参内生真菌体外抗肿瘤、抗氧化活性研究.康复学报,2011,21 (6):41-43.

[66] 鲍琛.太子参多糖对链尿菌素诱导Ⅰ型糖尿病小鼠的血糖血脂的影响.中华中医药学刊,2010, 28(10):2195-2196.

[67] 陶玲,彭佼,范晓飞,等.太子参粗多糖对大鼠急性心肌梗死诱发心肺损伤的保护作用.中华中医 药杂志,2012,27(8):2079-2082.

[68] 皮子凤,门丽慧,张静,等.五味子治疗大鼠糖尿病肾病作用机制的血清代谢组学研究.分析化 学,2015,43(2):169-175.

[69] 王春梅,李贺,李生,等.北五味子木脂素对小鼠酒精性肝损伤的保护作用.食品科学,2014,35 (13):262-265.

[70] 张占英,许书琦.北五味子多糖对小鼠抗疲劳和耐缺氧的作用.东北林业大学学报,2011,39 (12):98-99.

[71] 吴金滢,赵允龙,李贺,等.北五味子多糖对高脂血症大鼠肝损伤的影响.中国老年学杂志,2014, 34(4):958-960.

[72] 高福君.女贞子提取物抑制人肝癌细胞血管生长因子表达作用研究.中国实验方剂学杂志, 2011,17(2):139-142.

[73] 程敏,王庆伟,刘雪英,等.女贞子治疗去卵巢大鼠骨质疏松的实验研究.中国药理学通报,2013, 29(2):229-233.

[74] 孙雅文,张明发,沈雅琴.女贞子及其活性成分降血糖、调血脂、抗肥胖作用研究进展.药物评价 研究,2016,39(6):1086-1091.

[75] 刘仁慧,许利平,王秀娟,等.淫羊藿女贞子合用地塞米松抗哮喘大鼠的研究.中国中药杂志, 2012,37(10):563-565.

[76] 戚世媛,熊正英.女贞子提取物对大鼠心肌的保护作用及对运动能力的影响.山东体育学院学 报,2011,27(1):53-57.

[77] 刘冬恋,莫正纪,马松涛,等.牛蒡子苷对糖尿病肾病大鼠肾小球滤过屏障损伤的保护作用.华西药学杂志,2011,26(6):536-539.

[78] 张磊,李蓬秋,张学军,等.牛蒡子粉治疗糖尿病肾病的临床研究.四川医学,2011,32(5):656-658.

[79] 赖学鸿.牛蒡子对运动大鼠糖代谢、血睾酮及运动能力的实验研究.重庆医科大学学报,2010,35(3):375-377.

[80] 郝娜,杨洪涛.牛蒡子防治慢性肾脏病研究进展.中国中西医结合肾病杂志,2010,11(12):1115-1117.

[81] 陈会敏,徐安莉,徐建民,等.牛蒡子提取物对高脂血症大鼠血脂及脂肪肝形成的影响.吉林中医药,2012,32(6):615-617.

[82] 陈世宣,冯伟,周一心,等.牛蒡子苷元对关节软骨细胞增生及Ⅱ型胶原表达的影响.上海中医药杂志,2015,49(7):69-71.

[83] 陈海涛,朱涛,刘美,等.牛蒡子苷元抗哮喘小鼠气道炎症作用及机制研究.中药药理与临床,2016,32(2):39-43.

[84] 王丽君,朱焰,廖矛川.牛膝总皂苷对卒中型自发性高血压大鼠的影响.中国中药杂志,2011,36(9):1239-1241.

[85] 于大永,吕晓超,史丽颖,等.牛膝中三萜皂苷抑制破骨细胞分化作用的研究.中国中医骨伤科杂志,2011,19(3):9-10.

[86] 张杰,杨旭东,詹必勋.怀牛膝对糖尿病大鼠肾脏保护作用及其机制研究.中医研究,2010,23(4):16-18.

[87] 任心慈,徐先祥,许杜娟,等.牛膝总皂苷对维A酸致骨质疏松大鼠骨代谢的影响.中国实验方剂学杂志,2011,17(4):128-130.

[88] 杨研华,尹莲,朱晓勤,等.牛膝总皂苷的制备及其保护尿酸钠致血管内皮细胞损伤的作用.中医药信息,2010,27(2):15-18.

[89] 王东,袁昌鲁,林力,等.车前子多糖对小肠运动障碍小鼠的影响.中华中医药学刊,2008,26(6):1188-1189.

[90] 周江涛,王庆来,赵依娜,等.牛膝含药血清对骨关节炎软骨细胞P38丝裂原活化蛋白激酶信号转导通路的影响.中医正骨,2012,24(12):15-19.

[91] 李兰娥,卞筱泓,许激扬,等.牛膝总皂苷对大鼠离体胸主动脉环舒张作用的机制研究.西北药学杂志,2012,27(3):223-226.

[92] 孙雪莲,刘渊,周红海.牛膝总皂苷对兔膝骨关节炎软骨组织形态变化及关节液中IL-1β、TGF-β₁含量的影响.中药新药与临床药理,2016,27(3):321-326.

[93] 孟磊,陈洁,孙敬和,等.毛冬青对慢性心衰大鼠心室重构及心功能的影响.中药新药与临床药理,2012,23(4):435-437.

[94] 熊天琴,廖嘉仪,庞龙,等.毛冬青总提取物对血栓形成及微循环的实验研究.西南医科大学学报,2013,(3):216-219.

[95] 张帆,张小磊,苗明三. 毛冬青总黄酮对小鼠脑缺血模型的影响. 中药新药与临床药理,2012,23
(4):409 - 412.

[96] 陈辉,孙锋,邵跃斌. 毛冬青甲素对糖尿病肾病大鼠肾小球保护作用实验研究. 新中医,2014,46
(1):171 - 174.

[97] 方晓艳,左艇,乔静怡,等. 毛冬青总黄酮提高大鼠脑缺血耐受作用研究. 南京中医药大学学报,
2016,32(5):442 - 446.

[98] 程晓,张小磊,苗明三. 毛冬青总黄酮对大鼠脑缺血模型的影响. 中药新药与临床药理,2012,23
(6):640 - 643.

[99] 郑惠萍,张双伟,陈洁,等. 毛冬青对慢性心力衰竭大鼠模型炎症相关因子的影响. 中药新药与临
床药理,2014,25(2):183 - 185.

[100] 张学群,陈洁,孟磊,等.毛冬青对腹主动脉缩窄大鼠内皮功能的影响.新中医,2012,44(12):131 - 132.

[101] 罗骞,涂星,廖小红. 毛冬青浸膏对糖尿病溃疡模型小鼠创面修复作用及机制研究. 今日药学,
2016,(10):698 - 702.

[102] 张季,严春临,张丹参,等. 大黄酚对铅中毒小鼠学习记忆的改善作用及其机制研究. 中国药理
学通报,2011,27(11):1614 - 1618.

[103] 陈瑶,王胜娟,李朝玲,等. 丹参对于急性微循环障碍大鼠血管内皮细胞的保护作用. 陕西中医,
2016,37(4):506 - 508.

[104] 史国娟,康玉明,岳莉英,等. 丹参酮ⅡA 降低高盐喂食所致高血压的中枢机制. 中华高血压杂
志,2015,(7):649 - 655.

[105] 郭傲玮,蒲位凌,骆莹莹,等. 丹参雌激素样作用及机制研究近况. 天津中医药大学学报,2017,
36(5):324 - 328.

[106] 孙有利,辛庆锋,李超彦,等. 丹参酮ⅡA 对放射性脑损伤小鼠的神经保护作用及机制研究. 中
药药理与临床,2017,(1):66 - 70.

[107] 史银玲. 丹参多酚酸对脑缺血大鼠 TNF - α、IL - 10 表达的影响. 郑州大学,2015.

[108] 汪群红,胡敏,汪官富. 乌药生物碱镇痛和抗炎作用研究. 中华中医药学刊,2015,(4):910 - 912.

[109] 谭明明,张泓,王军伟. 乌药对急性酒精性肝损伤的保护作用及机制初探. 安徽医科大学学报,
2015,50(12):1773 - 1775.

[110] 张剑,罗人仕,杨瑜,等. 乌药总生物碱抗炎镇痛药理学研究. 中国医院药学杂志,2016,36(24):
2187 - 2190.

[111] 周勇. 乌药对肝损伤模型大鼠的预防保护作用. 浙江省检验医学学术年会,2016.

[112] 陈宁园. 火麻仁提取液对 D - 半乳糖致衰老大鼠空间学习和记忆的干预作用及其机制研究. 广
西医科大学,2017.

[113] 李寒冰,吴宿慧,李根林,等. 火麻仁油对便秘大鼠肠道炎性反应的改善作用. 中华中医药杂志,
2018,33(8):399 - 3602.

[114] 梁桂文,姜敏辉.水蛭素对动脉内皮保护作用的实验研究.天津医药,2012,40(12):1234-1236.

[115] 高丽娟,高娟,胡耀红,等.水蛭粉对高脂血症大鼠动脉粥样硬化形成过程的干预机制.中成药, 2014,36(9):1962-1965.

[116] 何跃,杨松涛,胡晓梅,等.甘松不同提取成分组合给药预防大鼠急性胃炎的实验研究.实用医院临床杂志,2011,8(1):27-29.

[117] 梅全喜,戴卫波,范文昌,等.布渣叶抗内毒素和急性毒性实验研究.中国药房,2011,22 (23):2128-2129.

[118] 胡向阳,李安,林春淑,等.布渣叶水煎液对非酒精性脂肪肝大鼠血脂及炎症反应影响研究.实用中医药杂志,2013,29(8):517-518.

[119] 宋李亚,石君杰,梅诗雪,等.仙鹤草对抗大鼠运动性疲劳的实验研究.现代中西医结合杂志, 2011,20(35):4481-4482.

[120] 费鲜明,吴万飞,蒋雷,等.仙鹤草水提物体外对血小板聚集、凝血功能及血液流变学的影响.浙江省检验医学学术年会,2012.

[121] 周晓蓉,刘岩梅,廉爱玲.仙鹤草对糖尿病大鼠血糖胰岛素水平的影响.职业与健康,2012,28 (6):1595-1596.

[122] 李辉,文莉.白芍总苷的抗炎活性.中国医院药学杂志,2011,31(4):283-286.

[123] 丁朝霞,杨少锋,吴启富,等.白芍总苷对mrl/lpr小鼠狼疮性肾炎的影响.南方医科大学学报, 2011,31(4):656-660.

[124] 尹友生,欧俊,韦家智,等.白茅根及其复方汤对大鼠IgA肾病模型的干预作用.时珍国医国药, 2011,22(11):2659-2662.

[125] 尹友生,冷斌,徐庆,等.白茅根多糖对IgA肾病大鼠肾组织学病变及血清白细胞介素2和6的影响.中国新药与临床杂志,2014,(7):520-524.

[126] 张印,曹科.不同剂量生白术对小鼠小肠推进功能的影响.中国医药导刊,2010,12(5):847-847.

[127] 叶涵婷,陈超,朱曙东.白术水煎液对溃疡性结肠炎大鼠模型及血清IL-6、IL-17的影响.陕西中医药大学学报,2014,37(1):69-71.

[128] 朱慧敏,朱杭溢,陈武,等.白术水提物对溃疡性结肠炎大鼠炎性因子的影响.浙江中医杂志, 2014,49(1):51-53.

[129] 齐玲,王爽,温娜,等.白附子提取物对胶质瘤细胞的生长抑制作用及其机制.吉林大学学报(医学版),2014,(4):768-771.

[130] 李浩宇,史珍珍,舒立峰,等.白及多糖抗矽肺大鼠肺纤维化活性研究.中药材,2016,39(7): 1638-1642.

[131] 单红燕,高兆慧,伏瑶,等.瓜蒌皮不同提取物干预急性心肌缺血的药效学研究.山东中医杂志, 2017,36(5):414-418.

[132] 赵洪伟,张宁,李自辉,等.玄参多糖对2型糖尿病大鼠降糖作用的研究.中医药信息,2017,34

(5):8-12.

[133] 石锐,郭素青,刘珊,等.半枝莲对白血病 K562 细胞 VEGF 表达的影响.中国实验血液学杂志, 2016,24(5):1339-1342.

[134] 高山,宋高臣,许晓义.半枝莲多糖对胃癌细胞 SGC-7901 的细胞活性影响.中外医学研究, 2017,15(15):1-2.

[135] 刘晓宇,张红.半边莲煎剂对肝癌的抑制作用及对 P27 和 BCL-2 表达的影响.大连医科大学学报,2016,38(1):20-23.

[136] 刘慧敏,刘邓.半边莲生物碱对肺动脉高压模型大鼠肺血管重构的影响.山东中医杂志,2014, 33(9):756-758.

[137] 李祎,刘利民,等.老鹳草提取物抗胃溃疡作用实验研究.南京中医药大学学报,2016,32(1): 54-57.

[138] 陆义芹,唐传劲,张小超,等.老鹳草素对成骨细胞增生和骨保护素表达的影响.中华实验外科杂志,2014,31(12):2792-2795.

[139] 张小超,陈鹏,何波,等.老鹳草素对破骨细胞 II 型碳酸酐酶蛋白表达的影响.时珍国医国药, 2013,24(4):804-807.

[140] 万永霞,王汉海,冯道俊.老鹳草膏对佐剂性关节炎大鼠血清 VEGF 和 TGF-β_1 表达的影响.湖北农业科学,2014,(9):2111-2113.

[141] 吴金环,顾红岩,喇孝瑾,等.地黄与熟地黄对糖尿病小鼠血糖血脂的影响.中国实验方剂学杂志,2011,17(8):161-163.

[142] 丛涛,江雪媛,赵霖,等.火麻仁蛋白质粉对生长期大鼠营养生理功能的影响研究.中国食品学报,2011,11(2):60-69.

[143] 王东,叶真,倪海祥,等.地骨皮提取液对 2 型糖尿病肥胖大鼠糖脂代谢影响的实验研究.中华中医药学刊,2010,28(1):210-213.

[144] 张丽,邝少轶,刘辰鹏,等.地骨皮提取物对 α-葡萄糖苷酶的抑制作用及其降血糖作用机制探讨.海南医学院学报,2012,18(10):1379-1381.

[145] 张先平,刘俊,徐春燕,等.当归多糖对小鼠衰老造血干细胞端粒、端粒酶及 P53 的影响.中国中药杂志,2013,38(14):2354-2358.

[146] 程小平,吴国泰,刘峰林,等.当归挥发油对实验性胃肠动力障碍的作用及机制研究.中药药理与临床,2011,(4):54-56.

[147] 高云佳,Yunjia G,姜勇,等.肉苁蓉润肠通便的药效物质研究.中国现代中药,2015,17(4): 307-310.

[148] 尹刚,龚道恺,刘帮会,等.肉苁蓉多糖对阿尔茨海默病模型大鼠的学习记忆能力及海马神经元 Bcl-2 和 caspase-3 表达的影响.时珍国医国药,2013,24(5):1091-1092.

[149] 彭亮,覃辉艳,赵鹏,等.肉苁蓉茶对小鼠抗疲劳和耐缺氧能力的影响.现代预防医学,2011,38

(12):2362-2364.

[150] 尹刚,龚道恺,刘帮会,等.肉苁蓉多糖对阿尔茨海默病大鼠学习记忆及氧化应激影响的实验研究.中风与神经疾病,2013,30(6):504-507.

[151] 张洪泉.肉苁蓉多糖对衰老小鼠免疫细胞和端粒酶活性的影响.肉苁蓉暨沙生药用植物学术研讨会,2011.

[152] 陆艳,张亚杰,阮杰,等.肉苁蓉颗粒剂对帕金森病大鼠模型黑质纹状体多巴胺能神经元的保护作用研究.中华中医药学刊,2016,34(12):2927-2931.

[153] 胡克杰,赵学谦,宋成收.苏木治疗大鼠膜性肾病的实验研究.中医药信息,2012,29(1):108-111.

[154] 马致洁,李奇,赵奎君,等.何首乌致肝损伤大鼠的动态血清代谢组学研究.中国中药杂志,2017,42(1):152-156.

[155] 王君明,余新梅,申玲玲,等.制何首乌提取物抗抑郁作用研究.时珍国医国药,2012,23(6):1327-1329.

[156] 王君明,张月月,张蓓,等.牡丹皮水提物抗抑郁活性研究.时珍国医国药,2013,24(7):1579-1581.

[157] 陈娟,张明华,章丽,等.牡丹皮苷/酚组分对糖尿病肾病大鼠肾损伤的保护作用及其机制研究.中国中药杂志,2016,41(11):1990-1998.

[158] 王亚萍.丹皮酚降低自发性高血压大鼠血压的血管相关机制研究.河北医科大学,2017.

[159] 郑海兴.伸筋草煎剂对小鼠抗炎镇痛药理实验研究.牡丹江医学院学报,2005,26(2):10-12.

[160] 陈皆春,高健生,吴正正.皂角刺抑制人脐静脉血管内皮细胞增生的实验研究.世界中西医结合杂志,2018,13(6):794-797.

[161] 管政,马小卓,吕圭源,等.辛夷挥发油对变应性鼻炎大鼠IL-12、IFN-γ及组胺的影响.中药药理与临床,2011,27(2):70-72.

[162] 孙蓉,钱晓路,吕莉莉.辛夷不同组分抗过敏作用活性比较研究.中国药物警戒,2013,10(2):71-73.

[163] 杨勇进,张翠萍,张民生,等.牡蛎提取物对酒精性肝损伤大鼠IL-17与TNF-α的影响.世界华人消化杂志,2011,(2):177-180.

[164] 古丽米热·阿不都热依木,依巴代提·托乎提,热娜·卡斯木,等.沙棘总黄酮对阿霉素所致大鼠心肌梗死和脂质过氧化保护作用的研究.新疆医科大学学报,2010,33(4):383-385.

[165] 杨瑾,熊正英.沙苑子对运动性疲劳大鼠血清BCAA、AAA的影响.陕西师范大学学报(自科版),2010,38(2):104-108.

[166] 杨瑾.中药沙苑子对运动性疲劳大鼠脑组织5-HT及其相关代谢物的影响.中国体育科技,2013,49(4):139-144.

[167] 王文心.补阳药沙苑子对小鼠抑郁模型的研究.中医临床研究,2016,10(3):20-21.

[168] 刘迎光,张春阳,贾希栋.沙苑子提取液对大鼠泌尿系草酸钙结石形成影响的研究.新中医,2013,45(3):170-172.

[169] 付璐,王景霞,姚骏凯,等.沙苑子总黄酮对肾阳虚高脂血症模型大鼠血脂、三酰甘油合成途径的影响.北京中医药大学学报,2018,(1):31-38.

[170] 包艳芳,马晓艳,郑丽芳,等.毛诃子提取物对小鼠肝损伤的保护作用.时珍国医国药,2016,27(2):342-345.

[171] 董鹏,薛洪利.诃子抗大鼠溃疡性结肠炎免疫机制实验研究.辽宁中医药大学学报,2014,16(6):41-44.

[172] 韦妍妍,张紫佳,徐颖,等.补骨脂对去卵巢大鼠雌激素样作用研究.中国实验方剂学杂志,2011,17(13):58-161.

[173] 翟远坤,潘亚磊,牛银波,等.补骨脂素与异补骨脂素对乳鼠颅骨成骨细胞分化成熟影响的比较研究.中国药理学通报,2012,28(3):355-361.

[174] 姚长风,张晓军,杨永晖,等.补骨脂素对大鼠腰椎间盘软骨细胞炎性蜕变的影响.中医杂志,2014,55(7):594-598.

[175] 李庆耀,梁生林,褚洪标,等.陈皮促胃肠动力有效部位的筛选研究.中成药,2012,34(5):941-943.

[176] 李鼎鹏,谢兴文,许伟,等.忍冬藤颗粒对急性痛风性关节炎模型大鼠形态学及关节软骨 IL-1β 的影响.中药药理与临床,2017,33(4):114-117.

[177] 朱宁,黄迪南,侯敢,等.鸡矢藤挥发油体外抗乙型肝炎病毒作用研究.时珍国医国药,2010,21(11):2754-2756.

[178] 金辉,庞明群,苏宇,等.鸡矢藤环烯醚萜苷对尿酸性肾病大鼠的防治作用.安徽医科大学学报,2011,46(10):1026-1028.

[179] 高克立,王永昌,郭红云,等.鸡矢藤口服液抗炎镇痛作用实验研究.甘肃医药,2013,32(9):649-653

[180] 王永昌,高克立,郭红云,等.鸡矢藤口服液对大鼠完全佐剂性关节炎的影响及作用机制.中药材,2012,35(7):1129-1132.

[181] 韦敏,陈晓白.鸡骨草对 HepG2.2.15 细胞 HBeAg 和 HBsAg 的抑制作用.时珍国医国药,2012,23(4):972-973.

[182] 张勤,蔡红兵,莫志贤,等.鸡骨草防治大鼠脂肪肝的实验研究.中药材,2012,35(9):1450-1455.

[183] 陈瑶,王永祥,范小兵,等.罗汉果甜苷的润肠通便和抗炎作用研究.解放军药学学报,2011,27(3):202-204.

[184] 伍小燕,陈朝,张国伟.泽泻水提物对正常大鼠利尿活性及肾脏髓质 AQP2 作用研究.实用临床医药杂志,2010,14(21):5-7.

[185] 张春举,王丹,席蓓莉,等.泽泻对 ox-LDL 致血管内皮细胞损伤的保护作用.时珍国医国药,2013,24(4):796-798.

[186] 樊龙昌,尹春萍,刘继红,等.泽泻水煎剂对尿草酸钙结石影响的临床与实验研究.中国药师,

2010,13(12):1701-1704.

[187] 区淑蕴,苏倩,彭可垒,等.泽泻总三萜提取物对大鼠泌尿系草酸钙结石形成的影响.华中科技大学学报(医学版),2011,40(6):634-639.

[188] 孙付军,陈慧慧,王春芳,等.柏子仁皂苷和柏子仁油改善睡眠作用的研究.世界中西医结合杂志,2010,5(5):394-395

[189] 丁小刚,覃勇,鄂建设,等.骨碎补总黄酮对老年性骨质疏松症患者血清骨钙素水平及骨密度影响.中国骨质疏松杂志,2013,19(5):519-521.

[190] 李展春,程光齐,臧危平,等.骨碎补治疗去卵巢大鼠骨质疏松的实验研究.中国中医骨伤科杂志,2011,19(4):9-11.

[191] 周荣魁,陈昌红,李贺,等.口服骨碎补总黄酮治疗膝骨关节炎患者的临床观察.中国医药导报,2011,8(2):77-78.

[192] 李慧英,孟东方,阮志磊.骨碎补总黄酮对激素性股骨头坏死血钙、血磷及空骨陷窝率的影响.中华中医药杂志,2016,(12):5352-5354.

[193] 蔡晓璐,王真,江立斌.穿山龙总皂苷对哮喘小鼠气道重塑的影响.浙江中医药大学学报,2013(6):756-760.

[194] 胡晶晶,杨珺超,汪潞,等.穿山龙总皂苷对哮喘小鼠气道重塑及MMP-9、TIMP-1表达的影响.云南中医学院学报,2014,37(6):1-4.

[195] 王媛,陈晓庆,王非,等.穿山龙对哮喘大鼠气道炎症的影响.中国中医药科技,2013,20(3):250-251.

[196] 高亚贤,王永为,肖丽君,等.穿山龙总皂苷对CIA大鼠关节滑膜组织AP-1表达的影响.时珍国医国药,2014,25(5):1043-1045.

[197] 周琦,张翀,于栋华,等.穿山龙总皂苷对高尿酸血症的降尿酸及细胞抗炎作用研究.全国中医药博士生学术交流会暨全国中医药博士生优秀论文颁奖会议,2013.

[198] 高云芳,陈超,张海祥,等.桔梗总皂苷对大鼠高脂血症的影响.中草药,2000,31(10):764-765.

[199] 郑毅男,刘可越,徐宝军,等.桔梗抗肥胖机制试验研究.吉林农业大学学报,2002,24(6):42-46.

[200] 弓晓杰,陈丽荣,孙印石,等.桔梗中抑制酪氨酸酶活性成分的研究.中药材,2004,27(4):257-259.

[201] 贺立立,陈勤,彭申明,等.桔梗皂苷对慢性支气管炎小鼠肺细胞中的IL-1β和TNF-α表达的影响.中国细胞生物学学报,2013,35(1):17-23.

[202] 梁仲远.桔梗水提液的镇咳、祛痰作用研究.中国药房,2011,22(35):3291-3292.

[203] 栾海艳,张建华,赵晓莲,等.桔梗总皂苷对2型糖尿病肝病大鼠糖脂代谢影响的研究.中成药,2013,35(6):1307-1309.

[204] 刘颖,郑立运,崔立然.秦艽抗大鼠高尿酸血症作用机制研究.中国医学创新,2013(22):143-144.

[205] 曹世霞,张三印,赵云龙,等.秦皮总香豆素对急性痛风性关节炎大鼠模型IL-1β、TNF-α的影响.中药药理与临床,2010,(5):55-57.

[206] 曹瑞竹,张三印,代勇,等.秦皮总香豆素降低小鼠急性高尿酸血症血尿酸水平及机制研究.辽宁中医杂志,2010,37(2):362-363.

[207] 曹世霞,祝捷,张三印,等.秦皮总香豆素对急性痛风性关节炎大鼠模型 IL-1β、IL-8、TNF-α 的影响.四川中医,2011,(3):68-70.

[208] 刘蕊,卢阳,刘梦洁,等.莱菔子不同提取物对实验性便秘小鼠排便的影响.现代中医药,2010,30(2):59-60.

[209] 裴瑾,颜永刚,万德光,等.桃仁油对动物血液流变学及微循环的影响.中成药,2011,33(4):587-589.

[210] 李小波,边壮,兰萍,等.桃仁对单侧输尿管梗阻大鼠肾小管上皮细胞转分化的影响.中国实验方剂学杂志,2011,17(13):189-191.

[211] 黄志英,孙文利,张晓旭,等.高良姜素对缺血性脑卒中大鼠脑线粒体代谢相关酶的影响.世界中医药,2015,10(3):394-398.

[212] 付联群,李秀英,杨成雄.高良姜素对衰老小鼠模型学习记忆的影响.医药导报,2012,31(7):863-866.

[213] 夏道宗,金相国,陆超,等.高良姜总黄酮对铅中毒致小鼠脑、肾氧化应激的保护作用研究.浙江中医药大学学报,2013,37(8):1018-1022.

[214] 杨达城,何曾华,屈义,等.高良姜多糖对酪氨酸酶抑制作用的研究.安徽农业科学,2016,(3):81-84.

[215] 方月娟,夏道宗,王思为,等.高良姜总黄酮对营养性肥胖合并高脂血症大鼠减肥降脂的作用研究.全国中药学术研讨会暨中国中西医结合学会改选会,2014.

[216] 周园,黎小妍,熊天琴,等.高良姜对小鼠急性酒精性肝损伤的保护作用.北方药学,2012,9(7):30-31.

[217] 徐维平,祝凌丽,魏伟,等.黄精总皂苷对慢性应激抑郁模型大鼠免疫功能的影响.中国临床保健杂志,2011,14(1):59-61.

[218] 李彩君,操红缨,刘静,等.黄精对营养性肥胖小鼠的减肥作用研究.时珍国医国药,2013,24(1):99-100.

[219] 陈婷婷,王国贤,付婷婷,等.黄精多糖对Ⅰ型糖尿病大鼠心肌炎症的保护作用.中药药理与临床,2015,31(4):86-90.

[220] 李丽,赵岩.黄精水煎液对小鼠运动能力的影响.齐齐哈尔医学院学报,2010,31(12):1862-1863.

[221] 谢华,李青南,黄连芳,等.蛇床子总香豆素对类固醇性骨质疏松的作用.Acta Pharmacologica Sinica,1994,15(4):371-374.

[222] 张巧艳,秦路平,郑汉臣,等.蛇床子总香豆素对新生大鼠成骨细胞的作用.中成药,2001,23(2):111-113.

[223] 罗小玲,梁晓萍,文锦丽.蛇床子总香豆素对骨质疏松大鼠骨密度、骨形态计量学影响.中国中

医急症,2008,17(3):368-369.

[224] 权彦,孟庆华,刘靖丽. 蛇床子总香豆素对心肌梗死大鼠线粒体形态的影响. 西北药学杂志,
2018,33(2):189-192.

[225] 鲍远,黄俊明,靖兴志,等. 淫羊藿苷促进骨髓间充质干细胞成骨分化. 中国组织工程研究,
2016,20(24):3501-3507.

[226] 李凝旭,涂艳,沈莹,等. 淫羊藿和女贞子提取物对骨质疏松症大鼠性激素功能水平的影响. 中
国免疫学杂志,2016,32(8):1145-1149.

[227] 李利生,史源泉,龚其海. 淫羊藿苷抗尿酸钠诱导的大鼠急性痛风性关节炎作用. 中国实验方剂
学杂志,2017,23(11):134-138.

[228] 林雪群,刘明珠,熊欢. 半边莲生物碱对高血压大鼠脑动脉外膜成纤维细胞迁移活性的作用. 南
昌大学学报(医学版),2018.

[229] 童静玲,朱让腾,罗利飞,等. 续断对兔膝骨关节炎模型滑膜中白介素-1β、骨桥蛋白和血管内皮
生长因子影响的实验研究. 中国卫生检验杂志,2016,(20):2922-2924.

[230] 周晓涛,安华伟,王亚男,等. 苦杏仁水煎剂对佐剂性关节炎大鼠抗炎机制研究. 现代中西医结
合杂志,2011,20(33):4198-4199.